	C	2010年	D	2011年
	日本プライマリ・ケア学会，日本家庭医療学会，日本総合診療医学会の3学会による日本プライマリ・ケア連合学会発足		ジェネラリスト教育コンソーシアム発足（発起人：藤沼康樹・徳田安春・横林賢一）	

日本

- ジェネラリスト教育コンソーシアム発足　D
- 日本プライマリ・ケア学会，日本家庭医療学会，日本総合診療医学会の3学会により日本プライマリ・ケア連合学会発足　C
- WONCA（世界家庭医／一般医学会）日本大会における3学会合同開催　3学会が日本医師会と生涯教育共通カリキュラム策定
- 総合診療研究会発足（⇒2000年日本総合診療医学会，外来小児科研究会発足⇒日本外来小児科学会）
- 日本プライマリ・ケア学会が日本を代表する家庭医／一般医の正式な加盟団体として，WONCAに正式に認められた．厚生省は「家庭医に関する懇談会」を設置
- 家庭医療学セミナー発足
- 第1回プライマリ・ケア研修アメリカ留学派遣：福井次矢氏ほか
- 厚生省，アメリカでのプライマリ・ケア研修国費を予算化
- 日本プライマリ・ケア学会設立，新設の佐賀医科大学に国公立大学としては最初の総合診自治医科大学に地域医療学教室，川崎医科大学に総合臨床部が設置．日本医師会の武見太郎会長，アメリカでのプライマリ・ケア研修を提唱，厚生省起案
- 天理よろづ相談所病院に総合外来と総合診療方式によるレジデント制度開始

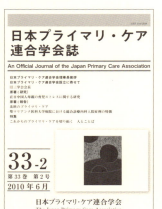
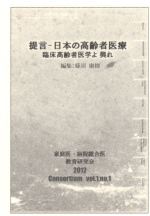

- 1976　厚生省，臨床研修制度発足
- 1974
- 1973　医学教育学会設立
- 1972　インターン制度廃止
- 1971　実地医家の会設立（発起人：永井友二郎，原仁，浦田卓，村松博雄）
- 1969　国民皆保険
- 1968　永井友二郎が，雑誌「医学のあゆみ」に「実地臨床医のための紙面を」を投稿，日本医師会雑誌に「疾病初期の医学を育てよう」という論説を投稿
- 1967
- 1966　日本医事新報の記事中に「家庭医」という表現が散見される．
- 1963
- 1961　インターン制度，医師国家試験開始
- K.Evang（英）：Health Service, Society and Medicine（一般医はどこへ行く，Oxford University Press）　1960　ベルツが第一回日本聯合医学会（現・日本医学会）の開会式で，家庭医に言及　⇒現在の医学教育に相当，欧米に1世紀以上の遅れ．
- 1950
- NHS発足（英）　1948　医療法制定
- American Academy of General Practiceの設立　1947
- 1931　医師免許規則と医師開業試験規則が太政官布告
- 全医師のGPが80%→20%に減少．理由：世界大戦後急速に専門医増加，専門医の高収入，医学の進歩，技術革新　1927　明治政府が西洋医学の導入を決定
- 1920
- F.Peabody：専門医への警告　1910　佐藤泰然が佐倉に順天堂を開く
- Dawson報告書（英）：地域医療体系の提唱（NHS）　1902
- Flexner報告書：医学校のレベルアップ要請，医学校半減．　1883　緒方洪庵が大坂の適々斎塾を開く
- W.Osler（1849〜1919）：医学教育の改革，専門医への警告　1870
- 1843
- 1838

新・総合診療医学
診療所 総合診療医学編
第3版

監修
藤沼　康樹　医療福祉生協連家庭医療学開発センター

編集委員
栄原　智文　新松戸診療所
関口由希公　医療生協さいたま・さいわい診療所
山田　歩美　埼玉協同病院 総合診療科

Textbook of Generalist Medicine

Kai SHORIN

Family Medicine

「新・総合診療医学─診療所総合診療医学編」第3版
監修のことば

2012年2月に新・総合診療医学の第1版がリリースされてから，7年が経過しました．

当時としては，かなり挑戦的で荒削りな企画であった第1版が，幸運にも「赤本」の愛称のもと，幅広い世代に多くの読者に恵まれることになりました．そして，様々な建設的なご意見やご提案をいただきながら第2版，第3版と改訂を進めることができたことは，読者の皆様の支えによるものであり，編集代表として感謝の極みです．

この間，日本専門医機構が設立され，総合診療専門研修制度が立ち上がるなど，総合診療をめぐる多面的な動きが多くありました．総合診療医がこれからの日本のヘルスケアシステム，あるいは地域包括ケアの充実のための重要なキーの一つであることは，間違いない状況といえます．しかし，総合診療がその学問的独自性を主張することについては不十分です．その問題解決に寄与すべく編集や改訂を進めてきましたが，まだまだ道半ばであろうという思いにかられるほど，総合診療の学問的射程は広く深いのです．

この「診療所総合診療医学編」の取り扱う領域群は，地域プライマリ・ケア外来診療と在宅診療において，それらに卓越するためにはどのような知識や技術が必要なのだろうかという問いに答えようとするものです．少なくとも内科学などの既存の臨床医学分野でカバーしていない広大な領域がそこにあるのだということは提示できていると思います．

また総合診療に関する言説にありがちなシニシズムやルサンチマン，あるいはアクロバティックな論理展開，レトリックの多用はできるだけ避け，ストレートでポジティブな打ち出しをするという編集方針は，この第3版でも貫けていると自負しています．

若い専攻医や学生に読んでいただきたいということはもちろん，地域のベテラン医師やこれから総合診療の道に入ろうとしている，すでにキャリアのある医師のためのブラッシュアップにも役に立つ内容になっていると思います．また，今後プライマリ・ケアの現場での活躍が期待される看護師，あるいは診療看護師（ナース・プラクティショナー）にとっても良い学びが得られるでしょう．

今回3名の若い編集委員をあらたに迎え，新しい書き手の方々のピックアップを心がけたことにより，フレッシュな新版となっています．あらためて，これまでこの書籍の作成に寄与してくれた多くの皆さんに感謝の意を表したいと思います．

2019年3月

藤沼　康樹

編集のことば
本書は家庭医・総合診療医でがんばっているあなたのために書かれました

　私が医師になって3年目に埼玉県秩父市の小病院（秩父生協病院）に2年間勤務しました．振り返るとその2年間が私の医師人生の方向性を決めたといっても過言ではありません．初期研修医を経験した大病院では経験のできなかった外来，往診，病棟を駆け回り，あるときは公民館で市民向けに健康講話をしたり，あるときは映画のエキストラに出たりと，いろいろな経験をさせてもらいました．そして秩父から藤沼康樹先生のいる浮間診療所まで毎週のように見学に行かせていただききました．その当時は診療所で医師の研修や研究ができるというのは珍しく，「なんて斬新なのだろう！」と驚いたのを覚えています．今回，そんなご縁があって，赤本第3版の編集をつとめさせていただきました．診療所や中小病院の外来での家庭医の役割を，臨床の最前線で頑張っている先生方にまとめて頂いたつもりです．

おすすめの読み方
①音読する
　若手とベテランが集まると経験をシェアできてないようです．声を出して読みながら「この理論は○さんに使った」，「○さんにこの質問をしよう」と経験を話し合いましょう．
②ポートフォリオ作成の参考にする
　症例を書きながら，診療を振り返るときに読み返してください．なお，レポートとして提出する際は，元文献まで参考にすると理解がより深まるでしょう．
③自施設のマニュアルを作る
　例えば高血圧などの慢性疾患の対応，うつ症状への初診対応について施設独自の診療マニュアルを作るのはいかがでしょうか．共通のイメージができれば医療の質が改善します．

　私の持論ですが，家庭医・総合診療の道を行く人は基本的に「いい人」だと思います．患者さんの訴えを受け止め，その解釈を尋ね，解決策を根気よく話し合う．加えて家族のことも配慮する．時には診療科と診療科の隙間を拾い，その地域に少ない診療科の穴を埋め，複雑困難事例を得意としている．人の援助や協調性を大切にするので，「いい人」ばかりなのは当然です．その性格ゆえ仕事をしんどく感じることもあるでしょう．燃え尽きずに永くかかわるために，仕事の役割に誇りをもち，地域医療を楽しんでもらいたいと思います．赤本には家庭医の役割と課題の乗り越え方が書かれています．どのタイミングでどの技を使うのかはみなさんの経験しだいです．

　この赤本があなたの医師人生の支えになることを願っています．

　最後に編集作業を協力して頂いた，埼玉協同病院の荻野マリエ先生，忍哲也先生，熊谷生協病院の小堀勝充先生にはこの場をお借りして感謝を申し上げます．

関口由希公

編集のことば
家庭医療を生涯学習する

　このたびは編者の一員に加えて頂きまして，大変光栄であり，感謝しています．編集作業をしながら，自らの医師の歩みを少々棚卸ししました．気づけば医師になってちょうど干支が一回りしました．千葉県流山市にある東葛病院での初期研修でプライマリ・ケアの魅力を知り，家庭医を志し，引き続き同院で後期研修を始めました．研修を始めた当時はこの「赤本」のような家庭医療を記した成書の存在を知らず，同期も身近にいない環境でしたが，外来・病棟・訪問診療・救急など様々なプライマリ・ケアの現場で経験を積むことができました．しかし研修のポートフォリオを作成していく中で大きな壁にぶつかりました．自分は日々実践している医療は家庭医療なのか？自分で振り返り，言語化する能力が足りないことに気づきました．その気づきと不安の中，家庭医のメンターを求めてたどり着いたのが藤沼康樹先生率いる家庭医療レジデンシー（CFMD）でした．レジデントデイに参加して指導医とレジデントのディスカッションを聴講する機会を得て，自分のこれまでの経験と家庭医療学がつながっていった感動を覚えています．

　周囲の皆様のサポートを頂き，無事に家庭医療専門医になった翌年に赤本が出版されました．研修医の時にこの本に出会えていたら，良かったなと内心思いましたが，初心にかえって読み直しました．この本から得られた知識は研修医を指導するために非常に役立ちました．ここまで若干名ではありますが後輩の家庭医を育てるお手伝いができ，これからも教育に関わり続けていきたいです．

　今年度から診療所の管理者になり，日々の診療・管理業務に追われていますが，今回の改訂作業に関われたことで，素晴らしい著者の方々から今日到達している日本の家庭医療学のエッセンスを学ぶことができました．家庭医療学はプライマリ・ケアの現場で実践され，考察され，発信される学問だと思いますので，この第3版が多くの方々に行き渡り，自分も含めて読者の学びに生かされるのであれば，微力を尽くしたかいがあったと思います．新専門医制度も始まり，家庭医を志す若いドクター・医学生にとっても我々指導医にとっても激動の時代ではありますが，これからのプライマリ・ケアを支えられるように，赤本を指針に生涯学習を続けていきたいです．

栄原　智文

編集のことば
患者さんを知ることで，地域を知り，発信していく

　私は 2008 年に大学を卒業し，2013 年に家庭医療専門医を取得しました．そのような若輩者を，編者の一員として関わらせていただきありがとうございました．

　私が初期研修をした埼玉協同病院は，サブスペシャルティーを持ちながらも，内科医としてどんな患者さんも診察するという姿勢がどの指導医にもありましたし，それを実践していました．401 床という中規模の市中病院なので，高度な検査や治療はできませんが，二次救急病院として地域の方たちに信頼されていたし，自分もそこで頼りにされる一般内科医として全般的な知識や技術を身に付けたいと思っていました．

　そのため，初期研修 2 年間が終わる頃に，「臓器別専門医」になる道は全く想像がつかず，なりたいという気持ちもありませんでした．そこで「家庭医療専門医」のプログラムに参加することになったわけです．

　そもそも，「家庭医」という存在がどのようなものなのかもよく知りませんでした．専門医を取得した後に，家庭医の指導医として勉強する機会を 2 年間いただきました．指導医として後輩と一緒に勉強するうちに次第に「家庭医」がどんなものなのかを理解してきたように思います．

　急性期病院だけでなく，亜急性期，慢性期病院で働き，診療所で働く期間を経て，様々なフィールドで働くことの魅力を実感しています．急性期病院のやりがいもありますが，診療所の外来では，「今日はこれからフラダンスに行って，お友達とお茶するの」という患者さんの日常の一コマが自然と見え，「最近友達が癌で亡くなって落ち込んでいる」「夫が認知症で大変だけど，不安になって私に抱きついてくるから見放せない」など，患者さんの個人的な事情がよく見えてきます．

　私は埼玉県で生まれ育ち，初期研修医の時から現在まで埼玉県で働いています．

　少し話は飛びますが，「家庭医」はヒップホップの文化と親和性があるように感じます．その患者さんが，どこに住み，どんな仕事でどんな家族構成で，どんな趣味や悩みを抱えているのか．この地域にはどんな歴史と文化があり，美味しいお店や商店街があるのか．その患者さんを知ることは，地域を知ることでもあります．患者さんの事情，地域の事情を深く知ること，そして発信していくことも私たちの役割だと思います．80 代の中国残留孤児のおじいさん，20 代のホームレス，クルド人のことなど，今起こっている埼玉県川口市のリアルをラップではないけれど，医師として発信していきたいと思っています．

山田　歩美

「新・総合診療医学─家庭医療学編」および「新・総合診療医学─病院総合診療医学編」第1版 序文

「新・総合診療医学─家庭医療学編」　　　編集者　藤沼　康樹
「新・総合診療医学─病院総合診療医学編」編集者　徳田　安春

　本書は，ジェネラリストを目指す学生，研修医向けに，卒前，卒後研修のための標準的なテキストとして企画しました．

　2010年に日本プライマリ・ケア連合学会が設立されたのを機会に，これからジェネラリストを目指す次の世代の若い学生，医師がまず手にする教科書を刊行することは，時宜を得た企画と確信します．

　すでに家庭医療専門医および病院総合医の研修目標は日本プライマリ・ケア連合学会のWGで作成されております．また旧日本総合診療医学会はその学会誌で二度にわたり特集号を刊行しました．本書はこれらの成果を参考にして，医学生，研修医が押さえておくべきミニマム・エセンシャルを漏れなく収載するとともに，日々の実践にも有用な診療指針であることが大きな特色です．そのために主な執筆者は，大学および研修病院で実際に指導に当たっているジェネラリストにご分担をお願いしました．

【本書の編集方針】

1.　全体に卒前の医学生が読むことを前提に編集しました．「もし学生に講義するとしたらどこを押さえるか？」をポイントにしたテキストです．

2.　将来何科にすすむにしても，知っておいてほしいことに焦点を絞りました．特に病院総合医や家庭医の立場からその領域の重要性ややりがいや面白さが感じられるような内容を編集方針としました．

3.　病院総合医と家庭医の接点も編集面で重視しました．両者が我が国のジェネラルな診療を担う両輪と考えるからです．

4.　適宜事例や症例を挙げ，case-based learning として読者の理解を助けるように編集しました．

　本書の刊行が，繰り返し問われてきた分化と統合の課題への新たな挑戦として，わが国のジェネラルな診療への鋭い問題提起となり，医学・医療の発展の里程標となれば幸いです．

2012年2月

日本発の最初のジェネラリストのためのテキストブック
─「新・総合診療医学」編集者：藤沼康樹先生に聞く

Q1：本書は，2010 年 12 月に原稿依頼してから，2012 年 3 月刊行まで，1 年 3 か月かかりました．通常「教科書の本作りは 3 年かかる」と言われますので，早めの刊行ができました．この 1 年 3 か月という本作りの時間についてご意見をお願いします．

藤沼　こういう領域で表現したい，世に問いたいという卒後 12, 3 年目前後の若手ジェネラリストがかなり増えてきたということだと思います．そのため原稿依頼に対して非常にアクティブだったことが印象的です．人は熱く書くときにはたいてい短時間で書きますね（笑）．そういう点でわりと早く書いていただいたのだと思います．書き手の熱さが短時間を実現した．中には今回初めて教科書の原稿を書いた，あるいは原稿自体初めて書いたという著者もいます．私の付き合いの中で，この人なら書けるという人を選んでいますので，そういう点でフレッシュな情熱が伝わってきています．

Q2：本書は，家庭医療学編と病院総合診療医学編の 2 冊合わせて 135 テーマを収載しました．「本は，目次が決まったときができたとき」と言われますが，先生は，これだけ多くのテーマと著者をどのようなお考えで選んだのでしょうか？

藤沼　医学生が読者として想定されていて，この分野の幅の広さや深さを表現したかったので，どうしても目次が増えました．従来の各科の教科書と違って，この分野の対象となる領域は，心理・社会・哲学的な面も含めて非常に広いのです．また現場に必要な視野の広さとかも反映しました．また，これまであまり取り上げられなかったけれど実は現場では使われていたツールなども紹介したかったので，現場の声と活動を反映すると，こういう目次になったのです．著者に関しては，私自身が多様なジェネラリストの診療や教育の現場に行く機会がありましたので，そこで見たり話したりしてこの人なら，という人たちを選考しました．

Q3：寄稿された原稿を読んでいかがですか．期待通りの力作揃いと思いますが．

藤沼　情熱とか熱さが先走っていて荒削りなところも散見されます．たしかに整然と表現されていないところもあります．しかしそれはそれなりに，逆に熱意が伝わるかなとも思います．だけど，完全に網羅的かというとそうでもないので，診療マニュアルという使い方には適していないと思います．著者の関心や情熱，取りくんでいる領域が前面に出てきています．ですので，こういう総合診療や家庭医療っていう領域があるということを世に知らしめるという内容にはなっています．

Q4：本書を読む読者の方々に，ここをよく読んで学んでほしいということをお話しください．

藤沼　関心はあるけれど「道しるべ」がないって思っている人のために作ったのがこの本です．医学には，家庭医療医学や病院総合診療医学という分野があるということをわかってほしいので，ぜひ通読してほしいです．テーマごとに読むのもいいですが，できれば全体を読んでほしい．全体を読む中で，総合性やプライマリ・ケアのイメージを頭の中で形作ってほしいのです．個々の項目をマニュアル的に使うというよりは，通読をしてほしいです．特に総論的な部分はぜひ通読することで，本と対話してもらいたいです．

Q5：本書を執筆した 62 人の先生方は皆様これからのジェネラリスト診療のニューリーダーの先生方だと思います．著者の皆さまへエールをお願いします．

藤沼　本書は，おそらく日本で家庭医療学や病院総合診療医学が始まって一定程度の実績が作られてから初めて刊行されるテキストといっていいと思います．萌芽の時期に，パイオニアの先生方が書かれた本がいくつかありますが，本書の特徴は，一定期間，10 年なら 10 年の実践の期間があった結果生まれたもので，いわば「日本発の最初のジェネラリストのためのテキストブック」であると思います．約 10 年の現場での実践に基づいた作られた初めてのテキストというところが特徴ですので，たとえば紹介されているコンセプトが海外発のものであっても，それを日本の実践の中で試してリマスタリングしたものになっています．著者の皆さんにも，この本を片手に，日本のジェネラリストのフロンティアを切り開くという気概を持って普及に努めていただきたいなと願っています．そして今後医学の進歩にしたがって改訂を重ねていき，息の長いテキストブックにしていきたいと思っています．

2012 年 2 月

Contents

I 日本の家庭医療

1 日本の人口動態と医療・社会保障 ……………………………… 西村 周三 2

2 日本における家庭医療の歴史と展望 …………………………… 松村 真司 6

3 プライマリ・ケアと医療政策 …………………………………… 富塚 太郎 12

4 日本における診療所プライマリ・ケアの質を評価する ……………… 青木 拓也 15

II 家庭医の臨床的方法

1 メディカル・インタビュー（医療面接）………………………… 宮田 靖志 22

2 プライマリ・ケアにおける臨床推論 …………………………… 山本 祐 29

3 家庭医療における健康観 ………………………………………… 紺谷 真 33

4 生物心理社会的アプローチ ……………………………………… 藤沼 康樹 40

5 患者中心の医療の方法 …………………………………………… 松井 善典 45

6 家庭医療の枠組みとしての The Clinical Hand ……………… 藤沼 康樹・ 49
　　　　　　　　　　　　　　　　　　　　　　　　　　　　　　森永 太輔

7 ケアの継続性 ……………………………………………………… 藤沼 康樹 54

8 家族志向性アプローチ …………………………………………… 若林 英樹 57

9 地域志向性アプローチ …………………………………………… 孫 大輔 62

10 患者教育と行動変容 ……………………………………………… 吉本 尚 66

11 複雑な臨床問題へのアプローチ ………………………………… 朝倉 健太郎 71

12 倫理的問題へのアプローチ ……………………………………… 川口 篤也 76

13 家庭医療における健康観に基づく診療 —身体心理社会
　　記号論的（ Somato-Psycho-Socio Semiotic）モデル …………… 横林 賢一 79

14 Evidence-Based Medicine（EBM）……………………………… 岡田 悟 82

15 Narrative-Based Medicine（物語に基づく医療）/
　　Narrative Medicine（ナラティブ・メディスン）………………… 宮田 靖志 86

16 医療の質改善 ……………………………………………………… 喜瀬 守人 97

17 健康の社会的決定要因へのアプローチ ………………………… 長嶺 由衣子 100

Ⅲ 家庭医療の諸相

1 急性期ケアにおける家庭医の役割 ・・・・・・・・・・・・・・・・・・・・・・・・・・・・・・・・・・・ 遠井 敬大 104

2 慢性期ケアにおける家庭医の役割 ・・・・・・・・・・・・・・・・・・・・・・・・・・・・・・・・・・・ 渡邉 隆将 107

3 緩和ケアにおける家庭医の役割 ・・・・・・・・・・・・・・・・・・・・・・・・・・・・・・・・・・・・・・ 大石 愛 111

4 予防医療／ヘルスメンテナンスと家庭医 ・・・・・・・・・・・・・・・・・・・・・・・・ 宮崎 景 116

5 小児のワクチンと健康診断・発達支援 ・・・・・・・・・・・・・・・・・・・・・・・・・・・ 町野 亜古 122

6 ヘルスプロモーションと家庭医 ・・・・・・・・・・・・・・・・・・・・・・・・・・・・・・・・・・・・・・ 森尾 真明 128

7 在宅医療における家庭医の役割 ・・・・・・・・・・・・・・・・・・・・・・・・・・・・・・・・・・・・・・ 石川 美緒 133

8 へき地・離島医療における家庭医の役割 ・・・・・・・・・・・・・・・・・・・・・・・・ 金子 惇 136

9 リハビリテーションと家庭医の役割 ・・・・・・・・・・・・・・・・・・・・・・・・・・・・・・・ 佐藤 健一 140

10 統合医療 ・・・ 伊藤 京子 147

11 漢方と家庭医 ・・・ 野上 達也 152

12 家庭医とチームワーク／リーダーシップ（診療所運営） ・・・・・・・・・・・ 加藤 光樹 159

13 診療所の経営 ・・・ 齋木 啓子 164

14 地域包括ケアにおける専門職連携実践（Interprofessional Work） ・・・・・・・・・ 春田 淳志 167

Ⅳ ライフサイクルと家庭医療

1 ライフサイクル，ライフコースと家庭医療 ・・・・・・・・・・・・・・・・・・・・・ 藤沼 康樹 172

2 子どものケアと家庭医 ・・・ 佐古 篤謙 177

3 思春期のケアと家庭医の役割：外来中心 ・・・・・・・・・・・・・・・・・・・・・・・ 中山 明子 187

4 成人のケアと家庭医の役割 ・・ 北村 大 191

5 高齢者ケアと家庭医の役割 ・・ 綱分 信二 197

6 Women's Health と家庭医・・ 長尾 智子・ 202
　　　　　　　　　　　　　　　　　　　　　　　　　　　　　　　　　安来 志保

7 マタニティ・ケアと家庭医 ・・・・・・・・・・・・・・・・・・・・・・・・・・・・・・・・・・・・・・・ 小嶋 一 209

8 家庭医とスポーツ医学 ・・・ 池尻 好聰 212

9 園医・校医・産業医と家庭医 ・・・・・・・・・・・・・・・・・・・・・・・・・・・・・・・・・・・・・・ 吉本 尚 216

10 国際保健と家庭医 ・・・ 中山 久仁子 222

V　在宅医療の実践

1　在宅医療の導入 ……………………………………………… 大川　薫　228

2　在宅医療における専門職連携実践 ……………………………… 織田　暁寿　229

3-1　摂食嚥下障害 ………………………………………………… 金城　謙太郎　230

3-2　栄養管理 …………………………………………………… 金城　謙太郎　233

4　排泄（排尿・排便）………………………………………… 田口　智博　235

5　褥瘡の診断と治療 …………………………………………… 細田　俊樹　237

6　在宅リハビリテーション ……………………………………… 寺内　勇　239

7　人生の最終段階における意思決定支援─在宅医療の視座から ……… 大川　薫　240

8　非癌疾患の在宅緩和ケア …………………………………… 江川　健一郎　242

9　スピリチュアルケア・グリーフケア ……………………………… 浜野　淳　244

10　認知症患者（BPSD への対応含む）の在宅医療 ……………… 高木　暢　245

11　神経難病の在宅診療 ………………………………………… 森島　亮　247

12　関係性で語る居宅系施設での在宅医療 ……………………… 原澤　慶太郎　249

13　急性期の在宅ケア …………………………………………… 吉澤　瑛子　250

14　小児在宅医療 ………………………………………………… 一ノ瀬　英史　251

15　総合診療医が知っておくべき介護保険制度の基本 …………… 小坂　文昭　253

16　地域ケア会議の運営 ………………………………………… 高岡　直子　255

コラム：在宅医療の管理物 …………………………………… 吉田　賢史　257

VI　家庭医が出会う症状：病院や専門医への紹介のタイミング

1　成人の腹痛 …………………………………………………… 新道　悠　260

2　小児の腹痛 …………………………………………………… 町野　亜古　261

3　落ち着きがない子ども ……………………………………… 町野　亜古　263

4　不正性器出血，帯下異常 …………………………………… 鳴本　敬一郎　264

5　不安障害 ……………………………………………………… 新道　悠　266

6　抑うつ気分 …………………………………………………… 吉田　伸　267

7	不眠	………………………………………………	吉田　伸	269
8	しびれ	………………………………………………	一ノ瀬　英史	270
9	関節痛	………………………………………………	一ノ瀬　英史	271
10	腰痛	………………………………………………	渡部　なつき	273
11	胸痛	………………………………………………	吉田　伸	274
12	動悸	………………………………………………	大森　崇史	275
13	息切れ・呼吸困難	………………………………………………	鵜木　友都	276
14	血便	………………………………………………	木村　勇祐	277
15	乳房腫瘤	………………………………………………	鳴本　済	278
16	意識障害	………………………………………………	工藤　仁隆	280
17	けいれん	………………………………………………	木村　真大	281
18	咽頭痛	………………………………………………	大屋　清文	283
19	慢性咳嗽	………………………………………………	小杉　俊介	284
20	リンパ節腫脹	………………………………………………	井野　晶夫	286
21	下痢	………………………………………………	寺澤　佳洋	287
22	便秘	………………………………………………	寺澤　佳洋	290
23	Dyspepsia 症状（胸焼けを含む）	………………………………………………	井野　晶夫	291
24	食思不振	………………………………………………	平嶋　竜太郎	293
25	めまい	………………………………………………	寺澤　佳洋	294
26	倦怠感	………………………………………………	八木　悠	296
27	発熱	………………………………………………	石井　改	297
28	耳痛	………………………………………………	日比野　将也	299
29	頭痛	………………………………………………	大杉　泰弘	300
30	頚部痛	………………………………………………	日比野　将也	302
31	黄疸	………………………………………………	松本　弥一郎	303
32	皮疹	………………………………………………	北山　周	304
33	排尿障害	………………………………………………	北山　周	306

34	勃起不全	新道　悠	307
35	体重増加・減少	松島　和樹	309
36	アルコール多飲	安田　雄一	311
37	ポリファーマシー	松本　朋樹	312

Ⅶ　家庭医が担当する重要な疾患と家庭医の役割

1	成人の上気道感染症	早坂　啓伸	316
2	アレルギー性鼻炎	小宮山　学	317
3	小児のかぜ症候群	野村　あかり	319
4	熱性けいれん	富永　智一	320
5	成人気管支喘息	髙木　博	322
6	小児気管支喘息	清田　実穂	324
7	高血圧症	清田　実穂	325
8	糖尿病	関口　由希公	326
9	脂質異常症	杉谷　真季	328
10	慢性閉塞性肺疾患（COPD）	秋山　瞳	329
11	狭心症	堀越　健	331
12	慢性心不全	高木　暢	332
13	心房細動	小田倉　弘典	334
14	慢性腎臓病（CKD）	石井　大介	335
15	成人の急性肺炎（市中肺炎）	櫛笥　永晴	336
16	小児の急性肺炎	武者　幸樹子	337
17	尿路感染症	福留　恵子	338
18	胃炎・胃潰瘍・逆流性食道炎	後藤　郁美	339
19	過敏性腸症候群	玉井　友里子	341
20	骨粗鬆症	増山　由紀子	342
21	変形性関節症	阿部　佳子	343

22	認知症	井口　真紀子	345
23	高齢者の皮膚疾患	森屋　淳子	346
24	前立腺肥大症	重島　祐介	348
25	更年期障害	城向　賢	349
26	うつ病	上野　晶香	350
27	不安障害	山田　歩美	352
28	身体症状症および関連症群	福留　恵子	353
29	不眠症	古堅　高之	355
30	複雑性悲嘆	石川　美緒	356
31	慢性便秘	五十嵐　博	357
32	片頭痛・緊張型頭痛	比嘉　研	359

Ⅷ　家庭医と医学教育

1	地域基盤型医学教育とは何か	高村　昭輝	362
2	診療所における医学教育	藤沼　康樹	366
3	家庭医の生涯学習	藤沼　康樹	371

Ⅸ　家庭医と研究

1	プライマリ・ケア研究の現状と今後	松島　雅人	376
2	プライマリ・ケア研究の実際―量的研究	渡邉　隆将	380
3	プライマリ・ケア研究の実際―質的研究	青松　棟吉	384
4	診療所による多施設共同研究グループ（PBRN）	渡邉　隆将	392

Index 395

執筆者一覧 (五十音順)

青木　拓也
京都大学大学院医学研究科医療疫学分野

青松　棟吉
佐久総合病院　研修医教育科・総合診療科

秋山　瞳
唐津市民病院きたはた

朝倉健太郎
社会医療法人健生会 大福診療所

阿部　桂子
日吉慶友クリニック　在宅診療部

富塚　太郎
せせらぎクリニック多摩川／国立がん研究センター
がん対策情報センター

五十嵐　博
武蔵国分寺公園クリニック

井口真紀子
上智大学大学院実践宗教学研究科死生学専攻　博士課程

池尻　好聰
シムラ病院整形外科

石井　改
千葉大学医学部附属病院　血液内科

石井　大介
はなぞの生協診療所

石川　美緒
久光クリニック

一ノ瀬英史
いちのせファミリークリニック

伊藤　京子
名古屋大学医学部附属病院総合診療科統合ヘルスケア外来

井野　晶夫
藤田医科大学　総合診療プログラム／豊田地域医療センター

上野　晶香
生協浮間診療所

鵜木　友都
飯塚病院総合診療科

江川健一郎
永寿総合病院緩和ケア科／亀田総合病院疼痛・緩和ケア科

大石　愛
エジンバラ大学医学部博士課程

大川　薫
亀田総合病院　在宅診療科・地域医療支援部

大杉　泰弘
藤田医科大学　総合診療プログラム／豊田地域医療センター

大森　崇史
飯塚病院　連携医療・緩和ケア科

大屋　清文
飯塚病院連携医療・緩和ケア科

岡田　悟
東京北医療センター総合診療科

織田　暁寿
医療法人社団あかつき　ホームクリニック柏

小田倉弘典
土橋内科医院

加藤　光樹
まどかファミリークリニック

金子　惇
浜松医科大学地域家庭医療学講座／静岡家庭医養成プログラム

川口　篤也
函館稜北病院　総合診療科

喜瀬　守人
川崎医療生活協同組合久地診療所

北村　大
堺市立総合医療センター総合内科

北山　周
藤田医科大学　総合診療プログラム／北山医院

木村　勇祐
飯塚病院消化器内科

木村　真大
飯塚病院総合診療科

清田　実穂
あさお診療所

金城謙太郎
帝京大学医学部附属病院総合診療科

櫛笥　永晴
かえでファミリークリニック

工藤　仁隆
飯塚病院総合診療科

執筆者一覧　XV

小坂　文昭
こさか家庭医療クリニック

小嶋　一
手稲家庭医療クリニック

小杉　俊介
飯塚病院総合診療科

後藤　郁美
北海道勤医協総合診療・家庭医療・医学教育センター（GPMEC），
勤医協平和通りクリニック

小宮山　学
ありがとうみんなファミリークリニック平塚

紺谷　真
紺谷内科婦人科クリニック

齋木　啓子
みんなのクリニック

栄原　智文
新松戸診療所

佐古　篤謙
三次市作木診療所

佐藤　健一
Healthway Japanese Medical Centre

重島　祐介
町のクリニック目白

城向　賢
菊川市立総合病院産婦人科・菊川市家庭医療センター（浜松
医科大学医学部附属病院総合診療専門研修プログラム／
静岡家庭医養成プログラム）

新道　悠
頴田病院総合診療科

杉谷　真季
医療法人社団プラタナス　桜新町アーバンクリニック

関口由希公
医療生協さいたま・さいわい診療所

孫　大輔
東京大学大学院医学系研究科医学教育国際研究センター
医学教育学部門

高岡　直子
大田病院在宅医療課

高木　暢
多摩ファミリークリニック

高木　博
みぞのくちファミリークリニック

高村　昭輝
金沢医科大学　医学教育学講座

田口　智博
藤田医科大学　総合診療プログラム／藤田医科大学医学部
地域医療学

玉井友里子
湯郷ファミリークリニック（岡山家庭医療センター）

綱分　信二
菊川市立総合病院・菊川市家庭医療センター（浜松医科大学医
学部附属病院総合診療専門研修プログラム・静岡家庭医養成
プログラム）

寺内　勇
寺内クリニック

寺澤　佳洋
藤田医科大学　総合診療プログラム／豊田地域医療センター

遠井　敬大
東京医科大学総合診療科

富永　智一
小金井ファミリークリニック

長尾　智子
上井草診療所

長嶺由衣子
千葉大学予防医学センター社会予防医学研究部門

中山　明子
大津ファミリークリニック

中山久仁子
マイファミリークリニック蒲郡

鳴本敬一郎
浜松医科大学産婦人科家庭医療学講座／森町家庭医療クリニック

西村　周三
医療経済研究機構

野上　達也
富山大学大学院医学薬学研究部和漢診療学講座

野村あかり
McGill University

浜野　淳
筑波大学医学医療系

早坂　啓伸
ありがとうみんなファミリークリニック平塚

原澤慶太郎
はな医院

春田　淳志
筑波大学医学医療系

比嘉　研
利根中央病院総合診療科

日比野将也
藤田医科大学　救急総合内科

平嶋竜太郎
藤田医科大学　総合診療プログラム／豊田地域医療センター

福留　恵子
高知大学医学部家庭医療学講座

藤沼　康樹
医療福祉生協連家庭医療学開発センター（CFMD）

古堅　高之
河北ファミリークリニック南阿佐ヶ谷／久地診療所

細田　俊樹
さんむ医療センター内科

堀越　健
多摩ファミリークリニック

増山由紀子
医療生協さいたま　大井協同診療所／日本医療福祉生協連合会家庭医療開発センター

町野　亜古
まどかファミリークリニック

松井　善典
浅井東診療所／関西家庭医療学センター／北海道家庭医療学センター

松島　和樹
関西家庭医療学センター／金井病院総合診療科

松島　雅人
東京慈恵会医科大学　総合医科学研究センター・臨床疫学研究部

松村　真司
松村医院

松本弥一郎
飯塚病院緩和ケア科

松本　朋樹
飯塚病院総合診療科 家庭医療科

宮崎　景
高茶屋診療所

宮田　靖志
愛知医科大学 医学部 地域総合診療医学寄附講座

武者幸樹子
かえでファミリークリニック

森尾　真明
高知県立あき総合病院内科

森島　亮
東京都立神経病院脳神経内科・患者支援センター

森永　太輔
つむぎファミリークリニック

森屋　淳子
東京大学保健・健康推進本部

八木　悠
麻生飯塚病院血液内科

安来　志保
上井草診療所

安田　雄一
飯塚病院総合診療科

山田　歩美
埼玉協同病院総合内科

山本　祐
自治医科大学　地域医療学センター総合診療部門

横林　賢一
ほーむけあクリニック

吉澤　瑛子
亀田ファミリークリニック館山家庭医診療科

吉田　賢史
みその生活支援クリニック／亀田総合病院 在宅診療科

吉田　伸
頴田病院総合診療科

吉本　尚
筑波大学医学医療系 地域総合診療医学

若林　英樹
三重大学医学部亀山地域医療学講座

渡邉　隆将
東京ほくと医療生協北足立生協診療所

渡部なつき
飯塚病院総合診療科

Ⅰ 日本の家庭医療

1　日本の人口動態と医療・社会保障　西村　周三

2　日本における家庭医療の歴史と展望　松村　真司

3　プライマリ・ケアと医療政策　富塚　太郎

4　日本における診療所プライマリ・ケアの
　　質を評価する　青木　拓也

1　日本の人口動態と医療・社会保障

■ 人口の動態について

　本稿では，地域医療に従事する家庭医・総合診療医が知っておくべき日本の人口の動態とその予測，およびこれを基礎にした社会保障のありかたや予想される価値観の変化を述べる．

　人口動態の変化については，数多くの重要なことがあるが，ここでは特筆すべきことを箇条書きしてみたい．

長寿命化：日本では，寿命はあらゆる年齢層で男女とも着実に伸び続けており，直近の過去30年で平均寿命は男女とも約5年伸びている．多くの人々は，自分の寿命を想像するとき，自分の親を目安に考える傾向があるが，平均的には，自分の親より5年長く生きると想定してよいということになる．「平均」という概念は一つの目安ではあっても，いま一つピンとこない可能性もある．そこでもう一つ，**Box 1 a, b**を参照されたい．これは近年の死亡者の年齢分布を図示している．2000年頃には女性は86歳，男性は74歳で亡くなる方が最も多かったが，2016年には，女性は90歳，男性は83歳でなくなる方が最も多くなった．死亡者の年齢の最頻値は，女性で4歳，男性で9歳伸びたことになる．

若年高齢者の健康：次に先入観を改めるべき注目点は，もはや「65歳以上」の人々を一括して高齢者という時代は終わった，という点である．日本老年学会・日本老年医学会は共同で高齢者に関する定義検討ワーキンググループの報告書（2017年）で，高齢者の定義を75歳以上に改めるべきであると提言した．この報告書では，各種のデータに基づいて，近年の高齢者の心身の状況が，著しく若返っており，高齢者自身の意識も大きく変化していることをその根拠としている．

　ところが，その変化に，「雇用システム」が適応できていないことによって問題が生じている．かつてのように，農林水産業という第1次産業に従事する人々が多数を占める場合は，高齢化しても，就業が可能であるのに対して，製造業やサービス業においては，「定年制」が定着しており，この仕組みが変わらない限り，社会に大きな重荷をもたらしていることを直視すべきである．

団塊の世代と人口減少：他方で，いわゆる「団塊

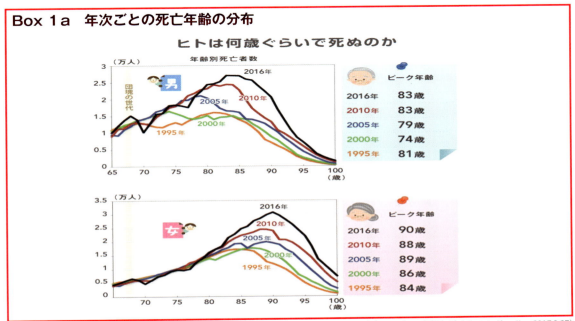

Box 1a　年次ごとの死亡年齢の分布

（出所：本川裕「今10歳の日本の子どもは「107歳まで生きる確率50％」の真相」ダイヤモンドonline, 2017.9.27）

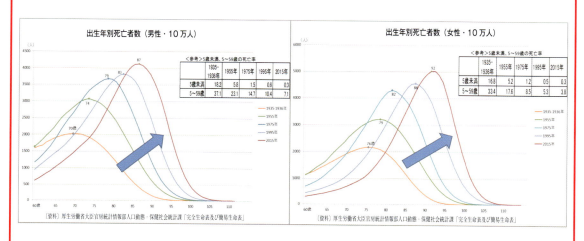

の世代」が2025年以降，75歳を超えるため，まもなく上記の新しい定義から判断しても，旧来のイメージの「高齢者」が急増する．そしてその後，10年が経過すると，今度は急速な人口減少が始まる．これらがもたらす社会的影響に注目する必要がある．

たとえば100年単位で見て，各世代がほぼ等しく人口減少する場合には，人口減少自体は，さほど社会に大きな影響を与えない．しかし人口の年齢構成がアンバランスな形で人口減少が進む場合には，新たな問題を引き起こす．

少子化：日本で起きている少子化は，超高齢化と相まって，社会的対応を必要とすることになる．「団塊の世代」という言葉は国際的には「ベビーブーマー」と呼ばれ，第2次世界大戦終了後の出生者数の急増のことを指す．これは国際的に見て，多くの国々に共通した現象である．そして日本を含む多くの国で，この世代が，次に「第2次ベビーブーマー」という世代を生み出したが，日本では

この世代が近年40歳代を超え，この世代が「第3次ベビーブーマー」を生みださなかった．

これは少しずつ進行する少子化とは様相を異にする．近年の出生率は若干の回復傾向を示しているにもかかわらず，全体としての少子化の趨勢に拍車がかかるのは，この影響である．すなわちお母さんとなるべき世代自身が，ポスト第二次ベビーブーマー後に，急速に減少するため，少々出生率が回復しても，少子化の勢いが当分はとどまらないのである．

若年労働力不足：この少子化は，現在も起きている「若年労働力不足」という問題にいっそうの拍車をかける．上記のように，若年高齢者の数が激増しているのであるから，それで，若年者の不足を補えばよさそうに見えるが，ことはそう簡単ではない．若年高齢者の持つスキルが，必ずしも労働需要側のニーズにマッチしていないことも多いからである．もちろんこれに加えて労働需要側の偏見も無視できない．

地域間格差：労働需要側が，若年者の不足に，これまで気づきにくかった大きな要因の一つとして，大都市，地方都市，過疎地域で，人口の年齢分布がそれぞれ大きく異なることが影響していた．若年者が大都市部に集中したために，地方都市や過疎地域は，若年者を大都市部から引き戻すことができると期待し，高齢者雇用に踏み切ることが遅れたのである．

そしてまもなく 2025 年頃から，本格的な人口減少が始まる．大都市部においても若年者数は減少を始める（ただまだ数年は増えることにも注意を喚起しておきたい．）そして何よりも深刻な問題は，大都市部において，75 歳以上の高齢者が激増するのである．しかも総人口が減少しつつ，この激増が起きるのである．2015 年を基準として，2025 年，2030 年には，**Box 2** に示すように，東京都ではそれぞれ 1.3 倍，埼玉県ではそれぞれ 1.5 倍の 75 歳以上人口の増加がある．そして 2030 年には，若年人口はこういった大都市でさえ，減少を始める．従来の発想だけでは，医療施設や介護施設を激増させなければならないことになる．

少子化：少子化により，若者が減少することに加えて，若者の未婚率が高まり，合わせて高齢者だけでなく，若者で単身世帯を営む者が増えていることにも注目すべきであろう．

■ 社会保障に関して特筆すべきこと

日本の国民医療費：日本の国民医療費は，対 GDP 比の国際比較で見て，近年急速に高まっている．しかしこれはある程度は当然受け入れるべき現象である．なぜなら，世界でもっとも高齢化が進み，その趨勢が著しい国だからである．しかし後に述べるように，実は医療費の上昇の要因は，高齢化というより，技術進歩などのその他の要因によるところが大きい．この技術進歩をどうとらえるかが，財政的な負担という観点も含め，将来の課題となる．

社会保障の給付費：特に，社会保障の給付費全体が，年金・医療・介護給付を中心として，国際比較で見て高齢者に偏っているという批判が高まっている．ヨーロッパ各国では，子育てのための公的給付や，若年者の雇用促進などに用い

られる公的給付が相対的に多く，これらが効果的に用いられれば，少子化の勢いを緩和することができ，それが将来的には社会保障の財源の担い手となる．この意味で，若年層への社会保障の給付増が提唱されている．

財源の確保：社会保障給付が拡大する一方で，これをまかなうための財源の確保が適切に措置されず，赤字国債の発行額を拡大している．この現象は 10 年以上続いており，異常な事態が続いていると考えるべきであるが，これがもたらす将来の危機的な現象については，専門家の間で，若干見解が分かれている．

将来のいずれかの時期で，なんらかの経済的なパニックをもたらす危険性が高いが，その現れ方については，いくつか意見が分かれる．一つの可能性は，著しいインフレを引き起こすことである．この現象が各方面にどのような影響をもたらすかの詳細はここでは述べる余裕はないが，医療機関などにもたらす影響としては，1989 年頃に起きた「バブル崩壊」に影響を思い起こせばよい．このときは，市場経済での価格と給与などとの調整と異なり，診療報酬制度の下で，インフレに対応する，医療従事者給与などへの適応が制度的にかなり遅れた．

これらはいわば急性疾患としての発現であるが，他方慢性疾患としての現象もあり得る．財政赤字が累積すると，金利が急速に上がる可能性があり，金利が高い時期に借金をすれば，雪だるま式に借金が増える可能性がある．結果として，たとえば社会保障給付費を少しずつ下げないと財政が持たなくなる可能性がある．

社会全体の所得や富の格差：2018 年時点では，多額の財政赤字にも関わらず，かなりの好景気が続いている．これは世界経済全体の好景気に支えられているからであるが，併せて企業収益の上昇，その結果としての株価の上昇などに支えられていることも無視できない．

資本主義社会では，所得の源泉は，労働だけでなく，資本も重要なものであり，とりわけ働かない高齢者の増加は，裕福な資本家としての一部の高齢者を生み出す．経済を見る目は，この側面にも注目しなければならない．

この現象は，社会全体の，所得や富の格差を

広げることになる．これを打開するために，ベーシックインカム制度を実施すべきであるという意見がある．これについての議論も近い将来高まることが予想される．すなわち働かなくても，すべての国民に，国が，一定額の所得を保障するという仕組みである．言うまでもなく，この制度の実現は国民の合意が必要であり，人工知能が少しずつ労働にとって代わるといったことが現実味を帯びるにつれ，あまり遠い将来の課題であるとは言えなくなって来ているかも知れない．

■ 医療・介護保障について

治療対象年齢の高齢化：今後，80歳，90歳代の高齢者の医療に関しては，たとえば癌という疾病の余命が長くなることにより，治療対象年齢の高齢化が進むことは確実である．また介護される側の超高齢化とともに，介護をする側も高齢化し，家族介護が困難になっていることも，介護の社会化が進展するものと思われる．

高額薬剤と適切な処方の見直し：C型肝炎薬，抗癌薬など，これまでと比べてかなり効果が著しい薬剤が出現してきたことにより，薬剤費が医療費の上昇の主因となってきている．他方で，ポリファーマシー問題など，必ずしも効果的ではない薬剤に対するチェックも重要になりつつある．

地域包括ケアシステムの構築：在宅医療・かかりつけ医・訪問看護・在宅介護の役割

特に今後，超高齢者に対する医療・介護もあり方を，より詳細に検討することが求められるであろう．経済的考慮が優先されて，医療のあり方が変化することは避けるべきであるが，社会全体としての社会保障のあり方を可能な限りスリムにする試みは今後より強く求められることになろう．在宅医療・介護を目指す方向はこの角度からも注目したい．

課題：今後，さらに長寿者が増加することを考慮すれば，その財源のあり方についての国民の意識の転換を求めざるを得ない．社会全体として働く人より，働かない人たちが増加する社会における，税・社会保険料財源のあり方も再考せざるを得ない．さらに，この課題は，医療費・介護費のあり方という観点から重要ではあるが，それ以上に，患者・要介護者やその家族の幸福感なども含めた検討が必要であろうと思われる．

【参照文献】
1）山崎史郎．人口減少と社会保障—孤立と縮小を乗り越える．中公新書，2017.

（西村　周三）

Box 2　都道府県別75歳以上人口の現状と将来

		（2015年）（万人）	（2025年）（万人）	（2015年⇒2025年）増加数（万人）	75歳以上人口／総人口（%）
	全国	1,632.2	2,178.6	546.4	18.6
1	東京	147.2	197.7	50.4	15.0
2	神奈川	101.5	148.5	47.0	16.5
3	大阪	107.0	152.8	45.8	18.2
4	埼玉	76.5	117.7	41.2	18.1
5	千葉	71.7	108.2	36.6	18.1
6	愛知	81.7	116.6	34.9	15.9
7	兵庫	71.0	96.6	25.6	18.3
8	北海道	78.4	102.4	25.6	20.6
9	福岡	64.8	96.6	22.1	17.9
10	静岡	49.7	65.5	15.7	18.8

（『日本の地域別将来推計人口（平成25年3月推計）』および国立社会保障・人口問題研究所「日本の地域別将来推計人口（平成25年3月推計）」）

2 日本における家庭医療の歴史と展望

■はじめに

　わが国でも古くから医業を生業とする人は存在していたが，その多くは貴族や武士など特権階級・富裕層のみを対象にしていた．多くの人々にとっての医療はあくまで慈善救療的なものにとどまり，日常の中で医療を享受できるようになったのは商人・町人階級が一定の力を持つようになる江戸時代に入ってからである．当時一次医療を担当していた医師は漢方医であったが，オランダからの医学が流入すると次第に蘭方医（西洋医学）の勢力が拡大していった．江戸時代後期に入ると，緒方洪庵により開かれた大坂の適々斎塾（1838 年），佐藤泰然により開かれた佐倉の順天堂（1843 年）に代表される医学塾が各地で勃興し，これらで学んだ医師たちが担い手となり西洋医学は全国へと広がっていった．1870 年，明治政府により西洋医学の導入が正式に決定され，各地に開かれた医学校における近代医学教育が以降わが国でも行われるようになった．1883 年に，医師免許規則と医師開業試験規則が太政官布告として出され，ここに西洋医学のみを認める方向が打ち出されると，それまでの漢方医を主体とした開業医は急速に西洋医に置換されていった[1, 2]．

　当時，一次医療と専門医療との間にはそれほど差異は認められず，また一次医療の多くは地域の開業医によって主として提供されていた．第二次世界大戦後，医療技術の発展にともなう医療機関の高度化・専門化と，健康保険制度の拡充による医療サービスの一般化が進むにつれて，高次医療機関において始まった専門分化はやがて一次医療機関に波及していき，一次医療と専門医療との差異は次第に明確になっていった．

■「家庭医」という表現の起源

　1952（昭和 27）年発行の岩波文庫版「ベルツの日記（菅沼竜太郎訳）」の一節に，1902（明治 35）年 4 月 2 日の第 1 回日本聯合医学会（現・日本医学会）の開会式において，名誉会頭として招かれたエルウィン・ベルツが行った式辞に関する記載がある[3]．この中で，「… 極めて重要でありながらしばしば軽視または誤解されていた『家庭医』の仕事に，諸君のご注意を促したいと存じます．この家庭医なるものの使命は病気の治療者としてだけではなく，健康の助言者・支持者・促進者としての使命でありまして，確かに国民の身体に関する計り知れない貴重な職務なのであります．」と，ベルツが演説を行ったことが記されている[3]．ベルツが「家庭医」という表現を用いて実際にこのような内容に言及したのかどうかは不明であるが，少なくとも 1952 年の時点においては，訳者によって「家庭医」という表現が用いられ，これらの重要性への言及がすでになされていることがわかる．また，わが国で最も歴史のある医学雑誌，「日本医事新報」の 1950 年の記事中にも，「家庭医」という表現は散見される．当時，同様の医師を表す総称として「一般医」「全科医」の表記も記事中には見られているものの，この時代において地域で包括的な一次医療を担当する医師の総称の一つとして「家庭医」という表現は特別なものではなかったことがわかる．つまり，地域において身近で包括的な診療にあたる「家庭医」は，戦後医療の専門分化が進むはるか前から，わが国においても既に存在していたのである．

■ 学術団体や専門分野としてのあり方を模索

　わが国において「家庭医」が，学術団体や専門分野としてのあり方を本格的に模索し始めたのは，昭和 35 年（1960），東京都三鷹市で内科医院を開設していた永井友二郎が，雑誌「医学のあゆみ」に「実地臨床医のための紙面を」を投稿したのが発端である．その中で永井は「我が国の医療において大学や大病院の受け持つ仕事と，家庭医のような第一線の臨床医が受け持つ仕事

とは内容が大変違っています…（中略）第一線の臨床医は疾病の初期を取り扱うことを終生の仕事とした人たちであり，その意味で一種の専門医として特有の専門分野を持っている…（中略）…この疾病初期を主題とした臨床医学が，家庭医的な実地臨床医から芽生え，成長しなければほんとうでありません…」[4]と記した．この投稿に続いて，永井はさらに続いて日本医師会雑誌に「疾病初期の医学を育てよう」という論説を投稿した[5]．この中で，永井は「われわれ家庭医は，日常の診療を通じて大きな矛盾を感じつづけてきた．私はそれが家庭医の特殊性に深く根ざしていることを痛感する．すなわち家庭医は，受け持つ分野と，その独特な立場との2点において，従来の医学のゆきかたでは代行できない特殊性，専門性を持っている．」と，家庭医の専門性を主張したうえで，「家庭医にふさわしい学会や機関紙などを持つことが必要」と具体的な提言を行った．ほどなく，呼びかけに応じた永井を含む4名の医師（永井友二郎，原仁，浦田卓，村松博雄）を発起人として，1963年2月東京において「一般医の学会が必要な理由」をテーマに第一回実地医家のための会が開催され[6]，以降同会は毎月会合を重ねながら，わが国における家庭医のための学術団体の確立を模索していくことになる[7]．

永井らの動きから遅れること3年，1966年，米国では3つの家庭医療に関する重要な報告書が相次いで発表された．一つはウェスタン・リザーブ大学学長のジョン・S・ミリスを座長とした「卒後医学教育に関する市民委員会 The citizens commission on graduate medical education」による報告書，通称ミリス報告[8]である．この報告書は，地域における包括的診療を行う医師が不足している当時の事態を分析したうえで，卒後のプライマリ・ケア研修を拡充するよう求めた．同年，地域における住民の健康を守る医師の養成を公衆衛生の観点から求めた，前・米合衆国保健教育福祉省長官マリオン・フォルソンを座長とする報告書，通称フォルソン報告[9]が全米保健協会と公衆衛生協会の後援によってまとめられ，さらにケンタッキー大学医学部長であるウィリアム・ウィラードを座長とした「家庭医療教育に関するアドホック委員会」による報告書，通称ウィラード

報告[10]が米国医師会の医学教育委員会から発表された．ウィラード報告では，より具体的に家庭医療の教育プログラムと認証制度の創設が提言された．これらの提言を受け，米国では複数の医学部に家庭医療学教室が新設され，1970年にはAmerican Board of Family Medicine が設立され，20番目の専門医としての家庭医の教育研修プログラムと専門医試験制度がはじまった．

このように，この時期に米国のみならず各国においてプライマリ・ケアを担当する医師を組織的に育成・認証していく制度が整備されていった．1972年にはこれらの家庭医・一般による学術団体のうち，18か国の団体により the World Organization of National Colleges, Academies and Academic Associations of General Practitioners/Family Physicians（WONCA, 世界家庭医／一般医学会）が設立された．1978年，ユニセフやWHOの呼びかけで開催された国際会議で採択されたアルマ・アタ宣言においてプライマリ・ヘルス・ケアの重要性が提唱されると，世界各国において次々と家庭医・一般医による学術団体が設立され，年を重ねながらこれらは拡大していった．

わが国においても，先に述べた実地医家のための会を母体とした日本プライマリ・ケア学会が「プライマリ・ケアの学術団体」として1978年に設立され，東京の笹川記念会館にて第1回の学術集会が行われた．その後，同学会は各地の都道府県医師会との連携を取りつつ学術集会を重ねていくと同時に，全国に研究会や支部会を設立していった．1985年には，日本プライマリ・ケア学会内の医師部会である日本プライマリ・ケア医学会が日本を代表する家庭医／一般医の正式な加盟団体として，WONCAに正式に認められた．

■ 総合診療部の設立相次ぐ

1970年代から80年代にかけて，わが国では教育病院を中心としてプライマリ・ケアを担当する部門を設立する動きが活発になっていった．1976年，奈良県の臨床研修病院である天理よろづ相談所病院において我が国で初の総合診療部門である総合診療教育部が設置されたが，それ以降，各地で総合診療部の設置が相次ぐようになった．1978年，

新設の佐賀医科大学に国公立大学としては最初の総合診療部が開設され，また引き続き自治医科大学に地域医療学教室，川崎医科大学に総合臨床部が設置され，大学内にプライマリ・ケア教育を行う専任部門が置かれるようになった．さらに，当時日本医師会の会長であった武見太郎氏の働きかけにより，プライマリ・ケアを担当する医師の育成を念頭に1980年，厚生省（当時）は臨床研修指導医海外派遣制度を創設し，海外の家庭医療・総合内科部門へ研修指導医の派遣を開始した．やがてこの制度を利用し後期研修を受けた指導医は，帰国後これらの総合診療部門の指導医として中核的な役割を果たしていくようになった．

■ 日本プライマリ・ケア連合学会の設立に至るまで

1985年，これらの動きを受けて厚生省は「家庭医に関する懇談会」を設置し，家庭医の位置づけなどに関する検討を正式に開始した．これは，「家庭医療」を制度的な側面から明確に位置づけることによって，将来の政策導入を念頭に入れたものであった．しかし，人頭割支払い制度の導入を危惧する日本医師会をはじめとした各方面からの強い反対を受け，プライマリ・ケアを担う医師に求められる機能を「家庭医機能」と定義し，これら「家庭医機能」を担う医師の養成に関する提言を含む報告書が発行されるのみにとどまった[11]．

時期を同じくして，1984年に発足した家庭医療学セミナーは，1986年に家庭医療学研究会となり，年1回の研究会と学生・研修医対象の夏季セミナーを開催した．2002年に同研究会は日本家庭医療学会となり学会組織となった．また，1980年半ばに設立が相次いだ，国立病院を初めとする臨床研修病院・大学病院における総合診療部門を中心とした総合診療研究会（後の日本総合診療医学会）が1993年に設立され，第1回の総合診療研究会が国立東京第二病院（現・独立行政法人国立病院機構東京医療センター）において開催された．

それぞれ異なる背景で設立されたこれらの3学会は，90年代まではそれぞれ独自に活動を続けていたが，2004年の新臨床研修制度導入にむけたプライマリ・ケア教育連絡協議会が設立されたのを皮切りに，2005年のWONCA（世界家庭医／一般医学会）日本大会における合同開催，2009年に発表された日本医師会との生涯教育共通カリキュラムの策定における共同作業を経て，2010年に正式に合併し日本プライマリ・ケア連合学会が発足した．

2013年には厚生労働省「専門医の在り方に関する検討会」による報告書が出され，第19番目の基本領域の専門医として，総合診療専門医が位置づけられることとなった．これを受け，2014年に日本専門医機構が設立され，2021年からは本機構のもと総合診療専門医の認証が開始される予定である．

■ わが国の家庭医療に関する今後の展望

ここに示したように，わが国における家庭医療の歴史は，はるか昔から現在に至るまで多くの先人たちの多岐にわたる活動の中に脈々と流れているものである．そして家庭医療ということばの意味する内容についても，その表現方法はさまざまであったにしても，その根幹に関する基本的な相違はない．多くの人々がそれぞれの分野でこれまで積み重ねてきた努力，特に地域で住民とともに健康を守ってきた多くの名もない医療関係者たちが蓄積し，そして得てきた成果の上に，現在の家庭医療の姿があることを決して忘れてはならない．わが国の健康指標が世界に冠たるものであることを鑑みても，多くの先人達が成し遂げてきた成果は誇るべきものであることを疑う余地はない．

これまでわが国の一次医療は，歴史的にそれ自身が独立することはせず，専門分化した分野の恩恵をその範囲内においてそれぞれ地域に反映させることによって拡充を続けてきた．特に，一次医療と専門医療を担当する分野を明確に峻別せず，一方で多方面の専門分野からの人材や知識を幅広く受け入れ，むしろそれらを混在させることによって実質的に一次医療の質を向上させてきたのがわが国の特徴である．そしてこのことが，わが国の地域の医療水準を高める点において果たしてきた役割は大きい．この点は専門医制度を明示的に確立させ，その一環として家庭医療を一つの専門分野としてきた他国とは大きく異なる点である．

しかし，わが国の医療は現在転換点に直面している．時代とともに医学・医療の知識および技術の高度化・専門分化が進み，これらの恩恵を受けて発展してきた一方，そのような手法自体による恩恵がもたらした社会環境の変化，とりわけ死亡率の低下に伴う高齢社会の到来と急性疾患の克服に伴う慢性疾患の拡大によって，これまでの医療モデルは限界に達している．また，健康に関連する社会環境因子の影響について再び着目されるようになり，狭義の生物医学上の問題に対応するのみでは人々の健康には寄与し得ないことも明確になってきている[12]．そしてそれらの問題を解決するために，地域において主体的な役割を果たすことが今，すべての医療者に求められていることである．

今後の家庭医療の展望を考えるにあたり，いくつか重要な点を考慮しなければならない．

第1に，そして最も重要な点は，わが国の住民が，このような役割を果たす医療分野として，現在，そして将来にわたり家庭医療を信頼し支持していくか，という点である．現在において，へき地などの医療資源が絶対的に不足している地域や，救急医療や高齢者医療など医療資源が相対的に不足している分野においては，プライマリ・ケアを一義的に担当する家庭医療のニーズは比較的高い．しかし，医療資源が充足している地域や分野において，果たして家庭医療が地域住民のニーズに合致したサービスを主体的に提供し続けることが求められているかについてはこれからも厳しく自問し続ける必要がある．これは総合診療専門医制度が発足し，制度上の裏付けが生まれる近い将来において，より重要な点になるであろう．つまり，いくら制度上の専門医制度ができ，地域で活動を開始したとしても，これらの医師が他の専門医や医療職，特に活動がオーバーラップする他の医療職と比べて，同等の，あるいはより優れたサービスを提供できるかどうかは今後試されていくのである．たとえ，優れたサービスを提供できたにしても，もし同種のサービスが医師以外の職種によって提供されるのであれば，コストを優先した住民や政策担当者が他方を選択することも考えられる．わが国の住民から，「わが国の一次医療は，家庭医が中心となって提供することが望ましい」というコンセンサスが得られなければ，わが国の家庭医療の展望は描けない．そのためには，現在ならびに未来のわが国の住民にとって，一次医療において何が求められている医療サービスであり，それがコストも含むさまざまな条件に見合うものであるかを徹底的に追求し，それらに対して実践を積み重ね，継続的にかつ明示的に答えを出し続けていく必要がある[13, 14]．

第2に重要なことは，これらのコンセンサスが得られたとして，そのうえで十分な質と量をもって家庭医療を現実的に今後も提供し続けることが可能か，という点である．先に述べたように，一定の質が担保できなければ，早晩住民や他のステイクホルダーからの支持は失われる．しかし，十分量の供給が行われなければサービスそのものを可視化し，他のサービス提供者と弁別させることはできない．厳しい財政的制約の中で質と量の双方を満足させるようにすることは困難であるが，それらを同時に満たし，かつ持続的に提供することは必須である．そのためにはある程度の量を確保したうえで，さらに持続的に質を向上させていくシステムを構築する必要がある．特に，質を向上させるシステムとして，現在得られるエビデンスを随時日常診療に活かすための情報システムや，診断・治療における支援システム，そして業務を改善していくための組織教育・学習システムの改善など，個人の努力に頼らない多方面からの支援が必要である．また量を担保するためには，研修期間の簡素化や効率化，あるいは実践を通じながら質を維持向上させるためのシステムなども開発しなければならない．これらは，関連医学分野との連携・協力のみならず，情報科学，工学，教育学など多くの分野からの協力と支援が不可欠である．

第3に重要な点は，とりわけわが国の家庭医療が内包する限界の克服であると考える．わが国の医療システムにおいては，歴史的に有床診療所ならびに中小病院がプライマリ・ケアを担当してきたのが大きな特徴である．これらの中小規模の医療施設において家庭医療が共有かつ単一の概念となることに関して，現在コンセンサスが得られているとは言い難い．特に，世界に先駆けて急速な高齢化が進んでいるわが国においては，地域に存在している多分野の知恵と人材を有効活用する

必要がある．高齢化を迎えた現在，医療内部における専門分野の融合はもちろん，医療における福祉と介護との融合は必須であり，地域の医療福祉・介護を一体とした包括的なサービス提供が喫緊の問題である．

また社会構造の変化に伴い，様々な健康問題について従来の医学モデルを越えた対応を行うことが強く求められている．そのためには，家庭医療が本来もつ全人的・包括的アプローチを多職種チームにまで適応し，専門医・歯科医を含む医療職，介護・福祉職，時には行政や地域住民までも含むプライマリ・ケア・チームによる連続性をもった地域への介入活動が重要となるであろう[15, 16]．そのためにはチーム機能を向上させるための技術開発や，住民を生活面から支援していくための能力開発，連携機能を強化するためのテクノロジーの導入は必須である．また，医療における不確実性の問題，医療テクノロジーの適応に関する倫理的問題，地域における社会構造の変化における問題など，健康関連職種のみで解決できる問題は限られている．遺伝技術，診断の自動化，情報技術の進化など，新しい技術が生み出す地域の問題にも対応していかなければならない．そのため倫理・経済の問題なども含めた複合的かつ複雑な問題に関する解決手法の開発，物理的な「地域」の制約を越え多くの専門家の知識や意見を集約し意思決定に活かすための技術など，狭義の家庭医療の範疇では解決できない問題に対しても取り組んでいく必要がある．そのためには，情報管理技術はもちろん，建築，都市計画，エネルギー，環境技術など，医療以外の多分野・多職種との知識との融合が必要である．

対応しなければならない問題は，これからも数多く生まれることが予想されるが，まずはわが国が現在直面し，とりわけ住民のニーズが高い課題について，家庭医療の概念を共有化しつつ，日々の実践を重ねることによって具現化された成果をもとに，住民からの信頼を着実に得ていくことが重要なことであろう．

■ まとめ

これまでは，わが国の家庭医療は，誰がどのサービスを担当するか，という実務的な議論や，どのようにしてその質を担保すべきか，という技術的な議論が先行することが多かった．しかし，今後の家庭医療を考えるうえでは，サービスを必要としている住民がどのレベルに存在し，そのためにどのような資源を投入すべきか，そして投入された資源を用いてどのような人材を育て成果を上げていくか，というより俯瞰的な視点からの議論が必要である．そのためには，幅広い分野からの人材および知識の導入と，絶え間ない技術革新は必須である．特に，プライマリ・ケアを担当するための能力を十分に備えた医師の量が圧倒的に不足している現在，いかに短期間で均質な質をもった医師を活用し充足させていくかが当面喫緊の課題である．そのためには，既存の家庭医療というコンセプトに拘泥することなく，より幅広い分野からの人材の導入と交流は絶対的に必要である．地域の幅広いニーズに対応できる人材を，一定の質をもって持続的に一次レベルで提供する医療の一翼を担うのが家庭医療であると定義し，それらを新しいジェネラリズムの一環として社会に提示していくこと，そしてこれらの活動を通じて今後のわが国における新たな一次医療の形を構築していくこと，それがこれからの家庭医療を担う人々が行うべきことである．

【参照文献】

1）小川鼎三．医学の歴史，第44版．中公新書，157-162,1998.
2）猪飼周平．病院の世紀の理論，第2章　所有原理型医療システムの原型,明治期日本における開業医の形成,有斐閣, 55-96,2010.
3）エルウィン・ベルツ．ベルツの日記（菅沼竜太郎訳），第一部下巻　岩波文庫，65,1952.
4）永井友二郎．実地臨床医のための紙面を．医学のあゆみ． 1960；33（6）334-335.
5）永井友二郎．疾病初期の医学を育てよう．日本医師会雑誌． 1960；44(7):458-459.
6）永井友二郎．実地医家のための考え方．人間の医学． 1963；1（1）：1.

7) 永井友二郎. 「人間の医学」への道, 人間と歴史社, 2004,126-132.

8) The Graduate Education of Physicians. The Report of the Citizen's Commission of Graduate Medical Education(Millis Commission). Chicago, American Medical Association, 1966, p. 179.

9) Folsom, MB. Chair. National Commission on Community Health Services. Health is a Community affair. Cambridge Mass: Harvard University Press, 1966, p26.

10) Meeting the Challenge of Family Practice. The report of the Ad hoc Committee on Education for Family Practice of the Council on Medical Education. Chicago, American Medical association, 1966.

11) 厚生省健康政策局総務課. 家庭医に関する懇談会報告書, 第一法規出版株式会社, 1987.

12) 2008, Executive summary of the Final Report of the WHO Commission on Social Determinants of Health：WHO 健康の社会的決定要因に関する委員会最終報告書 要旨.

13) Bodenheimer T. Primary care- will it survive? New Engl J Med. 2006；355(9)：861-864.

14) Safran DG. Defining the future primary care: what can we learn from patients? Ann Intern Med. 2003；138(3)：248-255.

15) Phillips RL, Brundgardt S, Lesko S, et al. The future role of the family physician in the United States: a rigorous exercise in definition. Ann Fam Med. 2014；12(3)：250-5. doi: 10.1370/afm.1651

16) Ellner AL, Phillips RS. The Coming Primary Care Revolution. J Gen Intern Med. 2017；32(4)：380-386. doi: 10.1007/s11606-016-3944-3.

（松村　真司）

3　プライマリ・ケアと医療政策

■ はじめに

　2013年の世界家庭医療学会（WONCA）総会で世界保健機構（WHO）のマーガレット・チャン事務局長が指摘していたように，複雑で混迷を極める世界の中で，人口の高齢化や医療技術の進歩にともなう医療費の増加，健康格差拡大や疾病構造の変化など医療政策上の課題への解決としてプライマリ・ケア（家庭医療）は期待されている[1]．世界各国を見渡すと，プライマリ・ケアを医療制度の中でどう扱うかについては，歴史的背景，健康保険や保健福祉などの関連する制度や政治的判断など様々な理由で異なっている．また，プライマリ・ケアが「新しい健康問題やニーズに対して一番初めにかかる医療機関でのケア[2]」と定義されるならば，セカンダリ・ケア以降の高次ケアや保健・福祉などの関連するサービス提供との関係や機能の分担などと相互に影響を受けることから，プライマリ・ケア単体で国際比較を行っても意味をなさないことがわかる．したがって本稿では，プライマリ・ケアと医療政策について，様々な国のプライマリ・ケア制度を解説するのではなく，プライマリ・ケアを強化することでどの国でも期待できる医療政策上の効果について，現在まで評価・検討されている知見や議論について解説したい．内容としては，健康指標の改善，公平，医療費の削減効果といった政策的評価軸と，制度的側面としてのプライマリ・ケアを扱う．

■ 健康指標の改善

　医療政策の重要な目標の1つは，地域住民の健康指標の改善である．医療提供体制の整備は，その目標達成の重要な手段の一つであり，特にプライマリ・ケア医療の充実による健康指標の改善効果に関するマクロレベルでの知見は，次第に蓄積されてきている．
　Starfield ら[3]によると，プライマリ・ケア担当医師の地域人口当たり数が多いほど，脳血管疾患と乳幼児死亡率，乳幼児低体重，すべての原因に対する死亡率（年齢調整後）が低いことが示されている．例えば，エコロジカルな研究であるが，州単位で見た評価では，経済状況や人口構成を調整したうえでの分析で，プライマリ・ケア担当医師が地域人口1万人あたり1人増える（現状から2割程度の増加）と，6％の全原因死亡率が減少し[4]，3％の乳児低体重と脳血管疾患罹患率が減少し[5,6]，他の研究では，州単位で住民1万人当たり34.6人の死亡減少と相関すると報告されている[7]．同様の研究では，プライマリ・ケア担当医として家庭医，一般内科医，一般小児科医が1つの集団として分析されていることが多いが，各々に分けて分析した研究によると，そのうち家庭医だけが複数の疾患による死亡率の減少との有意な相関が認められたという[4]．

　また，注目を集める話題として，医師の絶対数を増やすことが医療の質を改善するのか，もしくはどういう医師を増やすと医療の質改善に資するかという問いがある．日本において医師の絶対数不足が叫ばれているが，果たして医師数の絶対数増加が医療の質向上に関連しているのか．また医師数増加の内容がどのように医療の質に関係するのだろうか．この話題に関しては興味深い研究がある．Starfield ら[8]によると，地域人口当たりの臓器別専門医の増加は，その地域人口当たりの総死亡増加，心血管疾患による死亡増加，悪性腫瘍による死亡増加と有意に相関していた一方で，プライマリ・ケア専門医の人口当たりの増加は，各死亡率の減少と有意に相関していたという．日本においては，厚生労働省のチーム医療の推進に関する検討会などでも「脳神経外科医の数は人口当たりアメリカの約5倍，胸部外科医の数は約3倍，ヨーロッパの5～10倍ぐらいで，1人当たりの手術件数がアメリカの25分の1になっている．そういう実態を踏まえると，総合的なジェネラリストとスペシャリストのバランスの問題も医療側に課せられている問題である[9]」と

話題になっており，さらなる研究・分析とともに，今後の医師数関連政策の議論で考慮すべき事項であろう．

■ 公平

健康が国民の間で公平ではないという知見が，徐々に日本でも蓄積されている．特に就学年数や所得の多寡によって健康にも差が生じているというのだ．例えば近藤克則氏らによると，65歳以上の高齢者において咀嚼能力は就学年数と相関し，更には所得が低い人ほど要介護度が高く，寿命が短い傾向が認められたという[10]．一方でプライマリ・ケアの充実によって期待される効果として，国民の間での健康格差を縮小し，健康であることの恩恵を平等に配分することが挙げられている．例えば，Shiらによるアメリカでの調査では，地域住民数対プライマリ・ケア専門医の数が多いほど所得階層別における全死亡の格差が減少し，心血管疾患による死亡や癌による死亡も減っていたという[8]．年齢が上がるに従って，経済格差は拡大していくことが報告されている[11]．したがって理論的には人口構造の高齢化が進行するに従って経済格差が進行し，結果として健康格差も進行することが予想される．高齢化が進む日本において国民間の健康格差が注目され，さらに拡大すると予想される現状を踏まえると，解決策の1つとしてプライマリ・ケアの医療制度的充実が期待されるべきであろう．

■ 医療費抑制

プライマリ・ケアに対する政策上の重要な関心の1つは，医療費の抑制効果であろう．OECDの報告書[12]では，「人口の高齢化とそれに伴う疾病構造の変化に関連する医療費の増加に関して，高齢者になっても健康を保持すれば医療費の伸びを最大50%抑制できる」と推計しているが，その実現のためには，高齢化に伴って増加する慢性疾患を適切に管理し悪化を食い止めるプライマリ・ケアの重要性を強調している．プライマリ・ケアと医療費の関係については，BaickerとChandra[13]によるエコロジカルな研究によると，米国50州を観察単位として比較した結果，州の人口対プライマリ・ケア担当医数が増えるにしたがって，地域住民当たりの平均診療費は減少していたという．また，FranksとFiscella[14]による研究では，プライマリ・ケア医をかかりつけ（personal physician）にしている住民は，臓器別専門医をかかりつけにしている住民よりも33%医療費の支出が低かったと報告されている．これは，プライマリ・ケア医による複数の慢性疾患の適切な管理とともに，予防的ケアの提供や不必要な入院治療の減少により医療費が抑えられるのでは，と推測されている．

■ プライマリ・ケアは誰が提供するのか

制度的なトピックとして，「プライマリ・ケアは誰が提供するのか」というものがある．現在の日本では，医師のみがプライマリ・ケア医療の提供を行うことが原則であり，他の医療専門職が独立してプライマリ・ケア医療を提供することはない．しかし最近では，「チーム医療」という文脈で，他の医療専門職による"医療行為"の提供が厚生労働省などでも検討され，注目されている[15, 16]．代表的なのは特定看護師やナースプラクティショナー（NP）と呼ばれる，大学院などの高等教育と一定の訓練を経た看護師による医療提供である．例えば，近年の英国における医療制度改革では，地域の医療需要にこたえる手段として，予約なしでいつでも受診可能なwalk-in centreや，24時間365日電話相談できるNHS Directは時間外・休日診療対策の目玉であったが，両方とも医師ではなくNPが診療の中心となり運営している．また地域のクリニックでも検査のオーダーや診断，処置・処方，さらには病院専門医への紹介などもある程度NPが単独で行い，活躍している．一方で英国では，NPは未だ公的な資格ではない．看護師としての公的登録は，登録看護師（Registered Nurse），助産師（Midwife）と地域保健専門看護師（Specialist Community Public Nurse）の3職種が看護助産審議会（Nursing & Midwifery Council; NMC）により管理されているが，NPにあたるものは登録看護師の上級資格として議論がなされているところである．現在のところ，NPはいわゆる職位であり，職務の範囲と責任は雇用契約の中でおのおの決められているという．またNPの職位に就くには十分な経験と教育を必要とし，基本的には臨床経験10年，独立処方権を持ち，大学院レベル

の教育を受けていることが前提となっているようであるが，場所によって異なることもある．NPが提供する診療に関する研究によると，患者の健康指標は医師であろうとNPにより診療されていようと差はなく，一方で患者満足度はNPによる診療の方が高いと報告されている[17]．糖尿病や喘息管理などの慢性疾患管理ではNPは医師と遜色ない診療結果とのエビデンス[18, 19]も積み重ねつつあり，英国同様に日本でも医療改革議論の中で重要な役割を担うであろう．

　最後に本稿は，多くの部分を2011年6月10日に急逝されたBarbara Starfield教授の仕事に依っている．家庭医療／プライマリ・ケアの医療制度的評価の集積は，Starfield教授の功績として光り輝くものであり，プライマリ・ケアと医療政策に興味のある人は，関連論文・書籍を読むことを強くお勧めする．

【参照文献】

1) Chan, M. The rising importance of family medicine. World Health Organization. 2013. 〔http://www.who.int/dg/speeches/2013/family_ medicine_20130626/en/〕
2) Starfield B. Primary Care: Balancing Health Needs, Services, and Technology. New York: Oxford University Press. 1998, 438p.
3) Starfield B, Shi　L and Macinko J. Contribution of primary care to health systems and health.　Milbank Quarterly. 2005；83（3）：457–502.
4) Shi L, J. Macinko B, Starfield J, et al. The Relationship between primary care, income inequality, and mortality in the United States, 1980–1995. Journal of the American Board of Family Practice. 2003；16：412–22.
5) Shi L, Macinko J, Starfield B. Primary care, income

inequality, and stroke mortality in the united states：a longitudinal analysis, 1985-1995. Stroke. 2003；34(8)：1958-1964.
6) Shi L, Macinko J, Starfield B. Primary care, infant mortality, and low birth weight in the states of the USA. Journal of Epidemiology and Community Health. 2004；58(5)：374–380.
7) Shi L, Starfield B,Kennedy B, et al：Income inequality, primary care, and health indicators.　Journal of Family Practice. 1999；48：275-84.
8) Starfield B, Shi L, Grover A, et al. The effects of specialist supply on populations' health: assessing the evidence. Health Affairs. 2005；W5：97-107.
9) 厚生労働省　第10回チーム医療の推進に関する検討会議事録　平成22年2月18日.
10) 近藤克則編集：検証「健康格差社会」- 介護予防に向けた社会疫学的大規模調査，医学書院，2007,182p.
11) 総務省　平成21年全国消費実態調査.
12) OECD 編著　児玉知子,岡本悦司訳：医療の質国際指標2—OECD 医療の質指標プロジェクト報告書—. 明石書店, 2011.
13) Franks P, Fiscella K. Primary care physicians and specialists as personal physicians. Health expenditures and mortality experience. The Journal of Family Practice. 1998；47(2)：105-9.
14) Baicker K and Chandra A. Medicare spending, thephysician workforce, and beneficiaries' quality of care, Health Affairs, 7 April 2004.
15) 厚生労働省　「チーム医療の推進について」とりまとめ（「チーム医療の推進に関する検討会」報告書）　平成22年3月19日.
16) 社団法人日本外科学会，他．チーム医療の推進に関する検討会への要望書　平成22年3月18日.
17) Roblin DW, Becker R, Adams, EK, et al. Patient satisfaction with primary care: Does type of practitioner matter? Medical Care. 2004；42 (6)：579-590.
18) Horrocks S, Anderson E, Salisbury C: Systematic review of whether nurse practitioners working in primary care can provide equivalent care to doctors. BMJ. 2002；324：819-823.
19) Laurant M, Reeves D, Hermens R, et al: Substitution of doctors by nurses in primary care. Cochrane Database of systematic reviews. 2006, Issue 1.

（富塚　太郎）

4 日本における診療所プライマリ・ケアの質を評価する

■ はじめに

医療の質は，今やステークホルダーの最大の関心事であり，その評価の主な目的は，①質向上のための方策を導きだすこと，②医療に対する説明責任を果たすこと，③医療政策決定に役立てることである．しかし現状として我が国では，病院医療と比較し，診療所で提供されるプライマリ・ケアの質評価・改善に関する活動は少ない．そこで本章では，診療所プライマリ・ケアの質評価において重要な概念的枠組み，現在日本で利用可能な質評価手法，国内外のヘルスサービス研究から導かれる日本の課題などについて概説する．

■ プライマリ・ケアの質とは何か

プライマリ・ケアの質を構成する要素を論じるうえで，本稿では特に重要な2つの代表的な枠組みを紹介する．

米国医学研究所（現在は米国医学アカデミーに改称）が提唱した，医療システムが達成すべき6つの目標

米国医学研究所は，報告書「Crossing the Quality Chasm : A New Health System for the 21st Century」において，医療の質向上の6つの目標として，①有効性，②安全性，③患者中心性，④適時性，⑤効率性，⑥公平性を提唱した **(Box 1)** [1]．この枠組みは，幅広いヘルスケアシステムに適用可能であり，米国のみならず世界各国の医療の質評価事業に多大な影響を与えている．

プライマリ・ケアの特性

プライマリ・ケアには，それを定義づける特徴的な機能（特性）が存在し，これまでに複数の枠組みが示されている．代表的なものとして，①米国医学研究所が提唱した ACCCA（Accessibility,

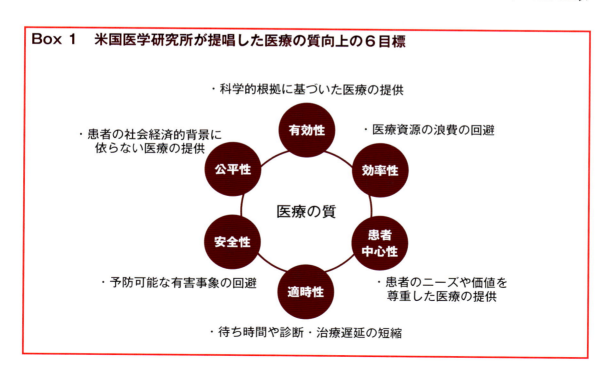

Box 1　米国医学研究所が提唱した医療の質向上の6目標

Box 2　米国医学研究所が提唱したプライマリ・ケアの特性 ACCCA

Accessibility（近接性）
・地理的，経済的，時間的，心理的なかかりやすさ

Comprehensiveness（包括性）
・幅広い年齢層の幅広い健康ニーズに対応

Coordination（協調性）
・チームメンバー，専門医，地域の保健・医療・介護・福祉分野，住民との連携

Continuity（継続性）
・情報的，時間的，対人的な継続性

Accountability（責任性）
・専門職の生涯教育，医療の質の担保，患者への適切な情報提供

Comprehensiveness, Coordination, Continuity, Accountability）[2]，②Saultz が提唱した ACCCC（Access to Care, Comprehensive Care, Coordination of Care, Continuity of Care, Contextual Care）[3]，③Starfield が提唱した特性（First contact, Longitudinality, Comprehensiveness, Coordination の4つに加え，3つの派生的な機能）[4] が挙げられる．これらの中でも，最も古くから提唱され，その後の理論的枠組みに大きな影響を及ぼした ACCCA を **Box 2** に挙げる．

　1）と2）の2つの枠組みのうち，一方はヘルスケアシステムに共通のもの，他方はプライマリ・ケアに特徴的なものであるが，両者には密接な関連があるため，プライマリ・ケア質評価を実践する際には，これらの要素を目的に応じ統合し，評価の対象領域を決定する場合が多い．

■ 診療所プライマリ・ケアの質評価に有効なツール

　現在日本で利用可能な診療所プライマリ・ケアの質評価手法として，本稿では Quality Book of Tools（QBT）と Japanese version of Primary Care Assessment Tool（JPCAT）の2つを紹介する．

既にわが国の一部の診療所では，これらのツールが利活用されている．

QBT

　カナダ・オンタリオの家庭医グループが開発した，プライマリ・ケア（特に家庭医療）の質を評価・改善するための包括的ツールである．元々は，家庭医診療所での仲間同士による自発的な質評価が発端となり開発が始まった．家庭医療の複雑な領域を網羅する8つのカテゴリー，34のサブカテゴリー，70の質指標で構成される．QBT のカテゴリーは，前述の米国医学研究所が提唱する6つの目標とプライマリ・ケアの特性を統合したものである**（Box 3）**．QBT の妥当性は，主に文献レビューやデルファイ法を用いて検証されている[5]．ただしこれまでのところ，外部の質指標や患者アウトカムなどとの関連を検証した文献は発表されていない．QBT のツールブック（英語版）は，ウェブサイトで無償ダウンロードが可能であり[6]，日本プライマリ・ケア連合学会・翻訳チームによる訳本も出版されている[7]．

　QBT を実際に活用する際には，まず質改善を行う領域として一つ以上のカテゴリーを選択する．次にサブカテゴリー及び質指標を選択し，

Box 3　QBT 8つのカテゴリー

A) 患者中心性
B) 公平・公正性
C) 適時性と近接性
D) 安全性
E) 効果的な診療
F) 効率性
G) 統合ケアと継続性
H) 適切な診療所リソース

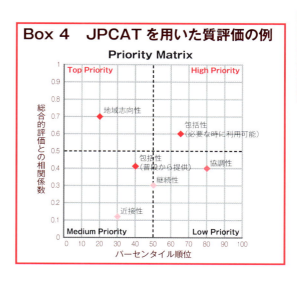

Box 4　JPCATを用いた質評価の例

詳細基準（数値目標等）を決定する．その詳細基準を診療所が満たしているか評価を行い，基準を満たせなかった指標についてPDSAアプローチを適用し，継続的質改善に繋げるというプロセスを辿る．

JPCAT

前述の米国医学研究所が提唱する6つの目標のうち，患者中心性の代表的な質指標であるPatient Experience（PX）を用いたプライマリ・ケア質評価尺度である．PXは，「患者がケア・プロセスの中で経験する事象」と定義され，その評価には計量心理学的特性が検証された尺度を用いるのが一般的である．PXは，同じく患者中心性の質指標である患者満足度と比較し，客観性や弁別性などの点で優れ，施設間比較や経時的変化の検出，質改善課題の特定に適している．これまでの多くの研究により，PXが，患者アドヒアランスや予防医療行動などを通して，健康アウトカムに影響を及ぼし，さらに有効性や安全性といった他の質目標とも関連があるといった知見が明らかになっている[8]．

JPCATは，Johns Hopkins大学のStarfieldらが開発し，プライマリ・ケア領域において国際的に普及しているPX尺度：Primary Care Assessment Toolを，わが国の背景に即して改良し開発された．JPCATは，その妥当性・信頼性が検証されており[9]，ウェブサイトで情報が公開されている[10]．JPCATは，成人外来患者を対象に，プライマリ・ケアの特性に対するPXを測定する尺度であり，近接性，継続性，協調性，包括性（2領域に分かれる），地域志向性の計6領域で構成される．計29項目のリッカート尺度であり，スコアは0〜100点で，高スコアであるほど質が高いと評価される．JPCATを用い，医療機関の質改善課題を特定する際には，Priority Matrixが一助となる（**Box 4**）．これは，領域ごとにパーセンタイル順位と総合的評価との相関係数を2次元のマップに配置することによって，優先的改善領域を明らかにする手法である．

■ 質評価活動・研究から導かれる日本の診療所プライマリ・ケアの課題
国内での知見

現状では質評価・改善活動自体が少ないため，診療所プライマリ・ケアの質に関する国内の研究は僅かである．記述的な検討も極めて少ないが，日本の診療所を対象とした多施設研究で，喫煙歴やワクチン接種歴等の医療情報入手や，JPCATスコアを用い評価したPXには，施設間で臨床的意義のあるばらつき（すなわち改善の余地）が存在することが示されている[11,12]．またJPCATを用いて行われたヘルスサービス研究によれば，プライマリ・ケアに対して良質なPXを持つ患者は，プライマリ・ケア医とアドバンス・ケア・プランニングに関する議論を交わしやすい傾向があり[13]，ケアのバイパス（ゲートキーパーを介さず，直接高次の医療機関を受診する非効率な受療行動）が少なく，医療資源を効率的に利用している可能性が

ある[14]．このようにプライマリ・ケアでの患者中心性が果たす終末期ケアや効率性における役割が，国内の質評価研究から明らかになっている．

海外での知見

　海外のプライマリ・ケア質評価・改善活動の代表例として，本稿では米国のPatient-Centered Medical Home (PCMH) を紹介する．PCMHは，小児から青年，成人に至るまで，包括的なプライマリ・ケアを提供するためのモデルとして，現在米国で導入が進んでいる．PCMHの共同原則は，米国家庭医療学会，米国内科学会，米国小児科学会，米国整骨医学会の4学会によって策定され，①主治医，②医師が指揮する医療チーム，③全人的志向，④ケアの調整と統合，⑤質と安全，⑥アクセスの向上，⑦支払いの7つで構成される[15]．この中でも，質と安全はPCMHの大きな特徴であり，導入施設には提供するケアの評価と改善に自発的に取り組み，第三者機関（非政府機関）による認証プログラムを受けることが求められる．また質評価には患者からのフィードバックを含めること，質改善活動には患者と家族が積極的に参加すること等も要件に挙げられている．PCMHに関するヘルスサービス研究は活発に実施されており，一部の指標について導入による変化が報告されている[16]．しかし，現時点ではその導入効果には不明な点が多く，今後さらに多くの知見が蓄積されることでPCMHに対する評価が行われるであろう．

　これら国内外の知見を踏まえ，わが国の課題について考察を行うと，まず診療所セッティングで組織的な質評価が実施されていないことに第1の課題が挙げられる．その原因には，診療所の医療提供者が医療の質に関する教育を受ける機会の不足，質評価・改善ツールの不足，電子カルテの普及率と質評価における利便性の問題，診療所の第三者評価機関の不在，診療報酬等の経済的インセンティブの欠如等が挙げられる．医療の質評価は提供者の自主的な取り組みが発端となることが多いが，活動の継続と普及にはこうしたインフラストラクチャーの整備が欠かせない．

　第2にプライマリ・ケアの質評価に関する国内の学術活動が少ないことも大きな課題である．国際的にもプライマリ・ケアの質に関する研究領域は発展途上であるが，我が国のセッティングにおいて「質をどうやって評価すべきか」，「質が患者（住民）や医療提供者にどの様な影響をもたらすか」，「どのような要因が質に影響を及ぼすか」，「どのような介入が質を向上させるか」といった切実な疑問に答えるヘルスサービス研究を実践し，その結果を臨床現場に速やかに還元する取り組みを活発化する必要がある．

　第3の課題として，質評価において患者の視点を重視し，患者と協働して質改善に取り組むことが，今後わが国でも求められる．患者中心性が，わが国が推進する地域包括ケアにおける主要目標の一つであることは言を俟たない．患者中心性の質指標であるPXは，すでに一部の国では外来のみならず入院や在宅に至るまで幅広いセッティングで質評価・改善に活用されている．また患者中心性以外の質目標（例えば有効性に関わる診断エラーの防止，患者安全）の達成にも患者協働が有効であることは，既に国際的なコンセンサスが得られている．

■ おわりに

　プライマリ・ケアの充実には量的整備と質的整備の両輪が必要だが，わが国では，後者に関して専門医育成以外の議論が乏しいのが現状である．特に，主要なプライマリ・ケアの提供の場である診療所の質評価・改善に関する実効的な取り組みは少ないため，実践と学術の両面で主体的な活動を推進する必要がある．

【参照文献】

1) Institute of Medicine. Crossing the quality chasm：A new health system for the 21st century. National Academies Press, 2001.（医療の質向上の目標に関する米国医学研究所の報告）
2) Institute of Medicine. Division of Health Manpower and Resources Development. A Manpower Policy for Primary Health Care：Report of a Study. National Academy of Sciences, 1978.（プライマリ・ケアの特性としてACCCAを提唱した初めての報告）
3) Saultz JW. Textbook of Family Medicine: Defining and Examining the Discipline, McGraw-Hill Professional

Publishing, 1999.（ACCCC に関する Saultz の書籍）

4 ）Starfield B. Primary Care：Balancing Health Needs, Services, and Technology, Oxford University Press, 1998.（Starfield がプライマリ・ケアの特性について記した書籍）

5 ）Levitt CA, Nair K, Dolovich L, et al. Refinement of indicators and criteria in a quality tool for assessing quality in primary care in Canada: A Delphi Panel study. Fam Pract. 2014；31(5)：607-621.（QBT の検証論文）

6 ）Quality in Family Practice Project. Quality in Family Practice. http://www.qualityinfamilypractice.com（参照 2017-09-17).（QBT を公開するウェブサイト）

7 ）Levitt CA, Hilts L, 日本プライマリ・ケア連合学会・翻訳チーム（訳）. 家庭医療の質 診療所で使うツールブック. カイ書林, 2015.（QBT 日本語訳の書籍）

8 ）Anhang Price R, Elliott MN, et al. Examining the role of patient experience surveys in measuring health care quality. Med Care Res Rev. 2014；71(5)：522-554.（PX と他の質指標との関連に関するレビュー論文）

9 ）Aoki T, Inoue M, Nakayama T. Development and validation of the Japanese version of Primary Care Assessment Tool. Fam Pract. 2016；33(1)：112-117.（JPCAT の開発・検証論文）

10）日本におけるプライマリ・ケア質評価指標開発研究班. 患者中心のプライマリ・ケア質評価. https://www.primary-care-quality.com（参照 2017-09-17).（JPCAT を公開するウェブサイト）

11）松村真司. 地域の診療所におけるプライマリ・ケアの評価の試み. http://www.ircme.m.u-tokyo.ac.jp/wp-content/

uploads/2015/07/c859c41a9eeba4f26f82bf5249869c0a.pdf（参照 2017-09-17).（QBT の実施報告）

12）Aoki T, Ikenoue T, Yamamoto Y, et al. Attributes of primary care in relation to polypharmacy: A multicenter cross-sectional study in Japan. Int J Qual Heal Care. 2017；29(3)：378-383.（ポリファーマシーに対する施設レベルの PX の影響を検討した論文）

13）Aoki T, Miyashita J, Yamamoto Y, et al. Patient experience of primary care and advance care planning: A multicentre cross-sectional study in Japan. Fam Pract. 2017；34(2)：206-212.（PX とアドバンス・ケア・プランニングとの関連に関する論文）

14）Aoki T, Yamamoto Y, Ikenoue T, et al. Effect of patient experience on bypassing a primary care gatekeeper: a multicenter prospective cohort study in Japan. J Gen Intern Med. 2018 May；33(5)：722-728.（PX とケアのバイパスとの関連に関する論文）

15）American Academy of Family Physicians. Joint principles of the Patient-Centered Medical Home. Del Med J. 2008；80(1)：21-22.（PCMH の原則に関する報告）

16）Jackson GL, Powers BJ, Chatterjee R, et al. The patient-centered medical home: a systematic review. Ann Intern Med. 2013；158(3)：：169.（PCMH の効果に関するシステマティック・レビュー論文）

（青木　拓也）

Ⅱ 家庭医の臨床的方法

1 メディカル・インタビュー（医療面接） 宮田 靖志

2 プライマリ・ケアにおける臨床推論 山本 祐

3 家庭医療における健康観 紺谷 真

4 生物心理社会的アプローチ 藤沼 康樹

5 患者中心の医療の方法 松井 善典

6 家庭医診療の枠組みとしての The Clinical Hand 藤沼 康樹, 森永 太輔

7 ケアの継続性 藤沼 康樹

8 家族志向性アプローチ 若林 英樹

9 地域志向性アプローチ 孫 大輔

10 患者教育と行動変容 吉本 尚

11 複雑な臨床問題へのアプローチ 朝倉 健太郎

12 倫理的問題へのアプローチ 川口 篤也

13 家庭医療における健康観に基づく診療 —身体心理社会記号論的（Somato-Psycho-Socio-Semiotic）モデル 横林 賢一

14 Evidence-Based Medicine（EBM） 岡田 悟

15 Narrative-Based Medicine（物語に基づく医療）/ Narrative Medicine（ナラティブ・メディスン） 宮田 靖志

16 医療の質改善 喜瀬 守人

17 健康の社会的決定要因へのアプローチ 長嶺 由衣子

1　メディカル・インタビュー（医療面接）

■ はじめに：医療面接とは

OSCE（Objective Structured Clinical Examination）世代の若い医師にとって医療面接は当たり前の医療用語であるが，それ以前の世代の医師の中には馴染みの少ない人もいるかもしれない．問診や病歴聴取と区別してわざわざ医療面接という言葉を使う理由は，診断のためだけに患者と会話をするのではない，という意味が込められている．医療面接には病気の診断を含め，次の3つの役割がある．

①医師患者関係の構築
②患者の健康問題の評価（問診，病歴聴取はここに含まれる）
③患者の健康問題のマネジメント（教育，調整，動機づけ）

40年間一般臨床を行うとすると12〜16万回の医療面接を行うとも言われ，医療面接は日常臨床で最も頻繁に用いる技術である．この技術の習熟度によって病気の診断が左右される．また，医療面接は患者ケアの主要な手段であるため，医療面接の良し悪しで患者ケアの内容，経過，結果も大きく左右される．特に，慢性疾患を抱えた患者を長期にわたって診療（ケア）するプライマリ・ケア医にとっては，医療面接は最も重要な技術である．

■ 医療面接の3つの役割の意義

①医師患者関係の構築

良好な医師患者関係はすべての診療の基本である．これが構築されていないと，医師は必要な情報が患者から得られたと思っても，実は患者は十分に自分のことを話すことができておらず重要な情報を提供できていない，ということが生じる．また，患者が医師を十分には信頼できない，ということにもつながる．

このため医師は診断することが困難になることがある．また，患者が身体診察に抵抗を示すこともある．さらに，患者は医師からの治療の勧めを受け入れないこともある．そして，患者との長い関係を保って診療（ケア）を継続するプライマリ・ケア医にとって最も致命的なのことは，患者が再診しなくなることにもつながることである．

②患者の健康問題の評価

患者の病気の診断に最も重要なのは，検査ではなく病歴聴取である．診断の3/4は病歴聴取によって行われているという．もし病歴聴取に依らず検査だけで診断しようとすると，検査結果の意味の解釈を誤り，誤診につながる．

極端な例を挙げてみる．真夏のある日，37.8℃の発熱があるため受診した37歳男性．外来が混んでいたので，医師はCBC，CRPの血液検査，インフルエンザ抗原のチェックを診察前に実施した．白血球1000/μL，CRP 2.6mg/dL，インフルエンザ抗原A型が陽性であった．医師は次の患者を早く診たいと思い，この患者の話を聞くこともなく，"この季節にはめずらしいですが，インフルエンザですね"と説明し，抗ウイルス薬を処方した．患者は診察室ではひと言もしゃべる機会を与えられることはなかった．鼻水が少し出るだけで至って元気な患者は，「夕べキャンプして明け方冷え込んだので鼻かぜをひいただけなのに…」と，医師の説明をいぶかりながら，結局，院外薬局には行かず，自宅で市販薬を服用して静養したのであった．

関節痛で抗核抗体，発熱・咳嗽でプロカルシトニン，便秘でCEA，など，病歴で鑑別診断を絞らないままに行われる検査によって，その後のマネジメントは大きくゆがめられてしまうことが頻繁に起こっている．

病歴で診断することの重要性について，次のような箴言がある．

「患者から病歴を聞いた後でどこが悪いのかわからないときには，もう一度病歴を取り直すこと．それでもよくわからないときには，3度目の病歴を取ること．それでもわからないときには，おそらくこれから先もわかることはないであろう」（ミーダー CK：ドクターズルール425　医師の

心得集，南江堂，7p，1994．）

　ある研究によると，医療面接が始まって18秒以内に医師は患者の話を遮っており，また，77%の医療面接において患者の受診理由が十分に聞き出せていなかった，とされる．自分では，自分は患者の話をよく聞いて患者から十分な情報を聞き出せていると思っていても，実はそういうわけでもないことは意外と多い．

③患者の健康問題のマネジメント（教育，調整，動機づけ）

　医師が患者に伝えたことが100%理解されるということは，ほとんどない．ある研究によると，患者は重要な情報の50%しか正確に理解しておらず，約50%の患者はどんな薬を処方されたのかわかっていないという．また，医師が勧めた治療や対処法が100%実施されることも，ほとんどないと言ってよい．

　患者が指示に従ってくれない，と医師が嘆くことがあるが，これは，医師が提示する対処法が患者に十分に伝わっていない，その対処法に患者が納得していない，その対処法を続けるモチベーションを維持できない，など，様々な理由に依る．これらを解決して長期にわたる患者ケアの質を向上させることができなければ，プライマリ・ケア医の役割を果たしたことにはならない．

■ 医師患者関係構築のための技法
①非言語的技法

　コミュニケーションに影響を及ぼすのは，視線を含む顔の表情が55%，声のトーンやピッチが38%，言葉による表現が7%，であるという研究がある．また，第一印象は最初の30秒で決まると言われる．これらのことだけからも，いかに非言語的技法が重要であるかわかるであろう．

・**診察室のセッティング**：落ち着いて話ができる空間を考える．プライバシーが守られているか，椅子は座りやすいか，患者の椅子と診察机の配置は適切か，特に電子カルテの位置はどうか，診察器具が雑然と置かれていないか，部屋の明るさは適切か，壁面には何がかけられているか（啓発用のポスターや絵画），など，どれもがコミュニケーションに影響を与える．

・**身だしなみ**：白衣を着ることで医師と患者にはある程度の距離感が生まれる．白衣の着用は診療のセッティングにより判断する．病気が落ち着いている患者を診るときには，清潔な普段着での診察の方が親しみのある安心な感覚が生まれるであろう．頭髪，ひげ，爪，アクセサリーなどは，患者に不快感を与えない適切なものとする．

・**適切な姿勢**：患者と90度に対するのが良いと言われる．話を真剣に聞こうとすると，一般的にやや前傾姿勢になる．そのような姿勢のほうが患者は話を聞いてもらっていると感じ，話しやすくなる．

・**体の動き**：無意味な手足，体幹の動きは落ち着きのない印象を与え，十分に話をする気分にさせない．うなずきは患者の話を聞いているということを相手に伝えることにより，会話を促進させる．

・**アイコンタクト**：視線の高さを患者と一致させ相手の目を見ながら話を進めると，会話は進む．ただし，じっと見つめられると患者はストレスを感じることもあるので，やや視線を落とし口元を見る，ときどき視線をそらす，などの工夫も加える．

・**表情**：話の内容に合わせて，自分の感情を一定程度，顔の表情に表すのが良い．通常の診察では，笑顔を絶やさないことが和やかな雰囲気を創り出すことにつながり，患者は安心して話をすることができるようになる．悲しい内容の会話では，患者の雰囲気に合わせて悲しい表情で応答するのが良い．ただし，わざとらしい共感的態度は相手にすぐにわかってしまうであろう．患者への共感や同情の感覚を持たなければ，真の表情を出すことはできない．共感，同情の感覚は，患者への継続的な深い関心から生まれるはずである．

・**声の調子**：ゆったりと，はっきりした声で話す．高齢患者では特に，ゆったりと話すことが重要で，また，やや低めの声で話すことで聞き取りやすくなる．

・**身体的接触**：日本人はコミュニケーションの際に身体接触をすることは一般的に行わないが，患者との会話の中で肩に手を置いたり，診察の終わりに握手をしたりすることは，特に高齢患者で心理的距離を縮めることが多い．辛い体験を話す患者が

涙を流すことがあるが，その際にそっと肩に手を当てて静かな時間を過ごすことは，患者の苦悩を多少なりとも和らげることにつながるであろう．

②共感

相手の状況を理解し，それを受容していることを表すのが共感であり，医師 - 患者関係を構築するための最も重要な方法である．前項に挙げた非言語的技法も共感に重要であるが，実際に言葉で伝えることも重要である．

・**反映**：患者の感情を察してその感情を伝える．たとえば，「辛そうですね」「苦しかったでしょうね」「それは嬉しかったですね」，など．このことで，患者は医師が自分の状況を理解してくれていると感じる．

・**妥当化**：患者の感情や行動が理解できるものであることを伝える．たとえば，「●●さんがそう考えたのは，無理もないですね」「●●さんがそうしたのは，よくわかりますよ」，など．このことで，患者は医師との連帯感を感じる．

③パートナーシップ

患者の協力者となることを伝える．このことで，患者は問題への対処に対するモチベーションを向上させることができる．また，治療へのアドヒアランスも向上する．例えば，「長い治療になりますが，一緒に少しずつ前に進んでいきましょう」「問題は複雑そうなので，一緒に一つ一つ考えていきましょう」などと伝える．

④個人的支援

自分が患者の役に立ちたいと思っていることを，率直に伝える．このことで患者は医師が自分のために尽くしてくれると感じ，信頼関係が増す．例えば，「難しい問題ですが，何とかなるよう手配してみますね」「長い治療になりますが，少しずつでも良くなるようお手伝いさせていただきます」と伝える．

⑤尊重

抱える問題に対する患者の対処行動を真摯に受け止め，前向きに評価していることを伝える．このことは医師への信頼感を増すと同時に，問題への対処のモチベーション向上にもつながる．たとえば，「このような状況でもそんな風に頑張ってこられたのは，本当に立派だと思います」などと伝える．

■ 患者の健康問題の評価のための技法

患者から情報を得るためには，患者がうまく自分の状況を話すことができるようにしなければならない．患者が情報を提供しないのは，そのようにさせない医師の不十分な医療面技法のためである．一方，正確で詳細な情報収集のためには，一定のフォーマットに沿った手際のよい情報収集の方法を行うことも重要である．

①話を引き出すための技法

・**積極的傾聴**：患者が理解していることと医師が理解することの間には3つのギャップがある（**Box 1**）．このギャップを埋めるように，次のような方法を用いる．

＊患者の言葉を繰り返す（例；なるほど，●●ですかぁ…），

＊質問（例；●●とおっしゃいましたが，それはどういうことですか？），

＊短く要約して意味を明確化する（例；ここまでの話は，…ということでよろしいですよね？）

・**オープン・エンドの質問法**：答えが一つである質問法（クローズド・クエッション）ではなく，患者が自由に話すことのできる質問法を用いる．たとえば，「どうされましたか？」「どんなことで困っていますか？」「なぜそう思うのですか？」「どのようにしていますか？」などと訊ねる．このような質問により，患者の主訴に関連した重要な情報が得られることが多い．例えば，2週間続く咳で受診した患者が，昨年，夫を結核で亡くしており，咳の原因が結核ではないかと心配していることが語られる．

・**促し**：患者が話を拡げることができるよう，言葉をかける．例えば，「なるほど，それでどうなったのですか？」「お子さんも調子が悪かったのですか．もう少し詳しく話していただけませんか？」などと伝えて，話を続けてもらうようにする．

・**明確化と方向付け**：あいまいな言葉やはっきりしない表現について質問したり，重要な情報について焦点を絞って話してもらうようにしたりする．例えば，「●●●，というのは具体的にはどんなことですか？」「●●●って，どういうことですか？」「●●●とおっしゃいましたが，

Box 1　3つのコミュニケーションギャップ

積極的傾聴（active listening）
①②③のギャップを埋める

- 繰り返しを用いた傾聴
- 質問
- 短く要約して意味を明確化

患者

患者の言うこと　②→　医師の聞くこと

①↑　　　③↓

患者が言いたいこと
または感じていること

医師

医師の聞くこと

医師が理解すること

そこのところをもう少し詳しく教えてもらえませんか？」と患者に要請する．

・**要約**：話の途中でいったんそれまでの自分の理解をまとめて，その理解に間違いはないか患者に確認する．患者とのギャップを埋める重要な方法である．

・**その他の問題の拾い上げ**：診療の終わりに「他に何か気になることはありませんか？」「何か聞いておきたいこと，言っておきたいことはありませんか？何でも構いませんよ」と伝える．患者は医師に遠慮し，医師にとっては取る足らないことだろうと思って心配事を口にしないことが多い．最後に声をかけることで，時に，患者にとって実は最も重要な健康問題が語られることもある．患者が診察室を出ようとしてドアノブに手をかけたとき，「実は，先生，●●ってどうしてなんでしょう？」と新たな問題を切り出すこともある．このことは，ドアノブ・クエッションとも呼ばれる．

②情報収集のためのフォーマット

病歴聴取として行われる質問は，ある程度その項目が決まっている．手際よく以下の情報を収集する．そのためには，この場面では医師主導の医療面接の流れを取るのがよい．

・**症状の特徴を捉えるための 7 つの項目**

1. いつから（時間経過），
2. どこが（部位），
3. どのように（性状），
4. どの程度（重症度），
5. どんな状況で（状況），
6. どうすれば良くなる／悪くなる
  （寛解・増悪因子），
7. その他の症状は（随伴症状）

筆者は上記を OPQRST と覚えておいて，患者の主訴を聞いた後，必ず聞くようにしている．

O: onset（発症，いつ：瞬時に・急に・徐々に・知らないうちになど，どのように）

P: provocation/palliation（寛解・増悪因子）

Q: quality（性状）

R: region/ related symptom,（部位，随伴症状）

S: site/ severity（部位，重症度）

T: timing/ time course（どんなとき，どうなってきている）

これらの情報によって，鑑別診断がぐっと狭まってくる．

・**症状に関連して聞くその他の項目**

1. 症状への対応，受療行動

2．日常生活に及ぼす影響

　3．睡眠，排便，食欲，体重変化，月経歴

　これらによって，病気をもつ患者の日常生活がある程度頭に浮かぶようになる．

・その他に定型的に聞くこと

1．既往歴；大きな病気は？という聞き方はしないよう注意する．胃がんの手術も人によっては大きな病気として挙げないことがある．しばらく通院したことは？入院したことは？●●したことは？，と具体的に聞く．

2．家族歴；遺伝性疾患や癌・心血管系疾患の家系かどうかを明らかにすることも大事であるが，誰と同居しているか，同居している人の健康状態はどうか，を聞くことの方が重要な場合が多い．例えば，感染性疾患が家族内で発症している場合などである．

3．社会歴；職業や職場環境，仕事のストレスも重要．

4．アレルギー歴；薬に対するものも聞く．

5．常用薬；市販薬や健康食品も重要である例えば，漢方薬．

6．嗜好；飲酒，喫煙についてきく．大量飲酒の場合は過少申告することが多いので注意する．

7．生活習慣；1日の過ごし方を尋ねる．何時に寝て何時に起き，日中はどうやって過ごしているか？不眠を訴える患者が，夕方6時に寝て2時に目が覚める，ということを筆者は経験したことがあった．

8．生活環境；家族構成，人間関係，住居など．

・心理社会的情報

　患者の disease ではなく，illness を把握するために重要な情報となる．

　1．社会的状況；生活・仕事上の問題

　2．心理的状況；不安や思い

　3．解釈モデル；患者が病気をどのように考えているか．

　Let's hear で聞くとよい

L(label); その問題をどう表現しますか

E(etiology); 問題の原因は何だと思いますか

T(timing); 問題はなぜその頃に起きたのだと思いますか

S(severity); 問題はどの程度ひどいのですか

H(history); 問題はどのようになっていくと思いますか

E(effect); 問題によってどのような影響がありますか

A(affect); 問題の何を心配していますか

R(Rx); 治療，検査について，どうして欲しいと思っていますか

4．なぜ今日なのか；急性疾患での受診でなければ，なぜ今日受診したのかを聞くことでマネジメントに役立つ情報が得られることがある．例えば次のような答えが返ってくるかもしれない．「会社の同僚が先週心筋梗塞で倒れたんで，自分も心配になったのです」「子どもが大学生になったもんで，今，病気になるわけにはいかないと思って…」「一緒に旅行に行った友達が熱を出して入院したものですから…」

■ 患者の健康問題のマネジメント（①教育，②調整，③動機づけ）のための技法

　いくら正しい診断をして適切な治療法を提示しても，患者がそれに従って療養してくれないと，健康問題は解決しない．患者が医療者の提案に従ってくれないのは，医療面接の未熟さに依ることが多い．例えば，以下のような研究結果を心に留めておくだけでも，患者に応対する心構えがより慎重になってくるであろう．

・十分な情報が提供された場合でも，患者は医師の指示のうち 22 〜 72% にしか従わない

・外来診療を受けた後，10 〜 80 分経つと，患者は説明された内容の 40% を忘れている

・医師が処方薬について説明した内容の 60% を，患者は誤って理解している

・一般的に，最初に説明したことが記憶に残りやすい（primary effect）．よって，話の最後に重要なことを伝えるのは良くない．

①病気についての教育

　一方的に病気の説明をしてもほとんど効果がない．患者の理解や感情を確認しながら，次のような順序で話を進めるのが良い．

　1．問題に対する患者の認識を明らかにする

　2．診断について基本的な説明を行う

　3．診断に対する患者の気持ちに対応する

　4．病気に対する患者の知識を確認する

Ⅱ 家庭医の臨床的方法

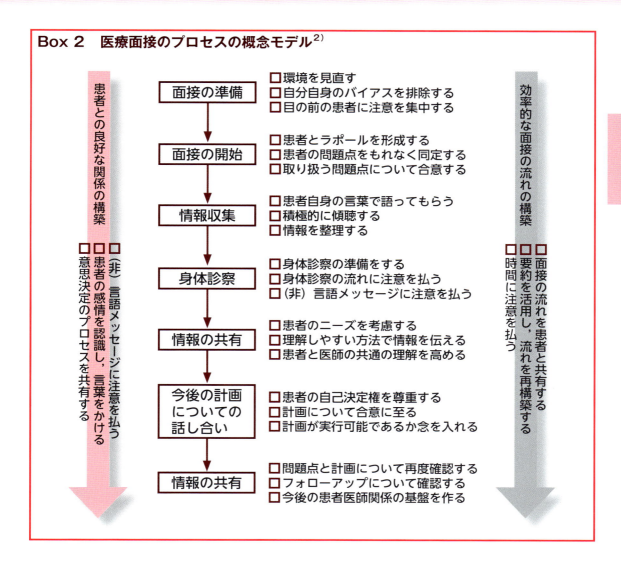

Box 2　医療面接のプロセスの概念モデル[2]

5．診断について詳細な説明を行う
6．問題に対する患者の理解度を確認する

②治療計画についての調整と治療の継続

医師が考える理想的な治療が患者にとって最適かというと，そうではないことは多い．理想的な治療が実際に実施できる患者は，むしろ少数かもしれない．患者の状況に合った調整をしなければ，患者のアウトカムの向上につながらない．以下のような手順で調整を進めるのが良い．

1．患者の基礎知識を確認する
2．治療の目標と計画について説明する
3．患者の理解度を確認する
4．患者の要望や主体性を確認する
5．患者と協同して計画を調整する

6．患者の意思を確認する
7．治療計画からの脱落防止のための計画を立てる

特に，患者の意見を取り入れながら計画を調整することが，最も重要なことである．仮に患者の考える計画が不十分なものであると感じたとしても，それを支援しながら少しずつエンパワーメントしていくことが，ひいてはアウトカムの大きな改善につながる対応を生むことになるであろう．

③動機づけ

慢性疾患の治療，ケアは長期にわたる．問題の改善，解決のための行動を長期に維持することは，患者にとって基本的に難しいことであることを

認識しておくべきである．患者が行動を維持できるかどうかは，医師の支援と動機づけの力に依存すると言ってもよい．以下の手順で動機づけを行う．

1．どのくらい計画を実行しているか，注意深く確認する．
2．なぜ計画を実行できないのか，問題点を明らかにする
3．患者の感情面での反応に対処し，患者に支援と協力を約束し，敬意を表する
4．患者の主体性を引き出す
5．解決策を相談し，調整する
6．患者の意思を確かめ，経過を観察する
7．全経過を通じて，患者の感情に応える

■ まとめ；医療面接のプロセス

以上述べてきたことを，1回の医療面接でどのように展開するかは，**Box 2**のようにまとめられる．通常，医療面接の始めの部分は患者主体で進めるが，後半の情報収集のためのフォーマットに沿って聞くときは医師主体のプロセスで実施する．初めに患者主体でじっくりと話してもらうことは有用な情報が多く得られることにつながり，後半の医師主体のプロセスに移行するに当たって患者の違和感も少ない．

十分な医療面接を実施するには，理想的には20分程度の時間を1人の患者に割けるとよいが，実際にはそのような診療ができるのはまれである．医療面接の基本を押さえ，実際の臨床現場で実行可能な方法を工夫することが重要である．フォーマットに沿った情報収集は，待合室での問診票記入である程度代用できるであろう．慢性疾患管理の場合は，すべての情報を1回の診察で得る必要はないであろう．また，複数の健康問題がある場合には，当初の診療では優先順位の高いものに絞り，徐々に他の健康問題について進めて行くのがよいであろう．

【参照文献】

1）Cole SA．メディカルインタビュー，三つの機能モデルによるアプローチ，第2版，メディカル・サイエンス・インターナショナル，2003.
（最も有用な書籍であると筆者は考えています．一度は通読することを強くお勧めします．）
2）向原圭．医療面接，根拠に基づいたアプローチ，文光堂，2006.
（コンパクトにまとまった良書です．非常に読みやすいと思います．）
3）斉藤清二．はじめての医療面接，コミュニケーション技法とその学び方，医学書院，2000.
（良好な医師患者関係の構築のために技法についてよく書かれています．）

（宮田　靖志）

2　プライマリ・ケアにおける臨床推論

■ はじめに

　日常診療において，私たちは五感を用いて情報を収集し，状況判断を行い，適切と考えられる診療計画を立案しながら行動している．意識という広い文脈から見ると，これらの大部分は無意識的に行われている一方で，時に無意識的な判断を意識的・能動的に制御しつつ診療を進めている．本稿では，この無意識的または意識的に行われている臨床医の思考プロセス，特に診断に関する推論プロセスと，その際に生じうる代表的な診断エラーおよびその対処法について概説する．

■ 臨床推論とは

　「臨床推論」という用語を目にする機会は，以前に比べて頻度が増している．多くの場合，この用語は診断推論と同義にとらえられているが，実際はより広い概念を指し示している．定義は文献により異なるものの，一般的に臨床推論とは「患者の有する健康問題を明らかにし，解決しようとする際の思考プロセスやその内容」と考えられている．したがって，患者の健康問題を明らかにする「診断推論」と，それらを解決しようとする「治療・マネジメントに関する推論」の2つの推論プロセスに加え，患者側と医療者側との対話を通して行われる「臨床的意思決定」までをも含む概念であると言える．ここでは，より多様性を有する治療・マネジメントに関する推論プロセスや臨床的意思決定までは言及せず，診療の最も初期の段階から始まる健康問題の明確化を目的とした診断推論プロセスについて述べたい．

診断推論の手法

　診断推論の手法には様々なものがある．代表的手法としては，観察された複数の症候・所見の集積から診断を直接的に導き出す「帰納法」，初めに仮定した診断で確認されうる症候・所見を検索する「演繹法」，観察された事象や状況を合理的に説明できる仮説を生成する「アブダクション」，症候・所見の組み合わせから特定の

ルールに則って診断していく「臨床予測ルール」や「アルゴリズム」，および，ベイズの定理を用いた「確率論的推論」などが挙げられる．

　臨床現場では，私たちはアブダクションを用いて診断仮説生成を行っている．これは，当初はわずかな患者の臨床情報から説明可能な原因・仮説を考え，観察される症状・徴候・検査所見という事実からより合理的に説明できる診断仮説へと思考を進めていくものである．生成された診断仮説に基づいて医療面接・身体診察・検体画像検査を行い，得られた結果の解釈とともに観察された事象と診断との因果推論を重ねることで，目の前の患者により合致する病の物語（illness script）が検索・選択されていく．このように，アブダクションによる診断仮説生成と，生成された仮説を用いた演繹法の組み合わせとが中心になり，私たちの分析的思考による診断プロセスは進行していく．

2つの思考プロセス　－直観と分析－

　前述の診断推論手法では論理的思考，すなわち意識的に行われる分析的思考について述べた．しかし，私たちはほとんどの時間を意識の定常状態ともいえる無意識で過ごしており，無意識的にも思考プロセスは働き，診断に多大な影響を及ぼしている．現在では，無意識的と意識的という2つの思考プロセスを用いて診断していると考えられており，この「デュアル・プロセス理論」は広く受け入れられつつある．

　デュアル・プロセス理論にある，無意識的になされる直観的思考のシステム1と，意識的に行われる分析的思考のシステム2のそれぞれの特徴を **Box 1** に示す[1]．直観的なシステム1は，経験・知識・疾患の理解が無意識レベルに達するほど深い場合，意識せずとも正しい診断に至るというものである．これは，極めて迅速である一方で，多くのバイアスが入り込む余地が存在する思考でもある．それに対して分析的思考のシステム2は，意識的に仮説演繹や確率論的判断，

Box 1　システム1（直観的思考）とシステム2（分析的思考）の特徴

	システム1（直観的思考）	システム2（分析的思考）
思考プロセス	パターン認識	仮説演繹
	ヒューリスティクス（経験則）	アルゴリズム
	無意識	意識的
	一発診断	網羅的診断
対象疾患	高頻度疾患	稀少疾患
時間	迅速	時間がかかる
短所	バイアスに影響される恐れがある	豊富な知識が必要
向いている人	熟練者	初学者

（文献1を参考にして著者作成）

および診断仮説の検証を繰り返して最終的に診断に至るプロセスである．バイアスが入り込みにくい特性があるものの，プロセスの進行は緩慢で時間を要する．

　感覚的に何かを感じ取る「直感」の鍛錬は困難であるが，システム1の「直観」は醸成可能である．直観の涵養には，知識や経験の蓄積とともに，観察された事象の構成要素間の関係や構造，および因果関係に関する本質を論理的に見抜くことができる洞察力を，意識的な観察と分析の反復により高めていくことが必要である．システム1とシステム2は相補的であり，両者をバランスよく強化することが臨床医にとって重要な課題である．

■ 診断エラー －要因と対策－

　診断能力を向上させるためには，診断プロセス自体に対する理解を深めるとともに，診断プロセスに誤りを生じさせる要因についても関心を持つ必要がある．「To err is human.（人は誰でも間違える）」は患者安全の基本となる考えであり，「診断エラーは起きうるものである」という認識を持ちたい．診断エラーの定義は「患者の健康問題について正確で適時な解釈がなされないこと，もしくは，その説明が患者になされないこと」とされており，①診断の見逃し（Missed diagnosis），②診断の間違い（Wrong diagnosis），③診断の遅れ（Delayed diagnosis），と相互重複はあるものの大きく3つに分類することができる．ここでは，診断エラーが発生する要因と，その

対処法について述べたい．

診断エラーの要因

　日本における診断エラーの頻度は明らかではないが，米国での後方視的研究では入院患者の約15％に診断エラーが生じていると報告されている．さらにその内訳では，100人の患者に生じた592件の診断エラーのうち認知・心理的要因に起因するエラーが320件，システム要因に起因するエラーが228件であったのに対し，知識・技術不足がわずか11件であったことは注目に値する．認知・心理的要因やシステム要因を含む，診断エラーの代表的要因を3つに分類してBox 2に示した[2]．この表からは，臨床経験と関連がある不適切なデータ収集や不正確な知識という「情報収集要因」のみならず，個人の感情・性格や医療機関のシステムを含む「状況要因」，そして推論プロセスに根深く入り込む「認知・心理的要因」の各要因が，一例の診断エラーに対して複数存在し，かつ複雑に関係している可能性があると読み取ることができる．これらのことから，知識や技術の習得のみでは診断エラーへの対策は不十分であり，認知・心理的要因への理解や対処とシステム改善の両者が不可欠である．

診断エラーへの対処法

　意識的に実行可能と考えられる診断エラーへの対処法をBox 3にまとめた[3]．ここには，具体的な各バイアスへの対処戦略のみならず，自身が

Box 2　診断エラーの代表的要因

状況要因	情報収集	情報統合（認知・心理的要因）
【医師】	不完全な病歴聴取や身体診察	【有病率見積もりに影響】
ストレスや疲労	有用な情報の見落とし	代表性ヒューリスティック
労務過多や時間不足	過度のデータ収集	Base-rate neglect
患者に対する陽性・陰性感情	他者の得た病歴や診察への過度の依存	【推論プロセスに影響】
医師の気分や人格	情報提示のされ方による誤認	利用可能性バイアス
【環境】		アンカリング
設備		確証バイアス
人手		早期閉鎖

（文献 2 を参考にして著者作成）

陥りやすいピットフォールや抱いている感情への
メタ認知的な気づき，そして失敗からの学びを
活かす省察的実践が含まれている．しかし，残念
ながら診断エラーに対抗できる唯一絶対の有効
手段は存在しない．このため，具体的対処法を
自身に備えるとともに，組織的な取り組みで状況
要因への対策を講じるといった複数手段の組み
合わせを，継続的に実行していく必要がある．

■ プライマリ・ケア外来における診断推論プロセスモデル

　これまで解説した診断推論手法と思考プロセス，
および診断エラーへの対処法を組み込んだ，効率
的・効果的と考えられる診断推論プロセスの概念
図を提示する（**Box 4**）．プライマリ・ケア外来の
セッティングを考えた場合に，診断エラーを回避
しつつ正しい診断に至るために注意したいポイント
を 3 点述べたい．

　1 点目は，状況・パターン認識装置での認識
傾向，すなわち，アブダクションによる診断仮説
生成がどの方向に進みやすいかを理解することで
ある．プライマリ・ケア外来では「よくある病気
の，よくある表現型」の遭遇頻度が最も高いこと
から，患者のプレゼンテーションが認識装置に
到達した時点で即座に認識され，システム 1 の
直観的思考が働きやすい．これにより生成された
強固な診断仮説は，排除が困難と言われている
バイアスのアンカリング（最初に頭に浮かんだ仮説
に固執する）や早期閉鎖（診断を決めつけてそれ

Box 3　診断エラーを防ぐ秘訣

1. メタ認知

・バイアスが推論プロセスに与える影響を知る
・患者に対する感情（陰性，陽性）の影響を知る

2. 診断仮説を常に検証

・「なぜ？」と自身に問う
・診断仮説に合わないデータを探す

3. バイアス対処戦略の発動

・医療面接・身体診察を重要視
・系統的アプローチを用いた鑑別診断の構築
・稀な疾患も考慮
・早期閉鎖を避けるためにベイズの定理の活用
・「最悪の医療シナリオ」の想起と除外
・思考のスピードを落とす
・「診断タイムアウト」を用いて一呼吸置く

4. For Next Step

・自身の失敗を認め，失敗から学ぶ

（文献 6 を参考にして著者作成）

以外を考えない）と親和性が極めて高く，結果と
して診断エラーに至りやすくなる．

　2 点目は，エラー回避の下支えでもある分析的
思考のシステム 2 へ，システム 1 から移行させる
タイミングを知ることである．様々なバイアスを
伴い勢いを増して進む直観的思考を制御する瞬間
は，その診断仮説に合わない情報と対峙したまさに
その時である．合わない情報によるブレーキで

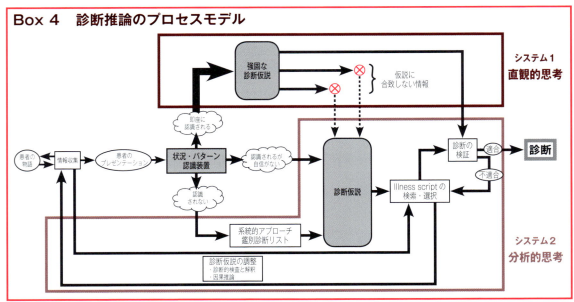

（文献 4-6 を参考にして著者作成）

　直観的な診断仮説の強固さを和らげ，それとともに「他はないか？」と第 2 の診断仮説を強制的に想起させることが重要になる．加えて，システム 1 の最終到達点を「診断」とはせずに，「診断の検証」というシステム 2 での診断直前状態にし，「なぜそう考えたか？」と「説明可能か？」の 2 つの質問を自身に問うことも抑止力として有効である．

　最後の 3 点目は，診断仮説調整の際の診断的検査として，「時間を有効に使う」ということである．最初は現れていない症候や検査異常でも，時間経過とともに明らかになることは少なくない．初診外来で診断の検証までプロセスが進んだものの，説明可能と言えるまでに至らない場合は，あえてそこから先には進まずに短い間隔で患者の診察を繰り返し行うことが，診断の鍵を握っているかもしれない．

　以上の 3 点を思考の制御装置として組み込むことで，診断エラーを回避しつつ，効率的に診断へ到達可能であると考える．

■ まとめ

　臨床推論において，「健康問題の診断・同定」はゴールであると認識されがちである．しかし，診断は決してゴールではなく，患者や患者周囲の多くの人々と共に歩むためのスタートであり，道標である．診断に至るプロセスには，幾多のエラー要因が待ち構えている．自己を見つめ，様々な対処戦略を駆使し，システムの改善とともに診断能力向上を生涯維持継続しつづける努力が，私たち臨床医には求められている．

【参照文献】

1) Norman G. Dual processing and diagnostic errors. Adv Health Sci Educ Theory Pract. 2009；14 Suppl 1：37-49.
（直観的なシステム 1 と分析的なシステム 2 の思考プロセスについて，診断および診断エラーの点から解説している．）
2) Bordage G. Why did I miss the diagnosis? Some cognitive explanations and educational implications. Acad Med. 1999；74(10 Suppl)：S138-43.
（診断エラー要因の 3 分類を提示し，診断エラーの認識と対処について述べている．）
3) Trowbridge RL. Twelve tips for teaching avoidance of diagnostic errors. Med Teach. 2008；30(5)：496-500.
（診断エラーを防ぐ具体的な方法を挙げ，それぞれについて解説している．）
4) Kassirer J, Wong J, Kopelman R. Learning Clinical Reasoning. 2nd ed. Lippinccott Wiliams & Wilkins, pp1-32, 2010.
（臨床推論，とくに診断推論プロセスの各段階について説明されている教科書．）
5) Bowen JL. Educational strategies to promote clinical diagnostic reasoning. N Engl J Med. 2006；355(21)：2217-25.
（診断推論をどのように教育するか，という視点で推論プロセスを解説している．）
6) Croskerry P. A universal model of diagnostic reasoning. Acad Med. 2009；84(8)：1022-1028.
（デュアル・プロセス理論を組み入れた診断推論プロセスについて概説している．）

〈山本　祐〉

3　家庭医療における健康観

■ 健康とはなんだろう？病気とはなんだろう？

読者は「健康」とはどんな状態だと考えているだろうか？では「病気」とはどんな状態であろうか？

『なんでそんな当たり前のことを問うのだろうか？』と思うことだろう．本章ではその「常識」について考えてみたい．

世界保健機関（WHO）の健康の定義を考えてみる

WHO は 1948 年に発布された WHO 憲章の前文において「健康」を以下のように定義している．

"Health is a (dynamic) state of complete physical, mental, (spiritual) and social well-being and not merely the absence of disease or infirmity."

健康の定義といえばこれ，という有名な一文であるが，さて，この定義は読者の健康観・健康感覚とフィットするであろうか？

『健康とは肉体的，精神的（，心理的（霊的））かつ社会的にすべてが満たされた状態（その程度は種々に変動し得る）であって…』はて，これら『すべてが満たされる』ことは可能なのであろうか？これでは「健康」は実現困難で非現実的なものになってしまわないだろうか？

そして「社会的に」とはどういうことか？ある人が健康であるかどうかを決めるのは本人自身ではないとはどういうことか？

『単に疾患や虚弱がないということではない．』ここはどうだろうか？「疾患がないのに健康ではないということがあるってこと？」「確かに病気がなくても貧乏でしんどいってことはあるよね」「疾患を持っていても健康そうな人を知っているなあ．」「自分には持病があるけど健康だと思ってるよ？！」などいろんな意見・経験が出てこないだろうか．

どうも「健康」と「病気」はお互いに排他的というわけではなさそうだし，定義のしかたにもいろいろあるということのようである．

■ 健康・病気の始まり：それは社会とともに始まった[1]

疾患・病気・病いの違い[1,2]

まず用語の定義をしておこう．

疾患（disease）とは，生物学的異常により機能障害を生じた状態と定義できる．「外から」「客観的」に決められる状態といえる．

それに対して病い（illness）とは，心身の不調に対して「本人が」「主観的」に感じる体験と意味付けをいう．

病気（sickness）は上記 2 者を医療人類学的に包括し社会的側面から表現した用語である．その人たち－疾患にかかっている，または病いを患っていると認められた人たち－の社会的役割を強調した「sick role 病人役割」という表現がある[2]．

健康・病気は社会的構成概念（social construct）である[1,2]

健康・病気という概念の起源は原始狩猟採集社会に遡ると考えられている．

効率的かつ安全に狩猟・採集を行うためにヒトは集団で行動するようになった．メンバーが欠けることは集団全体の生存を脅かすため，病んだ人・けがをした人を全員で世話した．やがて集団のメンバーの中に，狩猟採集を行わず診断治療を専門とするもの＝シャーマンが出現した．これが医療の始まりである．

このように「健康」「病気」そして「医療」は社会の存在を前提に構成された概念である．WHO の定義に social well-being が含まれるのは定義上必然であり，時代や文化に特有な社会のあり様に応じて変化するのも必然である．

では，現代社会の「健康・病のかたち」「医療のかたち」はどのように成立してきたのだろうか？

■ 現代における健康の定義・病気の定義

社会の「医療化」：その成功と限界

19世紀前後から始まった「近代」の流れにより，19世紀後半から20世紀にかけて医療も革新的発展を遂げた．

そこでは「『機械としての人』の比喩」，すなわちデカルトの心身二元論・還元主義に基づいて人間の身体を機械になぞらえ，直線的な因果論に基づいて理解する人間観（生物医学モデル）が取られ，実際に成功を収めた[2,3]．たとえば，このモデルに沿ってパスツールの細菌説が証明され，抗菌薬の発見によって致死的な感染症を治癒に導くことが可能になった．

この『機械としての人』というコンセプトは，現代に至るまで医療の根底に流れる信念となり，さらに社会のあり方・現代人の健康観にも変化をもたらした．宗教・治安・政治など医療外の領域で扱われた問題の多くが医療的に解決可能と考えられるようになったのである．この状況をイリイチは「医療化」と表現した[1,2]．

では現在私たちがいる世界はよりよくなっただろうか？　むしろ新たな問題が噴出しているように思える．なぜこのようなことが起きているのだろうか？

健康・病気の定義，2つの切り口：主観的側面と客観的側面

生物医学モデルにより，かつて人々を苦しめた感染症を始めとした急性期疾患の多くを治癒に導けるようになった現代，糖尿病や高血圧などの慢性疾患が医療の課題となっている．慢性疾患においては，疾患の治癒＝健康の獲得という図式が成立し難く（「SPSSモデル[1]」を参照），『機械としての人』の有効性は限定的である．

ところが現代の医療者は『機械としての人』に慣れ親しんでいるし多くの市民もこれを共有している．「この体の感じなら大丈夫」「これはいつもと違う．風邪（かぜ＝風の邪気）に当たったかな」といった自分の持つ感覚／意味づけよりも専門家の見立てや検査データを大事にするようになっている[4]．

このように病気の定義には，主観または外部的な価値観（その時代に特有の社会的あるいは医学的価値観）に基づくもの，すなわち主観的側面（価値負荷的側面）に基づく定義と，価値観に基づく

判断を必要としない生物学的特徴（たとえば心拍数，血圧などの数値や身体徴候）で分類するもの＝客観的側面に基づく定義とがある[4]．上にあげた「病い」と「疾患」という対概念を思い起こしてほしい．

現代の健康問題は，過去に成功を収めた「機械としての人」モデルの中に未だ我々が生きており，病い＝主観的問題に対応する術を十分持っていないことがその原因の一つと言ってよいだろう．

■ 現象としての疾患，構成としての病気[2]

健康を定義することの困難さは，上に述べた主観－客観の問題にとどまらない．結核について考えてみよう．

結核という疾患は，医学的には「結核菌が肺とリンパ節を中心に引き起こす感染症」と記載できるが，「結核という病い」を表現するには結核菌が体内に存在していること＝実体を示すだけでは明らかに不十分である．「結核という病い」は，患者の病い体験—それは身体的苦痛のみならず，社会的役割の喪失や孤立などによる心理的苦痛，生命の危機にさらされて経験する実存的苦痛などを含んで複雑である—と，患者を取り巻く社会の反応—家族，隣近所，自治体などの反応（親族としての心配，労働者を失うことによる家計への懸念，感染拡大の不安，「穢れ」への恐れによる忌避感情など）—とをその成分として編み上げられる．

つまり，「結核菌が肺とリンパ節を中心に引き起こす感染症」という現象は，その人が属する社会の活動によって「結核という病い」に構成されるわけである．この「社会的な身体は，物質的な身体が認識され経験されるしかたに影響を及ぼす」という考え方を社会構成主義と呼ぶ．この考え方を採用すれば，健康に統一的な定義を与えることは不可能ということになる．

そもそも健康は測定できるのか？

しかし，「健康」という実体が存在しないとしても，それを構成する測定可能な要素があって，それが健康と関連した指標と相関することが示せればよいのではないか？このような観点から，平均余命・疾患の有無・症状の有無・ADL・生理学的機能検査（fitness）・自己評価（self-rated health）

などがよく用いられる.

しかしこれらにはそれぞれ,大雑把すぎる,過去に基づくデータであり未来の予測には使いにくい（死亡率統計）,個人差が大きい（症状）,機能の低下や体調の不良すなわち病気であるという考え方は差別的ではないか（ADL, fitness）といった問題がある.

結局のところ,このようなしかたで「健康」を定義する場合,その指標が意味するところは何か,その指標に含意される価値観は何なのかを意識していくことが重要になる.

これらの指標が,特に行政上のまたは組織的な決定の必要のため利用されていることを考えてみてほしい.さて,そもそも「健康」は何かのためにあるものなのか?

医療は,健康は科学なのか？：健康の歴史的構成

このように,健康や病気が科学的視点だけではすくい切れないようである.それはなぜだろうか?産業革命からさらに歴史を遡ってみよう.

17世紀にガリレオ,ニュートン,デカルト,ベーコンらに代表される「科学革命」が起きて,「自然科学」すなわち現在の「科学」が哲学などの「人文科学」と分けられた.実はヨーロッパが医学の中心の一つとして発展を始めるのはこれ以降のことである.

さらに遡れば,紀元前ヨーロッパの医学の中心は古代ギリシャであった.ヒポクラテスの時代であり,健康と疾患は四つの体液の均衡／不均衡と考えられていた（この考え方はアラビアや中国など他の文化圏でも認められた）.

ギリシャの重要な医学書は東ローマ帝国（ビザンティン帝国）の成立によって首都であるコンスタンチノープルに伝えられた.アジアの最西端であるアナトリアにボスポラス海峡を挟んで接するコンスタンチノープルはアラビア文化との交流の接点であり,8世紀にはギリシャ医学書のアラビア諸国語への翻訳が進み,そこから12世紀にラテン語を経てローマ以西のヨーロッパ圏に古代ギリシャの医学知識がアラビア医学とともに逆輸入された[5].ここからルネッサンスを経て西洋医学は飛躍的な発展を遂げていった.現代医学が主に依拠している西洋医学は,その発展段階で多様な文化との交流が重要な役割を果たし,今でもその影響を残しているのである.

さらに多面的な切り口：文化的構成

上記のような「歴史的構成」と同時に,文化ごとに特異的な側面からの「健康」の捉え方がある.

欧米における「病気を『克服すべき』」という考え方は利他主義と自律に重きを置くユダヤ・キリスト教文化に由来し,信仰・病気への降伏・および救済についての考え方と結びついた道徳的な側面を持っている[2].そもそも,科学の考え方それ自体にキリスト教の影響が埋め込まれている.ヨーロッパにおいては,医学を含む学問の発生に「世界の理性的秩序」を自然の中に見出して神の存在根拠を示す,という神学的意義があった（ラテン語の ratio には「理性」の他に「根拠」という意味もある）.

一方で同時に,「魔術」「儀式」といったグノーシス主義的な,キリスト教／科学と相容れない因果システムへの信仰が残っていたりもする.

キリスト教の影響が大きくない非ヨーロッパ圏の健康観には異なった伝統（文化的,道徳的）に基づく価値観が埋め込まれていることは容易に想像できるであろう.

以上を踏まえて,現代の「健康」はどのように構成されているか考えてみよう.

四体液説のような「均衡」と健康とは今でも結びついている.「バランスの良い食事」「中庸が大事」といった言説に違和感を覚える人は少ないであろう.

解剖学的知識が普及して,症状と臓器の異常とを結びつけることが疾患の理解としても隠喩としても認められる（「胸が痛いのは心臓が悪いからだ」「broken hearted」）.

時代ごとに流行した感染症の記憶−中世のペスト,ハンセン病,19世紀の結核,20世紀のHIV−は,それぞれの文化圏ごとの不健康のイメージと結びついていよう（「肺病」という言葉から喚起されるイメージ,同性愛者へのスティグマの一つとしてのHIVなど）.

これらの歴史的構成に加えて,欧米ではキリスト教的影響を残した価値観—救済のための勤勉,勤勉としての健康,神の存在証明としての科学への熱狂

など一を通奏低音として持ちつつも，様々な文化的影響をも受けて構成されている．

このように，「健康」は時代の状況に過去の歴史や文化の名残を残して構成されており，単一の見方（例えば科学的健康観）のみで語ることはできない．

「真実」とは何か？―パラダイム，パラダイム転換

前節から，一見自明に思えるような科学的観念も絶対的ではなく，時代ごとの歴史と文化によって変化し，構成されてきたことがおわかりかと思う．

科学哲学者のトーマス・クーンは，ある時代に科学者集団の中で共有されている暗黙的仮定を「パラダイム（paradigm）」と呼び，パラダイムに沿って行われる研究を基に構築される科学体系を「通常科学」と呼んだ．

しかし絶対的真実が存在しない以上，通常科学から逸脱した知見＝アノマリー（anomaly）が必ず出現する．既存のパラダイムはアノマリーを取り込みながら存在し続けるが，ある時新しいパラダイムが突然「革命的」に取って代わる[3]．これをパラダイム転換（paradigm shift）と呼ぶ．

クーンのパラダイム転換は科学体系での話であるが，同様の現象は構成された社会的観念でも起きているのではないだろうか．そして私たちはすでにそれを経験しているのではないだろうか．

■ 結局「健康」「病気」って何なのか？

「病気」「健康」はア・プリオリには存在せず，その定義は文脈（歴史的，生物医学的，心理社会的，政治的，経済的，法的…）によって変わっていくのである．これは「正常は記述的または規範的でありうる[2]」とも言い換えられる．私たちにはこの文脈を意識して自分の臨床実践を省察的に見直していくことが常に求められるのである．

医学の歴史を振り返って，健康・病気という概念が社会的に構成されると同時に，社会を構成していくことも見てきた．この双方向性は，本書の別項『家庭医の臨床的方法 (Clinical Method)』での，生物心理社会モデル，SPSSモデル，および複雑な問題へのアプローチなどに反映されている．参照していただきたい．

Box 1にこれまでの議論をまとめた．

Box 1 「健康」「病気」の概念とその変遷

・「健康」「病気」はア・プリオリな概念ではない．
・「健康」「病気」は社会とともに発生した社会的構成概念であり，時代や文化などの社会的文脈によってかたちが変わる．
・同時に「健康」「病気」の概念が社会に影響を与える．
・病気には主観的側面（＝病い）と客観的側面（＝疾患）がある．
・西洋医学は17世紀に人文科学から分かれ，自然科学と見なされるようになった．
・デカルトの心身二元論に基づく「『機械としての人』の比喩」は近代医学の発展に大きく寄与したが，一方で病いの主観的側面が軽んじられるようになった．
・ある時代に科学者集団の中で共有される暗黙的仮定を「パラダイム」と呼ぶ．パラダイムは「革命的」に新しいものに取って代わる．真実もまた絶対的で不変ではない．
・これらは，「社会構成主義」の概念で包括的に理解できる．私たちは，歴史的および文化的に構成された「健康」「疾患／病い」を生きている．
・臨床医学の実践においては，疾患と病い・客観と主観・自然科学と人文科学などといった両極の間でバランスをとるために自らを省察し動的に変化できることが求められる．

「健康と病いのパラダイム」転換の具体例：「狂気」と精神医学―ミシェル・フーコーを引用して

次に，「健康」，「病気」の社会的構成とパラダイム・シフトの具体例として「狂気」を取り上げたい．現代においてこの症状／疾患は精神医学の対象となっているが，歴史的には医学にとどまらない文化人類学的視点でのパラダイム変遷をたどってきたことがフーコーの研究成果をひもとくことで示されるだろう．

ミシェル・フーコーについて：＜系譜学＞的思考

ミシェル・フーコー（1926 ‑ 1984）はフランスの哲学者・思想家・心理学者である．彼は「いま・ここ・私」を歴史の進化の最高到達点，必然的な帰着点とみなす「人間主義」に基づく歴史観（いわゆる進歩史観）に異を唱え，歴史とはさまざまな可能性が排除されてやせ細ってきたプロセスなのだということを，ニーチェ以来の＜系譜学＞的思考―「真理とは何かという問いを，真理を語る者はだれかという主体についての問いに変換する」

こと[6]—を用いて示し続けた[7].

「狂気」の意味するもの，その変遷 ―「狂気の歴史」

1950年代のフランスでは，実験心理学を中心にした「科学的な」心理学／精神医学が主流だった一方で，ロボトミー手術というある種暴力的な治療が行われてもいた．フーコーは，心理学と精神医学の「科学性」とは何か，そして精神病院という制度がこの「科学性」をどのように支えているのかを考えた[6]．その初期の集大成が「狂気の歴史」である．

この著作でフーコーは「狂気」の概念の変遷を以下の3つの時代に分けて分析している．
1. 古代ギリシャ時代からルネサンス時代：＜神懸かり＞としての狂気
2. 古典主義時代（十七世紀半ばから十九世紀初頭）：＜治療する＞対象としての狂気：理性と狂気の分割，医学と道徳の共犯関係の始まり
3. 近代：監禁から解放へ：ピネルの「狂気の治癒にまつわる逆説」

1. 古代ギリシャ時代からルネサンス時代まで：
現代人のわれわれにとって，「狂気」と「精神の病い」とはほぼ同義と捉えることが多いであろう．しかし，たとえばプラトンは狂気を「神が人間の意識を訪れた徴」と考えていたし，シェイクスピアやセルバンテスが描いた狂気は人間の中の悪を象徴するものであった[6]．つまり，狂人は「罪に堕ちる」ことの具体的な様態として共同体内部で信仰を持つことの重大性の「生きた教訓」という機能を果たし，悪魔や神や聖霊や天使が人間たちとこの世界を分かち合っている証明であった[7].

この時代の「狂気」は特権的な位置を与えられ，医療，少なくとも現代的な意味でのそれの対象外にあったといえよう．
2. 古典主義（バロック）時代：
この時代は科学革命の時期を始まりとしてフランス革命を終わりとする．医学が人文科学から分かれて自然科学と見做されるようになった時代である．

フーコーによればこの時期に，＜理性＞の名の下に狂気が＜非理性＞として排除され，狂人が社会から締め出され，監禁されはじめた．

中世ヨーロッパにはらい病（ハンセン病）患者を隔離する施療院が多数存在したが，17世紀にらい病が激減するとその多くが国王の命により「一般施療院」に姿を変え，貧者を収容するようになった．

貧者がなぜ収容されなければならなかったのだろうか？宗教改革によって労働は厭われるものではなく，自分が救済されることを確認するための神聖な行為となった．労働をしないことは神への反抗であり，貧困は非難すべきものと捉えられるようになった．収容された貧者は罰として強制労働に附された．労働に対する感性が道徳的なものに変わったのである[6].

この感性は，貧者と同様に「罪を犯した者たち」をも道徳的非難の対象としていった．性病患者，同性愛者などが「狂人」とされ，さらに放蕩者，親不孝者，家長に逆らう者などが「家族の道徳に逆らう者」として家族からの告発を受け収容の対象となった．そこに加えて＜狂気＞を体験する者＝真の「狂人」が含まれた．

ここで医学と道徳がいわば共犯関係を結ぶ．まず，狂気を＜治療＞するという医学的行為が，性病を治療するのと同じようにその罪を＜罰する＞という道徳的意味を含むようになった．さらに，ある人が狂人であるかどうかを診断することが，その人が道徳的であるか否かを判定する重要な要素となった．

「狂気を治療する」という考え方が生じたことで，初めて「精神医学」の土台ができたといえよう．そしてその土台は医学が発達したからではなくて，宗教改革という社会状況とそれに伴う社会的要請が変化したからできたのである．
3. 近代：
19世紀初期は，産業革命に代表される科学技術の発達と工業発達による大量生産の時代である．医学においても，聴診器，複合レンズ顕微鏡といったテクノロジーの進歩により解剖学，病理学，生理学，細菌学，外科学，衛生学が一気に花開いた[5].

この時代の有名な精神医学者といえば，フィリップ・ピネルである．彼はフランス革命の後，精神病院の患者に静かで心地よい環境と理解ある介護による「道徳療法」を導入したことで知られ[4]，

近年の「脱施設化」運動の嚆矢と捉えられることも多い.

この「狂気の解放」はなぜ可能となったのか？ フーコーによればそれは「人類愛が何らかの形で介入したためでも，狂気の＜真理＞が科学的で実証的に認知されたためでもない」．産業革命とともに工業が発展してくると，監禁されている貧民たち／狂者たちが労働力として市場に供給されることが求められるようになり，監禁施設が廃止される社会的必要性が生まれたからだという.

しかし，それでも監禁から解放されなかった人達がいた．犯罪者と狂人である．彼らは「危険」だからである．狂人は＜治療の対象＞として，犯罪者とは別の施設に収容されるようになった．精神病院の始まりである.

では，この精神医学黎明期において「精神疾患を治す」とはどのようなことだったのであろうか？ たとえばこのような伝記的逸話が知られている．ピネルが最初に解放したのは，人を殴り殺したことがある凶暴なイギリス人中尉であった．ピネルは彼に，理性的にふるまうことを約束するなら，鎖を解き，中庭を歩く自由を与えると申し出た．条件を受け入れた中尉はその後発作的に暴力的になることはなくなり，この施設に有益な人物となった．自分なりに狂者たちを支配して，いわば番犬となった[6].

フーコーによれば，このエピソードにおいて中尉は理性を取り戻したのではなくて，社会的なパターンに従って行動ができるようになっただけであるという．「ピネルにとって狂人の治療とは，道徳的に認められ，承認された社会的な型の中に，狂人を安定させること（狂気を治すのではなくむしろ狂気はそのままに安定させること：著者追加）[6]」であった.

ここにおいてフーコーは，心理学／精神医学の科学性について以下のように結論づける．「精神医学が科学となったから狂気が疾患として認識されたのではなく，狂気が『精神の病』として位置づけられたからこそ，精神医学と心理学が可能になった」つまり，「狂気は心理学の一つの対象ではなく，心理学の成立の条件そのもの[6]」である，と.

そして，ここでもまた「狂気」の概念は社会の変化に伴う要請が契機で変化した.

近代以降の精神医学：精神分析と生物医学的精神医学

先に示した「狂気の歴史」は，いわば「表の」医療をその時代の中から観察しつつ医療の枠外から再評価したもので，卑近な言い方をすれば「裏歴史」と表現できよう．これ以降フーコーは心理学／精神医学から訣別し，トーマス・サス，R.D. レインらとともに「反精神医学」運動の中心的存在となった[7].

さて，最後はフーコーを離れて，現代における最も著名な精神科専門医の一人であり哲学者であるナシア・ガミーの手に成る[4]，医学の枠内から見た近現代の精神疾患分類の歴史にふれておきたい.

近代においては，19世紀末まで精神の病いを表すことばは1つしかなかった—「狂気」である．妄想や幻覚，メランコリーや高揚感など，患者は様々な症状や状態を呈するが，それらの背景にあるのはすべて「狂気」という病態であると考えられていた（「単一精神病説」）.

やがて，身体医学における還元主義／生物医学モデルの広がりと共に予後によって疾病を分類しようという動きがドイツを中心に始まる．統合失調症と躁うつ病の診断を初めて明確に確立したエミール・クレペリンがその代表である．クレペリンの分類法は1930年代頃まで精神医学会を席巻したが，分類に基づいた有効な治療法がなかったため，精神分析の勃興とともに下火となった.

以後，1970年代まで精神医学は精神分析の時代となる．フーコーが活躍した1950年代後半から60年代にかけては「反精神医学」運動が起き，精神病院の解体が唱えられたりもした.

しかし，統合失調に対してクロルプロマジンが，うつ病に対してレセルピンとイミプラミンが，そして躁病に対してリチウムが開発され臨床的有用性が示されると，クレペリンの体系が治療に役立つ可能性が出てきた．この流れは，1980年の「精神障害の診断と統計マニュアル第3版 (DSM-III)」における大幅な診断カテゴリーの変更・追加に表現されて今日に至っている．精神医学における生物医学モデルの再興と言えよう.

まとめると，近代の「精神医学」の流れには精神分析や実存分析などの人文科学的方法と精神薬理学

に代表される自然科学的方法とに分けられ，前者がフーコーらの流れ，後者がガミーら現在主流の流れということになる．

ちなみにガミーは，サスやレインらの態度を「教条的で実証性に欠ける」と批判しているが，一方でクレペリンの生物医学モデルに基づく精神医学を手放しで認めているわけでもない．彼は，精神分析や実存分析などの人文的方法と精神薬理学などの自然科学的方法はお互いに独立した方法論であり，一方のみが完璧でより優れているというわけではないと考えており（多元主義），さらに今後両者に橋が架けられるよう研究が進められなければいけないという立場（統合主義）を表明している[4]．

■ 最後に：自己規定の枠組みに気づき，離れて，俯瞰するということ

さて，ここまで読んでどんな感想を抱かれたであろうか？特に医師の方々は，フーコーの言説に少なからず不快感を持ったのではないだろうか？そしておそらく，ガミーの記載の方がしっくりきた読者が多いのではなかろうか？

実際，フーコーの思想は現代の似非科学的／カルト的なものも含めた「反精神医学」の潮流と通底しており，科学としての医学に奉じる多くの医療者にとって許容しがたい部分が確かにあると思う．

しかし，その不快感こそが私たち医療に関わる者が持っている暗黙的な自己規定の枠組み（社会的構成やパラダイムと読んで差し支えないだろう）とその限界を示していないだろうか？

さらに，本稿前半の「健康」「病い」「科学」「真実」に関する議論には，ニーチェ／フーコーの視点が埋め込まれているのではないだろうか？これらの定義や意味には唯一の「本質」的なものはなく，その歴史的背景／文脈に依存して成立したものである，という視点である．

私たちはフーコーの論考に不快感を抱きつつ，実はすでに彼の思考の中に生きているのである．これはポストモダン的あるいはポスト構造主義的と呼ばれる状況[7]といえよう．

そして，ポスト真実が流行語となる時代，すなわちポスト構造主義的世界に生きながらそれをメタに俯瞰している感覚，俯瞰されている感覚を私たちは既に持っていないか．そんな時代に巻き込まれながら私たちはそれを俯瞰し，そこから自分たちの姿を見直して変化を希求していく．「健康」の概念はこのプロセスの繰り返しの中から生まれるのではないか．

【参照文献】

1) Sturmberg, JP. The Foundations of Primary Care 1st ed, Radcliffe Publishing, 2007.
2) Blaxter M. 健康とは何か−新しい健康感を求めて−, 渡辺義嗣（訳），共立出版，2011.
3) McWhinney, IR, Freeman, T. Textbook of Family Medicine 3rd ed, Oxford University Press, 2009.
4) ナシア・ガミー. 現代精神医学原論，村井俊哉（訳），みすず書房，2009.
5) Bynum W. 医学の歴史，鈴木晃仁，鈴木実佳（共訳），丸善出版，2015.
6) 中山　元. フーコー入門，第1版，筑摩書房，1996.
7) 内田　樹. 寝ながら学べる構造主義，第1版，文藝春秋，2002.

（紺谷　真）

4 生物心理社会的アプローチ

■ 家庭医療における心理社会的次元の重要性

なぜ家庭医療の現場において，心理社会的問題が重視されるのか，その理由について事例を通じて解説する．

> ### Case 1 受診理由
> 43歳男性 主訴は頭痛．A研修医が新患外来にて診察．時間的に余裕がなく，頭痛の性質と経過を聴取し，簡単な身体診察を行い，筋緊張性頭痛と診断．生活指導とNSAIDsを処方した．「あまり心配ないと思いますが，よくならなければいつでもどうぞ」と説明して診療を終えた．しかし，翌日その男性は別の大学病院を受診した．

なぜこの患者は翌日大学病院を受診したのだろうか？

実はこの男性は，半年前から職場が変わり，終日コンピュータのディスプレイを見る仕事になり，肩こりと後頭部の重苦しい感じの痛みを自覚するようになったが，仕事の影響だろうと考えてそれほど心配していなかった．ところが2週間前に同僚がくも膜下出血で緊急手術を受けるという事件があった．そのことを夕食時妻に話したところ，「あなたの頭痛ってくも膜下出血じゃないの？お医者さんにみてもらったほうが，いいんじゃない？」と言われ，受診したのだった．しかし，めったに行かない病院ということで緊張してしまい，質問に「はい」「いいえ」と答えるのに精一杯で，大丈夫と言われて「やっぱり仕事のせいだよな」と納得して帰ってきてしまった．妻にそのことを話すと，「ちゃんと検査してもらわないとだめよ．明日大学病院に一緒にいってあげるからMRIとかいう検査をお願いしましょうよ」ということで，翌日別の大学病院を受診したのだった．

このCaseが示しているのは，医学的診断治療に必要な情報である「主訴」と何を求めて受診したのかという「受診理由」が異なっていたということである．つまり，主訴＝頭痛（Headache），受診理由＝「くも膜下出血が心配」ということになる．

患者は何か心身の異常を感じたり，けがをしたりすると，「これは医師に行ったほうがいい」と決断し，受診する．むろん，あまりに症状が重ければ，「この症状をなんとかしてほしい！」ということになり，主訴イコール受診理由になる．しかしプライマリ・ケア外来では，患者は自分でなんらかの決断をして受診にいたる．しかも，同じ程度の頭痛であっても，医師にかかる人もいれば，手持ちの鎮痛薬で様子をみる人もいる．「医師にかかろう」と考える理由は様々である．重い病気ではないだろうかという不安，こういう時は医師に行ったほうがいいという家族内の基準，うつ気分がありものごとを悪いほうにとらえてしまう状態，ライフイベントがあった，会社で医師にかかるように指示された，などがあり得るが，それらはすべて心理社会的次元の内容である．つまり，なんらかの相談で外来を自ら訪れる患者は，医学的な主訴という医学生物学的分析が必要な要因への対応とともに，受診理由という心理社会的要因に対する対応が必要なのである．このプライマリ・ケア外来診療の構造的特徴が，家庭医療において生物心理社会的なアプローチが強調される理由の一つである．

> ### Case 2 見通し
> 15歳女性 昨夜より悪寒を伴う発熱出現．本日体温39℃，倦怠感あり．迅速診断キットでA型インフルエンザと診断された．

この事例では明らかに発熱という苦痛を何とかして欲しいということが受診理由になっている．

よって主訴と受診理由が同じといってよい．しかし，本人はいつから学校に行けるようになるのか？今後ある受験に差し支えないか？といった心配事があるだろう．そのことが受診理由でなくても，そして診断が急性感染症であっても，心理社会的な問題への対応は必要であり，そしてそうした診療スタイルが，「なにかあったらまたこの医師に相談しよう」という対人関係上の継続性（interpersonal continuity）をもたらす患者医師関係を形作ることになる．

Case 3　機能

　83歳女性　脳梗塞後遺症で左不全片麻痺がある．認知知能はよく保たれているが，歩行時には杖が必要である．30代後半で現在住んでいる公営住宅の5階に入ったがエレベータがない．現在，外出時はどうしても介助が必要である．昨年までは散歩が好きで毎日出かけていたが，今年にはいって夫が亡くなってしまい，それ以来気力が衰えて，あまり外出しなくなってしまった．ケアマネージャの依頼で訪問診療が始まった．

　このケースでは，「歩行」という人間の生活に必要な機能について考えてみよう．この患者は，身体的には杖で自力歩行可能な身体状態である．しかし，エレベータのない公営住宅に住んでいるため歩行する環境が悪い．そして，夫の死後軽度のうつ状態になっていて，歩行する気力が減っている．つまり歩行するという機能は，身体的，心理的，社会（環境）的に規定されている．そして，この患者への歩行に関する支援は，下肢筋力アップなどの身体医学的介入，うつ気分の改善にむけた支持的治療，そして転居もふくめた環境の調整という生物心理社会的な介入により構成される．患者を実際の生活や労働のなかで支援し，QOLを向上させるという診療スタンスもまた，家庭医療において生物心理社会的なアプローチが強調される理由となっている．

Case 4　複雑な問題

　52歳男性．小さな製靴工場に，職人として28年勤務していたが，最近不景気と安い輸入品に押されて仕事が減ってきており，給与支給も遅れがちで，リストラの対象になっていると気づいている．妻は収入が減っているためパートに出かけている．2人の高校生の息子がおり，これからの学費が心配である．最近いろいろ考えてしまって，眠れないことが多く，体調がすぐれない．近くの病院で上部内視鏡検査をやったところ十二指腸潰瘍の診断となり治療が開始されたが，上腹部不快感は取れず，医師からはうつ病といわれ抗うつ薬を開始された．最近，妻とは会話もほとんどなくなった．

　このCaseでは，消化性潰瘍，うつ状態，家族メンバー間の関係性の変化，仕事の状況とそれをとりまく社会状況など，身体的，心理的，社会的問題相互の複雑なフィードバック関係を基盤にして，健康問題を形作っている．単に消化性潰瘍に対する治療が，この男性の諸問題の解決あるいは安定化のキーになるかどうかは不確実であるといえる．実際に労働や生活のコンテキストの中で診療する機会の多い家庭医は，こうした複雑な問題に対応することが多い．これは，生活から切り離された状態で集中的にケアをする専門診療科による入院医療とは相当異なる状況である．つまり，また入院医療におけるアプローチをそのままプライマリ・ケア診療で実践することが，それほど有効でない場面も多々あるということでもある．

■ 生物心理社会モデルとは

　1977年にEngel[1,2]がbiomedical model（生物医学モデル）に対比する疾患モデルとして，biopsychosocial model（生物心理社会モデル）を提唱した．これは人間の疾患（disease）あるいは病い（illness）を，病因⇒疾患という直線的な因果関係ではなく，生物，心理，社会的な要因のシステムとして捉えようという提言である．

　1人の人間を認識＝記述することは，システムの様々な階層レベルで可能である．たとえば，糖尿病を酵素などの生化学的プロセスで記述することができるし，また細胞や臓器レベルで生じる異常

として記述もできる（**Box 1**）．さらに，自覚症状として口渇や視力低下などで記述することも，将来への不安など心理的に記述することもできる．また糖尿病があることで変化した家族内の役割を記述することもできるし，糖尿病治療と仕事の折り合いをどうつけているかを記述することもできる．そして各階層レベルはお互いに影響しあうフィードバックシステムを形成しているので，仕事上の問題が血中グルコースという分子レベルの変動に影響を与えうる．つまり糖尿病を持つその患者を生物，心理，社会的な要因を含むシステムの異常として捉えなければ有効なケアには結びつかないだろうということである．この生物心理社会モデルは，人の疾患をどう捉えるかという認識の枠組みであるので，すべての医療の領域が参照すべきモデルであるともいえる．

近代以降において，疾患の主たる認識の枠組み＝パラダイムとなった生物医学モデルに基づく医学研究は2つのコンセプトを前提としている．すなわち，1）疾患の原因はある特定の原因に還元できる（還元主義），2）物理化学的なメカニズムで生じている現象を説明でき，病因を排除したり，メカニズムの異常を正常化したりすれば疾患も治癒する（機械論），という2つの前提である．この生物医学モデルのパラダイムに基づく医学研究は，疾患の病態生理の解明，画期的な治療法の開発など重要かつ有用な成果を挙げてきた．生物医学モデルが医学・医療界において強固な信念体系になっているのは，この研究成果によるところが大きい．

しかしこの生物医学モデルにおいては，個々の患者は一般科学法則の適応例の1つとなり，他の症例と互換可能なものと認識される．したがって，個々の患者のユニークな人生，こころの問題，社会文化政治的問題，対人関係，家族や友人，医療者自身，患者自身の病いへの理解，患者自身にとっての病いの意味，治療に対する患者の希望・価値観・選択といったことはすべて捨象せざるを得なくなる．

近年，生物医学モデルが研究モデルにとどまらず，医療提供のモデルにも過度に影響を与えてきたことが一般に問題になっており，生物医学

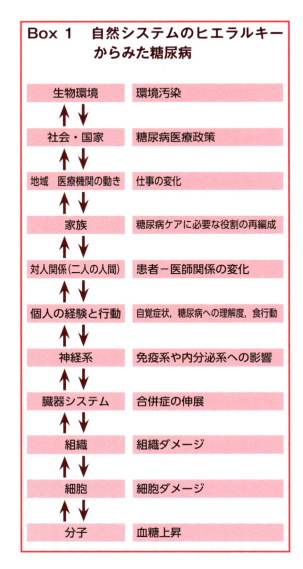

モデルが現代医療の矛盾の構図の一端を担っているとも言われている．

例えば，現代医療において，軽視されていることとして，以下のような要素を挙げることができるだろう．

・患者を人格・個人として尊重すること
・対人関係を重視すること
・効果的なコミュニケーションが大切なこと
・医師の指示より，話し合いにもとづく意思決定や教育に焦点を当てるべきであること
・疾患を治癒させることは，究極的にはよりよい人生を生き抜くことより重要とはいえないという価値観

実は，これらの要素や，先に述べた生物医学

モデルが捨象する領域はプライマリ・ケアを担う家庭医がその仕事の中で重視する次元と完全に一致している．また，注目しておきたいのは，これらはすべて，医療倫理あるいはバイオエシックスの分野が取り扱う領域でもある．つまり，家庭医療と医療倫理は実はきわめて近い関係にあり，共通の役割があるともいえる．

いずれにしても，最初にとりあげたケースをみれば，家庭医療においては，生物医学モデルのみではほとんど仕事にならないことに気づくのではないだろうか．たとえば，自分で判断して来院した患者はかならず心理社会的なレベルの受診理由があるのであってみれば，家庭医は生物心理社会モデルのパラダイムですべての患者に対応せざるを得ないのである．そして，これは家庭医療やプライマリ・ケアにかぎらず，すべての診療科の診療にとっても必要な視点であるといえよう．

■ 生物心理社会モデルに基づく臨床アプローチ

生物心理社会モデルを基礎に，家庭医診療の構造特性の分析を通して，現実的に適用可能な臨床的方法論にまで練り上げられたものが，McWhinney らによる患者中心の医療の方法（Patient centered clinical method）であるが，本稿では，Engel が在籍していた Rochester 大学の生物心理社会モデルの理論的実践的継承者たちが提唱している臨床実践の枠組み[3]を，いくつかのキーとなるチェックポイントとともに紹介する．

1．患者の病いの物語（ナラティヴ）と生活をとりまく状況を明らかにする

医学的な病歴聴取に加えて，患者が病いにかかわる経験，その時の思いをストーリーとして再構成する．また，普段の生活パターン，家族構成とその役割，仕事の内容と様子，地域の状況（医療機関や福祉施設の状況など）も明らかにしていく．これは医師だけでなく，多職種で取り組み，多様な情報を集めることでより豊かなものになるだろう．

●チェックポイント

□ 開かれた質問と閉じた質問を効果的に使えているか

□ 感情障害，不安障害がないかどうか，その手がかりを探っているか

□ 家族状況，心理社会的なデータを，通常の診療と同時に集めているか

□ 医学的診断をつけたか

□ 積極的に患者の病い体験とその意味を探ったか

2．生物心理社会的要因を統合する

1．のプロセスのなかで，この患者をケアしていくうえで重要だと思われる患者の生物医学的問題（診断等），心理的状態，社会的要因をピックアップし，その相互の関係性やフィードバックシステムを考察し，各次元の要因を統合する．

●チェックポイント

□ 要素間の様々な因果関係を想定しているか

□ 疾患名だけでなく，病いにもラベリング（例：治療に乗り気でない⇒レディネスの欠如）をして要素間の関連性をわかりやすくしているか

□ 医学的疾患に関する質の高い研究成果を調査したか

□ 心理社会的問題についての質の高い研究を調査したか

3．ケアを行う際に各種関係の重要性を確認する

2．のプロセスの中で様々な「関係性」が浮かび上がってくる．患者 - 医師関係に加えて，患者家族との関係，医師同士の関係，患者 - コメディカル - 医師との関係，地域の様々な機関との関係など，ケアにかかわる多種多様な関係があり，そうした関係性のなかでケアが行われると同時に，関係性そのものがケアの成否をわけることが多い．さまざまな関係性がうまくいっているかどうかを常にチェックし，その質を確保することが必要である．

●チェックポイント

□ 患者の自律性を尊重し，共有化された意思決定を行っているか

□ 共感をもったコミュニケーションが成立しているか

□ 家族やその他多様な援助者にケアに参加してもらっているか

□ スピリチュアルな次元を考慮にいれているか

□ 施設や制度のシステムの影響を考慮に入れているか

4．医師が自分自身を知ること

3．に述べたような関係がうまくいかない場合，それに対処するためには医師自身が自分の価値観や判断基準とその偏り，感覚的な好き嫌い，性格タイプ，体調などに気づく必要がある．特に患者-医師関係に問題があるとケアは大概うまくいかないので，この自己認識は大切である．もしも，純粋に生物医学モデルによる医療があるとしたら（そういうものは現実的には存在しないだろうが），おそらく医師は観察者・操作者としてシステムの外にいることができる．しかし，生物心理社会モデルにおいては，医師はシステムの一部を形成しており，中立な立場でいることができない．このことに自覚的になることが求められる．

●チェックポイント
□ 医師が自分自身の意思決定プロセスに自覚的になっているか
□ 医師の振り返りや自己への気付きの機会があるか
□ 困難な関係をうまく取りあつかえているか
□ 医師自身のケアへの満足度はどうか
□ 医師の価値観がケアに影響していないか
□ 医師に注意深く観察する能力があるか

5．どの領域に焦点を当てて取り組むかを決める

生物心理社会的な要因とそのかかわりあいを明らかにしたところで，すべての要因に同等の重みで同時に取り組むということは現実的ではない．実際には特に重要あるいは優先度が高いと判断した問題に焦点を当てて取り組む必要がある．この取り組む優先順位の決定にも多職種あるいはチームで話し合うことが大切である．どこにまず取り組むのかということを決める際に，まずは生物医学的問題に焦点を当てていくというアプローチは，実際有効なことが多いものである．

●チェックポイント
□ 優先度をもってとりくんでいるかどうか
□ どこまでケアをするか（限界）を適切に設定しているかどうか
□ 見直しとやりなおしを恐れていないか
□ タイムマネージメントがうまくできているか
□ 適切に「様子をみる」ことができているか
□ 不確実性，あるいは失敗の取り扱いができているか
□ 適切な意思決定法を選択できているか

6．多次元的なケアを行う

生物心理社会的な介入は医師だけでなく，様々な領域の医療者がチームでとりくむことで，多面的に取り組むことが可能になる．各科専門医，看護師，理学・作業療法士，薬剤師，ケースワーカーなどとチームを形成するだけでなく，施設の壁をこえた地域の保健福祉職などとの連携も重要であり，特に複雑困難な事例については「地域の力」を借りることも必要になる．

●チェックポイント
□ 必要な情報を患者に伝えているか
□ 患者を意思決定に参加させているか
□ 行動変容のとりくみをしているか
□ からだとこころを同時にケアしているか
□ 多職種共同のとりくみを行っているか
□ スピリチュアルケアを行っているか

■ まとめ

生物心理社会モデルは，家庭医療の実践における疾患・患者認識において有効な枠組みである．この枠組みにもとづく臨床的アプローチは，生物心理社会的要因とそのからみあいを明らかにし，ケアを提供する側の関係性と自身への気づきを深め，問題の優先度の決定を行い，多職種チームによる多面的なケアを提供することである．

【参照文献】
1）Engel, G. The need for a new medical model: a challenge for bio- medicine. Science. 1977；196：129-136.
2）Engel, G. The clinical appplication of the biopsychosocial model. Am J Psychiatry. 1980；137：535-544.
3）Frankel, RM. Quill, T. The Biopsychosocial approach: past, present, future. Rochester, NY: University of Rochester Press, 2003.

（藤沼　康樹）

5 患者中心の医療の方法

■ 患者中心の医療の方法は，なぜ家庭医療において重要なのか？

「生物心理社会アプローチ」の具体的でかつ歴史的な知見が積み重なった臨床技法が，「患者中心の医療の方法（以下 PCCM）」である．

4つのコンポーネント（**Box 1**）があり，家庭医の臨床と教育に共通する「一つの型」として多くのエッセンスが含まれている．

Box 1, 2 の技法はカナダのウエスタン・オンタリオ大学において，家庭医のみならず疫学者やソーシャルワーカーなど多職種チームによって開発され，30年以上の歴史をもつ．その中で，家庭医が診療で行うべき要素を提示し，毎回の診療で扱う知識領域や関心のポイント・工夫を明らかにしている．特に診断や治療という生物医学的な側面に関心が行きがちな場面において，この臨床技法のもつ患者理解や自己や構造を含めて全体を俯瞰するシステム思考は自らを家庭医として機能させ，患者理解とケアのプロセスのバランスをもたらしてくれる．

Box 2　患者中心の医療の方法の4つのコンポーネント

コンポーネント1「探索」
・患者の受診理由を探り，医学的な診断や治療と同時に人間的な感情や関心，その基となる健康観や人生の価値観を探る

コンポーネント2「理解」
・患者の生活や人生，家族や職業などの背景，さらには地域性や医療システムなどの全体を統合しながらその人を理解する

コンポーネント3「発見」
・患者と医師との間でその日の扱うべき健康問題を共有・理解し，その問題への対応方法や役割分担について，互いに納得できる共通項や落とし所を発見する

コンポーネント4「関係」
・家庭医としての自己理解と患者への他者理解を深め，医師患者間の人間関係をメタ認知しながら関係性を強化する

Box 1　個別ケア　患者中心の医療の方法 (Stewart ら．2003 → 2014)

1. 疾患と病いと Health の経験を探る

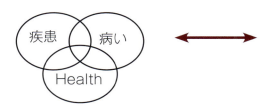

2. 地域・家族を含め全人的に理解する

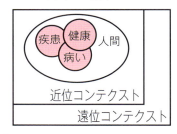

3. 共通の理解基盤を見出す

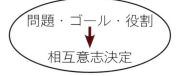

4. 継続的な医師患者関係による信頼感の増進

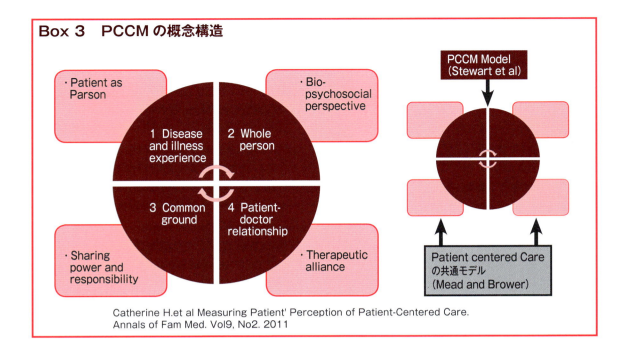

Box 3　PCCMの概念構造

Catherine H.et al Measuring Patient' Perception of Patient-Centered Care. Annals of Fam Med. Vol9, No2. 2011

そのため北米はもちろん欧州やオセアニア，東南アジアの卒前卒後の医学教育に採用され，そのアプローチは他の医療職でも用いられている．またその教育研究の結果がさらに臨床技法の改善に生かされ，その臨床と教育の往復で鍛錬されていることの価値も高い．様々な事例からの洞察・知見を現場から得つつ，教育や研究の場でも洗練され，再び臨床の現場で応用していくという積み重ねによって，「Patient-Centered Medicine」は第3版まで出版されている[1]．

■ 患者中心の医療の方法の理論的背景

「患者中心」という言葉は多義的で，他のモデルや考え方もあるが，Hundon（2011）らの研究でその概念がまとめられている．「患者中心性」とする多くのモデルや考え方が，PCCM同様に4つの概念構造に分けられ**(Box 3)**，それらはPCCM 4つのコンポーネントとほぼ一致している．概念構造毎にその理論的背景を紹介する．

理論的背景1「患者を人間として理解する」

ロンドンでGPのためのセミナーを作ったBalintが「患者中心」という表現を1950年代に提唱し，その後Byrneらによる医師中心・患者中心の分類，そのひと世代前にRogersがクライエント中心のカウンセリング技法（特に受容と共感的理解）を提唱した点が含まれる．患者中心の具体的な意味は「患者理解」であり，Levenstein（1984, 1986, 1989）が実際の外来診療を撮影した膨大なビデオ映像の解析に基づいて真の受診理由（ARC；Actual Reason for Coming）の重要性が発見された．その分類にFeeling; 感情, Idea; 考え, Function; 機能, Expectation; 期待があり，まとめてFIFE（日本語では解釈，期待，感情，影響："かきかえ"）と略されるようになった．また同時代にKleinmanの「病いの語り」に説明モデル（解釈モデルともいう）の概念が登場し，人類学的な視点から患者の受診理由を含めての病い体験（illness）を引き出すことの重要性が強調された．

そして最新の版では，人生の目標や生きる意味合いといった健康観・人生観（Health）について尋ねる事もCassell（2013）らの知見からその必要性を述べている．

理論的背景2「生物心理社会的視点で捉える」

1970年代後半にEngelがシステム理論に基づく生物心理社会モデルを提唱し，それが中核概念となる．生物・心理・社会のそれぞれの背景が相互に影響するシステムとして捉える事で統合された患者像を理解する見方である．その背景は影響の

Box 4　Person-centered care のエビデンス

治療の集約性や QOL が改善（Ferrer 2005）

アドヒアランスが向上（Stewart 1999, Golin et al 1996）

患者満足度が上がる（Fossum and Arborelius, 2004. Krupat 2000）

健康問題の心理的側面の理解が向上（Gulbrandsen 1997）

コミュニケーションへの満足度が向上（Jaturapatporn 2007）

信頼感と治療へのコンプライアンスの向上（Fiscella 2004）

身体症状の改善（Golin 1997, Krupat 2000, Griffin 2004, Rao 2007）

健康問題が減少（Stewart 2000）

患者自身の健康度が改善（Stewart 2000, 2007）

コストが減少（Epstein 2005, Stewart 2011）

大きさと変化の速さによって分類され，一般的に変化が早く影響が強いと思われる「近位背景（家族や仕事）」と変化がゆっくりで影響が弱い「遠位背景（社会や制度）」がある．

個人の歴史や人間を理解するために，発達心理学や家族心理学の知見，例えば個人史と家族のライフサイクルや Doherty の家族システム理論，そして Cassell の苦悩の変遷 (2004，2013) や Schliefer と Vannatta の症状への反応への理解（2013）も人間像の全体の理解に寄与している．

理論的背景３「共通基盤を発見する」

具体的に行動すべき３つのポイントとして，問題の設定，ゴールの設定，役割の共有があるが，実際は Kurts らの「（問題や目標の）理解の共有」と「（行うべき行動や役割の）決断の共有」という２つのプロセスを述べたカルガリー・ケンブリッジモデルが臨床では応用しやすい．ハーバード大学の Fisher 教授の交渉術の考え方も取り入れられ，医師と患者の双方が診療の責任とその後の役割を共有し，意思決定においてのパワーを共有することが重視されている．また問題の共有・決断の共有というプロセスは 1997 年の Charles らによる Shared Decision Making から取り入れられている．

理論的背景４「治療的関係性」

患者との信頼関係・治療的関係の構築とそのための自己認識つまりメタ認知が最も重要な概念である．心理学の様々な知見をもとに，特に信頼感が何から生まれるのかという医師患者関係を深める要素として継続的なケアや思いやり，力（権限）の共有などが指摘されている．また医療面接中の医師・患者の関係性の変化についての理解も重要で，初対面の医師・患者の緊張から，徐々に互いに理解しよく知っている関係に変化することそのものが，治療効果にも影響するというプロセスについても理解をしておきたい．そして関係性に生じている転移・逆転移への気づき，患者の持つ苦悩の理解が関係性を深めること，そしてその苦悩の先への癒しや希望についても医師患者関係の重要な側面となる．

■ 患者中心の医療の方法に関連したエビデンス

これまでの研究で多くのエビデンス（**Box 4**）があり，患者アウトカムの向上，コストの低下，そして医師のコミュニケーションスキルが改善することが指摘されている．

近年，集積されたエビデンスについて

・患者の協力を得てビデオレビューを用いた１日の短時間の学習コースで患者中心のコミュニケーション（患者の信念や関心を明らかにし，治療の選択肢を相談し，共感と注意を示す）を促進することが明らかとなった（Rao2007, Dwamena2012）

・患者とのコミュニケーションやアドヒアランスが改善する（Steavenson2004, Zolnierek and DiMatteo 2009）

・ケアのプロセスや臨床上のアウトカムが改善する（Dwamena 2012）

・うつ病の患者さんの改善に関連し，QOL の改善や身体症状の改善，患者自身の健康度が向上するなどいう結果も出ており，診療プロセスやコミュニケーション面での改善のみならず本質的な患者の健康の改善にも役立っている（Jeni 2012）
・検査が減少し，専門医への紹介が少ない（Stewart 2000）

などがある．また患者中心性を教育された臨床医はより柔軟な対応になり，実戦において時間はかかると思われがちだが，それほど時間はかからないという結果も出ている．また共通の理解基盤の発見が，臨床上も教育上も最も重要なコンポーネントとなることも指摘されている．

■ 患者中心の医療の方法の実地臨床への実装方法

コンポーネント毎に割り稽古のように実践することが第一歩である．コンポーネント 3 が最も停滞し成長を実感しにくい．そのコンポーネント 3 の実装のためには，医学知識はもちろん患者背景や好みに合わせた治療の選択肢やアレンジの幅が必要となってくるため医学的な研鑽が不可欠となる．シンプルな事例で成功体験を作り，複雑な事例でもコンポーネント 3 を実践する試みが日々のトレーニングとなる．

次に時間のマネジメントとチームワークがある．継続的な外来やフォローアップなどを利用して，一気にではなく患者背景を徐々に理解すること．その中で毎回の外来で優先順位つけた現実的な対応が求められる．また多職種で患者と患者背景について共有し，予診から帰るまでの間の患者の情報収集やマネジメントを連携して行うことはもちろん，また家庭医自身が心理的な疲労を生じてもチームから支えてもらうことで良いパフォーマンスを維持することも重要なチームワークである．

初心者にありがちな注意点：

・患者中心の医療の方法とは，ただ FIFE（"かきかえ"）を聞くことではない．FIFE はあくまでも受診理由を聞き出す一つの切り口であり，自然に患者に語ってもらうことや非言語を観察して質問することなどの面接技法も重要である．

・患者の心理社会面だけに焦点を当てることでもない．時に医学的な対応に終始すべき状況もある．心理社会面をどこまで聞けばよいのか？どこまで質問したらよいのか？という疑問が生じるが，鍵となるのは「それはマネジメントに必要か？」「関係性を脅かさないか？」という自問自答であろう．そのため個人的な背景を聞き出す時に「答えたくない場合は答えなくても大丈夫ですが・・・」や「対応方法のいくつかの選択肢を考えるために必要なのですが・・」と前置きすることも求められる．

・症状や病い体験を直線的に処方や検査に落とし込むことも避けたい．傾聴するだけの外来，難しい全体像を理解する試みだけの外来だけでも十分なケアとなることも少なくない．

最後に，実践のカルテ記載やプレゼンテーションも合わせて磨いていきたい．コツとしては，物語性・時系列を重視すること，現象的な事実に加えて患者の不安感や解釈モデルなども適宜組み込むこと，また暮らしぶりや家事・趣味など生活背景を垣間見ることのできる情報も必要に応じて追加すること，そして健康行動などにも影響する周辺の人物（家族，ご近所など）の関連性も組み込むことが求められる．

【参照文献】

1）Stewart M, Brown JB, et al. Patient-Centered Medicine：Transforming the clinical method. 3rd ed. Radcliffe Publishing, 442p, 2013.
（和訳はないがこの領域の中心書籍である．患者中心の医療の方法の臨床実践のみならず教育の方法論や研究のための資料まで含まれている．）

2）山本和利監訳. 患者中心のケアケースブック. 診断と治療社, 2004.
（事例をもとに患者中心の医療の方法のコツが数多く記載されている．当時は 6 つのコンポーネントであったため，コンポーネント 4 はこの本でのコンポーネント 5 であることに注意が必要である．）

3）山本和利監訳. エビデンスに基づいた患者中心の医療面接. 診断と治療社, 2003.
（患者中心の医療の方法のコンポーネントの部分的な実践方法が具体的に記載されている．特に関係性の構築や患者理解の部分は非常に参考になる．）

（松井　善典）

6 家庭医診療の枠組みとしての The Clinical Hand

Case・part 1

A氏は会社の健診で血糖値の高値（空腹時145mg/dL）を指摘され，健診結果がでた1か月後に当診療所に初めて受診した．

Dr：（電子カルテの画面を見ながら）今日はどうされましたか？
A：健診で血糖が高いと言われたのできました．
Dr：そうですか（なんでHbA1cを測っていないのだろう…）．それだけではわからないですね．今日は採血と尿検査をしておきましょう．結果は明後日でよいですね．また聞きに来てください．はいよろしいですよ．（診察を終えるそぶりをする）
A：はあ…．（この医師で大丈夫かな？あとで看護師に相談してみよう…）

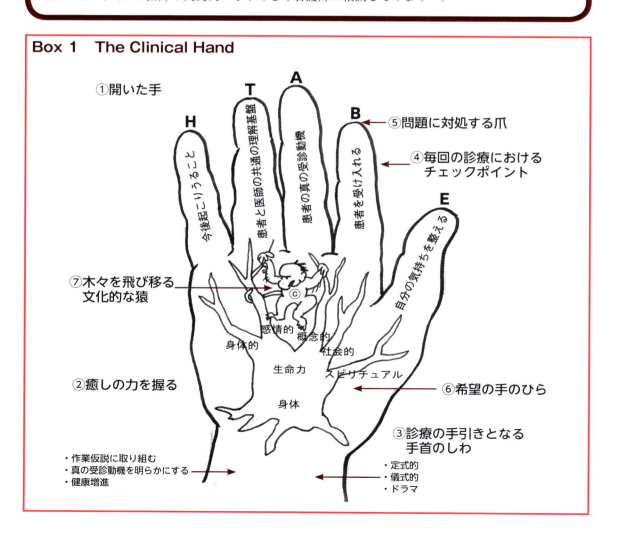

Box 1　The Clinical Hand

■ Clinical hand[1] とは

Clinical hand とは，診療の構造，感情に対するコミュニケーション，地域志向性プライマリ・ケア，患者の全人性といった家庭医が診療を行ううえで必要とされる要素を手という体の一部を使って図にしたものである（**Box 1**）．これはMiller によって 2004 年に呈示され，家庭医を教育する現場で実際に使われている．患者と医師の関係性の中に存在しているが表現が困難な「癒しの力」について説明したり，また家庭医の診療をその前後で患者医師関係の状態が変わる変容の旅になぞらえ，5つのチェックポイントを巡るように表現したり，さらには家庭医が患者の問題の原因を身体的もしくは社会的な問題といった単一の因果関係のみに求めることなく活動するということはどのようなことなのか，といった複雑性に富んだ家庭医の診療内容を，図を用いてわかりやすく表現している．

Clinical hand は7つの要素から成り立っている

① Opening the hand　手を開く

② Grip of power　癒しの力を握る

③ Wrist lines of guidance　診療の手引きとなる手首の皺

④ Fingers of direction　毎回の診療におけるチェックポイント

⑤ Nails for trouble　問題に対処する爪

⑥ Palm of hope　希望のてのひら

⑦ Swinging cultural ape　木々を飛び移る文化的な猿

---

① Opening the hand 手を開く

日本では診療の始まりと終わりに患者と医師が握手をする場面は多くはないが，握手をするように，診療の始まりと終わりを意識し，医師が診療の開始時に患者を受け入れる意思を伝えることは良好な関係の構築につながるものである．また，医師自身が心を開くこと，外来診療ごとに固有の出会いがあること，そして握手をすることで癒しの力の関係がいつでも始められることを表している．

握手は以上のような意味を持った象徴であるが，文化的に異なる状況であれば意味が異なるため，握手をすることをまねすれば良いということでは

ない．日本の診療では診療の前後のあいさつや笑顔がこれにあたるかもしれない．

② Grip of power　癒しの力を握る

ここでは握手の際に感じられる握力に着目しており，握力は癒し人（healer）の力の象徴として使われている．あらゆる診療で癒しの力は関係している．患者はあたかも癒しの力を失ってしまったかのように受診をするものであり，医師の癒しの力を強く感じることがある．医師は癒しの力が存在することやその目的を洞察し，患者と共有するものであることとを意識しておきたい．

癒しの力は医師にのみ保有しているものではなく，医師，患者のどちらか一方に存在しているわけではない．患者によって求められ，医師がそれを発揮しようとする相互作用という関係の中に存在している．

Miller は診療の終わりの握手が始まりのそれと比べて力強く感じられたとき，それはよい出会いだったはずだと述べているが，日本の診療では握手をする文化がないため，日本の診療で癒しの力が効果的であったかを確認するには異なった方法をとる必要があるだろう．患者を診察室に呼び入れて診療が始まるところから，患者に終わりのあいさつを告げ患者が診察室をでて診療が終わるまでの言語的および非言語的メッセージを観察し，患者が安心したかどうかを感じとることがこ本稿で表現されている癒しの力に近いと筆者は考えている．

③ Wrist lines of guidance　診療の手引きとなる手首のしわ

次に手首を平行に走る3本のしわを考えてみよう．手首の尺側のしわは毎回の診療での3つのゴール（目的，タスク）を，橈側のしわは3つの診療の内容を表している．

3つのゴールとは，1）主な関心事に対して作業仮説をたてて取り組むこと，2）受診理由を明らかにしてそれに対応すること，3）健康増進のアプローチを行うこと，である．例として38.5℃の発熱を主訴に父親に連れられて受診した5歳の男児の診療を考えてみよう．病歴聴取と身体診察を行ったところ，咽頭痛があり，咳はほとんどなく，

扁桃の発赤腫脹および白苔の付着，前頸部リンパ節腫脹を認めた．このような場合，1）の発熱に対する作業仮説としては，Centor score から溶連菌感染による咽頭扁桃炎を考えそれに対する迅速検査を行うか，薬剤アレルギー歴を確認して治療をどのように行うかに取り組むことである．ここで気をつける点は，診断が決まればそれに対する治療，患者への説明などのマネジメントが自動的に決まるわけではないということである．この例では，受診に付き添っていない男児の母親が第2子を妊娠しており，母親がインフルエンザウイルス感染を心配していた．また父親も家族にインフルエンザ患者が出た場合，仕事を休まなければならないという職場の規定を心配していたという事情があった．したがってこの場合，2）はこの男児の発熱がインフルエンザによるものかどうかを明らかにするための受診であることに対応することである．3）に関しては手洗いの習慣を勧めることや，翌年に就学年齢に達することが分かれば MR ワクチン接種，父の喫煙歴が判明すれば禁煙指導をすることも含まれるだろう．

次に，3つの診療のタイプとは，1）ルーチン的な診療，2）セレモニー的な診療，3）ドラマチックな診療である．「ルーチン的な診療」とは，軽度の急性感染症や小さな外傷，診断書作成のための診察や単純な皮膚疾患などのような，一見してすぐ対応が決まるようなものを，「セレモニー的な診療」とは，安定した慢性疾患，健診のような，それまでの診療とかわらない診療を行うもの，「ドラマチックな診療」とは重大な疾患や，患者のライフサイクルの変化，患者の身の回りの人物の重要な出来事も含めて，患者の人生に大きく影響を与える可能性のある診療を示している．

④ Fingers of direction　毎回の診療におけるチェックポイント

元は Neighbour が示したものであり2），それぞれの指は診察における5つのチェックポイントを表している．1）Connecting（患者を受け入れ，ラポールを形成する），2）Negotiating Agenda（患者の真の受診動機を明らかにし，今回の診察で行うことを決める），3）Handing over（患者と医師の共通の理解基盤を見つけ，具体的なプランを提示する），4）Safety netting（今後起こりうることに準備する），5）Housekeeping（医師自身をケアし，次の診察に備える）を示している．

⑤ Nails for trouble　問題に対する爪

受け入れの姿勢はお互いの信頼感を促し，癒しの力が共有され信頼関係のある患者医師関係になると，患者は泣いたり，怒ったりと突然感情を表すことがある．それに対応する方法として，Clinical hand では「BATHE 法」が「爪」として表現されている．感情が動くことになった背景（Background），それによってどう感じたか（affect），どういう問題が起きたか（trouble），どのように対処してきたか（handling）を確認し，共感的な対応をする（empathy），という方法を示している．

⑥ Palm of hope　希望の手のひら

Clinical hand においては，手のひらは地域志向性プライマリ・ケア（Community-oriented primary care）を実践する場所として表現されており，そこには5つの大枝を持つ樹木が描かれている．5つとは1）感情的（emotional），2）身体的（physical），3）概念的（conceptual），4）社会的（social），5）スピリチュアル（spiritual）な大枝で，この大枝が集まった樹木は患者の全体性を表している．患者は地域＝共同体に立つ樹木であるというイメージである．そして，その樹木の幹に流れる樹液が，西洋医学における血液や神経系，代替医療の領域では気とかチャクラといった体に流れるエネルギー（bioenergy）として隠喩的に表現されている．これらの大枝のイメージは単に1つの原因に1つの結果があるというような直線的な5つの要素を表現しているのではなく，木の枝が網目状に絡み合っているように，複合的で相補的な因果関係が影響し合っていることを表している．

1）感情的の枝においては患者がどのように感じたか（feeling）に焦点を当てることである．
2）身体的の枝においては，西洋医学的な診断治療が実施される．通常は薬物療法，外科治療が強調されるが，漢方，鍼灸，ハーブと言った代替医療における治療も含まれる．
3）概念の枝では，患者の語ることば，物語，解釈

について焦点を当てるということである．

4）社会の枝ではいかに我々が家族，仕事，周囲の環境や，政治，習慣や伝統と言ったものに影響を受けているかを理解することである．

5）スピリチュアルの枝では，「私は誰なのか？」「なぜ私が？」と言った究極的な問いに注意を向けるということである．患者が自分自身の存在について問う際に生じる痛みや苦しみに対して焦点を当てることである．

⑦ Swinging cultural ape　木々を飛び移る文化的な猿

Clinical hand には癒しの木の枝を飛び移る猿［胸に C（Culture：文化を意味している）のマークが刻印されている］が描かれていて，これには進化，文化，不断の跳躍の3つのメッセージが込められている．「進化」は人類の進化や都市化の帰結ともいえる腰痛や糖尿病，肥満といった健康問題を意識すること，「文化」は医療が文化的に共有された価値観で成り立っており，文化的差異を認識することを，「不断の跳躍」は一つの枝にとどまることなく常に他の枝に飛び移りながら，多面的に考え続けることを示している．つまり，Clinical hand における C が刻印された猿は，家庭医そのものを表現している．

それでは先ほどの診察を Clinical hand における Fingers of direction を意識して診療してみよう．

Case・part 2

Dr：はじめまして．本日の診療の担当の山田といいます．どうぞ，おかけください．（オープンな姿勢で語りかける）**(Connecting)**

A：こちらこそよろしくお願いします．（少し緊張していたが，うながされほっとする）

…（インタビューが続く）

A 氏と Dr のやり取りで，既往歴は特記すべきことはないが，家族歴として父に糖尿病（インスリン使用歴あり）があること，嗜好歴としてタバコ 30 本／日× 30 年でアルコールは飲まないとのこと，今までに医療機関に定期的な受診歴はないことなどがわかった．

　…（診察を終える）

Dr：ところで A さん，会社の健診結果が出てから 1 か月ほどたっていますが，今日受診しようと思われたのには何かきっかけがあったのですか？（A さんの真の受診動機は何だろう？）**(Negotiating Agenda)**

A：（割と話しやすい医師だな．そう，心配事があったんだ．）ええ，先日父の法事をしたのですが，そこで親戚と糖尿病の話になりました．そうしていると父がインスリンを打っていたことや腎臓を悪くしていたことを思い出して，自分も糖尿病ではないかと少し気になってきたんです．

Dr：なるほど，それは心配ですね．（A さんも私も糖尿病の診断をはっきりさせたいという点では一致点があるな．）では今日は糖尿病ではないかということを調べる血液検査をしてみましょうか．明後日には結果がそろいますので，そこで相談というのはどうでしょう．**(Handing over)**

A：ちょうど明後日は都合が良いので，受診ができます．ではそうします．

Dr：ではまた次回お会いしましょう．（検査結果がもし糖尿病だったら，お父さんのことも重ね合わせて患者さんはがっかりするだろうな．悪い結果をつたえることについても少し用意をしておこう．**(Safety netting)** そして気持を引きずらないように気持ちを切り替えて次の患者さんを迎え入れよう．）**(Housekeeping)**

■ まとめ

　家庭医の診療に必要な要素を，Clinical hand は非常に洗練された形で表現している．

　実際は Clinical hand の 7 つの項目のすべてを常にチェックしながら診療することは困難だが，手という体の一部に家庭医の診療の要素を描くことで，自らの診療にも，また研修医の教育にも利用しやすい．さらに Clinical hand では，家庭医療に必要な要素を思い出しやすいように平面に配置しているだけでなく，手を握る動作で癒しの力の存在を確認したり，さらには，手を眺めるという行為自体が家庭医の成長に必要な診療の振り返りを促すように構成されている．平面の図というよりも自らの手を見ながら診療を俯瞰している自分が描かれているという立体的で動的なイメージが提示されており，診察室にこの絵をおいて，自らの診療の振り返りや家庭医の指導に使用することを推奨したい．

【参照文献】

1）Miller WL. The Clinical Hand: A curricular map for relationship-centered care. Fam Med. 2004；36：330-5.

2）Neighbour R. The Inner Consultation, 2nd edition. Radcliffe, 2005.（邦訳　草場鉄周監訳：内なる診療，カイ書林，2014）

3）Taylor RB. Medical Wisdom and Doctoring The Art of 21st Century Practice. Springer,2010.（石山貴章監修：医の知の羅針盤　良医であるためのヒント，メディカルサイエンスインターナショナル，2017）

（藤沼　康樹，森永　太輔）

7　ケアの継続性

■ ケアの継続性の諸相

　家庭医療における行動原則は，「長くそこにいて，特定の個人，家族，地域を継続的にケアする」ところにあるが，本稿では「継続的にケアする」ということについて，事例を通じてその諸要因を検討する．

> ### Case 1
> 64 歳男性．高血圧症で家庭医 A 医師が 18 年間フォローアップしているが，同時に定期的な大腸癌検診を勧めている．

　「継続的にみる」ということでまず思い浮かぶのがこうした特定の（慢性）疾患を同じ医師が治療し続けることであろう．家庭医の場合は，同じ疾患を長くフォローすることで，その間にあらたに生じた健康問題（腰痛）に対応したり，予防医学的な介入（癌検診など）を勧めたりすることも多い．

　専門性の高い領域の疾患（神経変性疾患や膠原病など）をもつ患者で，その分野の専門医によるフォローアップが継続的に行われている場合では，その専門医へのアクセス（近接性）があまり良くないこと（距離的に遠い，外来単位が少ないなど）が多く，日常的な健康問題（急性上気道炎，腰痛など）が生じた場合は近くの医師にかかることも多いのが現実である．

　「特定の疾患を継続的に診る」こと自体は，すべての医師に共通する役割である．したがって，家庭医療における継続ケアの一部を構成するが，それがすべてではない．

　よくある慢性疾患や健康危険因子の長期のフォローアップは家庭医の重要な役割である．そして，高血圧症，糖尿病，骨粗鬆症，脂質異常症などに関しては，なにがその時点でスタンダードなのか，治療内容の科学的根拠とその目標はなにか，定期的になにを検査すべきなのか，といった知識を常にアップデートしつつ，継続的に診療していく必要があることは，専門医の継続ケアとなんら変わるところはない．ただし，専門医への紹介のタイミング，あらたに生じる健康問題への幅広い対応，ライフステージ毎に必要とされる適切な予防医学的介入などは，家庭医による継続ケアの特徴といえるだろう．

　比較的少数の同じ医療者に長くケアされる継続性は longitudinal continuity（縦断的継続性）と呼ばれる．これは言いかえれば，同じ医者にかかり続けることであり，それが継続性だと一般には思われているが，ケアの継続性にはもっと多様な側面が存在する．

> ### Case 2
> 71 歳男性．5 年前に総合病院消化器外科にて早期胃癌により胃切除術を受けた．手術を実施した外科医 B 医師の外来に 3 か月に 1 度通院していたが，再発なく，今回で定期受診は終了と言われた．

　早期胃癌の手術を受けたあと，その後の経過が良好で，「治癒」と判断されたので，医師患者関係が終了した事例である．疾患の治癒自体は非常に喜ばしいことである．今後胃癌の再発や，別の消化器疾患が新たに生じた場合に再度この外科医を受診することはあるかもしれないが，高度医療施設は近接性に欠ける場合がしばしばあるため気軽には相談に行けないものである．つまり，ある特定の疾患についてのみ対応する医療形態では，その疾患に関する問題が解決したり，終了したりすればケアは終了する．つまり，この事例の継続性の基盤はあくまで疾患そのものであるといえる．

　ちなみに，こうした特定の健康問題が一定解決したのち，フォローアップ目的で家庭医に患者が紹介される場合も近年増加している．また，転居などに伴い，都市化と流動化により，スムーズに医療内容が引き継がれる必要性が増してきており，正確な情報の整理や伝達が重要である．こうした情報の観点からみたケアの継続性を informational continuity と呼ぶ場合がある．

Case 3

24歳女性．発熱，咽頭痛で家庭医Ｃ医師を受診，急性咽頭炎と診断された．その２年後，膀胱炎でＣ医師を再度受診した．

さて，家庭医の場合，疾患に由来した問題が解決した場合，そこで医師患者関係が終了するかというと，そうではない．家庭医は，診療を通じて「また何かあったらこの医師に相談しよう…」という思いがその患者に生まれることを目指しているからである．その患者の健康問題の解決のためのリソースとして，その医師が「かかりつけ医」として存在するようになることが，家庭医がその地域で役に立つ医師になれる前提である．そして，かかりつけ医をもつことが，地域の健康度の維持向上に資するという研究が蓄積している．

■ 家庭医の条件

それでは，地域住民がその医師を自分の「かかりつけ医」と認める条件とはなんだろうか．篠塚ら[1]の質的研究よると，以下の構成要因を満たす場合にその医師はかかりつけ医となるとされる．すなわち，

1．よくコミュニケーションがとれる

話をよく聞いてくれる，わかりやすく説明してくれる，など．

2．受診のための環境がよい

かかりやすい，特に居住地から近く，その医師の外来単位が多い，など．

3．自分のことをよく知っている

自分の仕事や生活の様子，暮らしぶり，性格，価値観などをしっていてくれていること．また，職種にかかわらず，長く働いているスタッフがいること，など．

4．医師に対する心理的バリアが少ない

自分と同じ目線に立ってくれている，自分の考えが言いやすく，何でも相談できて，意思決定に参加できる．

5．責任をもって問題解決を行ってくれる

しっかりとした知識や技術をもっていて，幅広い健康問題に対処できる．ただし，わからない場合，手に負えない場合はすみやかに，適切な施設へ紹介してくれること．ある疾患を治療することができなくても，また高度な検査機器などがなく

ても，それをもってかかりつけ医でなくなるということはない．

この研究におけるかかりつけ医の定義は，「何か健康上困ったことが生じたときに，まず頭に思う浮かぶ医師」ということである．列挙した５つの要素は現代的な意味での家庭医のコアとなる特徴であり，これらの能力をもつ「かかりつけ医」が家庭医である．

たった１回の診療でも，しっかりした医師患者関係が築かれることがあるが，これは対人関係上の継続性があると言いかえることができ，interpersonal continuity と呼ばれる．

Case 4

18歳男性．大学入試のために診断書記入を希望して来院．乳児健診，予防接種，急性上気道炎，ねんざ，学校検診異常精査などで，18年間で16回家庭医Ｄ医師のもとを訪れている．

この事例においては，特に慢性疾患のない１人の地域住民が，長きにわたって，さまざまな理由で家庭医にかかっている．この男性が，この地域で生まれ，育ち，成長して一人前になるプロセスをささえる，保健医療上のリソースとしての役割をこの家庭医は果たしているといえるだろう．そういう点でCase 3の発展形といってよい．こうした長く人の成長や生活を支える働きができるところに，医師としての高い価値を置くことができるのが家庭医の特徴である．「長くそこにいて，特定の個人，家族，地域を継続的にケアする」ことの内実はこの事例には端的に現れているのである．

Case 5

58歳女性．５年前に糖尿病といわれるも放置していた．再度健診にてHbA1c 8.8%を指摘され，家庭医Ｅ医師受診．その後同医師に２週間に一度のペースで４回診察を受け，糖尿病への意識が高まり食事療法，運動療法に取り組むようになった．

同じ家庭医が継続的にみることで患者に何らかの変化が生じることはしばしば経験するところである．この事例では，おそらく先述した

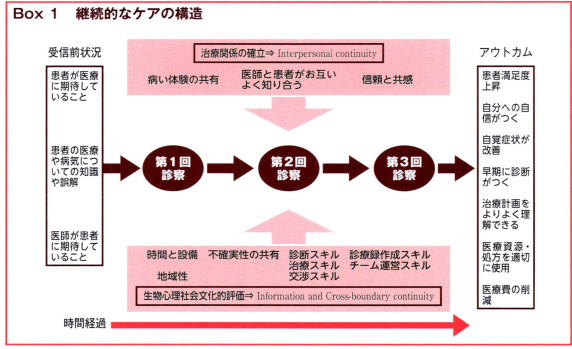

（Freemanらによる図を参考に著者作成）

interpersonal continuity が構築され，強化された患者-医師関係のなかで，糖尿病に対する行動が変容したと思われる．継続性のもつ「癒し」や，変化をもたらす力を実感する事例であろう．

また，こうした事例においては，看護師，管理栄養士，運動療法士など，多職種チームが継続的にかかわることが多い．また，担当医が途中で変わったとしても，チームの多くのメンバーが継続的にかかわることでよい結果につながることが多い．良好な職種間コミュニケーションにささえられた多彩な専門家から構成されたチームによるケアの継続性を，cross-boundary continuity（越境型継続性）と呼ぶ．

■ 継続的なケアは健康状態を改善させうるか

ケアの継続性のもつ力や価値は，多くの家庭医の共通認識になっており，ある意味自明なものと思われている．しかし，ケアの継続性が患者の健康によい影響を本当にもたらしているかどうかについては実証的な研究の方法論の難しさもあり，世界的にみてもまだよくわかっていないところがある．近年のSaultzら[2]のレビューでは，予防医学的介入が増え，入院の頻度が減るということに関しては質の高いエビデンスが集まってきているが，日本においてはこの方面の研究は非常に少ない．今後の研究が待たれる領域である．

■ まとめ

連続した診療が様々な要因により影響をうけて，ケアの継続性が成立する構造をFreemanら[3]の研究に従ってBox 1に示す．この図から継続的なケアは家庭医療のコアとなる行動原則と深く通底していることが理解できるだろう．

【参照文献】

1) 篠塚雅也，大野毎子，藤沼康樹，松村真司．かかりつけ医に求められる条件についての質的研究．病体生理．2002；92：19-23．
2) Saultz JW, Lochner J. Interpersonal continuity of care and care outcomes: a critical review. Annals of Family Medicine. 2005；3：159-166.
3) Freeman GK, Olesen F, Hjortdahl P. Continuity of care: an essential element of modern general practice? Family Practice. 2003；20：623-627.

（藤沼　康樹）

8 家族志向性アプローチ

■ はじめに

　医療者は日常診療において，患者だけでなく家族とも関わっている．入院治療，高齢患者の介護や入所，終末期の方針，子供の問題行動など，総合診療医が家族にアプローチする機会は多い．家族に直接会わなくとも，生活習慣や不定愁訴等，問題が家族のコンテクストの一部であることも少なくない．本項では家族志向性アプローチ（家族志向のケア）のポイントを解説する．

■ なぜ家族志向性アプローチが家庭医療において重要なのか

　健康問題の発症に家族が関連するのかどうかは，欧州では1910年代から，統合失調症で研究され，遺伝要因だけでなく家族の関係性が精神障害の発症に影響しているとされた．米国では，子供の問題行動に対して，Ackermanによる母児同席面接が効果を挙げたことが発端となり，家族療法が発展した．その中で，家族内の原因を探すという考え方から，家族のシステム的な考え方が主流となり，さまざまな家族療法の理論や介入が開発された．

　家族システムの観方のプライマリ・ケアへの導入は，米国で1980〜90年代に家族に関心を持つ家庭医と家族療法家のコラボレーションにより発展した．その原理や根拠，実践法はDoherty & Bairdによる "Family Therapy and Family Medicine" (1983) や，McDanielらによる "Family-Oriented Primary Care"（第2版2005は松下明監訳「家族志向のプライマリ・ケア」に翻訳）にまとめられた．

　Engelが提唱した生物心理社会モデルは，臓器・個人・家族・社会のシステムの階層が相互に影響，調節し合っていることに着目する．病気を純生物医学モデルではなく，より大きな枠組みで捉える考え方は今日の家族志向のケアの基本となっている．例えば，家族のイベントと健康問題との関連については，喫煙や食生活は家族の影響を強く受けることや，配偶者の死別や離婚などが死亡率に関連すること等が挙げられる．また，家族介入の効果については，小児の喘息や糖尿病，成人の高血圧症，認知症の介護家族，癌の在宅緩和医療，うつや不安などの精神症状などでエビデンスが積み重ねられている．

■ 家族図記載の重要性

　家族図は，患者，家族の全体像を把握する地図とも言われ，家族志向性アプローチにおいて必須のツールである．家族図は，家族に関する膨大な情報が手に取るように図示されているだけでなく，将来に起こりうる問題を推測するためにも役立つ．

家族図記載のガイド

　家族図には，少なくとも3世代以上にわたる家族メンバーとその関係を **Box 1** のような記号を用いて記録する．すなわち，名前，年齢，居住，同居，結婚，離婚，病気，死別，また，関係性（親密，葛藤，疎遠など）などを記す．これらのフォーマットは，家族療法と家庭医療の第一人者の委員会によって1980年代に練り上げられた．また，介護や支援，虐待等についても記載しておくとよい．

　家族図からは，家族の現状だけでなく，その家族がこれまでにどんな出来事に対してどんな対処をし，どんな解決や問題が生じたか，また，世代を通じて繰り返す感情のパターン，共通の医学的問題などが示される．さらに，家族メンバーの発達段階に着目すれば，ライフサイクルのどの段階で，どんな変化があるのかを理解することができる．

家族図に必要な情報の収集

　多くの患者・家族は，家族情報を話すことに快く協力してくれるが，抵抗を覚える人もいる．「ご家族の情報は治療のために重要なので，お聞きしてもよいでしょうか」などと尋ねる必要があるだろう．また，他の診療情報と同様に守秘義務が

あり厳密に管理されることを伝えると，安心して情報を提供してもらえる．電子カルテの場合家族図作成ソフトもあるが，筆者は主に手書きしスキャナーで取り込んでいる．

> **Case**
> 75歳の肝硬変と認知症のあるA子は肺炎のため入院，退院時にはADLが低下し，訪問サービスを受けながら73歳の夫B男が介護することになった．2週間後，A子の状態が悪化しているのを訪問看護師が発見した．B男が介護放棄してしまい，食事や服薬ができなくなっていた．

家族図（**Box 2**）を見直すと，娘は遠方で，13歳と11歳の子供の習い事や塾で忙しい．この夫婦はなるべく娘に迷惑はかけたくないと以前から言っていた．B男と前妻との間の子供とも疎遠で，同胞とも死別や遠方のため疎遠となっていた．また，近隣で親しくしていた義兄も脳梗塞で寝たきりとなり入所したため，親戚とのつながりが乏しくなっていた．退院前にはしっかり介護しようと思っていたB男も，A子が隠れて飲酒をしたり，薬を飲んだふりをするなどの問題行動に腹を立て，また，困ったときの連絡先も十分に把握できていなかった．介護による疲弊は予測されていたが，予測以上に早かったのである．娘も同席で担当者会議が開かれ，娘とのコミュニケーションを密にし，介護サービスを増強，また，医療職が夫の物語をよりよく聴くようにし，再び在宅にて療養できるようになった．

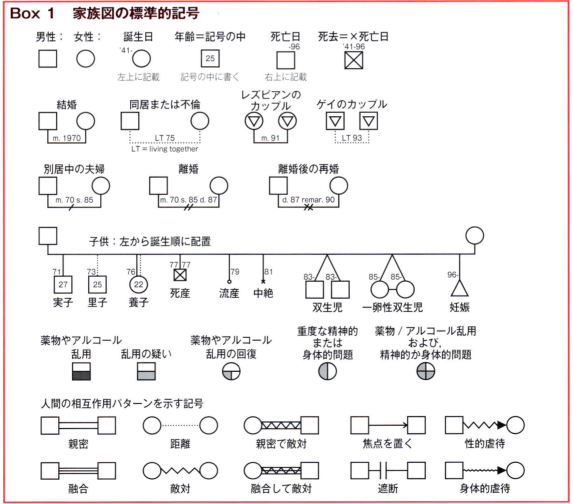

（文献2「家族志向のプライマリ・ケア」より）

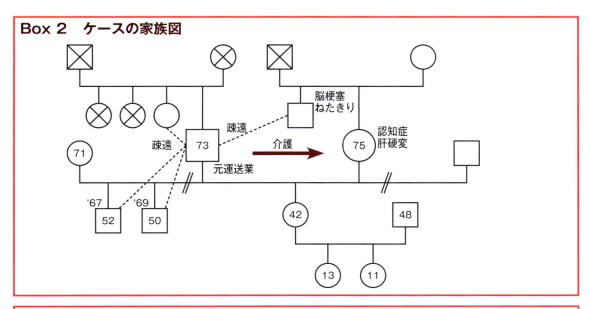

(文献2「家族志向のプライマリ・ケア」より)

■ 家族志向性アプローチの実践と家族療法家との協働

家族志向性アプローチの実践に際し、どのようなケースが家族志向性アプローチの適応となるのか、また、その実践の戦略について、家族療法の視点を用いて述べる.

家族志向性ケアが必要とされるケース

家族志向性アプローチが特に薦められるのは、入院、入所や要介護となったとき、終末期ケア、重大な病気の診断時、患者の治療を阻害している家族の葛藤や機能不全、慢性疾患の治療困難、不定愁訴やうつなどの心理社会的問題、などである. 問題の種類や重大さにより、実際の家族参加の仕方には、**Box 3**のような3つのタイプが示されている.

家族志向性アプローチの戦略

問題をシステム的に捉えるために最も重要な考え方の一つは、直線的因果律から円環的因果律への転換であろう. 医療者は原因を特定し治療するように訓練を受けているが、家族で起こっている事象はそれほど単純ではない. 例えば、認知症を患った妻を夫が叱咤する度に妄想や不穏の心理症状が悪化する夫婦の事例を考えてみよう **(Box 4)**. 一見すると、夫の叱咤→妻の精神症状という因果関係に見えるかもしれないが、一歩下がってシステム的に眺めると、両者が相互作用によりエスカレートしていることが見える. さらに他にも様々な要因が影響しているだろう. 以下に、家族志向性アプローチを実践するために、最も重要な3つの戦略を紹介する.

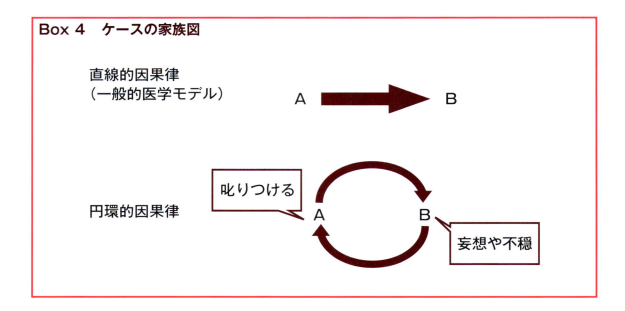

Box 4　ケースの家族図

① 病気の歴史とその意味づけを聴き取る

患者が自分の病気の物語を語ることはそれだけでも治療的な作業である．また，家族メンバーが病気の物語を語る機会も通常あまりない．病気に対する患者や家族の捉え方を聴くための質問として，
・この問題がどうして起きたと思いますか？
・病気でどんなことを不安に思いますか？
・病気によってご家族にどんな変化がありましたか？
・ご家族や親せきで，同様の病気を経験したことがありますか？

などがある．このような語りは，強い感情や苦痛を引き起こすこともあり，治療者は，患者と家族の持つ強みを認めて聴きとる準備をしておく必要があるだろう．

② 家族の対処を尊重し望ましい変化をもたらす

病気に対する反応として，医療者からみて望ましくない行動を患者がとることは少なくない．例えば，コントロールが悪化した糖尿病患者が，インスリン導入も，生活習慣改善もできないと言う場合である．これは「否認」という防衛の一つであり，死に至る病気でもよくみられる．

しかし，医療者からみると望ましくはない対処法でも，病気に適応しようとしている可能性があることは見逃せない．そして，否認は家族にも生じることがある．治療者は，変化への抵抗を認めながらも，誤った期待を持たせず，現実的な捉え方ができるよう，リフレーミングしながら支援する．例えば，「家族を支えるために今の生活リズムを変えたくないと思っているのですね，しかし今治療を強化しないと，近い将来，悪化してご家族の世話を続けることができなくなると思います」などである．ほかにも，非難や自責などの否定的な感情も同様に，当たり前の反応として受け止め，リフレーミングによって望ましい変化をもたらすことができる．

③ コミュニケーションを促進する

どんな形の家族志向性アプローチでも，コミュニケーションを促進することは重要課題である．そのコミュニケーションには，患者-家族間と，患者-家族-医療者間のものがある．

ある病気に関して，患者と家族メンバー各々が持っている物語は異なっていて当然であるが，お互いに聴き合う機会は意外と少ない．共有できないことによって，望ましくない反応を引き起こすことがある．例えば，うつ病を患った妻は夫に非難されていると感じ罪悪感を感じていたが，夫は懸命にサポートしても回復しないことに落胆していたのであった．家族療法家が，表現のしかたや捉え方は様々であることを強調し，夫は非難しているわけではないことを共有すると，妻の

自責の念は軽減し，互いの非難を和らげることができた．

　患者・家族と医療者とのコミュニケーションが難しくなる状況としては，悪い知らせについて患者・家族が「きちんと聞こうとしない」とき，急変時などで医療者がとにかく伝えなくてはならないとき，医学的治療の必要性と患者の生活上のニーズが食い違うときなどである．患者・家族がどのタイミングで，どんな情報を求めているのか，またそこにどんな不安や葛藤を抱えているのか，これらは患者・家族自身もはっきりと自覚できていないことも多いため，共同作業で明確化していくことでコミュニケーションを促進することができる．

　危機的状況や機能不全を来している困難な事例に向かうときに，まだ経験の少ない若手医師は，話を聴くだけで状況は変わらない困難を感じることもあるだろう．医学教育における医療コミュニケーションは共感，傾聴に焦点をおいた基本レベルのものであり，上記のようなスキルを使いこなすためには，基本的カウンセリングスキルを習得しておく必要がある．例えば，患者・家族と信頼関係を築いたのちに，会話の主導権を取る，応急処置的な指示を与える，などである．また，後述の家族臨床や心理臨床の専門家との連携も推奨される．

■ 家族療法専門家との連携の実際

　医療的な介入だけでうまく行かないときは，家族療法家との連携や協働が効果的である．現在わが国では，家族臨床の専門家として，①家族療法の訓練を受けた医師や臨床心理士，②家族看護専門看護師等が活動している．①では例えば，日本家族研究・家族療法学会の認定ファミリーセラピストの制度がある．また，米国の大学院修士課程では医療との協働を重視した家族療法プログラムも存在する．②は国内の家族看護大学院修士課程によるトレーニングである．

　日常診療で家族療法の専門家と連携するには，近隣で診療している家族療法家に患者・家族を紹介したり，また，症例検討会に招いて助言をもらうのが，わが国の現状で可能で効果的な方法ではないかと考えている．

【参照文献】

1）Susan H. McDaniel ら著，渡辺俊之監訳，メディカルファミリーセラピー，金剛出版，2016.
2）Susan H. McDaniel ら著，松下明監訳，家族志向のプライマリ・ケア，丸善出版，2012.
3）日本家族研究・家族療法学会編，家族療法テキストブック，金剛出版，2013.
4）Monica McGoldrick ら著，石川元ら訳，ジェノグラム（家系図）の臨床，ミネルヴァ書房，2009.

（若林　英樹）

9 地域志向性アプローチ

■ はじめに

　総合診療医・家庭医が行う「地域志向性アプローチ」とはどんなものであろうか．一言で言うならば「自分の地域をよく知り，地域に合わせた治療・予防・ヘルスプロモーションを実践すること」と言えるであろう．地域の医療保健ニーズは地域の特性・資源などによって変化し，地域で求められる医師の役割はさまざまである．また個人ごとの介入に慣れている医師にとって「地域」という集団を相手にしなければならないというのも難しいところである．ここでは，地域志向性アプローチの実際として，健康の社会的決定要因，地域志向性プライマリ・ケア，地域診断（コミュニティアズパートナーモデル），ヘルスプロモーションとコミュニティ組織化の理論，などについて紹介する．

■ 地域志向性アプローチ

地域（community）の定義

　ここでいう地域（community）とは，単に地方やへき地という意味でなく，より広い意味を持つ．米国医学研究所（Institute of Medicine：IOM）によれば，community を「地理的あるいは社会的なコミュニティ，すなわち職場，教会，学校の中に形成されるグループ，あるいは共通の健康政策の対象となる人口集団」と定義している[1]．すなわち，地域とは，地方や都市部を問わず，さまざまな集団を意味しており，学区や診療区域，サークル，またオンライン上のコミュニティまで，広くその対象を広げることができる．

健康の社会的決定要因

　疾患の発生や健康問題の背景には，地域に起因するさまざまな社会的・経済的・文化的な要因が存在する．そうした「川の上流」を見る視点として，「健康の社会的決定要因」が参考になる．世界保健機関（World Health Organization：WHO）の欧州地域事務局では，さまざまな疫学調査から，健康に影響を及ぼす社会的要因を分析し，健康の決定要因に関する意識の向上を目的として，1998 年に「Social Determinants of Health － The Solid Facts」（健康の社会的決定要因―確かな事実の探求）を公開した[2]．そこでは，10 項目の要因として，① 社会格差，② ストレス，③ 幼少期，④ 社会的排除，⑤ 労働，⑥ 失業，⑦ 社会的支援，⑧ 薬物依存，⑨ 食品，⑩ 交通を挙げている．また，各章は「現状」，「提言」，「参考文献」から成り，地域へアプローチする際のヒントとなる．例えば，あなたが糖尿病の罹患率の高い地域で診療しているとしよう．なぜ，その地域には糖尿病が多いのか？その地域では加工食品を多く摂っているのかもしれないし（⑨ 食品），移動手段が主に自動車であるために身体活動量が少ないかもしれない（⑩ 交通）．また，不適切な生活習慣や生育歴が影響しているかもしれないし（③ 幼少期），身体活動が少ない職業人口が多いかもしれない（⑤ 労働）．また，社会経済的地位（所得や学歴）が低い層では糖尿病が増えるというエビデンスもある（① 社会格差）[3]．このように，健康の社会的決定要因は，地域に存在するさまざまな背景要因を考えるフレームワークを提供してくれる．

地域志向性プライマリ・ケア

　地域志向性プライマリ・ケア（community-oriented primary care：COPC）は，1980 年代初期に米国医学研究所により，プライマリ・ケアの視点から地域へアプローチする 1 つのモデルとして開発された[4]．COPC の 5 つの特徴として以下が挙げられている．① 疫学的手法と臨床的手法の相補的活用，② サービスの対象あるいは責任を持つ範囲としての人口集団の定義，③ プライマリ・ケアの枠組みに沿った地域住民の健康問題に対する介入プログラム，④ ヘルスプロモーションにおける地域住民の巻き込み，⑤ 地理的な近接性（accessibility）のみならず，経済的・社会的・文化的・コミュニケーション的障害に配慮した近接性である．すなわち，地域医療において患者としての個人の診断と治療を行うのみならず，

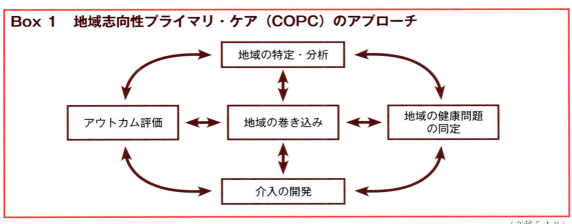

Box 1 地域志向性プライマリ・ケア（COPC）のアプローチ

（文献5より）

地域の人口集団における健康問題の分析や特定，それに対する介入プログラムの実施と評価などを並行して行い，個人と集団へのアプローチを統合して実践するモデルである．COPCのアプローチは**Box 1**に示すように，地域の特定と分析，地域の健康問題の同定，介入プログラムの開発，アウトカムの評価といったサイクルを，これらのステップの間をダイナミックに往還し，地域を巻き込みながら，地域の健康問題を解決していく[5]．

■ 地域診断

コミュニティアズパートナー（Community as Partner）モデル

地域診断（community diagnosis）あるいは地域アセスメント（community assessment）とは，地域住民の健康課題とそれに影響している要因を質的・量的に分析する活動であり，それにより，地域の健康課題の特定と改善のための活動を可能にするものである．ここでは，地域診断の手法として，コミュニティアズパートナー（Community as Partner）モデル（以下，CAPモデル）を紹介する．CAPモデルは，プライマリヘルスケアの考え方に力点を置き，地域をパートナーとしてアプローチするモデルである[6]．CAPモデルでは，地域のコアとしての住民があり，それを8つのサブシステムが取り囲んでいると考える．コアである住民には，歴史，人口統計，民族性，価値観，信念などが含まれる．また，サブシステムには，①物理的環境，②保健医療福祉サービス，③経済，④安全と交通，⑤政治と行政，⑥情報・コミュニケーション，⑦教育，⑧レクリエーションがある．地域のサブシステムは地域社会を構成する要素であり，地域の健康課題が出現する原因や背景要因になるとともに，課題解決のための資源（対処力）になり得る．このモデルで分析することで，住民と各サブシステム間のストレッサーを除去・軽減したり，地域・住民のストレス防御ラインを強化したりする介入活動につなげることができる．

地域診断の実際

CAPモデルによる地域診断のプロセスは，①既存情報を集める，②仮説を立てる，③フィールドワーク（ヒアリングと地区踏査）を行う，④地域アセスメントを行う，⑤アクションプランを立案し実行する，といったステップから成る（**Box 2**）．既存情報は，**Box 3**[7]のような整理表を用いて，基本情報とCAPの8つのサブシステムにそって整理する．情報源は，地図，統計調査，保健衛生年報，保健行政計画，防災計画，介護保険事業計画，市民調査などを用いる．その後，地域課題に関する仮説を立て，仮説に沿ったフィールドワークを行う．地域の各種専門職や住民を対象とした社会調査（面接調査，アンケート調査，フォーカスグループ，タウンミーティングなど）や，実際に地域を歩きながら観察する地区踏査（地区視診）などである．それらの情報を統合して，地域の健康課題のアセスメントを行う．健康課題を特定したら，その背景要因（健康の社会的決定要因など）と，活用できる資源・対処力，また，健康課題が地域に及ぼす将来的な影響なども検討し，**Box 4**のように

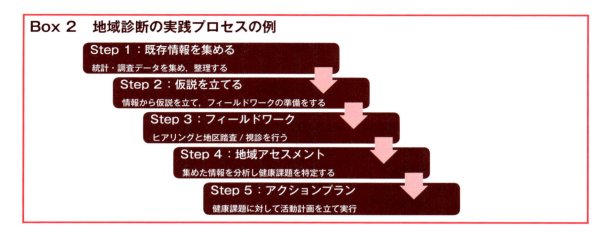

課題を構造化して考える[8]．特に活用できる資源・対処力を考えることは，実際に健康課題を解決していくうえで重要であり，個人的な資源のみならず，公的・物理的な資源，地域の人々の活動組織・ネットワーク，ソーシャルキャピタルなどが含まれる．最後に，健康課題に対するアクションプランを立案し，実行する．

■ 地域ヘルスプロモーション

ヘルスプロモーションとは

地域の健康課題を特定した後に，実際にどのようにリスクのある集団や地域住民に対して，介入するプログラムを計画・実践したり，そこに地域住民を巻き込んだりすればよいのであろうか．それにはヘルスプロモーションの理論が役に立つ．ヘルスプロモーションとは，「人々が自らの健康とその決定要因をコントロールし，改善することができるようになるプロセス」と定義されている．すなわち，人々が生活習慣病を予防し，自分の障害や持病と上手に付き合いながら豊かな人生を送ることができるように，個人技術の向上や住民組織活動の強化，さらには健康を支援する環境づくりを進めるという活動全体を指す．

地域に介入する上では，以下の2つのことに留意されたい．1つは，地域におけるステークホルダーやオピニオンリーダーとの関係づくりである．行政，企業，教育，福祉，保健医療サービスの関係者など，マクロなレベルで影響力を持つオピニオンリーダーとの関係づくりをうまく進めることで，リーダーたちがプロジェクトを支援してくれるような環境をつくり上げることができる．

もう1つは，文化やコンテキストの違いへの配慮である．地域には固有の文化やコンテキストがあるため，ある地域で成功した介入プログラムが，他の地域でもうまくいくとは限らない．地域がどのような文化や歴史，価値観を有しているかについて深い理解が必要になるとともに，対象とする集団が置かれているコンテキスト（特有の状況，取り囲む環境や制度）などに敏感になることが重要となる[9]．

地域レベルでの介入戦略

地域レベルでの介入戦略には，「コミュニティ組織化」，「イノベーション普及理論」，「コミュニケーション理論」などさまざまなものがあるが，ここでは「コミュニティ組織化」のモデルについて紹介したい．

コミュニティ組織化（community organization）は，コミュニティ（地域）に属する集団が共通する問題を見つけ，資源を動員し，集団のゴールに到達するための戦略を開発・実施するためのモデルである[10]．コミュニティ組織化において重要視される概念には，エンパワメント（empowerment），コミュニティ能力（community capacity），参加（participation），適合性（relevance），問題選択（issue selection），重大な自覚（critical consciousness）などがある．また，地域メンバーの「個人的利益」も考えることと，「メディアアドボカシー」（健康政策を進めるためにメディアを戦略的に使うこと）も重要視される．地域において集団に働きかけ，住民の健康に対する認知を変え行動変容を起こさせるときに，このコミュニティ組織化の戦略は

Box 3　CAPモデルによるデータ整理表の例

項目	データ（情報源）	アセスメント
地域を構成する人々＝基本データ（総人口と推移，出生率・死亡率，世帯数と推移，高齢化率，介護保険要介護認定者数，産業別人口）		
1．物理的環境 例：地図，面積，位置，地形，気候，大気，水質，土壌，街並，住宅，土地利用，騒音		
2．保健医療福祉サービス 例：医療機関と診療科目，医療圏，医療費，健康保険，保健施設，母子・成人・老人・感染症，福祉施設，介護保険，年金，障害者支援，保健医療福祉の従事者数，連携・調整のためのシステム		
3．経済 例：産業別人口，産業分布，事業所数，生産高，失業率，購買力と購買圏		
4．安全と交通 例：治安機関の数と配置，犯罪発生率と検挙率，救急車出動率，緊急対策体制，ライフライン（上下水道，ガス，電気）の整備，道路網，公共交通機関		
5．政治と行政 例：行政組織・自治体の機構，法体系・条例，意思決定機関（議会と首長），政策（総合計画，保健福祉計画），自治体財政，財政力指数，政治的風土，投票率		
6．情報・コミュニケーション 例：地域の公的または民間組織，ボランティア組織他，通信手段の種類と普及状況，インターネット利用状況，近隣との人間関係		
7．教育 例：学校・教育機関の数と配置，生涯教育の機関，図書館，社会教育活動		
8．レクリエーション 例：文化・スポーツ・娯楽施設・公園		

（文献8より改変）

Box 4　地域健康課題の分析枠組みの例

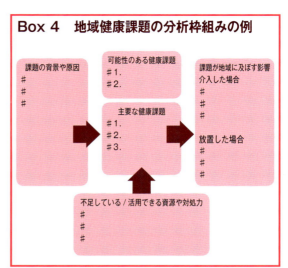

（文献8より）

大変有効となる．例えば，介入プログラムのプロセスに住民を「参加」させること（単に受け身ではなく，活動の担い手としても参加させる），健康課題に関して住民に「重大な自覚」を促すこと（タウンミーティングなどで課題を共有する），住民の健康に関する「コミュニティ能力」を向上させること（教育プログラムの実践），住民の「個人的利益」にも配慮すること（健康面以外の利益），ソーシャルメディアなどを上手に活用すること，また，住民自身が健康に対して主体的に行動できるように「エンパワメント」すること（住民主催による企画や活動を支援する）などが成功につながる鍵といえよう．

【参照文献】

1) Longlett SK, et al. Community-oriented primary care：historical perspective. J Am Board Fam Pract. 2001；14：54-63.
2) WHO 欧州地域事務局：健康の社会的決定要因—確かな事実の探求（日本語版）．第2版．（参照 2017.9.21）
http://www.tmd.ac.jp/med/hlth/whocc/pdf/solidfacts2nd.pdf
3) 近藤克則編著．健康の社会的決定要因—疾患・状態別「健康格差」レビュー．日本公衆衛生協会，東京，2013, 37-40.
4) Community oriented primary care：new directions for health services delivery. Connor E, Mullan F ed. National Academy Press, Washington, D.C, 1983.
5) Strelnick AH：Community-oriented primary care. The state of an art. Arch Fam Med. 1999；8：550-552.
6) コミュニティアズパートナー—地域看護学の理論と実際．エリザベス T. アンダーソン，ジュディス・マクファーレイン編．金川克子，早川和生監訳．第2版，医学書院，東京，2011.
7) 全国国民健康保険診療施設協議会：実践につながる住民参加型地域診断の手引き—地域包括ケアシステムの推進に向けて—Version 2. 2013.
8) 佐伯和子編著：地域看護アセスメントガイド—アセスメント・計画・評価のすすめかた．医歯薬出版，東京，2007.
9) ローレンス W. グリーン，マーシャル W. クロイター：実践ヘルスプロモーション—PRECEDE-PROCEED モデルによる企画と評価．神馬征峰訳．医学書院，東京，2005.
10) 一目でわかるヘルスプロモーション—理論と実践ガイドブック．福田吉治，他監修．国立保健医療科学院，2008, 16-19.（参照 2017.9.21）
http://www.niph.go.jp/soshiki/ekigaku/hitomedewakaru.pdf

（孫　大輔）

10 患者教育と行動変容

Case・part 1

　相合 実喜（そうご みき）さん（仮名），82歳女性，一人暮らし．10年来の糖尿病，高血圧で定期的に通院していた．数種類の飲み薬を飲んでいる．今朝起きたときから胸の重い感じ，倦怠感があったが，2時間くらい経過観察し現在，症状はほとんどなくなっている．今までに経験したことのない症状だったので，いつもの医療機関に1人で歩いて受診した．「そんなに大したことはない」と相合さんはおっしゃったが，診察，心電図にて急性心筋梗塞が疑われた．A医師は治療を迅速に行うことができる別の病院に紹介しようと考えた．

　近年，疾病構造などの変化によって生活習慣病をはじめとする慢性疾患のより効果的な管理方法や，予防医療，健康増進などが注目され，患者教育／行動変容の重要性が増してきている．ここでは患者心理を理解し，より効果的に患者教育／行動変容に取り組むため，急性期と慢性期の患者教育／行動変容の対応の違い，行動科学的なアプローチ法を取り上げる．

　患者教育／行動変容の知識・技術はすべての医師に必要であるが，特に上記のような生活習慣病の患者，あるいは健康体で医療機関に定期的にかかっているわけではないが，喫煙，アルコール過剰摂取のリスクを持つ方などにアプローチが必要な家庭医には特に必要と思われる．「行動を変え，維持する支援」，そのポイントについて学んでいただきたい．

■ 患者教育／行動変容がうまく成立するための患者・医者関係

　患者の行動変容について学ぶ前に，患者－医師関係のとりうる4つのタイプを頭に入れておくとよい（**Box 1**）．Emanuel らは，①診療内容と目標を誰が決めるか，②患者の価値観の扱われ方，③医者の機能的な役割などから診療場面での患者・医者の力関係が決まると述べている[1]．例えば，急性心筋梗塞のように生物学的に重症であればあるほど患者－医者関係は医者の主導権を強くすることが患者側からも望まれる[2]が，父権主義 paternalism のように医者の主導権が強くなりすぎ，患者をコントロールしすぎると，医師の価値観が患者に押し付けられてしまうというマイナス面を持つので注意が必要である．一方それ以外の場合，例えば月に1回の生活習慣病の定期受診の場合であれば，医師は患者が何を重視するのかを引き出し，一人一人の価値観を述べられるように支援しながら，患者・医師がお互いに歩み寄るような協働作業を行う相互性 mutuality が重要である．

■ LEARN モデルを用いた行動変容

　こういった行動変容を促す際には，Berlin と Fowkes が提唱した「LEARN のアプローチ[3]」を用いると理解しやすい．これは異なった文化背景を持つ医師と患者の間で行われる患者教育に非常に適したモデルである[4]．L・E・A・R・N の頭文字をとった5つのステップ（**Box 2**）を踏まえることにより，いわゆる押しつけを避け，より効果的に患者の行動変容を促すことが可能となる[3,4]．

　上記の対応について眺めていただくと，LEARN のモデルのうち，E（説明），A（相違の明確化），R（提案）の分量が多いのがわかる．検査の説明の場面とはいえ，後出する **Case - part 3** の慢性期の対応と違い，より疾患が重症であると L（傾聴）が少なくなり，医師の主導権が強くなっているのを感じてもらえるだろうか．その中でも，A（相違の明確化）を行うときには，**Case - part 2** の下線部のように患者の感情に留意しながら対応を行うことが大事である．

　では，医師の発言が L・E・A・R・N のどれに当たるのか意識して，続きを見ていこう．

　先ほどの急性期の対応と比べてみると，L（傾聴）が圧倒的に多くなっている．その中で，過去の喫煙

Box 1　患者−医師関係の取りうる４つのタイプ[5]

患者の主導権	医師の主導権	
	弱い	強い
弱い	機能停止 default	父権主義 paternalism
強い	消費者主義 consumerism	相互性 mutuality

Box 2　LEARN のアプローチ

1. **Listen（傾聴）**：考えを先に話す前に，相手の考えや価値観を知ろう
2. **Explain（説明）**：医学的見地から説明する　話す内容が多くなり過ぎないように，わかりやすい言葉でしゃべろう
3. **Acknowledge（相違の明確化）**：感情面に配慮しながら，同じ土俵に立ったか確認しよう
4. **Recommend（提案）**：お互いの考えを組み込んだプランを勧めよう
5. **Negotiate（交渉）**：ケンカせずに患者をいかに支援できるか考えよう

についての情報，喫煙に対する考え方，本人の喫煙に対する重要性の認識や自信についての情報を把握することができており，今後 E・A・R・N を用いて行動変容を行うための貴重な情報となるだろう．これらの情報がない中で，「実はタバコを止めるよう言われました．」という相合さんの最初の言葉に，「私もタバコを止めなければいけないと思いますよ．」と医学的な正論を答えるだけでは，相合さんの行動を変えることは一般的に難しいだろう．40 年間変化してこなかった行動が変化する場面に差しかかっていることを理解し，そのときの本人の感情や解釈モデル，変化したくなかった理由や変化しようとする理由といった価値観に関する考えなどを，L（傾聴）を通して把握することが大事であり，長期的な行動変容を支援していくうえで重要である．

■ 行動変容のステージ

Prochaska らによると，患者の行動変容が起こる過程には段階があり，前熟考期，熟考期，準備期，行動期，維持期，確立期の各段階（**Box 3**）を経ると言われている[7]．喫煙を例にとると，喫煙が健康上の問題だと考えていない段階（前熟考期）の人が，「タバコが体に悪いことはわかっているがタバコを止めようとは思わない」（熟考期）段階に変わり，心筋梗塞を契機に禁煙してみようかと考え始め（準備期），この気持ちが熟してついに禁煙に成功（行動期）．その後も禁煙を 6 か月以上続け

（維持期），このままずっと禁煙できる（確立期）と思ったが，友達から勧められたことをきっかけにまた喫煙するようになってしまった（再発），というような流れである．

この行動変容のステージで行くと，今回の **Case - part 3** では，前熟考期だった相合さんが心筋梗塞の発症を契機に関心を持ち，入院中であったこともあってすぐに熟考期から準備期，行動期に移ったが，退院後ふとしたきっかけで再び喫煙してしまい再燃，現在，熟考期から準備期に戻ってしまった状態であることがわかる．

これらの段階に合わせて介入を行うのが有効である．**Box 4** に，各段階ごとの状態と介入のポイントを記載した．注意すべき点としては，あくまでもこれは強調される介入ポイントであって，情報提供，目標設定，アドバイス，励ましという標準的な流れをどの段階でも意識すべきである．

行動変容の介入を行う場合，最初に行うのは患者自身が行動変容に乗り気なのか，そうではないのかを把握することである．患者が行動変容に対してどれくらいの準備ができているかを評価する最も簡単な方法は，Miller[8] が推奨する「準備性尺度」を用いることである．1 から 10 の間で（1 は全然重要ではない，10 はとても重要）「あなたの習慣（例：飲酒など）を変えることは，あなたにとってどのくらい重要ですか？」という質問に答えてもらい，点数が低ければ前熟考期にあると考える．4 〜 6 点の点数を付けた患者は熟考期にあり，

より高いスコアの患者は行動の準備ができていると考えるべきであるが，あまりにも簡単に1や10と極端な返事をした場合はこちらの意図が十分に伝わっていない可能性があり，解釈に注意が必要である．

もし患者が前熟考期であれば，動機づけを行うために習慣の健康への害について説明を行う．もし患者が行動しようかどうしようかと考えているなら（熟考期），行動することがいかに有益で，行動開始を遅らせることがいかに危険か，最初の一歩をどうやったら踏み出せるかを強調すべきである．もし患者が既に行動する準備ができているなら，医師はいつから開始するかなど目標を設定することと，患者が習慣を変えることを続けられる自信が持てるように励ますことが大事である．

患者心理を理解し，より効果的に患者教育／行動変容に取り組むため，急性期と慢性期の患者教育／行動変容の対応の違い，行動科学的なアプローチ法を取り上げた．本稿を読んで，皆さんの患者教育／行動変容の対応が上達し，多くの患者／住民の方の行動を変えるきっかけを生み出すことができれば幸いである．

これらを考えながら，Caseの続きを見ていこう．

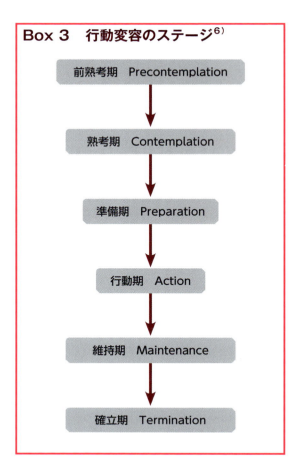

Box 3　行動変容のステージ[6]

Case・part 2

A医師（以下A）：「相合さん，お待たせしました．大丈夫ですか？」
相合さん（以下相）：「何ともないです．先生，やっぱりたいしたことなかったでしょう？」
A：「大したことがなかったらよかったのですが…．以前の心電図と比べると，最初に少し疑わしいと話をしていた心筋梗塞の可能性が高いみたいです．」（説明，相違の明確化）
相：「え？今は痛みがないのに？まさか？」
A：「痛みがないのでそう思うのももっともですが，そのまさかです．もちろん心電図だけだと絶対とは言えませんけども．長生きされている方，糖尿病を持つ方，女性ではあまり痛みが出ないこともあるので…．」（説明，相違の明確化）
相：「‥，それでどうすればよいですか？」
A：「そうですね．この心電図を見てしまうと，すぐに検査・治療ができるところに紹介させていただいたほうが良いかと思います．」（説明，提案）
相：「では，これから近所の人に頼んで車を出してもらうようにします．電話を借りてもいいですか？」
A：「相合さん，大変申し訳ありませんが点滴をしながら，救急車で行ってもらいます．私が救急車に一緒に乗っていきますので．」（説明，相違の明確化）
相：「そんな大げさな…．」
A：「大げさだと思うかもしれません．しかし仮に本物の心筋梗塞だとすると急に脈が乱れたりすることがありますし，早くに治療をした方が良いと思います．場合によっては命に関わったり

Box 4　ある習慣に対する変化の段階と関連する介入の要素

段階	状態	強調される介入ポイント	代表的な医療者の介入（喫煙を例に）
前熟考期	習慣を続けることで将来に起きることをよく考えない　習慣を変えないと健康がどうなるかに気づかない	習慣が健康に与える危険性について**情報提供**	「タバコは心筋梗塞にどれくらい関係があると思いますか？もしよろしければ，このパンフレットを読んでみて下さい.」
熟考期	このまま習慣を続けた時の結果に気づいているかもしれないが，行動変容「したい」気持ちと「したくない」気持ちの両方の感情を持つ	変化の利点を強調　習慣の危険性，変化を先延ばしにする危険性を**情報提供**　**目標の設定**を行う	「あなたにとってタバコをやめることは，1を重要でない，10を最も重要だとすればどれくらいの値でしょうか？」
準備期	既に変化することを決めており，取る行動の計画を持つ	**目標設定**を話し合う　**アドバイス**と**励まし**	「禁煙するんですね！すばらしい！いつから始める予定ですか？禁煙を助けてくれる薬を使うと，可能性が高くなるかもしれません.」
行動期	習慣を変化させることを始めてはいるが，その変化は永続的ではない	**アドバイス**を検討し，**励まし**を与える	「10日間誘惑に負けずに気分転換できていて素晴らしいです！他の誘惑，例えば知り合いからタバコを誘われたらどうしますか？」
維持期	比較的永続的に，習慣を変えることを達成している	**励まし**を与える	「もう禁煙して7か月になりますか，素晴らしい！他の患者さんにあなたの体験を共有してもらえませんか？」

することもあるので…．こんなに大げさにして心筋梗塞ではなかったら申し訳ありませんが，そのときは「心筋梗塞ではなくてよかったですね！」と後で私と一緒に喜びましょう．さて，行きましょうか.」（説明，相違の明確化）

相：「わかりました．元気に帰ってきて，また先生に厄介になりますからね.」

Case・part 3

　相合さんはその後T病院にて心筋梗塞の治療を行い，無事3週間後に退院．退院後初めてのA医師の外来である．入院中の主治医にタバコを止めるように言われたようだ….

相：「実はタバコを止めるよう言われました．心臓や脳の血管が詰まらないようにと.」

A：「そうでしたか．それで？」（傾聴）

相：「ええ，入院中は止められていたのですが…．退院して4-5日してタバコを整理しようと思っていたら．ちょっと1本だけ，がいけなかったのです.」

A：「ちょっと1本だけ，が…」（傾聴）

相：「今ではまた元通り1日10本です．先生にも言ってなかったですよね，タバコ吸っていること．禁煙と言われるのではないかと思って内緒にしていたのです．すいません.」

A：「でも相合さん，今回おっしゃってくれて私はうれしいですよ．私に伝えていただけた，ということは再度タバコを止めようと思っているんですかね？」（傾聴）

相：「そうなんです．でも自信がなくて….」

A：「自信が？」（傾聴）

相：「ええ，今回もうすでに失敗してしまったので．病院の先生からいろいろ聞いて，タバコやめるのは大事，重要だって思えたのですが，数日しか持たずに…．」

A：「でも入院中にしっかり止められたのは素晴らしいです．止めたのは初めてですか？」（傾聴）

相：「恥ずかしながら，40年間で初めてです．夫も吸っていましたのでやめる気にはなりませんでした．タバコを吸いながらゆっくり2人で過ごしている時間が，一番好きでした．」

A：「そうでしたか．でも今回は初めて止めようと思ったのですね？」（傾聴）

相：「ええ，今回入院してみて，家で待ってくれている亡くなった夫がさびしいのではないかと，ふと思ってしまったのです．タバコを吸うことよりも入院しないことの方が，今では大事だと思っています．」

A：「そうでしたか…．それで止めてみようと努力されているのですね．」（傾聴）

■ 代表的な医療者の介入（喫煙を例に）

「タバコは心筋梗塞にどれくらい関係があると思いますか？もしよろしければ，このパンフレットを読んでみて下さい．」

「あなたにとってタバコをやめることは，1を重要でない，10を最も重要だとすればどれくらいの値でしょうか？」

「禁煙するんですね！すばらしい！いつから始める予定ですか？禁煙を助けてくれる薬を使うと，可能性が高くなるかもしれません．」

「10日間誘惑に負けずに気分転換できていて素晴らしです！他の誘惑，例えば知り合いからタバコを誘われたらどうしますか？」

「もう禁煙して7か月になりますか．素晴らしい！他の患者さんにあなたの体験を共有してもらえませんか？」

Case・part 4

相合さんはその後，再び禁煙にチャレンジした．「禁煙補助薬などの助けを借りずに行いたい」という本人の希望に沿って，今では7か月間禁煙を続けている．

相：「先生のおかげで禁煙を続けています．ありがとうございます．」

A：「相合さんの努力の甲斐あってでしょう．素晴らしいですね！」

相：「いえいえ．先生のほめ言葉と，「こんなときにどうする？」と事前にタバコを再開する誘惑に対して準備をしてくださったおかげです．「ご主人も喜んでいるんじゃないですか」という言葉を聞くたびに，禁煙したいと思った初心に戻ることができ，ここまで来れました．退院後に吸ってしまった経験があるので，油断なく禁煙を続けたいと思います．」

A：「相合さん，もう禁煙のベテランの域ですね．そこまで理解されていれば，他の人に指導することもできるんじゃないですか？油断なく，頑張りすぎないよう続けてください．応援していますから．」

【参照文献】

1）Emanuel EJ, Emanuel LL. Four models of the physician-patient relationship. JAMA. 1992；267：2221-2226.

2）Ende J, Kazis L, Ash A, et al. Measuring patients' desire for autonomy: decision-making and information-seeking preferences among medical patients. J Gen Intern Med. 1989；4：23-30.

3）松下明．薬を飲みたがらない患者への対応について教えてください．治療（増刊号）．2002；84：1042-1043.

4）Berlin EA, Fowkes, WC Jr. A teaching framework for cross-cultural health care : application in family practice. West J Med. 1983；139(6)：934-938.

5）Stewart M, Roter D (eds) : Communicating with medical patients. Sage, London. 1989, p.21.

6）松下明．研修医イマイチ先生の成長日誌 行動科学で学ぶメディカルインタビュー (6) 行動変容のステージモデル（3）準備期・行動期・維持期．週刊医学界新聞．2010；no. 2894：13.

7）Prochaska JO, Velicer WF. The transtheoretical model of health behavior change. Am J Health Promot. 1997；12(1)：38-48.

8）Miller, W.R. Enhancing motivation for change in substance abuse treatment. U.S. Department of Health and Human Services, SAMHSA/CSAT, Rockville, MD,1999.

（吉本　尚）

11 複雑な臨床問題へのアプローチ

■ はじめに

　超高齢社会に伴う疾病構造の変化，核家族化，価値観の多様化や国際化などをはじめとする社会構造の変化，経済格差の拡大など，社会全体が構造的に変貌を遂げようとしている．多くの事例が複雑性を増し，その解決のためには膨大な労力と忍耐，知識と経験，包括的なアプローチが求められるだろう．多疾患併存（multimorbidity）とは，いくつかの慢性疾患を，病態生理に関連するかどうかにかかわらず併せ持つ状態を指し，昨今の医療問題を考える上での重要な切り口の一つである．たとえば糖尿病，高血圧，心房細動，骨粗鬆症（大腿骨頸部骨折後），不眠，認知症の疑いを持つ 80 代男性，といった事例がそれにあたるだろう．このような患者がかかる複数診療科の医師たちの間で良好なコミュニケーションが図られることは少なく，ポリファーマシーや予期せぬ入院に繋がることが懸念される．決してまれではない，ごく身近なケースであるが，私たちが直面する医療問題の一端を如実に表しているだろう．多疾患併存は加齢とともに増加し，また社会経済の悪化によって頻度が増すことが指摘されている．一方，比較的若い世代においても多疾患併存がみられていること，ことに精神疾患を持つ多疾患併存は経済的困窮と強い相関がある[1] など，社会的決定因子（social determinants of health: SDH）の視点も十分に考慮する必要があるだろう．このような背景の中，総合診療医に期待される役割は大きい[2]．また，幅広い視野を持ち協働して問題解決にあたることができる医療介護スタッフを育成していくことも喫緊の課題であり，Interprofessional Education: IPE の重要性が再認識されるだろう．

　家庭医／総合診療医にとってこの領域の目標として，**1）診断と治療という医学的側面とは異なる Patient complexity の重要性を認識し，複雑性を捉える技術を身につける，2）関連する多くの専門家，介護福祉専門職と連携・協働することで問題の安定化を目指すことができる，3）複雑事例を取り巻く社会環境要因との相関について社会的決定要因から**分析することができる，としたい．現場のニーズに応える実践的な複雑事例への取り組み，そして，その教育における発展を期待したい．

■ 複雑事例へのアプローチの理論的枠組み

　複雑事例が敬遠されがちな理由は何だろうか．それは取りも直さず，事例の背景にある問題の核心が，医療者の想定するパラダイムとは異なる次元にあるからである．医師は「診断と治療」の枠組みで問題を捉えようとするが，複雑事例の問題の本質はそこだけにはない．その点が混同されることで，多くの医師は複雑事例を前に困惑し「うちの科ではない」「（患者の責任で）医者の仕事ではない」といった反応につながってしまう．

　しかしながら，少しここで立ち止まり，建設的な方向性を模索してみたい．多くの医師が診断を行うための臨床推論や検査に関しては多大なトレーニングを受けてきているが，複雑事例のケアの方法についてはほとんど学ぶことがなかったことに気づく．

1）複雑事例であることを認識し，その状況を適切に記述することができない，
2）問題の同定と解決のための行動プランが結びつきにくい，
といった課題が挙げられるだろう．すなわち従来の医学的スキームとは異なった視点からの介入が不可欠なのである．これまでの実践の中で産み出されてきた複雑事例へのアプローチの理論的枠組みは，決して解決策を提供するわけではないが，その糸口を探るための拠り所になることが期待される．

■ 複雑困難事例であることを迅速に察知する

　ともすれば，医療介護スタッフはある種独特のやり切れなさを感じていることが多い．それは通常のケースにはない疲労感，無力感であり，ときに絶望感である．そのことに気づくことなくケアに埋没していく中でバーンアウトしてしまう懸念もある．関わるスタッフが **Box 1** のような

Box 1　問題が複雑であることを示唆する徴候

- 様々な理由によりプロトコールやアルゴリズムに基づく一般的な治療が行えない.
- 関わる医療スタッフの気持が沈み困憊する.
- 健康状態が予想外に改善しない.
- 関わっている医師数が多く，診断名が多い.
- 病気の重症度や事態の深刻度に関する認識について，医療者と患者のギャップが大きい.
- これまで受け入れられなかった治療や検査，処置が多い.
- 多くの医療資源の投入（対応に多大な時間が割かれ，多くの職種の関連を必要とする他，不要な投薬や処置が面々と行われる，予約外受診や夜間救急受診を頻繁に利用する，頻回または長期の入院など）を必要とする.
- 何が問題なのか，どこから手をつければよいのか一見してわからない.

（第2版の図をもとに文献3) を参考とし著者改編）

Box 2　複雑性に関するクネビンフレームワーク

Simple	単純な問題で，教科書に従い治療を行うことで成功，改善がもたらされるような問題	状況を把握し，確立された方法にて対処する
Complicated	Simple な問題の組み合わせではあるが，個々の要素を足しあわせるだけではなく，全体の調和を保つ視点も必要　一般化することは可能	複数の選択肢を検討し，思考が固定化しないよう他の視点を取り入れることも重要となる
Complex	込み入った問題が絡み合い，それぞれの相互作用により絶え間なく変化が生じるため，個々の総和以上の問題が生じる現象の一般化，予見は困難	観察を繰り返すことで糸口を見出すことができるかもしれない　双方向のコミュンケーションの継続，クローズドシステムを作り出す，多様性を受け入れる，マクロな視点で「創発」が生じるチャンスを待つ，など
Chaos	最も中心的なシステムが破綻しており，問題の識別さえ困難な状況	問題解決ではなく，「安定化」を目指すために迅速なはたらきかけが求められる　時に絶対的権限，強いリーダシップの行使が求められる

（文献4) の図を参考とし著者改編）

徴候を感じる場合，理由はともかく対象が複雑事例であると認識し，チームとしてギアチェンジする必要がある.

　ナレッジ・マネジメントの領域で用いられるクネビン・フレームワークは，複雑適応系システムの研究から生み出されたものであるが，Martin/Sturmberg らも複雑事例の記述的枠組みとして言及しており[4]，臨床的な感覚としても応用しやすい.

　日常臨床における大半のケースは Simple および Complicated に相当し，通常の治療やケアの提供により「問題解決」にこぎ着けることが期待される.一方，Complex/Chaos においては，もはや常套手段で解決に至ることは困難であり，問題の安定化を当面の目標としたい.途方に暮れ立ちすくむ現場の中であっても，それらの問題が実は Complex/Chaos でありシフトチェンジしなければならないと認識することができれば，五里霧中にも一筋の光明が差し込むだろう.すなわち，まずは「安定化」させることに重点を置き，適宜チームで包括的なアセスメントを行い，粘り強く推し進めていくようシフトチェンジを行う（**Box 3**）.

　これらの問題をなるべく早い段階で察知するためにも，日常的に上記のフレームワークを意識して個々の患者を捉えるようにしたい.この際，

1）診断名と複雑性は必ずしも相関しないこと，

2）複雑性は様々な状況により変化し得るということ

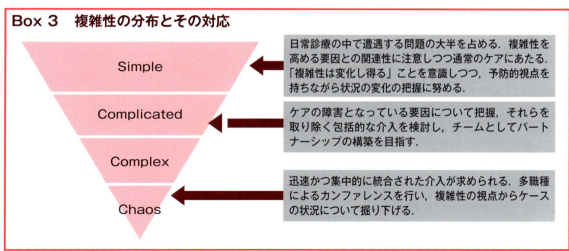

(文献3)を参考に著者作成)

Box 4　MCAMの評価項目

Illness（身体的，精神的，薬物依存など）	症状による機能障害，診断の不確実性
Readiness to engage	患者の苦悩，治療，行動変容へのレディネス
Social	住居の安全，安定，社会的ネットワーク
Health system	ケアの連携，ケア提供者との関係
Resources for care	言語，医療保険

(文献3)をもとに著者作成)

について留意する必要がある[3]．ただし，この分類を行うだけでは複雑困難事例を"difficult patient"とラベリングすることと何ら変わりない．もう一歩踏み込み，すなわち複雑性を来す問題の根本がどこにあるのかを探り，その解決のためにはどの専門家に協力を得る必要があるのかなど，評価をその後の介入に結びつけなくてはならない．

■ 複雑性を記述し，打開策につなげるためのツール

古くは de Jonge ら（オランダ）によって INTERMED という評価ツールが開発され，複雑困難事例の入院患者の評価や治療計画に用いられてきたが，やや煩雑な側面もあった．Biological, Psychological, Social, Health Care の4つの領域について，History（病歴），Current State（現状），Prognoses（今後の見通し）を評価するものであった．この流れを組んで，Peek らはプライマリ・ケアの外来セッティングに合わせた MCAM：Minnesota Complexity Assessment Method を開発した（**Box 4**）．さらに Maxwell らは，看護師やその他の医療スタッフらにも使用できる実践的ツールとして MECAM：Minnesota Edinburgh Complexity Assessment Method（別名 Patient Centered Assessment method：PCAM）[5〜7]へと発展させている．PCAM（**Box 5**）は，複雑性を分析的に記述すること，その結果を必要な行動プランに結びつけやすい点で有用で，医学生，研修医，スタッフの教育に応用することも期待される．また，本邦でもその妥当性と信頼性が確かめられており，複雑性が入院期間と相関することについても示されている[8]．

■ 複雑事例に関する多職種でのアプローチ

複雑事例のマネジメントにおいて，医師が得意とする「診断と治療」という枠組みから飛び越え，チームとしてのパフォーマンス向上を目指した取り組みを推進する役割が求められる．

Box 5　PCAM の評価項目

Patient Centered Assessment Method：PCAM

Health & Well-being　健康問題

1. 身近な健康問題について，はっきりとしない症状，問題（リスクも含む）のためにさらなる精査を必要とするか？

2. 身体的健康問題によって精神的幸福感が損なわれているか？

3. 生活スタイルや行動面の問題が身体的もしくは精神的な健康に影響を与えているか？（アルコール，薬物，食事，運動など）

4. その他に精神状態に影響を及ぼすことが挙げられるか？　また，それらはどの程度，影響を及ぼしているか？

Social Environment　住居・社会環境

1. 住まいの環境は安全面，安全面においてどのような状況か？（家庭内暴力，治安の悪い借家，隣人のいやがらせなどを含む）

2. 日常の活動が健康問題に影響を与えているか？（失業もしくはその懸念，職業，介護，その他）

3. 社会的ネットワークの状況は？（家族，仕事，友人）

4. 経済的状況は？（医療費の支払いも含む）

Healthy literacy and Communication　ヘルスリテラシー・コミュニケーション

1. 現在の健康状態（症状やリスク因子の徴候）について，もしくは健康を維持するために必要なことについて理解することができているか？

2. 当事者はヘルスケアの議論に参与できるか？（言語，難聴，失語症，アルコール及び薬物中毒，学習障害，神経の衰弱などの障壁を含む）

Service Coodination　サービスの調整

1. 現在関与しているサービス以外に必要なサービス，部署があるか？

2. このケースにおいてサービスはうまく調整されているか？

通常のケア　→　注意深く観察　→　行動計画を立てる　→　迅速に行動を開始

（文献 7）より著者作成）

■ チームとしての経験を改善につなげる Reflection と価値観のマネジメント

　複雑事例と対峙する個々のスタッフも，また同様に「絶望」，「無力感」，「不安」，「矛盾感」などのネガティブな感情を持っている．複雑性が高いという認識がないまま言語化がうまく進まずケースの対応に疲労困憊しているとすれば，陰性感情が漂い，スタッフ自身の自己効力感を貶めたり，チームとしてのパフォーマンスに影響を及ぼしたりするかもしれない．また逆転移の視点にも配慮する必要があるだろう．すでに言及した理論的枠組みを

スタッフ間にも導入してマネジメントにあたることは大変有用である．

　また，チーム内の No blame culture の醸成は最も重要な前提である．Blame のないチーム運営は一朝一夕に成し得るものではないが，注意すべきこととして，1）生じた問題を個人ではなくプロセスに求める，2）目的を共有する，3）円滑なコミュニケーションを目指すとされている．加えて，チーム内で「実践を繰り返すこと」を追加したい．プライマリ・ケア・プロバイダーチームとして複雑事例のマネジメントにあたる

Ⅱ　家庭医の臨床的方法

Box 6　複雑困難事例と向き合う 5 つの視点

ポイント 1　根本的解決ではなく，日常的な機能に支障がでない程度に安定化させることを目指す

ポイント 2　布石を打ち，今後起こりうる事態に備える

ポイント 3　とにかく見捨てず（Nonabandonment），継続的に関わりを持つ

ポイント 4　チームで取り組むことを心がけ，援助者としてのバランスを保つ

ポイント 5　網羅的な評価ツールを用いて，事例全体を俯瞰する

（文献 9）を参考に一部改編）

ことに価値を置き，Reflection を通して経験を活かせる仕組みづくりを行いたい．拠り所としての 5 つの視点は，とりわけ多職種にとっては有用かもしれない（**Box 6**）．

【参照文献】

1 ）Barnett K, Mercer SW, Norbury M, et al. Epidemiology of multimorbidity and implications for health care research, and medical education: a cross-sectional study. Lancet, 2012；380(9836)：37-43.
（multimorbidity の社会経済的な側面を踏まえジェネラリストの役割について言及）

2 ）Reeve J, Blakeman T, Freeman GK et al. Generalist solutions to complex problems: generating practice-based evidence - the example of managing multi-morbidity. BMC Family Practice.　2013；14：112
（multimorbidity とジェネラリズム，社会構造，患者中心の医療の方法などから言及）

3 ）Peek CJ ,Baird MA, Coleman E. Primary care for patient complexity, not only disease. Fam Syst Health.2009；27(4)：287-302.
（複雑事例，複雑性，MCAM など幅広い観点から総論的にまとめられている）

4 ）Martin C, Sturmberg P. General practice-Chaos, complexity and innovation. Med J Aust.2005；183(2)：106-109.
（複雑適応系の観点から複雑性をどのように捉えるか，プライマリ・ヘルス・ケアの観点も踏まえて言及）

5 ）Maxwell M, Hibberd C, Pratt R. Development and Initial Validation of the Minnesota Edinburgh Complexity Assessment Method (MECAM) for use within the Keep Well Health Check. NHS Health Scotland 2012.
（PCAM 開発の経緯についてまとめられている）

6 ）Pratt R, Hibberd C, Cameron IM, et al. The Patient Centered Assessment Method (PCAM): integrating the social dimensions of health into primary care. Journal of Comorbidity. 2015；5：110-119.
（PCAM の汎用性とその効果の検証について述べられている）

7 ）Patient Centered Assessment Method [PCAM] Online: Bringing the social determinants of health into primary care. http://www.pcamonline.org　（2017.11.10 アクセス確認）(PCAM)

8 ）Yoshida S, Matsushima M, Wakabayashi H, et al. Validity and reliability of the Patient Centered Assessment Method for patient complexity and relationship with hospital length of stay: a prospective cohort study. BMJ Open 2017；7：e016175.
（本邦における PCAM の妥当性と信頼性について検証，入院期間との相関があることが述べられている）

9 ）朝倉健太郎．困難事例をチームで振り返る－その方法．日本プライマリ・ケア連合学会誌．2011；34（3）：167-169.
（複雑困難事例との対峙について省察的実践家としてチームでどう乗り越えていくかについて言及されている）

（朝倉　健太郎）

12 倫理的問題へのアプローチ

Case・part1

99歳女性. グループホームに5年前から入所中で訪問診療を受けていて, 住み慣れた施設で100歳の誕生会をするのを楽しみにしており, ここ一年は体調を崩すこともなく元気に過ごしていた. 100歳の1か月前に肺炎で低酸素, 経口摂取不良となり, 今後の治療について, 家族, 施設職員, 訪問診療スタッフで相談することとなった. 以前入院してせん妄がひどかったため, 家族は入院を望んでいなかったが・・・.

Box 1　プライマリ・ケアの現場での倫理的問題

- ・本人の意向が考慮されないで方針が決められている.
- ・本人は家で過ごしたいが, 家族は無理と言っている.
- ・本人に意思決定能力は無いが, 方針を相談できる家族がいない.
- ・過剰と思われる検査を患者が希望する.
- ・風邪に抗菌薬など, 医療者が必要ないと思う治療を患者が希望する.
- ・検査, 治療が必要な状態であるが, 患者が希望しない.
- ・医療者が良いと思う方針を患者に押し付ける.
- ・情報共有がされていず, 各医療者間で考えていることが違う.
- ・医師が他の医療者の言うことに耳を傾けない.

など

■ はじめに

日々の臨床の現場で, モヤモヤしたり何か腑に落ちない気持ちになることはないだろうか. 例えば高齢の本人の意向を全く聞かずに, 娘の意見だけで方針が決まったときなどのように. このような違和感を覚えるときには, そこに倫理的問題が潜んでいることが多い. 倫理的問題とは特別なことではなく, 日常臨床のいたるとろに存在している問題である. まずはその違和感を認識し, 流さずに立ち止まることが重要である.

■ プライマリ・ケアの現場での倫理的問題とは

日々の臨床で生ずる倫理的問題は, 患者, 家族, そして医療者の価値観のズレから生ずることが多い. 皆がすんなり同じ方向を向けるとモヤモヤすることはないが, 患者-家族間, 患者・家族-医療者間, そして医療者間でも意見が違うと, そこに倫理的問題が発生する. また, 関係者皆が同じ方向を向いたが, その希望を叶える施設が無いなど, 周囲の状況が方針に合致しないときにも倫理的問題が発生する.

プライマリ・ケアの現場での倫理的問題例を **Box 1** に示す.

■ 倫理的問題に気がついてからどうするか

何らかの違和感を認識した際に, 流さずに立ち止まって自分で考えてみたり, 誰かに話すことが重要である. 自分の価値観のみで考えていても患者の価値観を理解できなかったり, もしかしたら自分が偏った考えを持っていることに気がつく可能性もある. そうすることで自分が感じている違和感は何からくるのか, 例えば看護師が病状を理解していないことから生ずるのであれば, もっと看護師とコミュニケーションを密にとって医療者間で共通認識に立って患者ケアにあたるという行動をとれることもある. ただし自分で考えたり誰かに話しただけでは解決が難しいこともあるため, その際には様々な人が集まって倫理事例検討のカンファレンスを開くことで, 問題点が明らかになりその問題に対処する方法が見えてくることが多い.

■ 倫理的問題へのアプローチ法—カンファレンスの開催

倫理事例検討カンファレンスの開催

倫理カンファレンスの方法と注意点を **Box 2** に示す. 最も大事なことは参加者全員がフラットに話し合える工夫である. 司会が発言しやすい暖かい

Box 2　倫理カンファレンスの方法と注意点

1. カンファレンスの準備
   - できるだけ多職種でのカンファレンスを行う（問題点を複眼的に見るため）
   - 業務に負担の少ない時間と場所を確保する（いつでもどこでも行えるものを示すため）
2. カンファレンス開始時に気をつけること（あらかじめ注意事項を示しておく）
   - 目的は，よりよい患者ケアのための情報共有と分析
   - 問題解決が目標であるが，目的ではない（簡単に結論が出る問題でないことが普通）
   - 開始時間と終了時間を明確にする
3. カンファレンス中に気をつけること
   - 安全に発言できる環境をつくる（個人への批判は行わないようにあらかじめ説明する．個人攻撃ととれる発言があれば，個人の責任に言及するカンファレンスではないことを説明，その問題をさらに追及しないようにする）
   - 時間を守る（結論が出なくとも終了時間を守る努力をする．時間をかければ問題解決につながるとは限らない）

（文献 1）表 II -E-1-1 より著者改編）

Box 3　臨床倫理の 4 分割表

医学的適応（Medical Indications）

善行と無危害の原則
1. 患者の医学的問題は何か？　病歴は？　診断は？　予後は？
2. 急性か，慢性か，重体か，救急か？　可逆的か？
3. 治療の目標は何か？
4. 治療が成功する確率は？
5. 治療が奏功しない場合の計画は何か？
6. 要約すると，この患者が医学的および看護的ケアからどのくらいの利益を得られるか？　また，どのように害を避けることができるか？

患者の意向（Patient Prefences）

自律性尊重の原則
1. 患者には精神的判断能力と法的対応能力があるか？　能力がないという証拠はあるか？
2. 対応能力がある場合，患者は治療への意向についてどう言っているか？
3. 患者は利益とリスクについて知らされ，それを理解し，同意しているか？
4. 対応能力がない場合，適切な代理人は誰か？　その代理人は意思決定に関して適切な基準を用いているか？
5. 患者の事前指示はあるか？
6. 患者は治療に非協力的か，または協力出来ない状態か？　その場合，なぜか？
7. 要約すると，患者の選択権は倫理・法律上最大限に尊重されているか？

QOL（Quality of Life）

善行と無危害と自律性尊重の原則
1. 治療した場合，あるいはしなかった場合に，通常の生活に復帰できる見込みはどの程度か？
2. 治療が成功した場合，患者にとって身体的，精神的，社会的に失うものは何か？
3. 医療者による患者の QOL 評価に偏見を抱かせる要因はあるか？
4. 患者の現在の状態と予測される将来像は延命が望ましくないと判断されるかもしれない状態か？
5. 治療をやめる計画やその理論的根拠はあるか？
6. 緩和ケアの計画はあるか？

周囲の状況（Contextual Features）

忠実義務と公正の原則
1. 治療に関する決定に影響する家族の要因はあるか？
2. 治療に関する決定に影響する医療者側（医師・看護師）の要因はあるか？
3. 財政的・経済的要因はあるか？
4. 宗教的・文化的要因はあるか？
5. 守秘義務を制限する要因はあるか？
6. 資源分配の問題はあるか？
7. 治療に関する決定に法律はどのように影響するか？
8. 臨床研究や教育は関係しているか？
9. 医療や施設側で利害対立はあるか？

（文献 2）P13 症例検討シートより）

雰囲気を作ることも重要だが，参加者も有意義なカンファレンスにするという気持ちをもって臨むべきである．

■ 臨床倫理の 4 分割表の活用

　事例検討する際に何らかの枠組みがあったほうが検討しやすいが，その一つとして Jonsen らが示した，臨床倫理の 4 分割表を紹介する．これは事例を「医学的適応」「患者の意向」「QOL（Quality of Life）」「周囲の状況」の 4 つの表に分けて検討する方法である[2]．それぞれの表にどのような

ことを書き込むかは **Box 3** に示す．4 つの表に分けることで検討するべき事項が漏れにくく，問題が医学的に複雑な状態から生じているのか，患者の意向がわからないからなのか，周囲の家族間の思惑の違いから生じる問題なのかなどが見えやすくなる．実際のカンファレンスでは「医学的適応」→「患者の意向」→「周囲の状況」と検討し，そこまで出てきた情報を基に何をすることが患者の「QOL」を上げるのかを検討する．そして最後に誰がいつまでに何をするのかの Next Step を決めてカンファレンスを終了する．

4分割表を使ったカンファレンスの弱点の一つは時系列がわかりにくいので，司会が意識して過去から現在までの道筋をたどるような問いかけをして，これから何が最善なのかを考えるような進め方をするのがコツである．またカンファレンスをすればすべてが解決するわけではなく，難しい問題はやはり難しいので，情報共有や何の情報が足りないかわかるだけでも，今後に向けた一歩となりうることを理解して運用する必要がある．

■ 事例検討後の対応

カンファレンスをしたり，カンファレンスの時間を取れないが上記の4つの項目を考慮して，患者のQOL向上にある程度の方針が出た後にするべきことは，再度本人，家族と話し合って共通の理解基盤に立ったうえで落とし所を探ることである．事例検討で話し合われたことがすべて正しいわけでもなく，面談により我々が知らなかった本人の思いが聞けるかもしれないし，気持ちの変化があるかもしれない．あくまで事例検討はその時点での，そのときの参加者によるふさわしいと思われるふるまいであることに自覚的になるべきである．かといって事例検討に意味がないかというとそうではなく，事例検討しなければ気が付かなかった視点や足りない情報が得られたり，検討により関係者が同じ方向を向くことにはとても重要な意味を持つのである．それらを踏まえ再度の面談で，本人，家族の価値観，ものがたり的な側面に十分考慮しながら最善について合意形成するのが真に倫理的態度である．

最後に先の事例は4分割表を使ったカンファレンスをする時間的余裕は無かったが，関係者が集まっての話し合いの結果どうなったかを示しておこう．

Case-part 2
・本人は「100歳まで生きる」が口癖で，家族のために100歳の表彰をされたいと思っていたことがわかった．
・家族は，入院はさせたくないが，全く治療しないでこのまま看取ることに迷っていた．
・施設では看取りが可能であるが，施設長は，医療行為は行わずこのまま何もしないで看取るが良いのではないかと思っていた．
・上記を踏まえ，家族は急な病状悪化で何も治療行為を試みない覚悟はできていないので，この施設で肺炎を治療する方針となった．上手く改善すれば100歳を迎えられるかもしれないし，それでダメならあきらめがつくということで全員が最終的に合意した．
・在宅酸素を導入して，特別訪問看護指示書を記載して訪問看護師と契約し，セフトリアキソンと生食の皮下注を開始した．
・肺炎は一時改善し，遠方の家族も参加して100歳のパーティーを開催できた．
・その後食欲は改善せず寝ていること多くなったが，施設長含め誰もが老衰と捉え，点滴はせずにそのまま静かに永眠された．

【参照文献】
1）川口篤也．E. 公益に資する職業規範 1 プライマリ・ケアにおける医療倫理．日本プライマリ・ケア連合学会 基本研修ハンドブック改訂2版，日本プライマリ・ケア連合学会，南山堂，227-233，2017．
2）Albert R .Jonsen, Mark Siegler, William J. Winslade. 臨床倫理学，第5版，赤林朗ら監訳，新興医学出版社，1-13p, 2006.
3）白浜雅司のホームページ（臨床倫理の症例検討と山村の診療所の医師の日常を伝えるページ）：http://square.umin.ac.jp/masashi/
（我が国の臨床倫理にとって，白浜雅司氏の功績は測り知れない．2008年に亡くなられたが，今でも氏のホームページには色あせない内容が掲載されている．）

（川口 篤也）

13　家庭医療における健康観に基づく診療
―身体心理社会記号論的
（Somato-Psycho-Socio-Semiotic）モデル

Ⅱ　家庭医の臨床的方法

Ⅱ

Case
　78歳女性．Ａさん．末期胃がんのため入院中．家で最期を迎えたいと考えているが，家族は「癌の末期ですよ！重病人を家で看る自信はありません．」と反対している．

■ プリンシプル

　健康とはどういう状況を指すのであろうか．「病気でない状態が健康」とするならば，慢性疾患（慢性心不全，脳梗塞後遺症など）や不治の病（末期癌など）を持つ人は健康とは言えないのであろうか．

　W．Osler は「患者がどんな疾患を有しているかを知ることよりも，どんな患者が疾患を持っているかを知ることのほうが大切である」と話している．科学や技術によって病因を取り除くだけでは患者の "健康" を回復させることは困難であり，患者や疾患の背景にある様々な要因を統合することによって回復されうる．1967年，Engelは従来の生物医学モデルとは違う診療の枠組みとして "Bio-Psycho-Social model（生物心理社会モデル）" を提示．その発展型として2000年にPauli, White & McWhinney により "Somato-Psycho-Socio-Semiotic paradigm" という概念が開発された．これにより "健康" の意味づけがより明確になった．生物心理社会モデルに対応する Somatic（身体的），Psychological（心理的），Social（社会的）に，Semiotic（記号論的：疾患に対する考えや理解，受診理由，価値観など）が加わったモデルで（**Box 1**），いわゆる "健康" はこれら4つのバランスがとれた状態とされる．

　Box 2のaはそれぞれのバランスが保たれた"健康" な状態である．脳梗塞後遺症により片麻痺

がある状態であっても（一見 Somatic に偏っているように見えても），他の Psycho-Socio-Semioticによりバランスがとれている a の状態であれば，その人は "健康" である．バランスが崩れb，c，dのような状態になると "病んでいる" と表現される．Somatic に偏っている b は命に関わる病態（心筋梗塞発症時など）の際に見られやすい状態であり，c，d は診療所などでよく見られる状態であろう．従来，b の場合は単に Somatic な問題として，c，dの場合は単に Psychological な問題として扱われていたが，Somatic, Psychological, Social, Semioticの4つのコンポーネントがそれぞれ影響しあったうえでバランスを崩している状態であることを理解しアプローチすることが重要である．

■ アプローチ

　Somato-Psycho-Socio-Semiotic アプローチでは4つのステージを経る．まず，4つのコンポーネントそれぞれに該当する健康問題を抽出（ステージ1）した後，それぞれのコンポーネント間の関係性について考える（ステージ2）．この関係性を踏まえたうえで，どうすれば健康のバランスを回復させることができるか，すなわちどうすれば**Box 2**のaの状態に持っていけるか検討し（ステージ3），さまざまなヘルスケア提供者と協力して健康バランスの回復に向けて動き始める（ステージ4）．このアプローチを実践することで，全人的医療，すなわち医の art と science の融合した医療を提供することができると考えられる．

　冒頭で提示した症例につき Somato-Psycho-Socio-Semiotic モデルでアプローチしてみよう．

ステージ1（健康的問題の抽出）：

　癌に伴う疼痛のコントロールが不十分であり，そのことが家族にとって大きな不安になっている

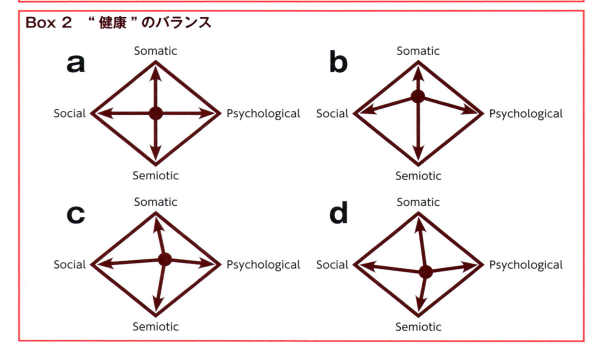

ことが明らかになった (**Box 3**). また, 患者が家に帰りたがる理由として, 長年連れ添った夫の遺影がある自宅で最期を迎えたいこと, 家なら大好きなタバコが吸えることなどがわかった.

ステージ2（コンポーネント間の関係性の検討）：

癌性疼痛と家族の不安に強い相関があること, 家族としては可能であれば患者の思いに応えてあげたいと考えているが, 不安が強く自宅療養を拒んでいること, 患者は家族から「すべてを拒まれている」と解釈してしまいストレスを感じていることなど, それぞれのコンポーネントが関係しあっていた.

ステージ3（健康のバランス回復に向けての方略）：

痛みのコントロールを十分行うこと, 痛みやそれ以外に起こりうることを想定し対応策も含めて患者・家族に伝えることが必要であると考えられた.

ステージ4（健康バランス回復の実践）：

介護保険を申請しケア体制の強化を行った. 週1回の定期訪問診療や24時間対応の臨時往診の準備, 2日に1回の訪問看護や毎日のヘルパーによる生活のサポートを行い, 痛みのコントロールのみならず, さまざまな不安や身体的負担をサポートできる体制を整えた.

Box 3　CaseにおけるSomato-Psycho-Socio-Semioticモデルのよるアプローチ

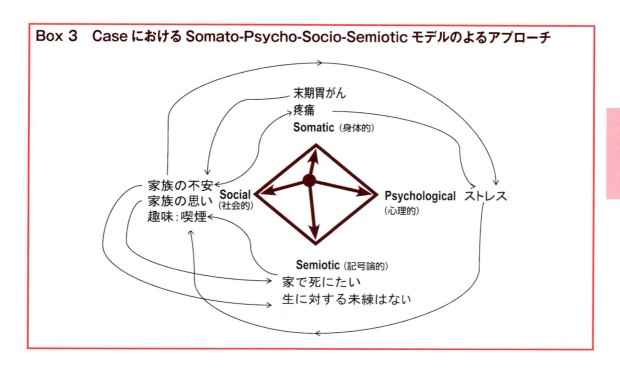

これらのアプローチを行うことにより，癌末期という状態でありながら患者は"健康"のバランスを保つことができ，家族に囲まれて自宅で最期を迎えることができた．また「患者の希望をかなえてあげたい」という思いを達成すべく家族の不安にも対応することで，家族の"健康"のバランスも保つことができた．

■ まとめ

家庭医療における"健康"とは，Somatic, Psychological, Social, Semioticの4つのバランスが保たれている状態を指す．このバランスが崩れているとき，家庭医はそれぞれのコンポーネントの内容を把握し，関係性を検討し，バランスを整える方略を考え，さまざまなヘルスケア提供者と協力してバランスの改善に努めることが重要である．こうすることで患者の"健康"のバランスを回復させることが可能となり，全人的医療，医のartとscienceの融合した医療を提供することができるのである．

【参照文献】

1) Sturmberg, J. How to teach holistic care-meeting the challenge of complexity in clinical practice. Education for Health. 2005 ; 18（2）: 236-245.

（横林　賢一）

14 Evidence-Based Medicine（EBM）

■ EBM とは

Evidence-Based Medicine（EBM）は「エビデンス（根拠）に基づく医療」と訳される．利用可能な最良のエビデンスを踏まえて，目の前の患者の診療における決断をすることである．「エビデンスを踏まえて決断する」というのが重要で，決して EBM がエビデンスそのものではないことに注意が必要である．

■ なぜプライマリ・ケアの現場で EBM が重要なのか

目の前の患者にある疑問や問題を解決するには，その時点での最良の医療情報を用いる必要があるので，常に自分の診療をアップデートさせなければならない．そのため，情報収集と評価，そしてその適用とフィードバックを行う EBM は，生涯学習のツールになる．

また EBM を学ぶと，薬剤の効果や検査の性能が「効く／効かない」や「確定／除外」という二元論ではないことがわかる．これによりそれぞれの薬剤の効果や検査の性能を定量的に考えることができ，一人あたりの患者に対する検討事項やタスクが非常に多いプライマリ・ケアの現場では，診療の優先順位をつけることが可能になる．

そして，多様な患者を診ているプライマリ・ケアの現場では，疾患そのものだけでなく，患者のナラティヴを重視し，その全体像にアプローチすることが期待されている総合診療医や家庭医にとっては，特に後述する EBM の Step 4（患者への適用）はその実力をいかんなく発揮する良い指針となるだろう．プライマリ・ケアの現場でこそ，EBM の考え方がフィットするのである．

■ EBM の具体的な手法

EBM は **Box 1** のように 5 つのステップで構成される．

・Step 1：疑問の定式化

目の前の患者の解決するべき疑問や問題を形にする．**Box 2** のように PICO というフォーマットに

することで問題点を明確にする．ここで特に重要なのは O（アウトカム）の設定である．目の前の患者が何を最終的な目的（真のアウトカム）としているのかを常に意識しなければならない．長生きすることかもしれないし，楽になることかもしれないし，経済的な負担が大きくないことかもしれないし，期待や希望は人によって異なる．押さえておくべきなのは，医療者ではなく，患者や家族が重要と思うものは何かである．最終的に Step 4 では多くの疾患や問題に対するさまざまな介入のいずれによってこの患者の真のアウトカムを達成できるかを検討することになる．

Case：

陳旧性腰椎圧迫骨折があり，歩行器を使用している 79 歳男性．今回中等症のアルツハイマー型認知症と診断された．本人に病識はなく，同居の家族は認知症の進行を心配している．

この症例では，例えば以下のように疑問の定式化をする．

P：陳旧性腰椎圧迫骨折があり，歩行器を使用している中等症のアルツハイマー型認知症を持つ 79 歳男性が

I：抗認知症薬を使用するのは

C：使用しないのと比べて

O：認知症の進行が遅くなるのか

疑問のカテゴリー：予防

今回は O に関しては患者本人の病識がなかったため，家族の思いに重きをおいた．この PICO の例はあくまで一例であり，唯一の正解ではない．特に O は患者や家族の価値観などによっては，「転倒しないか」，「妄想を言わなくなるか」，「長生きするか」，「吐き気が出るか」などが真のアウトカムになるかもしれない．

・Step 2：情報検索

Step 1 で定式化した疑問に沿って情報を検索する．情報検索においては，身の回りには多くの情報源で

Box 1　EBM の 5 つのステップ

STEP 1：疑問の定式化
STEP 2：情報検索
STEP 3：情報の批判的吟味
STEP 4：情報の患者への適用
STEP 5：振り返り

Box 2　STEP1　疑問の定式化

Patient　どんな患者が
Intervention　ある治療 / 検査を受けるのは
Comparison　別の治療 / 検査を受けると比べて
Outcome　どうなるか

溢れているが，多忙な日常診療ではすべての疑問に対して原著論文にあたって解決するのは現実的に厳しいので，UpToDate[®1)] や DynaMed[®2)] などの Evidence-based な二次資料を用いるのが効率がよいだろう．これらは一次資料である原著論文のうち質の高いものを批判的吟味したうえで使いやすいようにまとめているのが特徴だ．PubMed を用いた Medline 検索に関しては，コツと慣れが必要なこと，得られる情報が玉石混交であることから，どうしてもという場合に限られる．また診療ガイドラインに関しては質の差が激しく，現時点で特に国内の診療ガイドラインは必ずしも情報源として信頼性が高いとは言えない．

Case：

UpToDate[®] を参照すると，軽症から中等症の認知症ではコリンエステラーゼ阻害剤（以下 ChE 阻害剤）が提案されていた．同剤の効果としては認知機能や ADL に対して少しの効果があること，全員に効果があるわけではないこと，長期間の効果については不明だと記載があった．
DynaMed[®] を参照すると，ChE 阻害剤が認知機能に対して適度な効果が示した研究が記載されていた[3)]．また，高齢患者では ChE 阻害剤の使用で，失神が増えるという研究[4)] も記載されていた．
日本の認知症疾患治療ガイドライン 2010[5)] では抗認知症薬を使用するように薦められていた（グレード A）．

・Step 3：情報の批判的吟味

Step 2 で得られた情報の質を確認し，その内容を解釈するステップである．ここではエビデンスにどの程度バイアスが存在しうるかを研究手法の記述から類推する．多忙な日常診療の中ですべての医療情報について批判的吟味を行うことは現実的ではない．実際には前述した信頼できる二次資料を使うことで批判的吟味を省き，診療内容を変えうる重要な研究や意外性のある結果を持つ研究に関してのみ批判的吟味を行うとよいだろう．

研究デザインによってチェックポイントが異なるため紙面の都合上詳述はしないが，The SPELL[6)] に研究デザインごとのチェックポイントとその解説があるので参照されたい．

Step 3 でのポイントは，その研究が「信頼できる / できない」と二者択一の判定をするのではなく，研究手法に問題があった際に，その研究結果がどの程度過大もしくは過小評価されているかを推定することである．

Case：

DynaMed[®] に記載されていた ChE 阻害剤の認知機能に対する効果を検討した研究[3)] はシステマティックレビューで，研究手法としてはほとんど問題がなかった．軽症から中等症の認知症患者では 6 か月から 1 年間の ChE 阻害剤内服で，認知機能評価スケールが 70 点満点中 2.7 点有意に高かった．ChE 阻害剤内服で嘔気・嘔吐や下痢などの副作用が有意に多く，同剤内服群の副作用による脱落は 29％と高率だった．

・Step 4：情報の患者への適用

Step 4 では Step 1 で取り上げた目の前の患者の問題を解決するために，**Box 3**，**Box 4** のように EBM 実践の 4 つの要素について検討して結論を出す．このステップが EBM 実践の中で最も重要である．それぞれの要素について解説する．

Box 3　EBM実践の4要素

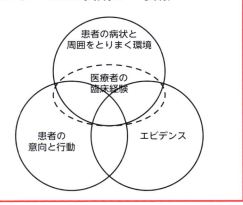

Box 4　情報の患者への適用

①エビデンス

Case：
・DynaMed® で調べたところ，
・軽症から中等症のアルツハイマー型認知症に対するChE阻害剤の効果は，プラセボと比較して認知機能評価スケールで70点満点中2.7点有意に高かった[3]．ChE阻害剤内服患者で消化器症状を主とした副作用で約3割が脱落した．
・高齢認知症患者がChE阻害剤を使用した場合に，失神が増えるという研究も記載されていた[4]．
・日本の診療ガイドライン（認知症疾患治療ガイドライン2010）[5]では抗認知機能薬の有効性を示す科学的根拠があり，使用するように薦められていた（グレードA）．

②患者の病状と周囲を取り巻く環境

Case：
・目の前の患者の認知機能は研究と同等．
・併存疾患は糖尿病，腰椎圧迫骨折（転倒によるもの）で，ADLは歩行器を使用．
・ChE阻害剤の値段　1日薬価約500円．

③患者の意向と行動

Case：
・本人に病識はなく，特に治療は希望していない．
・同居の妻は，認知症が進んで生活が破綻することに対して漠然と心配を抱いている．

④医療者の臨床経験

Case：
・抗認知症薬で経過に変化があったという経験はない．
・高齢者が抗認知症薬の副作用が原因で食事摂取不良になった経験がある．

その患者での自分の結論

ChE阻害剤の統計学的に有意な効果は，臨床的な効果とは言いづらいと判断した．その一方で，薬剤使用による失神のリスク上昇はさらなる転倒・骨折につながる可能性があると考えた．本人はそもそも病識がなく，薬剤を希望していない状況であり，家族にも薬剤自体の効果は大きくないかもしれないと伝え，家族と相談した上で経過観察することにした．ただし，経過の中で認知症がさらに進行した場合には再度検討をする方針とした．

①エビデンス

Step 3で吟味した研究結果やその他の情報の記載を検討する．最新の良質なシステマティックレビューとそれが発表された以降の質の高い研究を確認する．ここで意識する必要があるのは，臨床研究の対象患者はその疾患を持つ平均的な患者であって，目の前の患者とは状況が異なることである．したがって，吟味した研究がどんな患者を対象としたものなのかを再度確認する．また1つの研究結果のみでは情報の偏りがあるかもしれず，複数の情報源をあたるのが肝要である．その際に治療効果や検査性能などを定量的（つまり，効果の大きさがどれくらいなのか，どのくらい診断に寄与するか）に捉えるのを忘れてはならない．また，副作用の頻度や程度も検討する．

②患者の病状と周囲を取り巻く環境

目の前の患者と調べた医療情報の対象となっている患者集団との相違を確認する．これによって，目の前の患者における効果が研究の結果で示されている効果よりも大きいのか小さいのか推定できる．また周囲の環境として，検討している治療・検査の費用や自分の置かれた環境で実行可能かを検討する．

③患者の意向と行動

患者にとって真のアウトカムが研究によって検討されているかを確認する．また治療介入に関して，治る可能性がわずかしかなくてもそれにかけたいという人から，確実に大きな効果があると言えない限り無理して治療したくないという患者まで，患者の価値観はまちまちなので，それによっても治療するか否かの決断は影響される．

④医療者の臨床経験

自分自身や同僚などが検討している治療・検査をこれまでに行ったことがあるか，その実感などを確認する．臨床状況が臨床研究ではカバーされないほど複雑だったり，エビデンスがない治療を検討したりする場合では特にこの経験が重要になる．また診断においては，想起した疾患の事前確率の見積もりにも経験が必要になる．

これらの十分な検討の末，決断を下すのがこのステップである．このステップではエビデンスは1つの要素に過ぎないことを忘れてはならない．

エビデンスがあるから薬剤を使うという短絡的な発想ではなく，効果があるというエビデンスがあったとしてもそれを使わなかったり，効果が証明されていなくても他の要素からそれを使ったりすることがあるのがEBMである．これらの検討には患者の疾患のみならず，病いの物語（ナラティヴ）の共有や，患者背景の理解などの全体像を知り共通の理解基盤を見出すことが重要であり，家庭医療の理論の1つである患者中心の医療の方法が大いに役立つだろう．

・Step 5：これまでのStepの振り返り

Step 1〜4の手順を振り返り，その決断を下したことで患者が幸せになったかを考えて，次の機会に生かす．

■ 診療ガイドラインとの向き合い方

目の前の患者に対する方針が診療ガイドライン（Clinical Practice Guideline：以下CPG）の推奨通りに決められないことに対して，葛藤や罪悪感を抱くことはないだろうか．米国医学研究所（institute of medicine：IOM）はCPGを「エビデンスのシステマティックレビューと複数の治療選択肢の利益と害の評価に基づいて，患者ケアを最適化するための推奨を含む文書」と定義している．そのため，CPGは決して守らなければならない法律やルールではなく，あくまで1つの指針・参考資料としてとらえるべきだろう．目の前の複雑な背景を持った患者に診療ガイドラインの推奨内容をそのまま適用できない状況というのはよくあることであり，それ自体は誤りではない．ただし，CPGの推奨内容と違う診療をする場合には，そのことを患者側に説明をし，記録することが必要だ．

EBMのステップにならう場合，当然Step 3，つまりCPGの質の評価は避けて通れない．国際的なCPGの評価基準であるAGREE IIで日本のCPGの質を評価すると，私たちが普段手に取る日本のCPGに関しては決して質が高くないのが実情である[7]．特に＜作成の厳密さ（再現性のあるエビデンスの選択と質の評価，推奨文の公正な作成）＞と＜編集の独立性（資金源からの内容の独立）＞に問題があり，そのCPGを鵜呑みにしてしまうことは，偏った情報のみで診療にあたってしまう可能性がある．信頼性の高いCPG作成方法としてGRADEシステムがあるが，現時点ではこの方法で作成されているCPGは国内では極めてまれだ．

これらのことから現時点ではCPGを金科玉条のように扱うことはせず，EBMのStep 4（患者への適用）で検討するべきエビデンスの1つとして捉えるのがよいだろう．

■ 最後に

これまで述べてきたように，EBMは目の前の患者に対してエビデンスを取り入れながら最善の診療を行うものである．決してエビデンスのみで診療を行うものではないことを常に心に留めておきたい．

謝辞：本稿の執筆にあたり，東京北医療センター総合診療科の南郷栄秀先生に有益なご助言を賜った．ここに感謝の意を表する．

【参照文献】

1) http://www.uptodate.com/ja/home
2) http://www.ebsco.co.jp/medical/dynamed/
3) Birks J. Cholinesterase inhibitors for Alzheimer's disease. Cochrane Database Syst Rev. 2006;(1):CD005593.
4) Kim DH, Brown RT, Ding EL, Kiel DP, Berry SD. Dementia medications and risk of falls, syncope, and related adverse events: meta-analysis of randomized controlled trials. J Am Geriatr Soc. 2011;59(6):1019-1031.
5) 「認知症疾患治療ガイドライン」作成合同委員会．認知症疾患治療ガイドライン2010, 医学書院，93p, 2010.
6) The SPELL. http://spell.umin.jp/
7) 南郷栄秀，岡田悟，豊島義博，湯浅秀道，南郷里奈．日本の診療ガイドラインの質は低く，改善の余地が大きい．岡山：第5回日本プライマリ・ケア連合学会学術大会（2014年5月11日）

（岡田　悟）

15 Narrative-Based Medicine(物語に基づく医療)／ Narrative Medicine（ナラティブ・メディスン）

■ 今日までの"医療における物語"の展開

医療における物語について，現在，Narrative-based Medicine（NBM），Narrative Medicine（NM）という言葉が広く用いられるようになっているが，これまでにその他にも同様の概念が提唱されてきた．NBM，NM が提唱されるまでの流れを理解しておくことは有用と思われるので，重要と思われるものの概略を整理しておく **(Box 1)**.

直接物語には言及してはいないが，Patient-Centered Medicine，Relationship-Centered Medicine **（注1）**，Mindful Practice **（注2）** は，NBM，NM と同様の概念を含むと考えてよい．

■ なぜ物語が重要なのか

病は身体以外に，これまで保ってきた自信，人間関係，社会の中での存在のパターン，存在価値など，様々なものを壊す．病は患者の人生の一貫性を分断し，患者に混乱をもたらし，その混乱の中で患者は苦悩する[1].

患者は，その混乱，苦悩を自分なりに整理してそれに対処しようする．あるいは，全く対処できず混沌の中に居続ける場合もある．この整理するプロセス，整理されたもの，混沌は，当然のことながら科学的なものではなく，また，多くの場合，論理的でもない．それらは患者の主観的プロセス，主観的世界であり，物語の形式をとる．

患者は病の体験を物語として構成して病体験に意味づけを行い，自身の一貫性を保とうとする．よって，病は物語の機会となり，また，患者の病体験は物語を必要とする[1].

■ なぜ医療者は物語に対応する必要があるのか

医療によってすべての患者が救われるわけではない．慢性疾患，障害は治癒することなく，患者は長期にわたってそれらを抱えて生きていく．また，身体的疾患は回復しても，一人の人間としての社会的存在は，病気になる前と同様には回復していない場合も多い．

このような患者の慢性の病や障害は，治癒させることはできなくとも，患者が診察室で示すさまざまな形の物語を解釈して理解し，その理解を患者に戻して医療者が患者に応えることで，和らげたり支えたりすることはできる[2,3].

治癒することができない病気になったために，患者は失望，失敗，裏切りなどの感覚を持ち，それに耐えようとする．そのときに，それに対する何がしかの答えを持つのが医療である．しかし，医療者は治らない慢性の病気や障害を前にして，医療者である自分自身の能力を辱められるように感じてしまい，その辱めを患者に背を向けるということで行動化してしまうことがある[1].

病む人には自分の病を理解してくれる人が必要であり，病を通じて同伴してくれる人が必要である．科学的な能力だけでは，患者が健康の喪失に対応したり苦悩の中に意義を見出したりはできない．科学的な能力と合わせて，患者の病の物語に気づき，その意味を理解し，賞賛し，患者の物語に揺り動かされて患者に寄り添い，患者のために行動することが求められる[4].

■ 物語，物語るとは何か（Box 2）

病の体験は時代や生活を構成しているあらゆる特徴と結びついている．自身の持っている観念，感情，家庭や職場での対人関係，さらには広く共有されているイメージ，経済的な力，ケアや福祉の社会的機構と結びついている．よって，病の体験が個々の患者にとってどのような意味があり，その体験をどのように生き，その体験にどう対処しようとするかは，さまざまである[5].

これらの体験は混沌としており，形のないまま

注1： さまざまな"関係性"を中心にヘルスケアを構築するという考えで，"関係性"に関わる人の個性を取り入れること，感情が重要な要素となること，相互作用の中で"関係性"が生じていくこと，"関係性"の形成と維持が倫理的に重要であること，の４つの原則が示されている（Tresolini CP, and the Pew-Fetzer Task Force on Advancing Psychosocial Health Education. Health Professions Educaion and Relationship-Centered Care. San Francisco : Pew Health Professions Comissions ; 1994.）

Box 1　医療における物語の今日までの展開（概略）

・1980年	医療人類学者であり精神科医である Arthur Kleinman によって，疾患 (disease) と病い (illness)，説明（解釈）モデルの概念が提唱された．
・1981年	医療人類学者である Bryon Good によって，意味を中心としたアプローチの概念が提唱され，病いの経験の意味や解釈の重要性が強調された．
・1986年	心理学者である Jerome Bruner によって，科学 - 論理的思考モード・物語的思考モードの概念が提唱され，医療に主観的要素を取り入れる物語的転回という流れが高まっていった．
・1991年	医療社会学者である Arthur Frank によって，身体を病む人の語りについての4つの類型が提唱され，物語の医療社会学的分析が行われた（Box 2）．
・1998年	英国の General Practitioner（GP）であり，EBM の推進者であった Trisha Greenhalgh によって提唱された NBM によって，行き過ぎた EBM に警鐘が鳴らされ，NBM によって EBM を補完しようという動きが起こっていった．日本では 2000 年代になり NBM の言葉が広く知られるようになった．
・2002年	英国の GP であり家族療法のトレーニングを積んだ John Launer によって社会構成主義の視点を強く取り入れた Narrative-based Primary Care（NBPC）の概念が提唱された．Launer は Greenhalgh らとも活動を共にしている．
・2001年	米国では英国の流れとは別に，文学と医療についての研究がすすみ，2001 年に総合内科医・プライマリ・ケア医であり，文学博士・倫理学者でもある Rita Charon によって Narrative Medicine，Narrative competency の概念が提唱された．Charon と Greenhalgh らには学術的交流がある．
・2008年	Rita Charon によって，患者の物語を聴き，書き留めるための Narrative competency についての具体的教育・学習法の詳細がまとめられた．

Box 2　病の物語の類型

回復（奪還）の物語
主人公である医師が正しい診断と治療を行い，あるいは主人公である患者が医療システムを上手に利用して，望まれていた健康を回復する．

悲劇の物語
主人公である医師は最大限に努力するが，患者は治らない．あるいは，主人公である患者は重大な病気を克服しようと苦闘するが，医療の無力さと思いやりのなさに直面する

探求の物語
主人公である患者は，自身の不治の病い，その意味と目的を見出すために，旅に乗り出す．

混沌の物語
物語は一貫性を欠き，満足が得られず，意味を言い出せない．

(Greenhalg, T. グリーンハル教授の物語医療講座. 三輪書店. 東京. 2008, P.6-7. より引用)

注2：早急な判断をせず，未知のものへの好奇心を保ち，謙虚な心構えでいること，また，自分自身の心の動きを見据え，柔軟な思考過程でバイアスも認識しつつ，共感的な医療実践を行うこと，などが強調されている．(Epstein,R.M.：Mindful practice. JAMA. 1999, vol.282, no.9, p.833-839.)

存在している．そして，病や死などの感情的な負荷のある体験は，混沌として形のないままでそれに自身で耐えたりその意味や意義を理解したりすることはできない．体験を理解し，それに耐え，病によって分断された一貫性を回復するためには，患者は複雑な体験を語り体験を意味づけして物語を形創る必要がある[1, 6]．

物語を語ることは混乱した状況から新しいパターンを創るために重要なことであり，現在の状況に新たな意味を見出し，新しいパターンの中で病，病む人が居場所を得ることになる．なぜなら，物語は物事を時間と空間に秩序づけるものであり，物語ることは本質的に秩序づける行為であるからである[1]．語ることによって出来事を時間経過の中に配置することになり，物語のそれぞれのパートが他のパートとの関連において有意な存在となり，体験の内容が全体として一貫性のあるものになっていく．

物語が創られるためには語る者と聴く者が必要であり，両者が協力し合う必要がある．患者の語りは語る相手によって異なり，両者の関係性によって物語はどのようにも創られる．よって，医療者は，患者に体験を語ってもらい患者とともに良質の物語が創造されることに参加する，という態度で臨床に臨む必要がある[6]．

また，患者は古い物語に代わり新しい物語を語り，語り直すことで混乱を修復し未来を創る．ここでの医療者の役割は，患者が自分の物語を制御し，尊厳，達成，一貫性の感覚を持って書き換えるのを手伝うことである．どのように語られるか，どのような物語が創られるか，そしてどのように物語が書き換えられるか，が重要であり，それを支えるのが医療者の役割である．

決して誤解してはならないことは，患者には固定化された物語があり，それを医療者が聞き取るという単純な直線的な作業が，医療における物語，語りではない，ということである．患者中心の臨床技法（Patient-Centered Clinical Method：PCCM）において illness を扱う際に，患者の固定化された物語を抽出するというように考えてしまうことに対して注意が促されている[7-1]．短絡的な PCCM の実践に陥らないよう注意したい．

■ 病に耐える力（resilience）の安易な利用に注意

近年，逆境に直面しても倒れることなく，じっと困難に直面しポジティブにいられる感情的能力として，resilience が話題になっている．Resilience の能力があれば，ライフイベントに対処できる，困難を個人的な成長と見なせる，困難，限界，個人的・全般的リソースを認識できる，自己省察，創造性，楽観主義・ユーモアで困難に対処できる，柔軟で，責任感と倫理的気づきをもって行動できる，などと言われる[8]．

患者の物語に resilience を持ち込んで新しい物語を創造しようという誘惑に駆られるかもしれない．しかし，患者は治癒することができない病気になったために，失敗，裏切り，失望などの感覚を持ち，それに何とか耐えるだけで生きていることも多い．そのような状況に対して単純に resilience を持ち込むのはよくないだろう．患者がどう耐えているのか，患者が耐えることの意味は何なのか，を考え，耐えることを支援することが，最初に医療者が行うべきことである[9]．

■ 物語における謙虚さ（narrative humility）

新たな物語を創造するには，患者と医療者のそれぞれの主観性を尊重しその中で物語を展開させる，という間主観的態度を保っておく必要がある．しかし，患者医師間には力関係の差があるため，完全な間主観性は確保できないかもしれない．患者は客体化され，医師は自分の考え，感情，文化的推察を患者に投影するかもしれない．そのような状況で創られた物語は，医師のためにはなるかもしれないが，患者のためにはならない可能性が高い[2]．

患者の物語は完全に患者のものである．我々は患者の物語に巻き込まれ，包み込まれ，共著者となるのみである．そして，決して患者の物語の全体を理解したと言うことはできない．患者の全体像に近接したと言えるのみである．患者はいつも変化し，必然的に理解を超え続けるものである．患者の物語は我々が理解したり，支配したりする対象ではなく，我々はその曖昧さと矛盾にオープンのままでありつづけ，むしろ，それに近接し，巻き込まれるべき動的なものである．

Box 3　NBM の概念

1)	患者の病と病に対する患者の対処行動を，患者の人生と生活世界における，より大きな世界の中で展開する物語であるとみなす
2)	患者を，物語の語り手として，また，物語における対象ではなく主体として，尊重する．同時に，自身の病をどう定義し，それにどう対応し，それをどう形作っていくか，についての，患者自身の役割を最大限に重要視する．
3)	一つの問題や経験が複数の物語（説明）を生み出すことを認め，唯一絶対の真実の出来事という概念は役立たないことを認める．
4)	NBM は本質的に非線形的なアプローチである．すなわち，すべての物事を，先行する予測可能な一つの原因に基づくものとは考えず，むしろ，複数の行動や文脈の複雑な相互交流から浮かび上がってくるもの，とみなす．
5)	治療者と患者の間で取り交わされる（あるいは演じられる）対話を，治療の重要な一部であるとみなす．

そして，医療者は，物語の中の自分自身の役割や物語に対する期待，物語に対する義務，物語によって明らかにされる自己の気づきについて，常に自己評価と自己批判に取り組む姿勢を保っておかなければならない．これは物語における謙虚さと言われる重要な態度である[10]．

患者を教師，自分自身を生涯学習者と考え，いつも，どのように聴くか，どのように患者に自身を引き渡すか，を知ろうとする存在であり続け，病む人の証言者という非判断的受容という態度を持って[11]謙虚さを保つ．このことにより，患者の物語を我々自身のものと思って奪うことに歯止めがかけられ，患者の物語のユニークさから学ぶことが可能になる[2, 10]．

■ NBM，NBPC，NM の基本的概念

NBM，NBPC，NM については，簡潔に解説された論文や書籍がほとんどないので，これらの概念を十分に理解することは難しい．また，具体的実践法はほとんど提示されていないため，実際の臨床の場でどうすればよいのかもわかりにくい．そのため，患者の話を単に聞くことだけが医療における物語の実践と考える誤解も生じているように思われる．

NBM では医療における物語をどう考えるのか，NBPC では物語を医療者と患者で創造していくために実際にはどうするのか，NM では患者の物語を理解するにはどうすればよいのか，患者の物語を記述する方法とその意義など，が解説されている．これらの基本的概念を理解しておくことは重要である．

① NBM[12]：
患者の物語，語り，患者・医師の対話を，次の5つの特徴にまとめている（**Box 3**）が，具体的診療実践の方法については述べられていない．
1）物語としての病，2）主体としての患者，3）説明物語の多様性，4）線形的因果関係の否定，5）治療としての対話

② NBPC[7-2]：
対話を重視し，医師と患者の対話によって新しい物語を創造するために，Conversation（会話），Curiosity（好奇心と中立性），Circularity（循環性），Contexts（文脈），Co-creation（共同創作），Caution（慎重性）の6つの C でまとめられる対話の方法が提唱されている（**Box 4**）．
NBPC では社会構成主義（現実は社会的に構成され，現実は言語によって構成され，言語は語り・物語によって組織化される，という前提）の考え方が強く取り入れられている．

③ NM[13]：
物語を認識，吸収，消化，解釈し，物語に揺り動かされる能力によって支えられる臨床実践に対して NM という言葉を用い，その主要概念として，配慮，表現，参入の3つを挙げている（**Box 5**）．

Box 4 NBPC における6つの C

Conversation（会話）
会話の過程そのものが治療である．問題解決 (problem solving) といった考え方から，会話によって新たな物語を創り出すことを通じての問題解消 (problem resolution)，といった考え方をする．

Curiosity（好奇心と中立性）
治療者が期待している物語ではなく，患者が考えている自らの物語によって患者を支援することが医療者の役目であり，そのためには異なった見方への寛容さが必要であり，このスタンスが中立性である．中立的に，患者について"知らない"という無知の知の姿勢を取り，患者から教わろうとする態度が重要である．

Circularity（循環性）
医療者と患者との間で物語を創っていく共同作業に，始まりと終わりはなく，相互作用による無限の広がりを持つ．このような循環性を創り出すためには，会話の中で絶え間なくフィードバックを行っていくことが必要であり，また，世界がどのように機能しているか尋ねるような循環的質問をして，状況をより広いものに置き直すこととで，問題の見方を広げるようにする必要がある．

Contexts（文脈）
患者には様々な背景がある．また，医療者にも様々な背景がある．両者がより良い物語を創るためには，使う言葉の重みや含蓄の理解の共有が必要であり，そのために，それぞれの背景の関係性について正確に理解しておく必要がある．

Co-creation（共同創作）
患者と医療者が会話によって新たな物語を一緒に創り上げる．この際，医療従事者には，共同創作に参加するという役目と，新たな物語が進展するのを見守るという役目，の2つの役割が有り，観察者かつ参加者と見なされる．これは，診察室の天井から観察すると同時に，診察室の中で会話するという感覚であり，物語の創造の能力とともに，患者とのやりとりを追跡・省察する能力が求められる．

Caution（慎重性）
無遠慮に患者の領域に立ち入ってはいけない．患者は立ち入られることを望んでいないかもしれない．

Box 5 NM における主要概念

配慮（Attention）：
気遣い，自己の奉仕，明瞭な観察，調和された集中力により，患者が言葉の中に放つもの，沈黙，身体状態に気づくことができるようになる．自分を空にして他者の意味するところを受け取る道具となること．

表現 (Representation)：
書くことで，気づかれずに過ぎていくものを，聞けるように，見えるように，することができる．
書くことで，じっくり吟味することになり，その内容と形式の両方に意味が与えられる．
書くことで，そのプロセスを気づくことができ，書く内容よりも形式が重要であることに気づく．
愛する者，健全な体，自分自身から，患者は孤立するが，病の出来事を書くことで希望が生まれる．
誰かが患者の孤立を心に留め，病の物語をしっかり聴き留めてくれることで，孤立した人々は再び結びつけられる．

参入 (Affiliation)：
配慮，表現のスパイラルから続く NM のゴールがこれである．
医師患者間，医療者間，家族間などの真正で強力なつながりのこと．
臨床的省察の継続により医療者を自分自身に結びつけたり，病を被った人を以前の自分に結びつけたりすることも含む

Box 6　ナラティブ・コンペテンスを涵養する方法

精密読解：

物語的テクストの5つの側面である，枠組み，形式，時間，プロット（筋書き），欲求，を吟味しながら物語を読み解いていくこと．この5つの側面は，Charon が呼ぶ医学の物語的特徴である，時間性，個別性，因果性／偶有性，間主観性，倫理性とも重なる．

省察的記述：

後述

苦悩の証人となる：

他者の病の物語を受け取るために自分を備える．人々が語る必要のある物語の受け皿として自分がそこにいる，ということを自覚する．物語とは贈り物として受け取るものである，と考える．積極的に相手を敬い，しっかりと聴くことに関わること．

パラレルチャート：

患者との関わりについて，普通の言葉で1ページ程度の分量で書くもの．そして，それを同僚間でテキストに忠実に読み上げ，聞き手は書き手の文体に注意して聞き，内容について話し合う．（下記を参照）

（以下，文献13　p224 より引用）

毎日，皆さんは自分の受け持っている患者についてカルテに書き込みます．そこに何を書くべきか，どんな形式で書き込むべきかについて，皆さんは正確に知っているでしょう．患者の主訴，身体診察の結果，検査所見，上級医師の意見，治療計画について書きます．もし前立腺がんで亡くなろうとしているあなたの患者が，昨年の夏にその病気で亡くなったあなたの祖父のことを思い出させるとしても，その患者の病室を訪れるたびに祖父のことを思い出して涙するとしても，それを病院のカルテに書くことはできません．私たちもそうさせないでしょう．それでもそのことは，どこかに書かれる必要があります．それをパラレルチャートに書くのです．

また，物語能力（ナラティブ・コンペテンス）を開発する方法として，精密読解 (close reading)，積極的傾聴 (active listening)，省察的記述 (reflective writing)，苦悩の証人となること，パラレルチャート作成，などが提唱されている[11]（**Box 6**）．

Charon は NM について自己の細胞膜（the membrane of the self）という興味深い例えも示している[14]．1つの細胞から伝達物質（物語）が放出され，もう1つの細胞膜の受容体（物語の受容体）と結合する．細胞内に酵素活動の能力（配慮，表現，参入）が備わっていれば，細胞内で変化が起きる（物語の受け手の中にある感情，認知，真正性の感受性，関係性，注意力，記憶の中にある意味づけのカスケード，がトリガーされ，受け手が変化する）．医師は物語受容体を膜上に発現させておく必要があり，物語を受容体に結合させ細胞内を活性化させることで，病む人に対面したときの意味づけの能力を拡大させることができる．このことによって，患者によって行われる自己の説明にしっかりと寄り添い，患者の異質の物語世界に入ることができるようになる[2]．

■ 物語記述（narrative writing）としての省察的記述（reflective writing）

Charon は患者との出会いで自分が体験したことを書くことを重要視している．体験を認識するために書く．体験そのものではなく，体験の中の自己について，注意深く，批判的に，創造的に，期待を込めて書く．このことで，書き手は自己と他者の洞察，知識，認識の中で成長する，と解説している[15]．

体験を言葉で表現し書くことは，体験を可視化し理解可能なものにする最も強力な方法である．書くことは実体のない考えを実質のものに変容

させる行為であり，書くときには単に報告しているのではなく，創造している．書くことは自分の体験をどう振り返る（省察する）のかということである[14, 16]．

　書くことを通じて省察しなければ体験は消え去ってしまい，起きていなかったことになってしまう．医療者は患者から吸収した物語，患者とのやりとりを書くとき，省察しながら言葉にしなかったときには分からなかったものを表現する．自分の意識の中の内的な出来事を書くことで，医療者としての自分の中で何が起きているのか分かるようになる．また，診察場面での出来事を書くことで，患者と自分を一つの枠組みの中に配置することができ，医療者と患者が相互に影響し合うケアのシステムを創ることができる[17]．

■ 物語における互恵性（narrative reciprocity）

　物語を語り，それを受け止め，書き留める，という患者と医療者のやりとりにより，医療者は患者の世界に入り込むことができるようになる一方で，患者の状況を理解しようして患者を見つめる際に，患者から理解され，見つめ返されるようになる．そして，患者は医療者の物語の中に自分自身を見つけることができるようになり，一方で，医療者は患者の目から自分自身を理解することができるようになる[18]．このようにそれぞれがお互いについて知ると同時に，自身を知ることになる．これは物語における互恵性と言われる[17]．

　個々の参加者が積極的に他者に浸り，傍らに居て，認識と表現が相互的なとき，互恵的理解が得られ認識の相互性が構築される．互恵性のあるとき，他者の生活世界の中に住み込み物語を展開させることが双方に起こり，ケアのプロセスの中でお互いが変容させられることが共有される[16]．このように，臨床における互恵性は医療における物語の重要な概念である．

■ NBM，NM による副次的産物

　ナラティブ能力を高めることは，医師患者関係以外にも，下記のような様々な点で良い効果を持たす[3, 14]．

- ・医療面接
- ・省察的実践
- ・自己の気づき
- ・チーム団結力
- ・価値観の明確化
- ・同僚との連帯感
- ・バーンアウト防止
- ・プロフェッショナリズム
- ・専門職アイデンティティの明確化
- ・物事の捉え方の変化（パースペクティブの変化）

■ 診察室内でのナラティブ医療の実践例 [19]

　実際の臨床の場面でナラティブ医療を実践するには時間がかかりすぎる，との意見をよく耳にする．しかし，忙しい中で無理に実践する必要はなく，また，すべての診療場面でナラティブ医療を実践する必要もない．1回の診療では少しずつ，そして，それを何回も繰り返して積み重ねるので良い．或いは，後日ゆっくり時間がとれる状況を設定して，じっくり取り組むのでも良い．肩の力を抜いて，**Box 7** のようなやりとりのうち，実行可能なものを少しずつ積み重ねると良いであろう．

■ ナラティブを妨げるもの：実践における要注意点 [7-3]

　ナラティブ医療を実践しようと意気込み，患者の感情に的を絞り過ぎたり，心理的な要因を探し過ぎたりする場合がある．また，患者とのやりとりに集中していないために，ナラティブの展開につながるきっかけを見逃してしまったりすることもある．

　ナラティブ医療の展開を妨げることになる **Box 8** のような行動，態度に留意すると良いだろう．

【参照文献】

1）Frank AW. Why doctors' stories matter. Can Fam Physician．2009；56(1)：51-54, e39-42.
　（病の物語，物語ること，の意味について解説したアーサー・フランクの論文．お勧め．）

2）Nowacayk MJM, Carey JC. Narrative medicine: a call to pens. Am J Med Genet A. 2013；161(9)：2117-2118.
　（これまでに提唱されてきた医療における物語の概念について概説）

Box 7　診察室内でのナラティブ医療の実践例

①**開放的質問をする.**
・あなたのどんなことを私に知ってもらいたいですか，と尋ねてみる.

②**遮らない.**
・医師は患者の話を 15 秒で遮ると言われている.

③**自身の病について書くよう患者に依頼する.**
・「私の病のインパクト」という 1 ページの記述を書いてもらう.
　それを読み，患者と話し合い，カルテに残す.
　患者の記述は自分が考えていたものとどれくらい違うかわかる.

④**自身の心配事について話すことを患者に促す.**
・ＳＯＡＰ（Subject, Object, Assessment, Plan）に Suffering の S を追加する.

⑤**患者の物語を学ぶ.**
・自分が知らなかった患者の物語を毎回 1 つずつ発見する.
・病気でなかったときはどんな人だったのか，趣味は何なのか，孫はどんな人なのか，
　仕事は何をしていたのか，など.

⑥**診療の中で現れてくる比喩，キーワードを探す.**
・医師と患者がともに創っている物語のシンボルとなり得る.

⑦**アドヒアランス低下を患者の頑固さとみるのではなく，ナラティブの遮断とみる.**
・アドヒアランス低下は問題リスト，鑑別診断の一つに挙げられる.

⑧**患者とのやりとりを記録する.**
・患者とのやりとりに困難を感じたら，何が起こったのか書いてみる.
　同僚に話すように書く，展開，エンディングを書く.
　書くことで自身の物語が患者の物語とどう衝突するのか理解でき，距離感を保つことが
　できる：自己省察につながる.

⑨**自身のボディーランゲージに注意する.**
・ボディーランゲージは，物語の受容度を表している.
・物語ることを妨げている診察室内の環境に注意する（椅子の配置，院内 PHS のコール，など）.

⑩**自身の仮定を検証する.**
・まだ聞いていないことを考えてみる.
・未検証の仮定は何かについて自問する.

⑪**ステレオタイプを検証する.**
・入れ墨の人は…，太った人は…，シングルマザーは….などと考えていないか自省する.

⑫**何が起きていると考えているか尋ねる.**
・何が起きているかはっきり分からないときは，患者に尋ねてみる.
・症状の原因については役立たないかもしれないが，患者の恐れや最悪のシナリオについては
　気づかせてくれる.

⑬**他の医師はあなたのことをどう見ているのかと，患者に尋ねる.**
・患者は医師によって異なる物語を語る.
　自分が聞いた物語と異なるものがあるとき，重要なものを見逃していたことになる.

⑭**あなたが私達から訊かれていないこと，私に話していないことは何ですか，と患者に尋ねる.**
・患者も医師も重要視していないこと，気づけていないこと，から物語が展開することがある.

⑮**患者のカルテを見返す.**
・次の患者を診察する前に少しの時間をとってカルテを見返す.
・深呼吸して自問する.
・前回，物語の筋道のどこで終わったのか，と考える.
・これらのことで患者に対する姿勢を整える.

Box 8　ナラティブを妨げるもの（OK & NG）
　　（D：医療者，P：患者，OK：良い例）

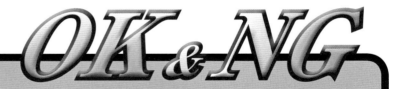

① フィードバックをしない．
　D：いつその問題が始まったのですが？
　P：休暇から帰ってからです
　NG　D：正確にはいつですか？　（**OK** 休暇中に何かありましたか？）

② 言葉を追わない
　D：お薬を飲んで何か変化がありましたか？
　P：はい，まあまあです．
　NG　D：そうですか．それじゃあ，同じ薬を処方しましょう．
　（**OK** まあまあっていうのは…？）

③ 自分の仮説に結びつける
　D：パニック発作を起こす前に，何か心に浮かぶことがありませんでしたか？
　P：いいえ，そんなことはありませんでした．
　NG　D：よく思い出してみてください．何かきっかけがあることが多いんです．

④ 心理的な要因に結びつける
　D：胃の痛みはストレスの為だとは思いませんか？
　P：いいえ，食事の内容と関連していると思います．
　NG　D：なるほど．でも症状が出てきたときに，あなたは仕事がすごく忙しかったと言っていましたよ．

⑤ 感情，特に陰性感情をあれこれと追求する
　D：脳梗塞になってどうでしたか？
　P：そのときはとても恐ろしかったです．でも，今は麻痺が直ってきていて調子は良いです．
　NG　D：でも，当初はとても困惑して怒りを感じたんでしたよね．
　（**OK** それについて感じたことを話していただけますか？）

⑥お節介な解釈をする
　　P：先週，社長に激怒してしまい，そんなことをするんじゃなかったと非常にこまっているんです．
　　NG　D：その社長さんを見ると，自分の父親のような，過去に会った誰かを思い出しますか？
⑦薄っぺらなアドバイスをする
　　D：あなたはそのことをお母さんに伝えようとはしないのですか？
　　P：はい，伝えたところでお母さんはどうして良いかわからないでしょうから
　　NG　D：伝えてもいないのに，どうしてそれがわかるのですか
⑧強迫的な説明をする
　　P：私は狭心症がどんなものか知らなかったんです．
　　NG　D：そうですね，まず最初に冠動脈の絵を描きましょう…
　　　→受け手の理解，情報処理能力，不安に関係なく説明してしまうことがある．
　（OK 狭心症について知っていること，感じていること，を何でも良いから教えてくれますか？）
⑨相手に変容を強要する
　　P：私は膝の痛みをなんとかして欲しいんです
　　NG　D：体重を減らすことが大切だと以前言いましたよね．
　（OK 膝の痛みは確かに大変ですよねえ…どうすれば痛みが楽になると思いますか？）
⑩医療従事者の指針を押しつける
　　P：薬がなくなったので来ました．調子は良いです．
　　NG　D：そうですね．しばらく血糖とコレステロールを測ってなかったですね．チェックしておかないといけませんね．
　（OK 調子が良くて良かったですね．前回の受診から今日まで，良い生活が送れていたようですね…．）

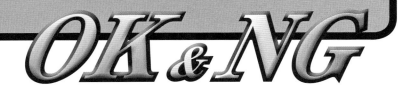

3) Shapiro J. Narrative medicine and narrative writing. Fam Med. 2012；44(5)：309-311.
（NM について概説し，省察的記述の意義を丁寧に解説）

4) Charon R. Narrative medicine. A model for empathy, reflection, profession, and trust. JAMA. 2001；286(15)：1897-1902.
（Charon によりほぼ初めて書かれた NM についてのまとまった内容の論文．語る者，聴く者について書かれている．）

5) クラインマン A．病いの語り―慢性の病いをめぐる臨床人類学, 誠信書房, iii-vi, 1996.
（disease と illness について言及．）

6) Charon R. Narrative medicine：Caring for the sick is a work of art. JAAPA. 2013；26(12)：8.
（体験を表現することの重要性について解説）

7-1) ローナー J．ナラティブ・ベイスト・プライマリケア, 診断と治療社，2005, p.23-36, p.101-120.
（NBPC の実践のための 6 つの C の概念などを解説．比較的具体的に書かれている．）

7-2) ローナー J．ナラティブ・ベイスト・プライマリケア, 診断と治療社，2005, p.23-36.

7-3) ローナー J．ナラティブ・ベイスト・プライマリケア, 診断と治療社，2005, p.101-120.

8) Tempski P. Teaching and learning resilience: a new agenda in medical education. Med Educ. 2012；46：345-346.
（レジリエンスを教育することの意義について解説）

9) Kleinman A. How we endure. Lancet. 2014；383(9912)：119-120.
（人間の体験における忍耐の価値を考えることの有用性について解説）

10) DasGupta S. Narrative humility. Lancet. 2008；371(9617)：980-981.
（医療の物語における医療者の謙虚な態度について言及．Charon の共同研究者による．）

11) Charon R. What to do with stories: the science of narrative medicine. Can Fam Physician. 2007；53(8)：1265-1267.
（NM の配慮，表現，参入について概説）

12) グリーンハル T, ハーウィッツ．ナラティブ・ベイスト・メディスン　臨床における物語りと対話, 金剛出版, 2001.
（NBM について初めて体系的に書かれた書籍．やや難解．）

13) シャロン R．ナラティブ・メディスン，物語能力が医療を変える, 医学書院, 2011
（ナラティブ・コンペテンシーについて書かれた書籍．その教育手法について解説．）

14) Charon R. At the membrane of care：stories in narrative medicine. Acad Med. 2012；87(3)：342-347.
（NM の実際を，細胞間，細胞内のメカニズムに例えて解説していることが興味深い．）

15) Charon R. Our heads touch: telling and listening to stories of self. Acad Med. 2012；87(9)：1154-1156.
（書くことの意義，互恵性について解説．教師は書かれた物を判断，評価すべきでない，と指摘．）

16) Charon R. Hermann N. A sense of story, or why teach reflective writing? Acad Med. 2012；87(1)：5-7.
（書くことの意義について解説）

17) Charon R. The reciprocity of recognition – what medicine exposes about self and other. N Engl J Med. 2012；367(20)：1878-1881.
（書くことによって生じる互恵性について解説）

18) Charon R. Narrative reciprocity. Hastings Cent Rep. 2014；44(3)：S21-S24.
（臨床における互恵性について解説）

19) Prterkin A. Practical strategies for practicing narrative-based medicine. Can Fam Physician. 2012；58(1)：63-64.
（NBM，NM 実践のための具体的方法を例示）

（宮田　靖志）

16　医療の質改善

■ はじめに

米国医学研究所（IOM: Institute Of Medicine）の2編のレポート「To Err Is Human: Building a Safer Health System」（1999年）[1] と「Crossing the Quality Chasm」（2001年）[2] 以来，患者安全（Patient safety）と医療の質は，医療における重要なテーマある．

医療の質の改善は，日本の産業界の品質・生産性向上のためのシステムに貢献したとされるデミング，シューハートらによって提唱された[3]．ともすれば個人の能力不足や不注意に責を負わせがちな医療事故を，組織的な品質管理の対象として捉え直している．QIの原則として以下の4つが挙げられる．

- 顧客（患者）中心に考える.
- すべてのプロセスにおいて，継続的な改善をする.
- 質の向上を追求するために，組織全体を巻き込む.
- 意思決定に際して，データとチームの知恵を活用する.

言い換えると，現場で起きている問題を現場で解決するという，ボトムアップ的な手段である．

QIのフレームワークとして重要なものとして，6つの目的（IOM）[2]，3つの目標triple aim（IHI: The Institute of Health Improvement）[3]，質改善手法としてのFOCUS-PDSA[4]，QI（quality indicator）などがあげられる．

■ 質改善の目的

医療におけるQIの目的は言うまでもなく，人々の疾病・傷害・機能障害による不利益を継続的に減らし，健康や機能を増進することである．IOMは，コアとなる6つの目的を示している[2]（Box 1）.

また，IHIのtriple aim[3]もよく参照される．Population healthは集団の健康状態を改善すること，experience of careは質や満足度を含む患者経験の向上，per capita costは患者1人あたりのコストを削減すること，を指す．

■ FOCUS-PDSA

FOCUS-PDSAは，チーム・組織で継続的な質改善を実施するための具体的な手順を提示している．準備段階として，以下の手順を行う（FOCUS）.

- 改善の必要な領域を決める（Find a process to improve）
- チームを編成する（Organize an effort to work on improvement）
- 基準となるデータを分析して，プロセスに関する最新の知識を明らかにする（Clarify current knowledge of the process）
- データのばらつきの原因を理解し，プロセスの段階を（Understand process variation and capability）

Box 1　QIにおける6つの目的

・安全 safe：	患者に害を及ぼさない
・効果的 effective：	科学的根拠に基づき，利益のある治療を提供し，そうでないケアを提供しない
・患者中心 patient-centered：	患者の嗜好・ニーズ・価値などを尊重してケアを提供する
・適時性 timely：	待つための時間や，ときに害を及ぼすような遅れを減らす
・効率性 efficient：	設備，消耗品，エネルギーなども含めて，無駄を省く
・公平性 equitable：	ジェンダー，人種，社会経済的地位によって提供するケアの内容を変えない

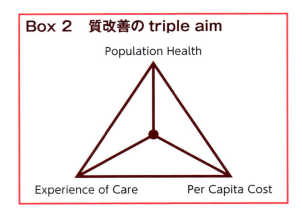

Box 2　質改善の triple aim

質改善のための戦略を決定する（Select a strategy for continued improvement）

　計画が完了したら，現場で PDSA サイクルを回す段階に入る．PDSA サイクルの実施で重要なのは，計画段階で目標を絞り，まずは小さなサイクルを一周させることである．いきなり大きな目標，複数の項目を同時にこなすような目標を設定すると，それだけ実現へのバリアも高くなり，継続が困難になる恐れがある．小さな改善を確実に成功させれば，そのプロセスを経験することで技能が向上し，次の改善点が見え，メンバーも動機づけられる．

■ 質指標とは

　QI において，データを活用することは極めて重要である．医療の質が改善したかどうかを客観的に判断するための根拠となる指標のことを質指標（quality indicator）と呼ぶ．質指標には，診療科やセッティングに関わらず対象となる全般性指標と，疾患・診療領域特異的な指標である領域別指標がある．全般性指標の例は待ち時間，患者満足度，インシデント発生率などがある．領域別指標は多数にあるが，心不全患者における β 遮断薬の処方率，救急搬送患者の受け入れ率，在宅患者の褥瘡発生率などが挙げられる．

　Donabedian は QI の目標を構造，プロセス，アウトカムの 3 つに分類した[5]．「安全なワクチン接種」を例に取ると，達成したい目標を「1 年間でワクチン接種に関わるインシデント 50% 減少，アクシデント 0 件」と設定すればアウトカムについて，「ワクチン接種前に事故予防のためのチェックリストを全て記載する」とすればプロセスの評価ということになる．

　質指標を設定するうえで重要なポイントは，アウトカム指向性であることと，測定する項目が明確化されていることである．結果指向性の指標を設定できない場合は構造やプロセスを示す指標，あるいは代理アウトカムを用いるが，この場合でもアウトカムにつながることがエビデンスで示されていることが望ましい．また，経営指標とは間接的には質指標になり得ることもあるが，むしろ経営的な視点が重視されすぎて患者視点が失われないように注意しなければならない．

■ 診療所における QI

　わが国でも，医療費の増大，患者・市民の意識の変化，重大な医療事故が大きな注目を集めたことなどを背景に，QI への取り組みが徐々に医療現場に浸透しており，先進的な病院では質指標とその達成率も公表されるようになった[6]．しかし一方で，これらの取り組みは病院中心（特に DPC を採用している）であり，診療所での取り組みについての報告は限られている．診療所は小規模の事業体であるがゆえに，

①大きなエラーや事故そのものが起こりにくく，質・安全の必要性を実感しにくい
②診療所独自の文化やルールが構築されやすい
③取り組むためのマンパワーや生涯学習システムを確保しにくい

などの問題点があり，QI や医療安全への取り組みが本格化していない．入院と異なり患者パネルが一定しないため，対象者を設定しにくい，達成状況を捕捉しにくいなどの問題もある．また，取り扱う領域の広さ，疾患の初期で症状が非特異的な段階での診療，医療行為の転帰がわかりにくい，などの問題点も挙げられている[7]．

　欧米では，プライマリ・ケアの現場においても質改善の取り組みが積極的である．英国における Quality and Outcome Framework や，米国の Pay-for-Performance(P4P) はその代表であり，エビデンスも蓄積しつつある[8]．日本でも今後，プライ

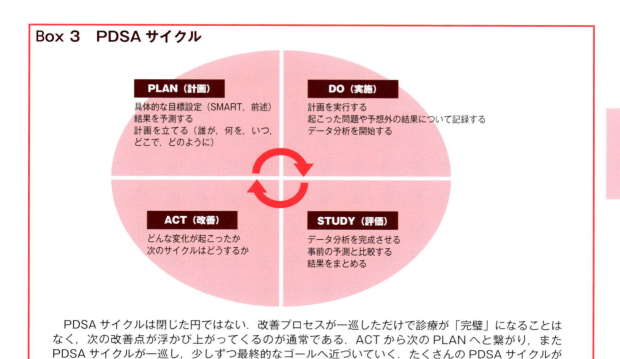

Box 3　PDSAサイクル

PDSAサイクルは閉じた円ではない．改善プロセスが一巡しただけで診療が「完璧」になることはなく，次の改善点が浮かび上がってくるのが通常である．ACTから次のPLANへと繋がり，またPDSAサイクルが一巡し，少しずつ最終的なゴールへ近づいていく．たくさんのPDSAサイクルが繋がっている螺旋をイメージして欲しい．

マリ・ケアにおける質改善がクローズアップされていく．先に診療所で質改善に取り組む上での困難について述べたが，一方で現場主義の強いのでボトムアップの文化が元々存在していること，メンバーの顔が見えているのでいったんチーム構築ができればプロジェクトに取り組みやすくなることなどの点は，日本のプライマリ・ケア現場の長所であると筆者は考えている．

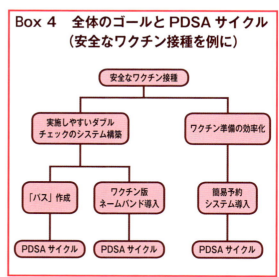

Box 4　全体のゴールとPDSAサイクル（安全なワクチン接種を例に）

【参照文献】

1) Institute of Medicine Committee on Quality of Health Care in America. To Err is Human: Building a Safer Health System. Washington, D.C.: National Academy Press, 1999
2) Institute of Medicine Committee on Quality of Health Care in America. Crossing the Quality Chasm: A New Health Systems for 21st Century. Washington, D.C.: National Academy Press, 2001
3) The Institute for Healthcare Improvement. The IHI Triple Aim. http://www.ihi.org/Engage/Initiatives/TripleAim/Pages/default.aspx
4) Batalden P. Building knowledge for improvement-an introductory guide to the use of FOCUS-PDCA. Quality Resource Group, Hospital Corporation of America, Nashville, TN, 1992.
5) Donabedian A. The quality of care: how can it be assessed? Arch Pathol lab Med. 1997; 121: 1145-1150.
6) 聖路加国際病院QI委員会．「医療の質」を測る vol.1―聖路加国際病院の先端的試み．インターメディカ，2007
7) 岡田唯男．特集：地域医療における医療の質と患者安全 日本プライマリ・ケア連合学会における医療の質・患者安全委員会の活動とあわせて．医療の質・安全学会誌．2017; 12(1): 30-35.
8) Gillam SJ, Siriwardena AN, Steel N. Pay-for-performance in the united kingdom: impact of the quality and outcomes framework—a systematic review. Ann Fam Med. 2012; 10:461-468.

（喜瀬　守人）

17　健康の社会的決定要因へのアプローチ

■ Introduction

　2012 年，健康日本 21（第 2 次）に健康寿命の延伸と並んで健康格差の縮小が目標に掲げられて久しい[1]．総合診療医は，地域に住む人々の安寧な生活を守るというプライマリ・ケアの文脈の中で，健康格差を生み出す健康の社会的決定要因（Social Determinants of Health: SDH）にもアプローチすることが求められている．本稿では，SDH とは何か，日本における現状と健康の社会的決定要因によって生み出される健康格差の生成プロセスに触れたうえで，総合診療医が取りうるアプローチの仕方について述べる．

■ 健康の社会的決定要因とその現状

　健康の社会的決定要因とは，集団間や地域間の健康格差を生み出す，所得，教育歴，仕事，居住地，性別，国籍，人種など様々な社会的要因のことである．個人の遺伝要因や生活習慣のみに着目せず，川に例えるとより上流にある社会経済的，環境的な要因を含む考え方である．

　世界では，依然として国によって約 40 歳の平均寿命の差があることが知られている[2]．日本でも，都道府県間で男女とも約 3 歳の健康寿命の差があることが示されている[3]．集団別でも，所得が低い人で高い人に比べて糖尿病の有病割合が高く[4]，教育年数が低いほど健診未受診者の割合が高いことが示されている．平時の時のみならず，災害時や経済危機時にも健康格差は拡大しやすいことが明らかにされており，経済危機時には，その後に管理職の自殺率が高まっていたとする日本での研究もある[5]．

■ 健康格差の生成プロセス

　健康格差の生成には，大きく分けて，遺伝子から地球環境までの空間軸による階層構造と，母親のお腹にいるときから死ぬまでの時間軸によるライフコースの 2 つが関係している．**Box 1** を見ると，第 1 層の「生物としての個体」の遺伝子や生活習慣の背景に，第 2 層の「個人の社会経済因子」である所得や学歴，職業，社会的ネットワークなどが関係することが知られている．さらに，第 2 層もまた第 3 層の「環境としての社会」であるソーシャルキャピタルや地域，国の政策などの影響を受けている．

　時間軸であるライフコースの影響として，例えば子どもの出生体重に親の喫煙状況や栄養状態が影響していることが知られている[6]．喫煙や栄養状態には親の社会経済的背景が関連することが示されており，さらに出生体重が低い子どもは高い子どもに比べ，2 型糖尿病の発症リスクが高いことも示されている[7]．教育も重要なライフコースの因子である．教育が受けられるか否かは成人期の仕事やそれに紐づきやすい所得をも規定し，成人期のみならず高齢期にもその影響は及ぶ．子ども期の社会経済的地位が低いと高齢期における野菜摂取頻度が低くなること[8]やうつ症状の新規発症が 1.3 倍[9]になることも示されてきている．

　これらの社会的状況と健康状態をつなぐ経路として，2 つの方向から研究が進んでいる．1 つは，社会的な逆境体験が健康行動に影響を及ぼし，最終的な疾患の発症や死亡に影響しているとする経路．2 つ目は，急性・慢性的な心理社会的ストレスが蓄積し，ホルモンなどを介して病理・生物学的反応を引き起こすという経路である[10]．

■ 総合診療医のアプローチの仕方

　では，総合診療医はこの現状に対し，何ができるのだろうか．2018 年 6 月に日本プライマリ・ケア連合学会の健康の社会的決定要因検討委員会から発表された「健康格差是正に向けた行動指針」[11]では，行うべきアプローチを，個人の診療で健康の社会的決定要因を発見した時の個別の対応（1．予防活動・診療），同僚や後輩への情報共有や記述して残す方法（2．教育，3．研究），それらを可能にする方策（4．パートナーシップ，5．アドボカシー）の 5 つに分けて示している．

Box 1　健康の社会的決定要因の階層構造

地球環境
国際関係・国
職場・コミュニティ
ソーシャル・キャピタル
学歴・所得
家族・婚姻状況
社会的ネットワーク　社会的サポート
環境としての社会
個人の社会経済因子
健康行動　生活習慣
臓器・組織
生物としての個体
細胞
遺伝子
マクロ
ミクロ

（出典：近藤克則．健康格差社会：医学書院；2005．）

Box 2　ライフコースの健康への影響経路

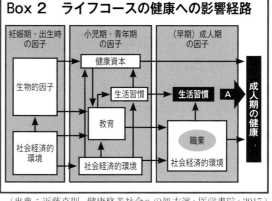

（出典：近藤克則．健康格差社会への処方箋：医学書院；2017．）

Box 3　総合診療医の健康の社会的決定要因へのアプローチ（例）

1．予防活動・診療について
- 生涯（ライフコース）にわたる，健康を脅かす上流因子に目を向ける
- 本人や家族，周囲の方々や組織と認識を共有して健康に影響する生活環境を整えるように関係する人や組織に働きかける
- さまざまな社会背景をもった人が受診しやすく，適切にケアされる診療体制を構築する
- 患者や家族が健康のみならず生活に関する困りごとを相談しやすい環境をつくる
- 社会的な困難を抱える人に対して医療者に生じる陰性感情への対応法を学び，実践する

2．教育について
- 学生実習や研修生教育，多職種カンファレンスなどさまざまな教育機会において，健康格差の存在および人々の社会背景に目を向けることの重要さを伝える
- 日々の診療の中で，患者の健康の社会的決定要因を明らかにし，全人的に対応するための具体的な態度とスキルを教育する
- 社会的な困難を抱える人に対して，学習者が陰性感情を持ちやすいことを認識し，それに適切に対応することの重要さを学ぶ機会を提供する
- 困窮している人に役立つ医療制度や社会資源を把握し，学習者に紹介する

3．研究について
- 日常診療において，患者の健康・診療情報に加え，社会背景も記録し，研究に活用できる形で蓄積する
- 地域住民，行政担当者および研究者と協力して，健康格差の実態把握や効果的な対応法に関するエビデンスづくりに参画する

4．パートナーシップについて
- 予防・診療・教育・研究のすべての面において，患者・家族および関係者（専門職，地域住民，支援ネットワーク，NPO，行政，政策立案者，医療者教育機関，職能団体，大学，マスメディア，企業等）とパートナーシップを構築する
- 医療機関での診療にとどまらず，自らの専門性を活かして，地域でのまちづくりやまちおこしに関する様々な活動に貢献する
- 貧困や孤独といった社会背景が健康を阻害し，また治療上の困難に陥っていると考えられる人に対しては，さまざまな分野の専門家や関係者と積極的にチームを作り対応する

5．アドボカシーについて
- 人々が抱える社会的困難を見出し，社会・地域資源の利用につなげる
- 患者に提供した社会・地域資源の効果を評価する
- 地域や集団の抱える健康課題を把握できる仕組みを作り，地域の人々や組織と共に問題解決に取り組む
- さまざまな組織と連携して不公正な健康格差の是正に向けて地域や社会を変える活動を展開する
  - ―診療・教育・研究活動を通じて見出した健康格差の状況を積極的に記述して国内外に向けて発信する
  - ―健康格差について学会やその他の機関と連携して政策提言をする

（出典：日本プライマリ・ケア連合学会・健康の社会的決定要因検討委員会「健康格差に対する見解と行動指針」）

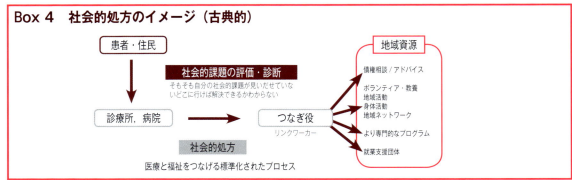

（Mackenzie G, 2017：Healthy London Partnership より翻訳・改変）

　これらの実践例として，「社会的処方」がにわかに広がり始めている．発祥地英国でもまだ確定した定義はないが，医療現場で行うイメージとしては，**Box 4**のようなものである．患者の背景ニーズを把握した専門職から，様々なニーズに対応する公的・民間・住民主体など様々な地域の活動の場を把握したリンクワーカーと呼ばれる「つなぎ役」が個別の社会的要因にアプローチできる先に繋ぐ．そして繋ぐだけではなく，その方が自分の地域での役割や生きがいを見出したり，その後も穏やかに暮らせるまでフォローする．日本でもこのような試みは各所で起きている．今後は各地の役に立つ事例を集め，紹介していきたい．

■ おわりに

　通常の疾患と異なり，疾患の原因となる背景にアプローチすることは，今まで医療従事者にはあまり求められておらず，福祉の仕事とされてきた．しかし，病院や診療所で働いていると，私たちがいくら絆創膏を貼っても治しきれない人たちがいた．これらの健康の社会的決定要因に帰する健康格差は，少子高齢化に伴う人口減少が進む日本では，生産年齢人口への様々な負担も伴い，さらに顕在化してくることが予想される．これらの対応には，高血圧にはカルシウム拮抗薬，のように一対一対応しないものが多く，一人では解決できないことばかりである．総合診療医・総合診療に従事する者として，目の前の一人一人の患者さんのためにも，地域の中でのネットワークを活かし，地域に住む人々の生活を守る一つの術として，健康の社会的決定要因へのアプローチを身に着けていく必要がある．

【参照文献】

1) 厚生労働省．健康日本21(第2次)の推進に関する参考資料．平成24年7月 厚生科学審議会地域保健健康増進栄養部会次期国民健康づくり運動プラン策定専門委員会, 2012.
2) WHO. World Health Statistics 2016: Monitoring health for the SDGs. Geneva: World Health Organization 2016.
3) Nomura S, Sakamoto H, Glenn S, et al. Population health and regional variations of disease burden in Japan, 1990-2015: a systematic subnational analysis for the Global Burden of Disease Study 2015. Lancet. 2017；390(10101)：1521-38.
4) Nagamine Y, Kondo N, Yokobayashi K, et al. Socioeconomic disparity in the prevalence of objectively evaluated diabetes among older Japanese adults: JAGES cross-sectional data in 2010. Journal of Epidemiology 2018.
5) Wada K, Kondo N, Gilmour S, et al. Trends in cause specific mortality across occupations in Japanese men of working age during period of economic stagnation, 1980-2005: retrospective cohort study. BMJ (Clinical research ed). 2012；344.
6) Ben-Shlomo Y, Kuh D. A life course approach to chronic disease epidemiology: conceptual models, empirical challenges and interdisciplinary perspectives. Int J Epidemiol. 2002；31(2)：285-93.
7) Whincup PH, Kaye SJ, Owen CG, et al. Birth weight and risk of type 2 diabetes: a systematic review. JAMA. 2008；300(24)：2886-97.
8) Yanagi N, Hata A, Kondo K, et al. Association between childhood socioeconomic status and fruit and vegetable intake among older Japanese: The JAGES 2010 study. Prev Med. 2018；106：130-136.
9) Tani Y, Fujiwara T, Kondo N, Noma H, Sasaki Y, Kondo K. Childhood Socioeconomic Status and Onset of Depression among Japanese Older Adults: The JAGES Prospective Cohort Study. The American journal of geriatric psychiatry : official journal of the American Association for Geriatric Psychiatry. 2016；24(9)：717-26.
10) Berkman LF, Kawachi I, Glymour MM. Social epidemiology. second ed. USA: Oxford University Press, 2014.
11) 健康の社会的決定要因検討委員会 日本プライマリ・ケア連合学会．健康格差に対する見解と行動指針. 2018. https://www.primary-care.or.jp/sdh/recommend/ (accessed July 14 2018).

（長嶺　由衣子）

Ⅲ 家庭医療の諸相

1 急性期ケアにおける家庭医の役割　遠井　敬大

2 慢性期ケアにおける家庭医の役割　渡邉　隆将

3 緩和ケアにおける家庭医の役割　大石　愛

4 予防医療 / ヘルスメンテナンスと家庭医　宮崎　景

5 小児のワクチンと健康診断・発達支援　町野　亜古

6 ヘルスプロモーションと家庭医　森尾　真明

7 在宅医療における家庭医の役割　石川　美緒

8 へき地・離島医療における家庭医の役割　金子　惇

9 リハビリテーションと家庭医の役割　佐藤　健一

10 統合医療　伊藤　京子

11 漢方と家庭医　野上　達也

12 家庭医とチームワーク /
　　リーダーシップ（診療所運営）　加藤　光樹

13 診療所の経営　齋木　啓子

14 地域包括ケアにおける専門職連携実践
　　（Interprofessional Work）　春田　淳志

1　急性期ケアにおける家庭医の役割

■ 診療所における救急対応の実相

通常家庭医の診療所において対応する疾患は，慢性疾患における定期通院の患者と，風邪や胃腸炎などのcommon diseaseが大半を占める．実際にプライマリ・ケアの受療動向を調べたWhiteらの研究では[1]成人1,000人を1か月間追跡した結果医師を受診する患者は250人その中で入院を要する患者は9人，他の医師に紹介される患者は5人，大学病院に紹介される患者は1人と実際に緊急で紹介される患者は家庭医が日々対応する患者の割合の中では僅かであると推定される**(Box 1)**．家庭医にとって診療所での救急対応の難しさは，common diseaseの中に隠れていて見逃すと死につながる緊急性の高い疾患をしっかりと判断し，適切な対応を取らなくてはいけないところにある．筆者の経験では病院で救急医として働き始めた頃，その緊急性の高い疾患の事前確率の高さに驚くことが多かった．例えば診療所で経験する「頭痛」が主訴の患者の多くは片頭痛や緊張型頭痛であり，クモ膜下出血や脳出血はまれな疾患である．しかし，高次医療機関の救急の現場では，頭痛が主訴の患者（意識障害も含む）の多くが脳出血やクモ膜下出血の診断となる．このように自分が今どのような診療の現場にいるかを普段から意識しておくことは重要である．診療所ではcommon diseaseを主に鑑別しつつ，緊急度の高い疾患を除外する意識で診察していくことになる．

また診療所では，多くの場合緊急性の判断は，問診・身体所見・バイタルサインが中心である．つまり，確定診断をつけることは困難であり，緊急性を疑ったら確定診断にこだわらずオーバートリアージを許容して，搬送を第一に考える必要がある．

実際に緊急性の高いと判断された患者を高次医療機関へ搬送する際は，搬送先の高次医療機関に事前に連絡を行い，搬送先医療機関を決定したうえで救急車での搬送が基本となる．また搬送の際要請元医療機関が，その管理と責任のもとで搬送を行うため，原則として要請元医療機関の医師または

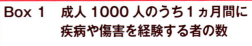

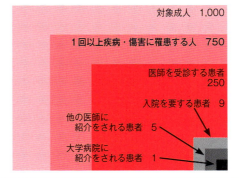

（文献1）より著者作成）

看護師が同乗することが基本とされている[2,3]．実際は診療所においては医師1人の場合も多く，患者を残して救急車に同乗することは困難なため，救急隊のみで搬送となる場合も多いのが実情だが，実際に搬送先の病院までの間に患者が急変した場合は，要請元の医療機関の責任となる可能性があることは認知しておく必要がある．

■ 診療所家庭医が時に救急医療にたずさわるときのピットフォール

通常common diseaseや慢性疾患のマネジメントが多い家庭医の診療所で，ときに救急患者に遭遇した場合意識してスイッチを切り替えないと思わぬピットフォールに陥ることがある．その代表例を以下に列挙してみる．

事前確率を意識する

家庭医の場合自分の診療する地域がどのような特徴があり，どのような疾患が多いかを意識しておくことが重要である．前述の通り，救急医療の現場では一般的には緊急度の高い疾患が多く，診療所の現場では緊急度の高い疾患よりもcommon diseaseのほうが多い．その場の違いを意識しないと時に失敗をおかす．以前大学病院で緊急度の高い

疾患を多く診ていた研修医が診療所に研修に来た
ときに，発熱の患者に１時間以上かけて詳細に
問診をとり，X線・採血・尿検査など出来得る
限りの検査をした後，最終的にインフルエンザの
迅速検査が陽性だったというエピソードがある．
一方で，例えば健康意識が高く日頃予防医療に
熱心に取り組む人々が生活する地域と，飲酒・喫煙
者が多く生活習慣病が多い地域では疾患の罹患率に
大きな違いが生まれてくる．例えば後者で胸痛の
患者が診療所を訪れれば，自然と虚血性心疾患の
事前確率は上がってくる．診療の場がどのような
ところなのかを常に意識することが重要である．

日頃の緊急時の対応の確認とシミュレーション

　日夜救急患者と接する救急外来と異なり，診療所
での救急対応は１年に数回程度起こるかどうかの
言わば「非日常」の状況である．しかしその非
日常の状況に一度陥ればその判断の誤りが患者の
死に直結してしまう可能性がある．そのため，緊急
時にどのような対応をすべきか診療所スタッフと
事前に相談し，定期的にシミュレーションを行う
ことをおすすめする．診療所で救急疾患の患者に
遭遇した場合，医師は患者のマネジメントで精一杯
になることが多い．その際に，蘇生道具や薬剤の
種類・場所，AEDの場所と操作に関して，搬送先
病院への連絡の方法と救急車要請の方法，救急隊
到着時の誘導など実際に事前にシミュレーション
していないと現場では慌てることが多い．事前に
どのようなことが起こり得てどのように行動すべ
きか，年１回程度シミュレーションしておくことを
おすすめする．また特に「現場で迅速に行うことで
患者の生命を救う可能性がある」代表的な疾患
である①アナフィラキシーショック，②緊張性気胸
に関しては，その診断と処置の方法を事前に十分に
対処できるように準備しておく必要がある．通常
外傷をあまり取り扱わない診療所の家庭医では，
②は実際に診療する機会は少ないと思われるが，
①に関しては常に患者と遭遇する可能性はある．
エピネフリンが診療所になかったためにアナフィ
ラキシーショックに対応できなかったとならない
ように事前の準備は必要である．また緊急度と
しては「気道緊急」は一番緊急性が高く，急変する
可能性の高い状況である．バックバルブマスクや

アンビューバッグでの換気が可能の場合は，その
まま高次医療機関搬送を検討することも１つの
方法である．

動きながら考える

　診療所での診療の基本は，まず考えて（問診・
身体所見などから鑑別診断を挙げて，その後検査
などで確定診断へと導く）から行動する（治療を
検討し，帰宅可能かを考える）が，緊急時は「動
きながら考える」ように思考過程を意識的に変更
しなければならない．実際に急変時の患者を対応
する際に考えてから行動していると，時間のない
中で対応が遅れる可能性がある．緊急性が高いと
判断した場合は，瞬時に「考えながら行動する」
ことを意識して，診療における行動のスイッチを
意識的に入れ替えることが重要である．

■ 家庭医が知っておきたい救急医学の進歩

　救急医療も日々進化している．ここ数年診療に
おいて変化した代表的な例を紹介しておく．

敗血症の定義と診断基準 (2016 年)

■定義：感染に対する宿主生体反応の調整不全で，
生命を脅かす臓器障害
■診断基準：感染が疑われ，SOFA スコアが２点
以上増加したもの

　全身性の炎症反応症候群（Systemic inflammatory
Response Syndrome：SIRS）の概念がなくなり，
新たに SOFA スコアが採用された．一般的には
SOFA スコアは ICU で利用されるため，ICU 以外
では qSOFA（quick SOFA）が使用される[4, 5]
(Box 2)．qSOFA は２点以上であれば敗血症を
疑い臓器障害の評価を行うことが推奨されている
ため，診療所では高次医療機関へ搬送することが
重要となる．

Box 2　qSOFA(quick SOFA) [4]

・呼吸数≧22 回 / 分

・意識の変容

・収縮期血圧≦100mmHG

■ 急性期ケアにおける家庭医ならではの役割

最後に急性期医療における家庭医ならではの役割を再度考えてみる.

急性期医療における家族の対応に関して

急性疾患の場合，突然生じる疾患のため，本人も家族もその対応に迫られ，気が動転し無我夢中となってしまうものである．病院へ到着した際はいろいろと説明を聞いたとしても特に家族は話が耳に入ってこず，理解できない状況となることも多い．一方救急受け入れ側の医療スタッフも，その対応に手を取られ中々家族のケアに時間を費やすことが難しい場合が多い．この場合家庭医が病院のスタッフと協力して，患者・家族の不安をケアすることが重要である．

高齢者とAmbulatory care-sensitive conditionsと総合診療医

急性期医療の現場では，実際に普段から適切なマネジメントを受けていたら防ぎ得た救急搬送だったのではないか，と感じる事例を時折経験する．特に高齢者にとっては，余計な入院がその後のADL低下に結びつくことも多い．本来家庭医は急性期ケアへと進む以前に，いかに急性期のケアへと進まないように事前にマネジメントする

ことが重要で，そこに関しては心理社会的な問題や地域のコミュニティの力などが重要になってくる．急性期ケアと同様に，このような事前の患者さんへの介入が救急搬送を減らす家庭医の大切な役割になっていくと考えられる[6,7].

【参照文献】

1) 伴　信太郎. 21世紀プライマリ・ケア序説. 改訂版　第1刷, プリメド社, p163, 2009
2) 東京消防庁　転院搬送における救急車の適正利用について (参照 2017.10.03) http://www.tfd.metro.tokyo.jp/lfe/kyuu-adv/tksei_teninhansou.htm
3) 転院搬送における救急車の適正利用の推進について (参照 2017.10.03) http://www.fdma.go.jp/concern/law/tuchi2803/pdf/280331_kyu34.pdf
4) 敗血症の新定義・診断基準を読み解く　2016年4月4日 週刊医学界新聞 (参照 2017.10.03) http://www.igaku-shoin.co.jp/paperDetail.do?id=PA03169_01
5) Singer M, Deutschman CS, Seymour CWC, et al.The Third International Consensus Definitions for Sepsis and Septic Shock (Sepsis-3).JAMA. 2016；315(8)：801-810. doi:10.1001/jama.2016.0287
6) 葛西龍樹. 家庭医療　家庭医を目指す人・家庭医と働く人のために, ライフメディコム, p191, 2002.
7) 藤沼康樹. 高齢者のAmbulatory care-sensitive conditionsと家庭医. (参照 2017.10.03) http://fujinumayasuki.hatenablog.com/entry/2013/10/08/162442

（遠井　敬大）

2　慢性期ケアにおける家庭医の役割

■ はじめに

　人生の過程において種々に生じる健康問題の中で，それが長きにわたる慢性的な経過をとるものは少なくない．

　米国においては人口の約半数は何らかの慢性的な健康問題をもち，65歳以上の人口に限れば88%もの人々が何らかの慢性的な健康問題をもちながら生活をしている[1]．

　わが国においても，代表的な慢性疾患である糖尿病だけでも「糖尿病が強く疑われる人」「糖尿病の可能性を否定できない人」の合計だけで約2,210万人に達するとされ[2]，高血圧に至っては，患者数はおよそ3,970万人と推定されている[3]．

　このような多くの人々が経験する慢性の健康問題のケアに関して，本稿では家庭医が果たすべき役割，現在わが国が直面している問題点，ならびに今後の方向性について述べる．

■ 慢性期ケアにおける家庭医の役割

1．疾患（disease）と病い（illness）両面のケア

　慢性の健康問題の発生は大きなライフイベントの一つであり，日常生活，社会生活に多大な影響を及ぼす．家庭医にはその問題に関する科学的根拠に基づいた医学的評価・介入はもちろん，その人自身や家族など周囲にとってどのような意味や影響をもつのかを考慮しつつケアをしていく視点が必要とされる．

2．家族志向のケア

　家族の関わりが慢性の健康問題の日常管理に影響を与えることは明らかにされている．さらに，家族の信頼関係が慢性の健康問題の経過にも結果にも大きく影響するので，家庭医は家族内の関係の質を評価し，そこに焦点をあてて取り組むべきということが示されている．一方で，慢性の健康問題は本人のみならず家族にとっても大きなストレスであり，家族が本人の援助をしつつも，できる限り普通の生活を送れるよう支援していくことも必要である．

3．複数の健康問題のケア

　慢性の健康問題は一つとは限らず，特に高齢者は複数の健康問題を抱えていることが多い[1]．複数の専門医が関与した場合の統合されないバラバラの介入と異なり，家庭医は特にこのような事例にケア全体を調整し，多剤投与の回避やケアの優先順位の決定などにその役割を発揮する．

4．予防医学・ヘルスプロモーション

　単に疾病の管理に止まらず，予防接種や悪性腫瘍のスクリーニングなどの予防医学的視点やヘルスプロモーションなどの視点も含めて対応することで全体的な健康水準を上げることも家庭医の重要な役割である．

　このように家庭医が十分にその役割を果たすことが期待されるものの，現実の医療との間に実際には解離が存在しており，わが国の現状のケアの質は未だ不十分な状況にある．

■ 慢性期のケアの現状

1．疾病構造の変化：急性期から慢性期へ

　医療をとりまく状況は大きく変化しており，現在の医療においては，過去に見られたような感染症を中心とした急性期の医療から，生活習慣病を中心とした慢性期の医療をより必要とする方向に疾病構造が変化してきている．さらには絶対数としての高齢者の増加が拍車をかけ，慢性疾患は増加の一途にある．

2．急性期志向型のケアシステム

　そもそも急性期のケアと慢性期のケアでは多くの点で異なっているが（**Box 1**），もともと現在の医療システムは急性期の医療に適合するように整備されてきたものである．また，医師の教育も診断・治療など急性期の問題に教育が集中し，生活習慣の是正や行動変容のスキルなど，慢性期のケアに必要な教育は十分とは言えない．

3．Evidence-practice gap

Box 1　急性期の問題と慢性期の問題の違い

	急性	慢性
始まり	急速	徐々に
原因	単独	複雑
診断	正確	あいまい
治療	治癒しやすい	治癒はまれ
専門職	選択けん引役	コーチ パートナー
患者	従順	自立

ある治療や検査が必要であるというエビデンスがあっても，実際にはすべての臨床現場で100％そのエビデンス通りの医療が行われているわけではない．Evidence-practice gap とは，エビデンスに基づいた望ましい診療と実際に行われている診療の格差のことを指し，現在診療の質に関する世界的な問題となっている．

例えば，米国ではエビデンスに基づいた推奨される治療は55％の人しか受けておらず[4]，糖尿病に関して言えば血圧，脂質，血糖の3項目が推奨される値までコントロールされているのはわずか7％に過ぎない[5]というのが現状である．

4．絶対的な時間の不足

プライマリ・ケアに従事する家庭医1人が2,500人の地域住民の健康管理を担当すると仮定した場合，1日当たり適切な慢性疾患のケアには10.6時間[6]，予防的介入には7.4時間が必要とされる[7]という試算があり，これだけで1日18時間を費やす必要があるということになる．どれほど良いエビデンスの蓄積があったとしても，医師個人の努力でエビデンスを実際の臨床に反映させ，診療の質を改善することの限界を知ることができる．

5．現在のシステムの限界

前述の理由より，現在の急性期志向型のシステムのままでは慢性期のケアに十分対応することはできない．慢性期のケアの質改善には医師個人の技術や知識の向上という視点だけでは不十分であり，診療のシステム自体を変革して整備していくことこそが重要な鍵となる．

こういった状況の中開発されたのが Chronic Care Model であり，今後の慢性期ケアの質改善で大きな期待が寄せられている．

■ Chronic Care Model
1．Chronic Care Model とは

Chronic Care Model とは，1990年代に Wagner らにより開発されたケアシステムのモデルであり，単一の疾患・問題に限定せず慢性の健康問題全体に共通するものとして構築された概念である．対象となるのは糖尿病や慢性心不全，うつ病や気管支喘息などの慢性疾患であり，さらには慢性的に持続する健康問題である虚弱高齢者や認知症も対象に含まれる[8～10]．

このモデルは6つのコンポーネントから構成されており（**Box 2**）[10]，各領域のシステム構築を進めることでケアの質を向上させるというものである．概念図を **Box 3**[8]に示す．

Chronic Care Model はプライマリ・ケアのセッティングで種々の慢性疾患に適用されており，糖尿病の血糖コントロール改善[11]や，慢性心不全の再入院減少[12,13]など，質改善の効果を示す報告も数多くなされている．

各施設が取り組む際の指針となるものとして，Assessment of Chronic Illness Care（ACIC）[14]という医療者が使用するための評価ツールと，Patient Assessment of Care for Chronic Conditions（PACIC）[15]という患者が使用するための評価ツールが存在する．どちらも日本語の翻訳版が作成されているため，自施設における評価で利用可能である．

Ⅲ 家庭医療の諸相

Box 2　Chronic Care Model の6つのコンポーネント

① 組織化された慢性疾患ケアの提供 (Organization of Health Care)
② 地域との連携 (Community, Resources and Policies)
③ 自己管理支援 (Self-Management Support)
④ 診療における意思決定支援 (Decision Support)
⑤ 医療提供システムの設計 (Delivery System Design)
⑥ 臨床情報システム (Clinical Information Systems)

Box 3　Chronic Care Model 概念図

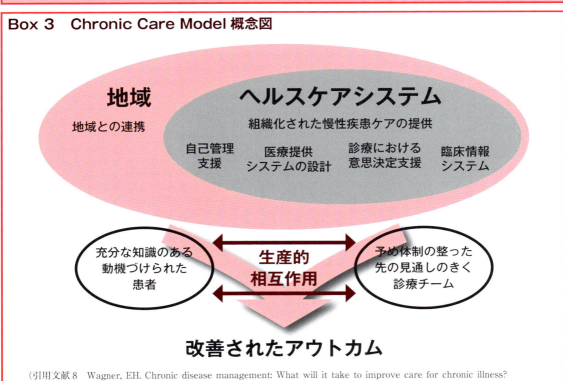

(引用文献8　Wagner, EH. Chronic disease management: What will it take to improve care for chronic illness? Effective Clinical Practice. 1998, vol.1, no.1, p.2-4 の Figure 1 を参考に著者作成)

2. Chronic Care Model の各コンポーネントの概要

以下に糖尿病を例にとり，Chronic Care Model の各コンポーネントの具体的内容について概説する．

① ヘルスケアシステム，組織化された慢性疾患ケアの提供

各施設において糖尿病のケアが重要課題に位置づけられ，それに取り組むチームが構成されることが重要である．さらにはその取り組みのためのスタッフの時間の確保や経費の確保などのリソースの供給が必要である．

診療報酬制度が「出来高払い」では本来システム改善へのインセンティブが働きにくいため，わが国の診療報酬制度においてもケアシステムの構築・改善に対して診療報酬が発生するような制度改革が望ましい．極端な例として病院を例に挙げると，ケアの質改善で糖尿病合併症による入院患者数が減少すれば，「出来高払い」では病院にとって質改善が減収につながってしまうことになる．

② 地域との連携

地域の医療・福祉機関との協働，行政・自治体の健康計画との連携が重要となる．例を挙げれば，高齢者のケア・予防活動の拠点である地域包括支援センターと連携して運動プログラムを推進するなどの取り組みが該当する．

③ 自己管理支援

慢性疾患のコントロールには適切な自己管理が重要であり，患者自身が自分の行動目標を設定し（毎日血圧・体重測定する，など），その実施状況を確認できるような既定のフォーマットが準備されているとよい．さらにこの患者の自己管理を支援するため，糖尿病療養指導士などの熟練したスタッフによる個別もしくはグループを対象にした面接が重要である．

④ 診療における意思決定支援

Evidence-practice gap を埋めることが目標であり，糖尿病の診療ガイドラインに関するスタッフおよび患者への教育，糖尿病専門医との連携，診療ガイドラインに基づいた必要な定期検査や介入に関するリマインダーの設定が必要となる．

⑤ 医療提供システムの設計

糖尿病のケアに集中できる計画的な予約外来の設置が必要である．その際，医師は十分な時間の確保が困難ということに加え糖尿病以外の問題も持ち込まれやすいことから，話の内容を糖尿病のケアに集中できる看護師・栄養士など他の医療スタッフの面接を計画に組み込むことも重要である．

⑥ 臨床情報システム

対象となる集団を明確化するため，糖尿病の患者の全数把握や，合併症などによりソート・抽出ができることが必要である．これには電子カルテの導入が重要な鍵となる．また，各医師に対する担当患者の平均血糖値などデータのフィードバックなどもこの領域に含まれる重要項目である．

■ まとめ―システム変革による質改善の取り組みへ

慢性期ケアは家庭医が中心的役割を果たす領域であるが，これまで述べてきたように，医師個人の努力だけではその質改善には限界がある．他のスタッフと一緒に，少しずつであってもチームでシステムの変革に取り組んでいくことこそが，これからの慢性期ケアにおいて求められている．Chronic Care Model は今後期待されるそのための指針の一つである．

【引用文献】

1) Hoffman, C, et al. Persons with chronic conditions. Their prevalence and costs. JAMA. 1996；276（18）：1473-1479.
2) 健康局総務課生活習慣病対策室．"平成１９年国民健康・栄養調査結果の概要について．"厚生労働省．http://www.mhlw.go.jp/houdou/2008/12/h1225-5.html，(参照2011-02-04)
3) 健康局総務課生活習慣病対策室．"平成１８年国民健康・栄養調査結果の概要について．"厚生労働省．http://www.mhlw.go.jp/houdou/2008/04/h0430-2.html，(参照2011-02-04)
4) McGlynn E A, et al. The quality of health care delivered to adults in the United States. N Eng J Med. 2003；348(26)：2635-2645.
5) Saydah SH, et al. Poor control of risk factors for vascular disease among adults with previously diagnosed diabetes. JAMA. 2004；291(3)：335-342.
6) Ostbye T, et al. Is there time for management of patients with chronic diseases in primary care? Ann Fam Med. 2005；3(3)：209-214.
7) Yarnall KS, et al. Primary care: is there enough time for prevention? Am J Public Health. 2003；93(4)：635-641.
8) Wagner EH. Chronic disease management: What will it take to improve care for chronic illness? Effective Clinical Practice. 1998；1(1)：2-4.
9) Wagner EH, et al. Improving chronic illness care: translating evidence into action. Health Aff (Millwood). 2001；20(6)：64-78.
10) Bodenheimer T, et al. Improving primary care for patients with chronic illness. JAMA. 2002；288(14)：1775-1779.
11) Piatt GA, et al. Translating the chronic care model into the community: results from a randomized controlled trial of a multifaceted diabetes care intervention. Diabetes Care. 2006；29(4)：811-817.
12) Rich M, et al. A multidisciplinary intervention to prevent the readmission of elderly patients with congestive heart failure. N Engl J Med. 1995；333(18)：1190-1195.
13) Stewart S, et al. Prolonged beneficial effects of a home-based intervention on unplanned readmissions and mortality among patients with congestive heart failure. Arch Intern Med. 1999；159(3)：257-261.
14) "Clinical Practice Change, ACIC survey, versions, Japanese translation." Improving Chronic Illness Care http://www.improvingchroniccare.org/downloads/acic_v3_5_japanese.pdf，(参照2011-02-04)
15) "Clinical Practice Change, PACIC survey, versions, Japanese translation." Improving Chronic Illness Care http://www.improvingchroniccare.org/downloads/japanese_pacic.docx，(参照2011-02-04)

【参考文献】

① Bodenheimer, T, et al. Improving primary care: strategies and tools for a better practice. Lange medical books/McGraw-Hill, 2006, 278p.
② "Improving Chronic Illness Care" http://www.improvingchroniccare.org/，(参照2011-02-04)

（渡邉　隆将）

3 緩和ケアにおける家庭医の役割

Case

82歳　男性　心不全・肺癌

70代の妻と二人暮らし．認知症はない．元教師．5年ほど前から心不全にて通院困難となり，M診療所から訪問診療を受けていた．数か月前から食欲不振，体重減少を認め，脳転移および遠隔リンパ節転移のある肺がんと診断された．年齢や基礎疾患，ADLから積極的治療の対象とはならず，本人も治療をせずに在宅療養を続けることを希望．家族も同意した．本人・家族，ケアマネジャー，訪問看護師，ホームヘルパーと多職種会議を複数回開催し方針を確認した．疼痛や呼吸苦に対し，オピオイドの導入を含む薬物治療，多職種による患者及び家族へのケアを行った．経過を通して症状コントロールは比較的良好であった．診断から1か月すぎたころからADLの低下が徐々に進行し，ベッドで寝ている時間が多くなった．経口摂取もままならなくなり，内服薬を整理し，オピオイドは持続皮下注に変更．ごく少量の皮下輸液を開始してから約2週間で自宅にて永眠となった．

妻はM診療所の外来に通院していたが，本人の状態が悪化してからは，通院の時間が取れなくなり，本人と共に訪問診療を受けることになった．本人の死去後の訪問診療で，医師が遺影に手を合わせると，涙ながらに今までの在宅療養の思い出を語った．その後数回訪問診療を行ったのちに「今までのように通院します」と自ら外来通院を選択された．診療所では待合室で看護師や事務職員に声をかけられて涙を流すときもあるが，笑顔もあり，以前と同じように通院できることにほっとする，とのことだった．

■ はじめに

日本における総死亡数は，近年増加の一途をたどり[1]，2060年には約177万人に達することが予測されている[2]．これからの日本の医療は「人生のゴールへと歩む道」を支える医療と言っても過言ではない．患者の生活を支える役割を担う家庭医にとって，人生の終末期にある患者・家族とともに過ごすことの意義は計り知れない．地域における看取りでは，他施設の多職種との連携が必須であり，看取りに積極的に関わることにより，自身の地域での連携力が高まる可能性もある．

本稿では，緩和ケアとは何か，日本における緩和ケアの現状と今後の課題，および緩和ケアにおける家庭医の役割について述べる．

■ 緩和ケアとは？

●緩和ケアの定義

2002年のWHOによる緩和ケアの定義(**Box 1**)では，疼痛などの身体症状のコントロールだけではなく，心理社会的およびスピリチュアルな苦痛へのケアも対象としている．また，緩和ケアは疾患の早期から適用されるべきであり，患者のケアのみならず家族ケアおよび死後のケアも対象としていること，生命の長さの延長も短縮も意図しないこと，チームアプローチを重視していることに注目したい．実際の臨床現場においては「緩和ケア」という言葉はさまざまな意図で使われており，必ずしもWHOの定義の通りに使われていない場面も多々あることが指摘されているが，ここではこのWHOの定義に沿うこととする．

●誰が対象となるのか？

歴史的に，緩和ケアは悪性腫瘍により余命がおよそ数か月〜1年ほどに限られた患者のケアを中心に発展してきた．しかし近年は，疾患に関わらず早期からの緩和ケアが必要であるという考えが

Box 1　WHO　緩和ケアの定義　2002年改訂（筆者訳）

　緩和ケアは，命を脅かす疾患による問題を抱える患者と家族のQOLを改善するアプローチを指す．これは，身体的・心理社会的・霊的（スピリチュアル）な痛みや他の症状を，早期に発見し，適切にアセスメントし治療することで達成されるものである．
緩和ケアは，

- ・疼痛や他の症状を軽減する
- ・生命の存在を肯定し，死を通常のプロセスとして認識する
- ・死を早めることも遅らせることも意図しない
- ・ケアの心理的・霊的な側面を統合する
- ・患者が死の瞬間までアクティブに生きるためのサポートシステムを提供する
- ・患者の療養期間，また死後に至るまでの家族に対するサポートシステムを提供する
- ・患者・家族のニーズ（必要な場合には死後のカウンセリングも含む）を満たすために
  チームアプローチを適用する
- ・QOLを向上させ，疾患の経過にもよい影響を与える
- ・疾患の早期から適応され，化学療法，放射線治療などの命を延長するための他治療と
  共に提供される．苦痛となる症状の理解のための精査も含まれる．

注）本文には小児緩和ケアの定義も別途記載されている

主流となっている．"生命を脅かす"すべての疾患が対象となりうるが，特に対象になりやすい疾患としては，心不全，慢性閉塞性肺疾患，進行性神経疾患（認知症を含む），肝不全，腎不全，脳血管障害などがあげられる．

　日本の緩和ケア病棟は，後天性免疫不全症候群および悪性腫瘍を持つ患者を対象としているが，悪性腫瘍以外の疾患も緩和ケアの対象にすべきであるというのが世界的な潮流であり，日本においても非がん疾患の緩和ケアに近年注目が集まっている．

●家庭医療と緩和ケアの共通点

　上述の緩和ケアの定義を踏まえ，本書の第2版8ページに掲載された，「家庭医療のプリンシプル（McWhinney, 1981）」および「家庭医と専門医の対比」（Box 2, 3）を改めて見てほしい．これらと緩和ケアの定義を比較するだけでも家庭医療と緩和ケアには多くの共通した特徴があることに気づくだろう．他の多くの医学における専門と異なり，緩和ケアが対象とする人口集団は「生命を脅かしうる疾患を持っている」というコンテキストで定められ，特定の疾患や特定の問題を対象にするわけではない．複雑な状況の中にケアニーズを持つ患者や家族が対象となることも多い．ほかにも，

家族も対象とすること，全人的なアプローチをすること，多職種によるチームアプローチを重視することなど，家庭医療との共通点は多い．

■ 日本における緩和ケアの現状・今後の課題

●高齢社会と緩和ケア

　緩和ケアは若年のがん患者を中心に据えて発展してきたが，多くの先進国は高齢社会を迎え，高齢者の緩和ケアの必要性が認識されてきている[3]．日本では既に死亡者の大部分を65歳以上の高齢者が占めているが[1]，死亡者における高齢者の割合は更に増加することが予測されている．高齢者の緩和ケアでは，多数の合併症や薬物動態の違いなどさまざまな高齢者特有の医学的特徴に加え，家族全体が置かれているライフステージも若年者と異なることに留意が必要である[4]．また，高齢者は，終末期や生死の問題，自己決定について若年者と異なる認識を持っている可能性もある．欧米からの報告ではあるが，高齢者は病状告知を積極的には希望せず，従来の緩和ケアで良しとされてきたことが通用しない可能性があるとの知見も明らかにされている[5]．今後日本での方向性を考えるうえでも，改めて高齢者が何を望んでいるのか考えることは重要であると考えられる．

Ⅲ　家庭医療の諸相　113

Box 2　家庭医療のプリンシプル（McWhinney, 1981）

- ある医学専門領域の知識，疾患，手技に献身するのではなく，患者に献身する．
- 家族や社会などを含む病いのコンテクストを理解しようとする．
- 毎回の受診を，予防や患者教育の機会として利用しようとする．
- 自分の診療の対象を，ある健康問題のリスクに暴露された人口集団と考える．
- 自らを人々の支援や診療に関わる地域ネットワークの一部と位置づける．
- 患者たちと同じ地域に住む．
- 患者を診療所だけでなく，在宅や病院でも診る．
- 医療における主観的な側面や自らを振り返ることを重視する．
- 有限な医療資源をマネジメントする役割に自覚的になる．

Box 3　家庭医と専門医の対比

家庭医	専門医
特定の個人・家族・地域の ⇒○○さん，○○さんち，人の集まり	特定の疾患をもつ患者の
すべてに ⇒健康問題全般に 年齢性別を問わず，病気であるかどうかにかかわらず	特定の疾患に
継続的に ⇒ライフコースに沿って	特定の問題が生じたときに
かかわる ⇒相談にのる，問題解決を試みる，たまに治せるものは治す，紹介する	自己完結的に診断・治療する

（藤沼康樹，Introduction：家庭医と家庭医療を学ぶ若き医療者のために．新・総合診療医学―家庭医療学編，第2版，カイ書林，2015，p.8）

●非がん疾患の緩和ケア

　社会および死亡者の高齢化を背景に，非がん疾患の緩和ケアの重要性も認識されるようになってきた．非がん疾患の緩和ケアには，さまざまなバリアがあると言われ，患者が自身の状態の悪化を加齢によるものと考える傾向があること，予後予測が難しいこと，医療者も病状を楽観視する傾向にあること，終末期ケアに関する会話がされにくいこと，などが指摘されている．緩和ケア専門家も，非がん疾患の緩和ケアに精通していることは少ないため，専門家からのアドバイスが得られにくいという現状もある．

　このような状況においては，客観的な情報をできる限り求めつつ，目の前の患者ひとりひとりの細かい点に気を配りながらのケアが必要になってくる．家庭医は，患者の人生や生活を支える役割を担うため，非がん疾患の終末期を生きる患者に最も近い医療者の一人となる．目の前の患者の人生に寄り添う姿勢を忘れずに，家庭医としてのさまざまな知識や技術を利用することが，非がん

疾患の緩和ケアの第一歩とも言える．

　一方で，日本における非がん疾患患者，特に在宅療養患者における終末期の自然経過やケアニーズを明らかにすることも急務である．この領域の知見が見出されることが望まれる．

●地域における緩和ケア

　急速に増加する死亡数を背景に，在宅・施設を含む「地域での看取り」が今まで以上に重要になる．日本の緩和ケアは，日本における医療の発展の仕方と同じく病院内を中心に発展してきたが，地域包括ケアシステムの拡充が議論されるなか，地域における緩和ケアのニーズが大きくなっていくことが予想される．

　そもそも，緩和ケア病棟・ホスピス・緩和ケアチームがすべての看取りをケアすることは現実的に不可能である．2012年の日本における全死亡125万に対し，緩和ケア病棟での死亡数は約3万（2013年），緩和ケアチームへの相談件数が4.4万（2011年，うち非がん疾患は2.5%）であり，全死亡における

専門緩和ケアチームの関わる件数の割合はごくわずかである．統計上の在宅死の割合は12.7%（2015年）だが，在宅療養支援診療所による在宅看取り件数は1万3千足らず（2010年）となっており，訪問診療を受けながら亡くなる人の実数ははっきりしない．在宅で発生した孤独死や異状死も統計上の「在宅死」に含まれることに留意が必要である．一方で，開業医を対象とした調査[6]によると，緩和ケアの経験・技術について不十分な様子がうかがわれ，一定の緩和ケアの技術を持った家庭医・家庭医が地域で活躍することが望まれる．

■ 緩和ケアにおける家庭医の役割

家庭医療と緩和ケアの専門性は類似しているが，緩和ケア専門家と家庭医療専門家の担う役割は異なる．患者を紹介されることがほとんどである緩和ケア専門家に対し，地域における人口集団に常に接している家庭医には特徴的なさまざまな役割があり，ここではその一部を述べる（グリーフケアについては本書のⅢ-10「スピリチュアルケア・グリーフケア」の項を参照）．家庭医が緩和ケアに取り組むにあたっては，人間が人生の最後に向けて衰弱していく過程についての知識が重要であり，家庭医にはその過程を学ぼうという姿勢が求められる．

●予防・ヘルスプロモーション

家庭医療において，予防医療は重要な仕事のひとつである（本書のⅢ章4「予防医療／ヘルスメンテナンスと家庭医」の項を参照）．死を予防することはできないが，不必要につらい症状を経験したり困難な状況に陥ることを予防し，よりよい最期を迎えるための準備をすることはできる．

地域における終末期ケアや介護に関連した啓蒙活動は，緩和ケア領域におけるヘルスプロモーション活動（第一次予防）と捉えることができる．どのように人生の最後を迎えるか社会的な関心の高まりはあるものの，医療と関連する部分についての国民の関心や認識と現状にはギャップがあると言わざるを得ない[7]．このような状況において，家庭医が緩和ケア領域のヘルスプロモーション活動を行うことの意義は大きい．

各患者を対象にしたときの予防（第二次予防）は，原則として臨床現場で行われるものであり，よりよい緩和ケアそのものとも言える．緩和ケアの定義にもあるように，症状の早期発見・早期治療は緩和ケアの中に含まれる．その患者に起こりうる症状を予測し予防するだけでなく，その患者に起こりうる「状況」を予測し，好ましくない状況を予防するのも家庭医の役割である．事前指示書などもその手段となりうるが，重要なのは，事前指示書は終末期のより良いあり方について患者や家族と話し合う手段であることを念頭におき，結論に至るまでの過程を大切にすることである．基本的には，これから起こりうる悪いことについて家族や患者と話し合うことになり，高度なコミュニケーション能力が必要になる．

●緩和ケアニーズの同定

家庭医は，日々の臨床のさまざまな場面で緩和ケアが必要な患者に出会う（Box 4）．その中には患者自身が緩和ケアの対象となることを自覚していない患者も含まれる．家庭医に求められるのは，確かな緩和ケアの知識・技術だけではなく，隠れた緩和ケアニーズを同定する能力である．緩和ケアニーズを持つ患者の同定＝予後の短い患者の同定として語られることも多い．確かに，残された時間の長さは患者さんの人生をガイドするうえで重要であり，予後予測の努力は必要である．しかし，緩和ケアのニーズは予後が短いから生じるとは限らない．予後予測に囚われるあまり，ケアニーズを見出すことを疎かにしてはならない．重要なのは，目の前の人が何を必要としているのかを察知することである．

●地域緩和ケアのまとめ役として

家庭医は，地域緩和ケアにおいて患者の主治医として中心的役割を果たすことが求められる．ケアのコーディネーターとしての役割も求められ，言うまでもなく介護・福祉・医療各職種や各専門医との連携能力が重要である．さらに，地域緩和ケアの発展のための取り組みも求められる（本書のⅢ-4「4予防医療／ヘルスメンテナンスと家庭医」の項参照）．

Box 4　家庭医が出会う緩和ケアニーズがある患者の例

1.　がん疾患の治療中の患者で，疾患の診断まで特にかかりつけはなく，治療医をかかりつけ医と認識しているが，感冒症状などのマイナートラブルで近くの家庭医を受診するケース．

　隠れた緩和ケアニーズや日常のトラブルなど，家庭医が相談にのれる問題を抱えていることが多いが，家庭医にその認識がないと見逃されることもある．

2.　家庭医がフォローしていた患者に，専門医の治療が必要ながん疾患または非がん疾患が発見され，治療と並行して家庭医への通院も継続しているケース．

　元々関係性が確立されていることが多いが，特に家庭医が診断の経緯に関わっている場合には，重大な疾患の診断というイベントによって関係性が強まることが多い．今までの継続受診がなかった場合に比べると，緩和ケアニーズの同定は比較的容易であるが，非がん疾患の場合には，特有の困難さを伴うことが多い．

3.　専門医による積極的治療が終了となり，訪問診療導入目的や緩和ケア目的に家庭医に紹介となるケース．

　専門医の診療は継続される場合と，中止となる場合がある．ギアチェンジとともに家庭医の診療が開始となるので，関係性の確立，病状認識の確認，今後の方針の決定などを同時進行で行う必要がある．

4.　家庭医がフォローしていた患者に，がん疾患が発見されたが，積極的治療の適応がなく，家庭医にて緩和ケアを中心にフォローしていくケース．

　多くは高齢者であり，高齢者の特徴に留意してケアする必要がある．積極的治療の適応がないことを患者および家族がどの程度受け入れられているのかをよく見極める必要がある．

5.　家庭医がフォローしていた患者に，生命を脅かす非がん疾患が発見され，家庭医にてフォローするケース．

　非がん疾患の緩和ケアに特有な困難さ，特に積極的治療と症状緩和の兼ね合いに留意する必要がある．

■ まとめ

　緩和ケアにおける家庭医の強みは，家族志向ケアなど，家庭医療学の他領域における知識や経験を緩和ケアの原則と統合し，実際のケアに応用することにより，その人の人生全体をさまざまな角度から眺め，考察できることである．さまざまな年代の患者のケアにあたり，地域で仕事をする家庭医だからこそ提供できる緩和ケアは必ずある．

　緩和ケア・終末期ケアには難しい局面もあるが，それだけにさまざまな学びを得られるチャンスでもあり，真摯に取り組むことにより自身の成長・発展を感じられることも多いだろう．より多くの家庭医が地域で積極的に緩和ケアに取り組むことにより，成熟した地域と家庭医が多く生まれることを期待したい．

【参照文献】

1 ）厚生労働省．平成 28 年人口動態統計月報年計（概数）の概況　http://www.mhlw.go.jp/toukei/saikin/hw/jinkou/geppo/nengai16/index.html
2 ）内閣府．平成 28 年版高齢社会白書　http://www8.cao.go.jp/kourei/whitepaper/w-2016/html/zenbun/s1_1_1.html
3 ）Goldstein NE, et al. Palliative medicine in older adults, In Oxford Textbook of Palliative Medicine, 4th ed, Oxford University Press, 2009, p. 1386-1399.
4 ）Goldstein NE, Morrison RS. The Intersection between geriatrics and palliative care: a call for a new research agenda. J Am Geriatr Soc. 2005；53(9)：1593-1598.
5 ）Lloyd L. What do we know about the congruence between what older people prioritize at the end of life and policy and practices? In: Gott M, Ingleton C, eds. Living with Ageing and Dying: Palliative and End of Life Care for Older People. Oxford: Oxford University Press, 2011, p63-71.
6 ）Yamagishi A, Morita T, Miyashita M, et al. Providing palliative care for cancer patients: the views and exposure of community general practitioners and district nurses in Japan. J Pain Symptom Manage. 2012；43(1)：59-67. doi:10.1016/j.jpainsymman.2011.03.012.
7 ）Oishi A, Hamano J. Good deaths for all in Japan: the potential role of primary palliative care. Eur J Palliat Care. 2015；22(5)：236-238.

（大石　愛）

4 予防医療 / ヘルスメンテナンスと家庭医

Case・part 1
Bさん　56歳男性

診療所の外来で総合診療専攻医のA医師は，定期健康診断で来院したBさんを担当した．Bさんは長距離トラックの運転手であり，特に既往歴もないが，30年以上1日1箱の喫煙をしている．労働安全衛生規則44条で定められている健康診断の11項目（既往歴，自覚・他覚症状，身長・体重・腹囲・視力・聴力の検査，胸部X線検査・喀痰検査，血圧の測定，貧血検査，肝機能検査，血中脂質検査，血糖検査，尿検査，心電図検査）を終えて診察に入ってきた．予約表を見ると数名の患者さんがA医師の診察を待っているようである．採血以外は結果が出ており，血圧が155/90mmHgであること以外は問題ないようである．限られた時間の中でA医師はどんな介入をすれば良いのだろうか？

Case・part 2
Cちゃん　4歳女児

診療所の外来で総合診療専攻医のA医師は，「喘息発作」で来院した4歳の女児を診察している．一緒に来た母親によると3か月前に転居してきたそうで，Cちゃんと両親の3人暮らし．感冒症状に加えて喘鳴が出現している．前医で喘息と診断され，これまでも感冒に伴う喘息の悪化を経験している．今回も感冒に伴う喘息の悪化と診断した．感冒と喘息に対する治療以外にどのような予防医療的介入があるだろうか？

■ 予防医療とは？

予防医療は疾病を予防するだけでなく，障害の防止や，身体的，精神的健康の増進に関わる活動も含み，下記の3つに分類される．

●一次予防（健康の増進，疾病予防，特殊予防）：例；生活習慣，環境の改善や健康教室などによる健康増進，予防接種による疾病予防，事故防止による傷害の発生予防

●二次予防（早期発見，早期治療）：例；癌などの検診

●三次予防（疾病による生体機能損失とQOLの低下を軽減）：例；リハビリテーション，再発防止の治療など

■ 予防医療と家庭医

予防医療の実践は家庭医に要求される臨床能力の一つであり，日本専門医機構が定める総合診療専門医が習得すべき専門知識として「健康増進や予防医療」が明記されている[1]．しかし，日本では日常診療と切り離されたかたちで健診センターなどで健診，人間ドックが行われており，「予防医療＝健診，人間ドック」という認識（誤解）が強いためか，プライマリ・ケア医が予防医療を自らの診療業務と認識しにくい状況がある．また予防医療が健康保険で支払われないため，日常診療の中で実践することが難しいと多くの臨床医がとらえている．

■ 予防医療の原則「利益が害を明確に上回るという根拠が必須」

EBMの生みの親であるDavid Sackettが "The arrogance of preventive medicine" で主張しているように，予防医療でもとくに一次予防，二次予防を提供するには，「利益が害を明確に上回る」という根拠がなくてはならない[2]．例えば，予後が非常に悪い疾患を抱えた患者に対して，最後の希望として未だ試験段階の治療を提供することは，場合によっては正当化されるかもしれない．しかし，基本的には無症状である人々に対して，なかば押し売りのように健診やスクリーニング検査を勧めている時点で，われわれ医療提供者は暗黙の了解として「利益が害を明確に上回っている」ということを保証していることになる，はずである．

■ 予防医療の根拠

毎年の定期健康診査は1950年代までには，米国では標準的な診療となっていたが，包括的スクリー

Box 1　健診項目の推奨レベル（文献5）より抜粋）

健診項目	対象疾患	推奨レベル
喫煙についての問診	喫煙	A
飲酒に関した問診	問題飲酒	B
うつに関する問診	うつ状態	B
自殺に関する問診	自殺高リスク状態	I
身長，体重（BMI）	肥満	B
血圧	高血圧	A
身体診察	非特定	I
聴力に関する問診（高齢者）	聴力障害	B
聴力（一般人）	聴力障害	D
聴力（高齢者）	聴力障害	C
視力（一般人）	視力低下	I
視力（高齢者）	視力低下	B
MMSE など認知症問診	認知症	I
検尿（尿蛋白）	蛋白尿	I
検尿（尿糖）	糖尿病	D
血液一般	鉄欠乏性貧血	I
空腹時血糖，ブドウ糖負荷試験，HbA1c	糖尿病	B
脂質	高脂血症	B
尿酸	高尿酸血症	I
肝機能	脂肪肝	I
HBV 抗原	HBV キャリア・B 型慢性肝炎	C
HCV 抗体	HCV キャリア・C 型慢性肝炎	C
心電図，負荷心電図	虚血性心疾患	I
胸部 X 線	肺癌	I

※推奨レベル A，B を赤文字で表示.

推奨レベル

A：そのような健診項目を実施することが強く勧められる．有効性に関する（対象者の真のアウトカムを改善する）良好なエビデンスがあり，利益は害を非常に上回る．

B：そのような健診項目を実施することが勧められる．有効性に関する（対象者の真のアウトカムを改善する）少なくとも間接的なエビデンスがあり，利益は害を上回る．

C：そのような健診項目を実施することが推奨できるともできないともいえない．有効性に関する（対象者のアウトカムを改善する）少なくとも間接的なエビデンスがあるが，利益は害をわずかに上回るか接近している．

D：そのような健診項目を実施することは推奨できない．無効というエビデンスがあるか，利益より害が大きい．

I：そのような健診項目を実施することが推奨できるともできないともいえない．有効性に関する（対象者のアウトカムを改善する）エビデンスはなく，利益と害の比較ができない．

ニングの効果に関する疑問が数々の研究で示され，最近では 2019 年のシステマティックレビューでも，いわゆる健診は総じて受診者の予後改善に寄与していないことが改めて示された[3]．米国では 1990 年代には個別のリスクに応じた予防医療が推奨されるようになり，米国予防医学専門委員会（U.S. Preventive Services Task Force: USPSTF）という中立機関が個人の年齢，性別，リスクに応じてスクリーニング，予防的薬剤治療，カウンセリングにおける推奨項目をエビデンスに基づいて示しており，臨床現場でも推奨項目にしぼった診療がなされている[4]．

一方わが国では，労働安全衛生法などに基づいて健診が行われており，公的に広く行われているが故に，多くのプライマリ・ケア医はその有用性に疑問の余地はないと信じているが[5]，健診項目の多くが必ずしも根拠に基づくものではないことは福井らの研究によって明らかにされている[6]．**Box 1** に健診項目の推奨レベルを示した．推奨レベルは USPSTF の基準に準じている．「予防医療

Box 2　癌検診の推奨レベル

対象疾患	検査項目	日本のガイドライン		米国（USPSTF）	
		年齢	推奨レベル	年齢	推奨レベル
胃癌	胃 X 線検査	50 歳以上	B	−	−
	内視鏡		B		
大腸癌	便潜血	40 歳以上	A	50-75 歳	A
	大腸内視鏡		C		A
肺癌	胸部 X 線±喀痰	40 歳以上	C(B)	−	−
	低線量 CT		I	55-80 歳（喫煙リスクあり）	B
子宮癌	細胞診	20 歳以上	B	21-65 歳	A
乳癌	マンモグラフィー	40-74 歳	B	50-74 歳	B
前立腺癌	PSA	−	I		C/D

※推奨レベル A，B を赤文字で表示．日本における，肺癌検診の胸部 X 線±喀痰はガイドラインで示された推奨レベルは B であったが，USPSTF の基準に準じて判断すると C であると筆者が判断している．

として提供するには利益が害を明確に上回っているという根拠が必要である」という原則に立ち返ると，推奨レベル A もしくは B が求められることになるが，その条件を満たすのは全項目のうち半分以下である．

また日本で広く行われている癌検診に関しても，日本のガイドラインと USPSTF の推奨レベルを **Box 2** に示したが，公費で行われているものの半分程度に医学的根拠が欠けている状況である[7〜12]．

■ ヘルスメンテナンスの 4 項目

予防医療を日常診療の中で意識的に組み込んでいくには，ヘルスメンテナンスの 4 項目（スクリーニング，予防接種，予防的薬剤治療，カウンセリング）という枠組みを考えるとよい．**Box 3** に USPSTF によるスクリーニング，予防的薬剤治療，カウンセリングの推奨項目で推奨レベル A と B のものを列挙したので参照されたい[12]．なお予防接種に関してはプライマリ・ケア連合学会の予防医療・健康増進委員会で作成した「こどもとおとなのワクチンサイト」を参照されたい[13]．

1．スクリーニング

前述の二次予防に含まれるが，癌検診などの検査にとどまらず，病歴，医療面接を通してうつやアルコール問題をチェックすることもスクリーニングに含まれる．

2．予防接種

小児における予防接種だけでなく，成人ではインフルエンザ，肺炎球菌ワクチンや 10 年に一度の破傷風ワクチンによるブースト，最近では風疹ワクチンなども勧められるべき予防接種である．

3．予防的薬剤治療（chemoprevention/chemoprophylaxis）

神経管閉鎖障害の予防のために，妊娠中の葉酸服用，高齢者の転倒予防のためのビタミン D 内服などが含まれる．

4．カウンセリング

いわゆる心理カウンセラーによるものではなく，プライマリ・ケア医が医療面接の中で行う患者指導などを意味し，アルコール，肥満，喫煙，食生活などに介入していくことは，行動変容アプローチなどを適切に用いれば一定の効果が証明されており，推奨される項目も多い．

■ 個人のライフステージと家族のライフサイクルに応じた介入

日常診療の中でヘルスメンテナンスを提供するにあたって，各患者のライフステージと，家族のライフサイクルに着目することは重要である．**Box 3** の USPSTF の推奨項目をみても各個人の年齢，性別，リスクに応じて推奨項目が設定してある

Box 3　USPSTF における推奨レベル A，B の項目 (文献 13) より抜粋，改変)

対象疾患（対象者）	介入の種類	詳細（年齢，リスクなど）	推奨レベル	推奨の出された年
腹部大動脈瘤（男性）	スクリーニング	65 ～ 75 歳で喫煙歴のある男性に一度だけ腹部超音波検査を推奨.	B	2014 年 6 月
アルコール問題	スクリーニング，カウンセリング	18 歳以上の男女に対して飲酒問題のスクリーニングと簡易なカウンセリングを推奨.	B	2013 年 5 月
心血管疾患の予防にアスピリン	予防的薬剤治療	50 ～ 59 歳成人で 10 年間の心血管リスクが 10% 以上の者に対して心血管疾患および大腸癌の一次予防目的として推奨.	B	2016 年 4 月
尿路感染（妊婦）	スクリーニング	無症候の妊婦に妊娠 12 から 16 週もしくは最初の妊婦けんしん時に尿培養検査を推奨.	A	2008 年 7 月
血圧（成人）	スクリーニング	18 歳以上に高血圧のスクリーニングを推奨.	A	2015 年 10 月
BRCA 遺伝子関連の癌	スクリーニング，カウンセリング	乳癌，卵巣癌，卵管癌，腹膜癌の家族歴がありハイリスクと認められたものに，遺伝子カウンセリングを行ってから BRCA1，BRCA2 検査を推奨.	B	2013 年 12 月
乳癌	予防的薬剤治療	乳癌発症のハイリスク患者に対してタモキシフェンやラロキシフェンの使用を患者と相談することを推奨.	B	2013 年 9 月
乳癌	スクリーニング	40 歳以上の女性に 1-2 年ごとにマンモグラフィー (± 触診) を推奨.	B	2002 年 9 月
母乳栄養	カウンセリング	妊娠中及び出産後に母乳育児を勧めてサポートすることを推奨.	B	2016 年 6 月
子宮頸癌	スクリーニング	21 ～ 29 歳の女性に 3 年毎の子宮頸部細胞診を推奨，30 ～ 65 歳の女性は 3 年毎の子宮頸部細胞診もしくは，5 年毎の hrHPV 検査もしくは，5 年毎の hrHPV と子宮頸部細胞診を推奨.	A	2018 年 8 月
性器クラミジア	スクリーニング	24 歳以下で性生活を続けている女性，もしくは 25 歳以上で性病のリスクが高いと思われる女性に性器クラミジアの検査を推奨.	B	2014 年 9 月
大腸癌	スクリーニング	50 ～ 75 歳まで大腸癌のスクリーニングを推奨.	A	2016 年 6 月
う歯予防（6 歳未満）	予防的薬剤治療	乳歯が生え始めたすべての幼児，小児はフッ素ジェルを使用することを推奨. フッ化物添加をした水道を使用していない幼児には，生後 6 か月になったらフッ化物配合サプリメントの処方を推奨	B	2014 年 5 月
うつ（思春期）	スクリーニング	12 ～ 18 歳の思春期において大うつ病のスクリーニングを推奨（正確な診断と有効な治療およびフォローアップが可能な場合に限る）.	B	2016 年 2 月
うつ（成人）	スクリーニング	成人でのうつ病のスクリーニングを推奨（正確な診断，有効な治療とフォローアップが可能な診療体制が整っている場合に限る）.	B	2016 年 2 月
糖尿病	スクリーニング	40 ～ 70 歳の過体重および肥満を有する者に心血管リスク評価の一環として血糖値のスクリーニングを推奨.	B	2015 年 10 月
転倒予防（高齢者）	運動，理学療法	在宅療養をしている 65 歳以上の高齢者に転倒予防のために運動もしくは理学療法を推奨.	B	2018 年 4 月
転倒予防（高齢者）	予防的薬剤治療		B	2012 年 5 月
神経管閉鎖障害	予防的薬剤治療	妊娠を計画しているもしくは妊娠可能な女性すべてが一日 0.4 ～ 0.8mg(400 ～ 800µg) の葉酸を服用することを推奨.	A	2017 年 1 月
妊娠糖尿病	スクリーニング	妊娠 24 週以降の無症候の妊婦に妊娠糖尿病のスクリーニングを推奨.	B	2014 年 1 月
淋菌感染（新生児）	予防的薬剤治療	新生児淋菌性眼炎の予防目的ですべての新生児に眼軟膏の使用を推奨.	A	2019 年 1 月
淋菌感染（女性）	スクリーニング	24 歳以下で性生活を続けている女性，もしくは 25 歳以上で性病のリスクが高いと思われる女性に淋菌のスクリーニングを推奨.	B	2014 年 9 月
健康的な食事と身体活動	カウンセリング	脂質異常症に加え心疾患や食生活に関する慢性疾患のリスク因子を有する成人に対して集中的な栄養カウンセリングを推奨. カウンセリングはプライマリ・ケア医や栄養士によって提供される. 体重過多もしくは肥満に加え，心血管リスクを有する成人に対し，集中的行動カウンセリングを自ら提供するか紹介することを推奨.	B	2014 年 8 月
ヘモグロビン異常症（新生児）	スクリーニング	新生児に鎌状赤血球症のスクリーニングを推奨.	A	2007 年 9 月
B 型肝炎（思春期，成人の非妊婦）	スクリーニング	感染のリスクが高い場合に B 型肝炎のスクリーニングを推奨.	B	2014 年 5 月
B 型肝炎（妊婦）	スクリーニング	初回の妊婦健診時に B 型肝炎のスクリーニングを強く推奨.	A	2009 年 6 月
C 型肝炎（成人）	スクリーニング	感染のリスクが高い場合に C 型肝炎のスクリーニングを推奨. 1945-1965 年生まれは全員一度だけ C 型肝炎のスクリーニングを推奨.	B	2013 年 6 月
HIV 感染（思春期，成人の非妊婦）	スクリーニング	15 歳から 65 歳で HIV のスクリーニングを推奨. それ以外の年齢でも，感染のリスクが高い場合に検査を推奨.	A	2013 年 4 月
HIV 感染（妊婦）	スクリーニング	すべての妊婦に HIV の検査を推奨. 分娩で来院した際に，検査を受けておらず HIV 感染の有無が不明な場合も検査を推奨.	A	2013 年 4 月
甲状腺機能低下症（新生児）	スクリーニング	新生児に先天性甲状腺機能低下症のスクリーニングを推奨.	A	2008 年 3 月

パートナーによる暴力（妊娠可能な年齢の女性）	スクリーニング	妊娠可能な年齢の女性に対してパートナーによる暴力の有無をスクリーニングし，適切に対処，紹介することを推奨．	B	2018年10月
肺癌	スクリーニング	55～80歳の30pack-year以上の喫煙歴がある，喫煙者もしくは15年以内に禁煙した成人に対して毎年低線量肺CTによるスクリーニングを推奨．禁煙後15年以上経過したか，生命予後が短いか，肺の手術を受けられない場合にはスクリーニングを中止．	B	2013年12月
肥満（成人）	スクリーニング，カウンセリング	すべての成人で肥満のスクリーニングを推奨．BMIが30 kg/m^{2}以上の場合に集中的な多因子行動介入につなげることを推奨．	B	2018年9月
肥満（小児）	スクリーニング，カウンセリング	6歳以上の小児で肥満のスクリーニングを行い，体重コントロールのために包括的で集中的な行動介入につなげることを推奨．	B	2017年6月
骨粗鬆症（女性）	スクリーニング	65歳未満の閉経後女性で骨折リスク評価ツールにてハイリスクと評価された女性および65歳以上の女性に対して，骨粗鬆症のスクリーニングとして骨密度測定を推奨．	B	2018年6月
フェニルケトン尿症（新生児）	スクリーニング	新生児でフェニルケトン尿症のスクリーニングを推奨．	A	2008年3月
妊娠高血圧腎症	スクリーニング	妊娠中の女性に対し，妊娠中全般にわたって血圧測定によって妊娠高血圧腎症のスクリーニングを推奨．	B	2017年4月
妊娠高血圧腎症	予防的薬剤治療	妊娠12週以降で妊娠高血圧腎症のリスクが高い女性に対し，低用量アスピリン（81mg）の予防的投与を推奨．	B	2014年9月
Rh不適合（妊婦）	スクリーニング	初回の妊婦健診においてすべての妊婦に対してRh(D)型と抗体検査を強く推奨．	A	2004年2月
Rh不適合（妊婦）	スクリーニング	妊娠24から28週の間にRh (D)陰性で未感作の妊婦に対してRh(D)抗体の再検査を推奨(胎児の父親がRh陰性と判明している場合を除く)．	A	2004年2月
性感染症	カウンセリング	性生活を続けているすべての思春期と性病のリスクが高い成人に対して，性病（STIs）を予防するために高強度行動カウンセリングを推奨．	B	2014年9月
皮膚癌	カウンセリング	皮膚癌のリスクを減らすために，6か月～24歳の白人に対して紫外線への暴露を最小限にとどめるようなカウンセリングを推奨．	B	2018年3月
心血管疾患	予防的薬剤投与	心血管疾患の既往がなく，(1)40～75歳，(2)一つ以上の心血管危険因子を有し，(3)10年間の心血管リスクが10%以上，の3つを満たす成人に対してスタチンを一次予防目的として投与することを推奨する．	B	2016年11月
喫煙（非妊婦）	カウンセリング，治療	すべての成人に対して喫煙の有無について確認し，喫煙者に禁煙治療を提供することを推奨．	A	2015年9月
喫煙（妊婦）	カウンセリング	すべての妊婦に喫煙の有無を確認し，禁煙を勧め行動的介入を提供することを推奨．	A	2015年9月
喫煙（学童，思春期）	カウンセリング	学童期から思春期の生徒が喫煙を開始しないように教育や簡易カウンセリングなどの介入を推奨．	B	2013年8月
結核	スクリーニング	潜在性結核のリスクが高いと思われる集団にスクリーニングを推奨する．	B	2016年9月
梅毒（非妊婦）	スクリーニング	梅毒のリスクが高い人々に対して梅毒のスクリーニング検査を強く推奨．	A	2016年1月
梅毒（妊婦）	スクリーニング	すべての妊婦に対して妊娠早期に梅毒のスクリーニング検査を推奨．	A	2018年11月
視力（小児）	スクリーニング	3～5歳の間に弱視の有無と，弱視のリスクの有無を発見するために最低限1回視力検査を推奨．	B	2017年9月

ように，必要とされる予防医療は患者ごとに千差万別であり，患者や家族，地域と継続的，包括的に関わっている家庭医にとっては得意分野といえる．

Case - part 1への介入例：

患者の年齢，性別（ライフステージ）や職業に関連するリスクを考慮しながら，**Box 1, 2, 3**で推奨レベルの高い項目を優先的にチェックする．まずは禁煙への興味を確認し，飲酒量チェック，うつに関して，抑うつと興味の減退を確認し，BMIと職歴に関連した運動不足について話題にする[15]．また血圧が高値であることに対して，家庭血圧の測定，記録をお願いし，睡眠時無呼吸の評価としていびき，居眠り運転等について確認する．癌検診に関しては，大腸癌検診を強調する．何よりも今回の健診で直接の成果を期待するよりも，血圧高値のフォローアップや禁煙外来の受診へむすびつける働きかけが望ましい．一定期間後，フォローアップを促す電話をかけることを診療所のプロトコールにしてもよい．

Case - part 2への介入例：

母子手帳でCちゃんが前医によって予防接種を

予定通りすませていることを確認した．う歯予防の
ために歯磨き習慣，親による仕上げ磨きとフッ素
入りの歯磨き粉を勧めた（Cちゃんのライフ
ステージ）．喘息の増悪因子として家庭内での
副流煙について確認したところ，母親が喫煙者で
あった．Cちゃんを妊娠中に禁煙していたのだが，
引っ越しで知らない土地に来て友達もおらず，
ストレスで喫煙を再開したとのこと．自分のため
だけでなくCちゃんのために禁煙をすすめた
ところ，禁煙外来を予約することになった．お母
さんは転居に伴うストレスはあるが，うつ病には
なっていないことを確認し，地域の子育て支援
などのリソースについて情報提供をした．そろそろ
次の子を考えているとのことだったため，葉酸の
服用を勧めた（母親のライフサイクル）．すぐに
妊娠すれば妊婦検診中に子宮頸癌検診が行われるが，
間が空くようであれば，子宮頸癌検診を勧めた．

■ まとめ

　日本では「予防医療＝健診，人間ドック」と
考えがちだが，健診，人間ドックで扱う項目は
必ずしも医学的根拠に基づくものではない．どの
ような項目に根拠があるかは適宜アップデート
されているUSPSTFの項目をホームページもし
くはePSSというアプリでチェックし[14, 16]，日本の
ガイドラインと照らし合わせながら，精通しておく
必要がある．また日常診療の中で予防医療を組み
込むためには，ヘルスメンテナンスの4項目（スク
リーニング，予防接種，予防的薬剤治療，カウン
セリング）と個人のライフステージ／家族のライフ
サイクルという観点で意識し続けるとよい．

【参照文献】

1）総合診療専門研修プログラム整備基準　一般社団法人日本
専門医機構ホームページ（2019年3月12日現在）
http://www.japan-senmon-i.jp/comprehensive/index.html
2）Sackett, DL.The arrogance of preventive medicine. CMAJ.
2002；167：363-364.
（EBMの生みの親であるSackettにより，なぜ予防医療にこそ
エビデンスが必要かということが端的にまとめられた良文．）
3）Krogsbøll LT, Jørgensen KJ, Gøtzsche PC. General health checks
in adults for reducing morbidity and mortality from disease.
Cochrane Database Syst Rev. 2019 Jan 31;1: CD009009
4）U.S. Preventive Services Task Force
〔http://www.uspreventiveservicestaskforce.org/〕
（米国予防医学専門委員会（U.S. Preventive Services Task
Force: USPSTF）という中立機関が個人の年齢，性別，リスク
に応じてスクリーニング，予防的薬剤治療，カウンセリング
における推奨項目をエビデンスに基づいて示しており，日々
改訂されている．独立した中立機関というのが重要で，
あくまで米国での推奨であるが，家庭医として真っ先に
参照すべきサイトである．）
5）Miyazaki K, Sato J, Mukohara, K et al. Attitudes of Japanese
primary care physicians towards publicly endorsed periodic
health examinations: a cross sectional survey. Asian Pacific
Journal of Cancer Prevention. 2007；8：258-262.
6）「最新の科学的知見に基づいた保健事業に係わる調査研究」
基本的健康診査の健診項目のエビデンスに基づく評価に係
わる研究，健診項目評価要約版 Ver.1.5．平成17年度　分担
研究報告　分担研究者　福井 次矢
（厚労省の事業として，日本で行われている健診項目を評価
した画期的レポートであるが，発表から13年，現実の政策に
あまり反映されていない点が残念である．）
7）有効性評価に基づく胃癌検診ガイドライン 2014年
科学的根拠に基づく癌検診推進のページ
〔http://canscreen.ncc.go.jp/〕
8）有効性評価に基づく大腸癌検診ガイドライン 2005年
9）有効性評価に基づく肺癌検診ガイドライン 2006年
10）有効性評価に基づく子宮癌検診ガイドライン 2009年
11）有効性評価に基づく乳癌検診ガイドライン 2013年
12）有効性評価に基づく前立腺癌検診ガイドライン 2008年
13）おとなとこどものワクチンサイト
〔https://www.vaccine4all.jp/〕
14）USPSTF A and B Recommendations.
〔http://www.uspreventiveservicestaskforce.org/uspstf/
uspsabrecs.htm〕（2019年3月13日現在）
15）Arroll et al. Screening for depression in primary care with
two verbally asked questions: cross sectional study. BMJ.
2003；327：1144-1146.
（うつ病の評価尺度として9項目からなるPHQ-9に対して，
2項目だけ抜き取ったPHQ-2を用いてうつ病のスクリー
ニングにおいて感度97%，特異度67%であることを示した
論文．）
16）AHRQ Agency for Healthcare Research and Quality
Homepage. ePSS Electronic Preventive Services Selector.
〔http://epss.ahrq.gov/PDA/index.jsp〕
（USPSTFの推奨度を利用するためにスマホなどで使える
アプリ．年齢，性別，リスク因子などを入力すると，推奨
される介入の一覧が表示される．）

（宮崎　景）

5　小児のワクチンと健康診断・発達支援

■ 予防接種

　小児の予防接種が必要な疾患は，Vaccine Preventable Diseases（以下VPD）と呼ばれる．予防接種情報は日本語でアクセスできるものとしては，小児科学会，IDC，最新感染症ガイドR-book, Know VPD, 予防接種Q&A2017（http://www.wakutin.or.jp/medical/）などがスケジューリングや各VPDの特徴，注意点をまとめている．また，日本プライマリ・ケア連合学会のワクチンプロジェクトチームが作成した「こどもとおとなのワクチンサイト」（https://www.vaccine4all.jp）も随時更新されている．最新の情報は随時確認が必要である．ここでは2017年12月時点での予防接種のスケジュール，接種する際の注意点，予防接種でよく質問される内容を取り上げる．

■ 診療所総合診療外来

VPDの基本的な考えかた

　罹患すると重症なもの，重篤な後遺症を残すもの，周囲で流行していて予防しなければ子どもに害が及ぶものが優先される．日本で打つことのできるVPDのなかから代表的なVPDを紹介する．

・B型肝炎：2016年10月から定期接種になった．母子感染，水平感染がある．気づかないうちにキャリアになっている場合もある．また感染力も強いため，集団生活に入る前に接種しておきたい．

・肺炎球菌：2013年から定期接種になった．乳幼児の肺炎，中耳炎，菌血症，細菌性髄膜炎の起炎菌として予防が重要である．予防接種導入後では肺炎球菌による髄膜炎が約70％と大幅に減少している．

・ヒブ：2013年から定期接種になった．細菌性髄膜炎の起炎菌として半数以上を占めていた．近年では耐性菌も増えており，小児の細菌性髄膜炎は罹患後の発達にも影響を及ぼす可能性があるので予防が重要である．

・DPT-IPV：2012年から定期接種開始．ジフテリア，百日咳，破傷風，ポリオの混合ワクチン．ジフテリアはほとんど日本で見られなくなったが，

急性喉頭蓋炎は罹患すると致死的な疾患である．百日咳は日本ではまだ成人や小学校高学年の流行が見られており，社会的に予防が必要である．乳幼児時期に罹患すると呼吸障害を引き起こす重篤な疾患である．破傷風の罹患数は少ないが致死率の高い疾患で，成人の多く（特に40歳以上）は抗体を保有していない人が多く，成人での追加接種が望まれる．ポリオは2012年に不活化ポリオのワクチンが定期接種となった．日本では1960（昭和35）年にポリオの大流行が見られ，約50％が後遺症として麻痺や運動障害が残った．現在，ほとんど発生はないが，アフリカなどでは発生が見られるため社会的に予防が必要である．

・MR：麻疹，風疹の混合ワクチンで2006年から定期接種が2回接種となった．日本は2015年に麻疹の排除状態になった後も，海外で感染し国内で感染拡大する例が続いている．特に20代後半〜40代は予防接種が未接種もしくは1回接種のみのため，追加接種が望まれる．風疹は脳症や罹患後の血小板減少性紫斑病を来すことがある．成人では軽症で済む場合も多いが，20〜30代に流行が見られ妊婦に罹患すると先天性風疹症候群を来すため社会的予防が必要である．

・日本脳炎：日本脳炎に感染しても発症する人は少ないが，脳炎を発症した場合20〜40％と死亡率が高い．また半数に後遺症を残す．2005年に予防接種の積極的勧奨の差し控えが行われ，未接種のままとなっている子どもも多く，キャッチアップが必要である．

・水痘：2014年から定期接種となった．乳幼児に罹患すると重篤な肺炎や脳炎・脳症を来す．また水痘に罹患後は低免疫状態で帯状疱疹のリスクとなり罹患後の神経痛は難治性である．

・ロタ：小児の重症急性胃腸炎の原因となる．主に途上国では胃腸炎による乳幼児の死亡はいまだに多い．日本での死亡数は少ないが，入院が必要となるような胃腸炎症状の重症化を予防でき，脳炎など重大な合併症があるため予防が重要である．定期接種にはなっておらず，接種可能な期間が

短いため注意が必要である．
・**おたふく**：合併症として無菌性髄膜炎や脳炎，感音性難聴，思春期以降では精巣炎や卵巣炎がある．感音性難聴は難治性で日常生活や社会生活に重大な影響を及ぼすため予防が重要である．まだ任意接種であるが，今後の定期接種化が期待されている．

接種する際の注意点（Box 1）

・接種部位：皮下接種部位の候補として上腕外側や大腿前外側がある．
・接種の際の痛みを軽減するために，恐怖心を取り除くように声かけを行いながら接種する．

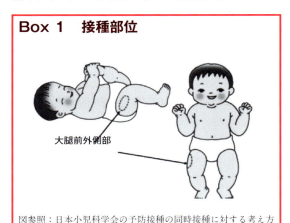

Box 1　接種部位
大腿前外側部
図参照：日本小児科学会の予防接種の同時接種に対する考え方
https://www.jpeds.or.jp/uploads/files/saisin_1101182.pdf

予防接種でよく質問されること

・**同時接種についての不安**
　同時接種については保護者からの質問も多い．同時接種についてわかっていること，メリットを保護者に適切に伝えVPDの予防につなげたい．

・**同時接種についてわかっていること**
1）複数のワクチン（生ワクチンを含む）を同時に接種してそれぞれのワクチンに対する有効性については，お互いのワクチンによる干渉はない．
2）複数のワクチン（生ワクチンを含む）を同時に接種して，それぞれのワクチンの有害事象，副反応の頻度が上がることはない．
3）同時接種において，接種できるワクチン（生ワクチンを含む）の本数に原則制限はない．

・**同時接種のメリット**
1）各ワクチンの接種率が向上する．
2）子どもたちがワクチンで予防される疾患から早期に守られる．
3）保護者の経済的，時間的負担が軽減する．
4）医療者の時間的負担が軽減する．

・**同時接種の留意点**
1）複数のワクチンを1つのシリンジに混ぜて接種しない．
2）皮下接種部位の候補場所として，上腕外側ならびに大腿前外側が挙げられる．
3）上腕ならびに大腿の同側の近い部位に接種する際，接種部位の局所反応が出た場合に重ならないように，少なくとも2.5cm以上あける．

　また，同時接種について否定的な意見を持つ親については，その考えに至った経緯や背景を聞き，具体的な不安がある場合は正確な情報を伝え，解消するように努める．継続的診療の中で医師‐患者関係の強化を図り，子どもにとってベストな予防医療が提供されるようしたい．

BCG接種後の副反応とコッホ現象について（Box 2）

　BCG接種後の副反応としてよく知られているものは腋窩リンパ節腫脹があり，通常は接種後1～3か月に見られ，大きさは約2cm程度であるが，約6か月以内に自然に消退する．特に治療は要さないが，化膿し皮膚穿孔が生じることがあるので経過観察が必要である．
　またコッホ現象は結核菌既感染者に結核菌が接種されると接種早期（10日以内，多くは3日以内）に接種部位に強い反応が認められ，約2週間後をピークに瘢痕化して治癒する反応が見られる．通常健康な子どもにBCGを初めて接種した場合は，接種後10日頃に針痕部位に発赤が生じ，接種後1～2か月までに化膿巣が見られる．コッホ現象が疑われた場合は結核への自然感染していないか精査し，市区町村に報告書の届出が必要である．

■ キャッチアップについて

　予定の予防接種を打ちそびれた場合，保護者が再度予定を組み直すのはなかなか難しい．かかりつけ医や保健師，看護師は普段の診療の際や健診の際に打ちそびれがないか母子手帳を確認し予防接種のキャッチアップスケジュールを作成する．

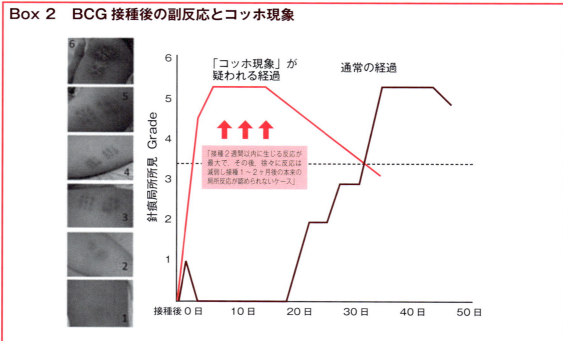

Box 2　BCG 接種後の副反応とコッホ現象

参照）平成 18 年度厚生労働科学研究「結核菌に関する研究」(主任研究者 加藤誠也先生) の分担研究「小児結核の予防対策及び診療システムの確立」(分担研究者 前大阪府立呼吸器アレルギー医療センター小児科 高松勇先生)
http://www.mhlw.go.jp/file/05-Shingikai-10601000-Daijinkanboukouseikagakuka-Kouseikagakuka/0000051889.pdf

現在の年齢や周囲の流行状況に合わせ日本小児科学会推奨のキャッチアップスケジュール（http://www.jpeds.or.jp/uploads/files/catch_up_schedule.pdf）等を参考に個々に組み立てる **(Box 3)**．

■ 乳幼児健診
診療所総合診療外来

　1 か月健診は通常出産した病院で母親と一緒に行うことが多いため，家庭医にとっては馴染みがないかもしれない．一方，集団健診が無くなった地域もあり，各かかりつけ医で 3 か月，7 か月，1 歳半，3 歳児，（地域によっては 4 歳児），5 歳児健診の全てを経験することが増えるだろう．ここでは，基本的な診察の流れと，マイルストーンを紹介する．また，発達には個人差があるため正常の範囲はデンバー式発達スクリーニング検査などを参考にする．（https://www.mhlw.go.jp/file/06-Seisakujouhou-10800000-Iseikyoku/99.pdf）

乳幼児健診の基本的な診察の流れ
・できるだけ泣かせないような流れで自分の診察スタイルを作る

・こどもが怖がるような診察や検査は後に回す
　a. 問診票から身長，体重，頭囲，栄養方法，事前の質問票で発達をチェックする．栄養方法，予防接種状況の確認を行う
　b. 診察
　c. 子育ての不安や疑問へのアドバイスを行うそれぞれの月齢で一次予防としてのアドバイスを行う
　d. 母と子どもの周囲のサポートの確認

■診察
・姿勢・運動の観察
（呼び入れる．診察室に入る前から得られる情報は多い．姿勢や歩き方，目線の動きや物の掴み方，こどもと保護者との会話や関係性，一緒に来ている家族は誰かなど，母親とこどもを取り巻く環境のヒントを探す）
↓
■保護者の膝の上で
・自発姿勢，運動の確認
・笑いかけた時の反応，追視，ペンライトへの反応の観察

Box 3 　日本小児科学会が推奨する予防接種スケジュール

日本小児科学会が推奨する予防接種スケジュール　2016年10月1日版　日本小児科学会

ワクチン	種類	乳児期									幼児期							学童期／思春期				
		生直後	6週	2か月	3か月	4か月	5か月	6か月	7か月	8か月	9-11か月	12-15か月	16-17か月	18-23か月	2歳	3歳	4歳	5歳	6歳 7歳 8歳 9歳	10歳以上
インフルエンザ菌b型（ヒブ）	不活化			①	②	③						④ (注1)								
肺炎球菌（PCV13）（注2）	不活化			①	②	③						④	(注2)							
B型肝炎（HBV） ユニバーサル（注3）	不活化			①	②				③			(注4)								
母子感染予防		① ②						③												
ロタウイルス 1価／5価	生			① ①	② ②	③														
ジフテリア，百日咳，破傷風，ポリオ（DPT-IPV，IPV）（注8）	不活化				①	②		③				④ (注7)			(7.5歳まで)					
BCG	生						①													
麻しん，風しん（MR）	生											①						② (注9)		
水痘	生											①		②				(注10)		
おたふくかぜ	生											①								
日本脳炎	不活化														①②	③ (7歳まで)		④ 9-12歳		
インフルエンザ	不活化											毎年（10月，11月などに）①②						13歳より①	
二種混合（DT）	不活化																	11歳頃 ①	
ヒトパピローマウイルス（HPV）	不活化																	(注12) 小6①②③ (注13) 中2 各1	

定期接種の推奨期間	任意接種の推奨期間	定期接種の接種可能な期間	任意接種の接種可能な期間	添付文書には記載されていないが，小児科学会として推奨する期間	健康保険での接種時期

・おもちゃを持たせる（指でつまめるか，両手の動き）
↓

■診察台へ座らせる
・座位の観察 （4か月以降）
★7〜8か月（手を離して座れる）
↓

・垂直懸垂，ホッピング反応（10か月以降）
・つかまり立ち★10か月
・つたい歩き★10〜12か月
・独り立ち★12か月
・独歩★13〜15か月
↓

■仰向けに寝かせて
・頭頸部，胸部の診察
・筋トーヌスを確認
・布かけテスト （5か月以降）
・引き起こし反射 　★3〜4か月
・寝返りの確認★5〜6か月
・腹ばい★7〜8か月
↓

■仰向けのままオムツを外す
・腹部，臍部，股関節，陰部，臀部の診察
↓

■側臥位にさせる
・背中の皮膚，脊椎の診察，毛巣洞の有無を確認
↓

■パラシュート反応（9か月以降）
・筆者は，運動のマイルストーンに★印をつけている

■ 診察のコツと母親からよく投げかけられる Question
3〜4か月　key month
■診察のコツ
・4か月で全く頸定がみられない場合，プライマリケアでの経過観察はせず，5か月になる前に専門医へ紹介する.
・追視をしない，あやしても笑わない，体が硬く反りかえっている，筋緊張の低下や四肢関節の過進展が見られる場合は精査が必要である. 所見がボーダーラインの場合は小まめに過観察する.

・寝返りが出てくるため，転落などの事故に注意
Question：ゲップが下手で母乳を吐いてしまいます．
Answer：乳首や哺乳瓶の咥え方の確認をします．アヒル口のようになるまで深く咥える．哺乳瓶は乳首の部分に空気が入らないように持ちましょう．

6〜7か月 key month
■診察のコツ
・7か月で手をついても独座ができない場合，6か月で視性立ち直り反射が出ない場合は専門医へ紹介する．
・離乳食について確認する．栄養はビタミンDと鉄が不足しがちなので日光浴や補食を促す．
・歯の健康について指導する．歯磨きを開始する．大人が食べた食事や食器を共有しないようにする
Question：食物アレルギーが心配で離乳食を何から食べさせたら良いかわかりません．まず血液検査した方がいいですか？
Answer：特に症状がなければ血液検査をスクリーニングとして行う必要はありません．滑らかにすりつぶしたお粥，茹でた野菜などから始めてみましょう．初めて食べるものは，1品目ずつ，日中病院が開いていて緊急対応でいる時間帯にしましょう．

9〜10か月
■診察のコツ
・ハイハイ，つかまり立ちと行動範囲が広がる．子育て環境に配慮ができているか確認し，事故予防についてアドバイスを行う．
Question：フォローアップミルクは必要ですか？
Answer：フォローアップミルクは離乳食から幼児期に不足しがちな栄養素を補う目的で作られています．牛乳よりも鉄分を豊富に含みますが，銅や亜鉛含有量が少なく，母乳の代替食品ではないため，離乳食がすすまなければ欠乏症となるリスクがあります．母乳栄養児であれば，離乳食をすすめていくようにしましょう．

1歳半 key age
■診察のコツ
・歩様，指先の協調運動，有意語，視線，呼びかけへの反応を確認する．

・歩き方を観察し，high guard（手を挙げて歩く）から low guard（手を下ろして歩く）になっているか．話しかけて反応を見る（簡単な指示や質問への反応）バイバイの反応を見る．
・歩行開始ができていない場合は専門医への紹介が必要である．
・High guard，単語が出ない，全体的に筋肉が柔らかすぎる，硬すぎる，視線が合わない，まだ離乳食が開始できていない，スプーンで食事が取れない，積み木ができないなどは要経過観察をする．遅くても24か月の時点で再度健診を受けるようにする．
Question：言葉が遅いのですが．
Answer：大人が話しかけた言葉を理解しているか確認しましょう．発語が出ないこどもは聴覚や精神運動発達に異常がないかを確認しましょう．お母さんどこ？や指差しをするかを確認しましょう．大人の言葉が理解できて，指差しや身振りで答える場合は，あまり心配せずに発語を促すよう日常生活の中で，こどもが指差したものを単語として繰り返し教え使うようにしましょう．

3歳 key age
■診察のコツ
・指先の協調運動，会話，多動，周囲への関心，視力，聴力，精神発達の遅れをチェックする．
・「お名前は？」「何歳ですか？」などと問いかける．積み木や，指先で物をつかめるかを確認する．
・ごっこ遊びや友達とやりとりをしながら遊ぶ
・自己主張が強くなる時期，自分でやりたがる．保護者とこどもの関係性や困った行動への対応を確認する．
・薬品や洗剤の誤飲，転落，交通事故など事故予防を行う．
Question：TVや本を見るときに顔を近くに寄せて見ています．大丈夫でしょうか？
Answer：3歳児健診では多くの地方自治体が眼科健診を行っています．弱視は早期介入が重要なため，眼科健診を行っていない場合は，受診するように促します．

5歳
■診察のコツ

・視覚，聴覚，知能発達の軽度な異常，情緒の異常を見つける．友達と遊べない，順番を守れない，こだわりが強い場合は発達障害の可能性を考えフォローする．

Question：おねしょをするのですが．
Answer：夜尿症は5歳を過ぎて週2回以上の無意識な夜間尿失禁が3か月以上続く場合に検査を行いましょう．

　自然治癒率は10～15％程度なので，「様子を見る」ではなく治療介入が必要である．身長，体重，血圧，尿（尿比重，浸透圧，蛋白尿や尿糖の有無），昼間膀胱容量（ギリギリ我慢した時の1回量），夜間膀胱容量（朝起きた時の最大排尿量），一般血液生化学検査，（抗利尿ホルモン，腎エコー）を検査する．排尿日誌で排尿パターンや食事の塩分量，水分摂取の量とタイミング，起床睡眠時間などを確認し改善点を探す．生活指導を開始し，2～4週しても改善なければ抗利尿ホルモン薬の補充療法やアラーム療法を行う．「焦らず，怒らず，（夜トイレに）起こさない」を保護者に伝える．6か月しても治療の効果なければ専門医へ紹介する．

【参照文献】
1）日本小児科学会の予防接種の同時接種に対する考え方 https://www.jpeds.or.jp/uploads/files/saisin_1101182.pdf
2）阪下和美．子どものヘルススーパービジョン，東京医学社，2017.
3）乳幼児健康診査に係る発達障害のスクリーニングと早期支援に関する研究成果 http://www.mhlw.go.jp/bunya/kodomo/boshi-hoken15/
4）福岡地区小児科医会　乳幼児保健委員会編集．乳幼児健診マニュアル，医学書院，2015.
5）岡部信彦．最新感染症ガイド　R-BOOK，日本小児医事出版社，2015.

（町野　亜古）

6　ヘルスプロモーションと家庭医

■ はじめに

　McWhinney は，家庭医療学の 9 つの原理のうちの一つとして「家庭医はすべての診療場面を病気の予防と健康の増進のための絶好の機会」[1]を持っているとしている．家庭医の診療現場には，地域の老若男女，様々なライフステージの健康問題が集まってくる．通院している患者を「リスクのある集団（population at risk）」[1]としてとらえることで，多彩なヘルスプロモーションの機会と可能性がある．

■ ヘルスプロモーションとは？
ヘルスプロモーションの定義

　ヘルスプロモーションとは，1986 年オタワで開催された WHO（世界保健機構）の第 1 回ヘルスプロモーション国際会議で提唱され，「人々が自らの健康とその決定要因をコントロールし，改善することができるようにするプロセス」と定義されている．個人的な健康づくりの枠を超えた広い概念を意味している．

■ 目標実現のための 5 つのプロセスと 5 つの活動

　WHO は「すべての人々があらゆる生活舞台－労働・学習・余暇そして愛の場－で健康を享受することのできる公正な社会の創造」を健康づくり戦略の目標としての，5 つのプロセスと 5 つの活動分野を提起している（**Box 1**）．

■ ヘルスプロモーション国際会議の変遷

　その後も，WHO のヘルスプロモーション国際会議は回を重ね，第 4 回（ジャカルタ宣言，1997 年）以降では「健康の社会的決定要因」が，第 5 回（メキシコ声明，2000 年）以降では「健康格差への取り組み」の重要性が訴えられている．そこでのメッセージはヘルスプロモーションに関する世界標準として扱われることが多い．

■ 日本におけるヘルスプロモーション概念の普及

　日本では，1987 年にヘルスプロモーションに関する国際シンポジウムの開催をはじめとし，日本ヘルスプロモーション学会[2]が組織されるなど，その普及が進められている．**Box 2** は，ヘルスプロモーション活動の概念図としてよく用いられる．個人技術の開発といった個人アプローチにとどまらず，地域活動の強化や健康的な公共政策づくりなど集団や政策の視点からも健康を促進する様々な活動プロセスがあることを示している．

Box 1　目標実現のための 5 つのプロセスと 5 つの活動

■5つのプロセス※
①唱道（Advocate）
②投資（Invest）
③能力形成（Build capacity）
④規制と法制定（Regulate and Legislate）
⑤パートナー（Partner）

■5つの活動分野
①ヘルスサービスの方向転換
②個人技術の開発
③地域活動の強化
④健康を支援する環境づくり
⑤健康的な公共政策づくり

※オタワ憲章では，①唱導（Advocate），②能力の付与（Enable），③調停（Mediate）の 3 つのプロセスが提起されていたが，第 5 回のバンコク憲章（2005 年）において，上記の 5 つに改訂された．

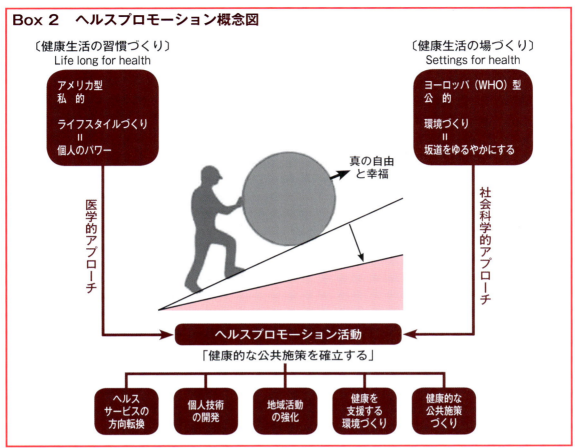

(日本ヘルスプロモーション学会webページ[2]より転載)

■ ヘルスプロモーションの理論と計画モデル

効果的なヘルスプロモーションの実施のためには，健康行動の理論に基づき，より広い視野で，適切な介入を開発し，アウトカムの度合いを評価するといったロードマップを描くことが必要となる．

理論

Box 3はヘルスプロモーション活動で使用される個人レベル，個人間レベル，コミュニティレベル別の主な理論を示している．こういった理論は介入対象の理解や介入のデザイン，プロセス・測定指標の選択に有用である．複数の健康問題や包括的なプログラムを設計する場合は，複数の理論を組み合わせることでより強い影響・効果をもたらすことできる．

計画モデル

プログラムの段階的な開発や複数の理論を統合する際，計画モデルが有用となる．ここでは2つの計画モデルを紹介する．

1．ソーシャル・マーケティング

Andreasenは「ターゲットとなる対象者と社会の福祉の向上を目的として，彼らの自発的な行動に影響を及ぼすために作られたプログラムの分析，計画，実施，評価に商業分野のマーケティング技術を応用することである」と定義している[4]．つまり，対象者が自らの健康に良い行動を採用してもらえるよう，商業分野のマーケティングの考え方や技術を応用し，健康教育プログラムを計画，実施，また評価する．

以下は「4 Ps」と呼ばれるマーケティング・ツールである．健康教育プログラムに適用する場合は，対象者に採用してほしいProduct（行動）を，できるだけ少ないPrice（お金，時間，努力など）で，

Box 3　ヘルスプロモーション活動に使用される理論

主な対象	理論	焦点
個人レベル	健康信念モデル	脅威の認知，有益性・障害生の認知が個人の行動に影響する
	変化のステージモデル	「無関心期」「関心期」「準備期」「実行期」「維持期」の5つのステージで行動変容する
	計画的行動理論	行動への態度，主観的規範，行動コントロール感が行動意思に影響する
	予防行動採用プロセスモデル	健康問題への改善策に関する認識の欠如から行動の採用，そして行動の維持まで7つの段階から構成される
個人間モデル	社会的認知理論	個人的要因，環境要因，人間の行動要因が互いに影響を及ぼす
コミュニティレベル	コミュニティオーガニゼーション	コミュニティの諸問題をコミュニティの組織化活動によって解決・解消に向かわせる
	イノベーション普及理論	イノベーションが普及していく5つのプロセスを健康行動の普及に応用する
	コミュニケーション理論	コミュニケーションの過程がどのように行動変容に貢献するか，あるいは妨げるかを検証する

(福田吉治ら監修：一目でわかるヘルスプロモーション：理論と実践ガイドブック．国立保健医療科学院．2008，P.35. より著者一部改変)

そしてできるだけアクセスしやすい Place（行動場所）で，魅力を感じるような Promotion（宣伝）のもとで提供することになる．

- ・商品（Product）

    対象者に採用してもらいたいと考える行動のこと．行動を採用することで得られる利益や行動変容をサポートするものやサービスも含む．
    例）教育プログラム
- ・価格（Price）

    対象者が行動を採用するうえで払うコストのこと．お金に限らず，時間，努力，これまでの生活習慣や心理的なものも含む．
    例）プログラムに参加する上でのコストや障害
- ・場所（Place）

    対象者がその行動を利用する場所のこと．
    例）プログラムへの参加の呼びかけやプログラムの実施場所
- ・宣伝（Promotion）

    勧める行動が対象者に採用されるのを促進する手段のこと．
    例）プログラムへの参加を促す工夫

2．PRECEDE-PROCEED モデル（Box 4）

WHO のオタワ憲章を受けて，1991 年に Green，Kreuter らによって開発された[5,6]．このモデルでは，「計画とアセスメント」に関わる"PRECED"（Predisposing, Reinforcing, Enabling Constructs in Education/Environmental Diagnosis and Education；教育・環境の診断と評価のための準備・強化・実現因子）の部分と，「実践・評価」に関わる"PROCEED"（Policy, Regulatory, and Organizational Constructs in Educational end Environmental Development；教育・環境の開発における政策的・法規的・組織的要因）の2つの部分から構成される．

8つのフェーズから構成されているが，各フェーズで「誰が」「何を」「どのように」「どの程度」「いつ」というポイントを押さえて目標を設定することが肝要である．これにより各フェーズの達成状況を常にモニターし，介入の成果を測定しながら，プロジェクトを運営することが可能となる．

- ・第1段階：社会アセスメント

    社会や地域社会が Quality of Life（QOL）をどう認識しているか，どのようなニーズを持っているかを検討する．
- ・第2段階：疫学アセスメント

    既存のデータ，疫学的・医学的知見から，QOL の改善に結びつく健康問題を抽出し，それらに優先順位をつけ，健康目標を設定する．
- ・第3段階：教育/エコロジカルアセスメント

    QOL や健康上の課題に影響を与える「行動とライフスタイル」や「環境」「遺伝」的

Box 4　PRECEDE-PROCEED モデル

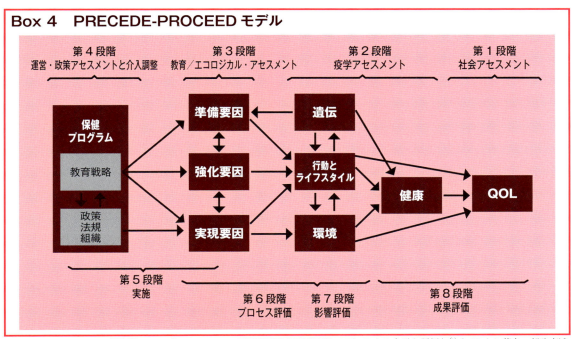

〔「実践ヘルスプロモーション：PRECEDE-PROCEED モデルによる企画と評価」[6]（p.11 より著者一部改変）〕

要因をリストアップし，優先順位をつけて，到達目標を明確にする．また「行動とライフスタイル」の変容や「環境」の改善のために必要な「準備・強化・実現要因」もリストアップし，それらの到達目標を明確にする．

・第4段階：運営・政策アセスメントと介入調整
健康教育に必要な資源を検討し，健康教育が実施できるように準備する．

・第5段階：実施
前段階で立案した計画に基づき実施する．

・第6〜8段階：プロセス評価，影響評価，成果評価
PROCEED では，第6段階で実施の前提，実施状況，関係者の反応などのプロセス評価をする．第7段階では，第3段階（教育／エコロジカルアセスメント）で確定した目標の到達状況を検証し，影響評価を行う．第8段階では，第1・2段階（社会・疫学アセスメント）の目標状況を検証し，最終的にQOL の達成状況を検証して成果評価とする．

PRECEDE-PROCEED モデルでは，より広い視点で適切な介入ができ，またすべての課題について各段階に目標値を示すため，段階的な評価ができ，事業計画の修正がしやすい．一方で，モデルに関する包括的な知識が必要となり，取り組みが困難となることがある．プログラムによっては地域の保健師や地域看護学の専門家と協働するなどの検討も必要である．

■ ヘルスプロモーションにおける2つの戦略アプローチ

ハイリスクアプローチとポピュレーションアプローチ

ヘルスプロモーションの基本戦略を考える場合に，リスクの高い集団に介入を試みる"ハイリスクアプローチ"と，住民全体を対象に介入を試みる"ポピュレーションアプローチ"という考え方が重要になる．

予防医学のパラドックス

Box 5 は，血圧分布と脳卒中の発症率（点線），発症者数（破線）を示している[7]．血圧が高くなるほど，連続的に発症率（点線）は高くなる．このような集団に対して，降圧治療などを行い，発症率を下げようとする方法が，ハイリスクアプローチである．一方で，脳卒中の発症者数（破線）は，高血圧集団より境界域の集団の方が多いことを示している．より多くの人の予防を考えるならば，

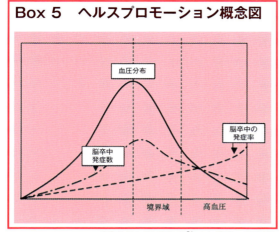

Box 5　ヘルスプロモーション概念図

（健康日本21報告書[7]より著者一部改変）

集団全体の血圧を改善するようなポピュレーションアプローチの方が，利益をもたらすとされている．

2つの戦略の利点・欠点を踏まえた戦略

　ハイリスクアプローチは，方法論も明確分かりやすく，対象も明確にしやすいという利点があるが，影響の量は限られるという欠点がある．一方のポピュレーションアプローチは，多くの人々のリスクを減らし，全体としてのリスクの減少は大きなものにはなるが，コストがかかる，効果を定量化しにくい，などの欠点を持っている．どちらにも一長一短あり，アプローチの対象やコスト，安全などを考慮にいれ，双方の手法を組み合わせることで，より効果的な疾患の新規発症予防戦略になる．

家庭医による地域のエンパワーメント

　家庭医が通常行う外来診療は，どちらかと言えばハイリスクアプローチと言える．では日常の外来診療の中で，どのようにしてポピュレーションアプローチやヘルスプロモーションにかかわることができるだろうか．藤沼らは，家庭医の診療する診療所・病院を，予防医療・ヘルスプロモーションの視点で，健康情報発信基地として展開することを提起している[8]．禁煙や運動，肥満，またうつ・自殺予防，さらに予防接種，子供の事故対策などを「健康テーマパーク」のごとく，ポジティブに健康情報を発信していこう，というわけだ．

ソーシャル・マーケティングの手法を活用し，ローカルなメディアやSNS（Facebook，LINE，twitterなど），また口コミを通して拡散させていくことができれば，地域の健康行動変容に結びつき，地域の健康向上に発展していく可能性もでてくる．

　家庭医の関わる医療機関には，「健康」をキーワードとした地域のハブとなる可能性を内包している．今後，こういったヘルスプロモーションの視点で，そこから地域の健康情報を発信し，健康プログラムを展開，実践していけば，地域のエンパワーメントにつながっていくのではないか．

【参照文献】

1) FreemanTR. McWhinney's Textbook of Family Medicine, fourth edition. Oxford university press, 2016, p.17-35.
（家庭医療学の起源や原則などが紹介されており，Family Medicineのバイブル的存在）

2) 日本ヘルスプロモーション学会webページ
http://plaza.umin.ac.jp/~jshp-gakkai/intro.html（2018/01/26アクセス）
（ヘルスプロモーションの概念やその歴史が紹介されている．）

3) 福田吉治ら監修．一目でわかるヘルスプロモーション：理論と実践ガイドブック．国立保健医療科学院．2008, p.35.
http://www.niph.go.jp/soshiki/ekigaku/hitomedewakaru.pdf（2018/01/26アクセス）
（リンクから全文が読める．理論と実践についてわかりやすくまとまっている．）

4) 松本千明．保健スタッフのためのソーシャル・マーケティングの基礎．医歯薬出版．2004, p.72.
（保健医療分野のソーシャル・マーケティングの応用について，わかりやすくまとめられている．）

5) Green LW, Kreuter MW（翻訳：神馬征峰）．実践ヘルスプロモーション—PRECEDE‐PROCEEDモデルによる企画と評価，第1版（原著第4版）．医学書院，2005.
（PRECEDE-PROCEEDモデルのガイドブックである．）

6) PRECEDE-PROCEEDモデル．
http://lgreen.net/precede.htm（2018/01/26アクセス）
（モデル開発者らのwebサイト．モデルの最新イラストや関連の論文リストが紹介されている．）

7) 「健康日本21」総論，第3章，基本戦略
http://www.kenkounippon21.gr.jp/kenkounippon21/about/souron/index.html（2018/01/26アクセス）
（健康日本21に関する法律，具体的な活動など詳細に報告されている．）

8) 藤沼康樹，他．Clinical preventive service 外来で行う予防医療．JIM. 2006；16(12)
（診療所でできるヘルスプロモーション事例など多数紹介されており参考になる．）

（森尾　真明）

7 在宅医療における家庭医の役割

■ はじめに

筆者は以前，「私も往診したことがありますが，患者さんの家に行って，血圧測った後はお茶飲んで昔話を聞いて帰ってきました．在宅医療って何か改めて学問として学ぶことがあるのですか？」とある医師に聞かれたことがある．

外来のように，患者自身が何か目的を持って医療機関を訪れるのとは違い，訪問診療は月に数回，あらかじめ決められた日に医師が患者宅を訪問するため，患者側はその日に相談したいことが無い場合もある．バイタルサインを測定して，処方箋を置いてきて終わり，という数分の診療で終えてしまうこともできるのだ．

しかし，本来在宅医療で診るべきポイントは多く，病棟や外来での診療とは視点を変える必要がある．

導入期，安定期，急性期，終末期という在宅医療の諸相に沿って，家庭医の果たすべき役割を述べる．

■ 在宅医療の諸相における家庭医の役割

導入期

在宅高齢者は多くの疾患，障害を持っており，それぞれの疾患や障害が互いに関連している．ある疾患の治療目的の薬が別の持病を悪化させたり，障害が精神的問題や社会的問題を引き起こしたりする．単に個々の疾患，障害としてだけではなく，それぞれの関連性を理解すること，生物心理社会モデルで全体を理解することが重要である．

在宅導入期のアセスメントでは，極力幅広く全体をアセスメントする（**Box 1**）．

情報は患者本人からよりも，家族や医療機関，多職種から得られる場合が多く，初回訪問までに診療情報を整理しておいた方がよい．訪問診療は平日日中であることが多く，家族が不在となるケースも多い．家族と落ち着いて話せるのは，最初の契約のときだけ，という場合もある．病歴や，家族状況，介護保険サービス利用状況等の情報を得る機会を失わないようにしたい．

Box 1　導入期に行うべきアセスメント

病態や疾患を明らかにするためのアセスメント	●内科的診察，整形外科的診察 ●潜在的な問題も含めてプロブレムリストを作成する ●労作で悪化する疾患は気づきにくいので注意
苦痛についてのアセスメント	●慢性疼痛，がん性疼痛，呼吸困難，食思不振，嘔気・嘔吐　など ●苦痛の性状，程度等，苦痛緩和に必要な情報を得る
機能についてのアセスメント	ADL，IADL，四肢の運動機能，嚥下機能，排泄機能，コミュニケーション機能の情報を得る
予防的観点からのアセスメント	●栄養評価，転倒，拘縮，褥瘡などのリスク評価 ●生活面，衛生面，住環境，冷暖房等環境面の情報を得る
精神機能，心理面のアセスメント	認知症（原疾患，ステージの把握），うつ，妄想性障害などの評価

（文献[1]）を参考にして筆者作成）

紹介元が病院である場合には，可能な限り病院で施行された検査結果（血液検査結果，心電図，レントゲン，CT など）を取り寄せておくべきである．これらの検査結果が初めから情報提供書に添付されていることは残念ながら少ないので，病院の連携室に問い合わせて依頼することが必要になる．

医学的アセスメントにおいて留意すべきは，在宅患者は歩行困難という特徴があるため，歩行等の労作によって悪化する疾患は見逃されやすい，ということである．潜在的な心不全や末梢動脈閉塞疾患（PAD）があっても安静にしていれば無症状のことが多く，発熱時に心不全が顕在化したり，血圧低下で下肢壊疽が顕在化したりすることもある．心尖拍動の触診，心音の確認，NT-proBNP 値の測定による心不全評価，下肢動脈触診による PAD の評価など，潜在的な問題もチェックしておく姿勢が必要である．

安定期（Box 2）

安定期は，導入期のアセスメントで得られた情報に基づいて介入を行い，情報を適宜更新していく時期である．

患者の病状が変化した場合，普段の状態との比較が重要であり，安定期の診察所見（バイタル，聴診所見など）を記録に残して比較の材料とすることが，急性期対応の際助けとなる．

多職種と協同しながら，安定期が持続するようにサポートし，予防的介入（予防接種，栄養介入，転倒予防，褥瘡予防など）を行う．

家族の介護負担にも気を配る必要がある．

また，安定期のうちから，患者のアドバンスケアプラニングを意識すると良い．

急性期（Box 3）

急性期対応の事由としては，発熱が圧倒的に多く，他には呼吸苦，嘔気・嘔吐，腹痛，下痢，転倒等がある．「何となく調子が悪い，元気がない」というような相談もある[2]．

在宅では，その場で施行できる検査は限られているため，病歴と身体診察が大切であるが，在宅医療の主な対象である高齢者は，典型的な症状，身体所見が出にくいことを意識する必要がある．肺炎に罹患していても，発熱，咳，呼吸困難という典型的な症状を示さず，食欲不振，嘔吐，易転倒性，意識障害，失禁などの非典型的症状をとることがある．前述のような「何となく調子が悪い，元気がない」が実は肺炎だった，ということもある．

普段の状態との比較が重要であり，安定期の診察所見（バイタル，聴診所見など）を記録に残して比較の材料とすることが，急性期対応の際助けとなる．

例：経皮的酸素飽和度（SpO_2）が普段の値より4％以上低下しているときは，肺炎等の呼吸器疾患を第一に疑う．

発熱の原因の大半は感染症であり，ウイルス性疾患であることは稀で，ほとんどが何らかの細菌感染症である．即ち，そのまま放置すれば重症化する可能性が高い．在宅高齢者の発熱の原因の上位3疾患は肺炎，尿路感染症，皮膚軟部組織感染症であり[3]，これらの疾患を頭に浮かべつつ，病歴聴取，身体診察，検査を行う．

■入院適応

治療の場の選択においても，医学的な入院適応だけでは判断できないことが多い（がん・非がん疾患で治療が困難となった終末期患者，超高齢者，「死んでも病院に行きたくない」人など）．重症感染

Box 2 　安定期の在宅診療のポイント

- ●導入期のアセスメントを元に介入を進めていく
- ●疾患，障害を悪化させない
- ●不要な救急搬送や入院を防ぐ
- ●予防的介入　転倒予防，拘縮予防，褥瘡予防，予防接種
- ●介護者のケア
- ●安定期にも，患者のアドバンスケアプラニングを意識する

Box 3 　急性期の在宅診療のポイント

- ●急性期対応の事由としては，発熱が圧倒的に多い
- ●在宅高齢者の発熱の原因の上位3疾患は肺炎，尿路感染症，皮膚軟部組織感染症である．ウイルス性疾患は稀．
- ●在宅患者の入院適応を考える上で，「患者中心の医療の方法」は極めて有効である

症であっても，看取りを覚悟で，自宅で可能な限りの治療を行うこともあれば，逆に，在宅での治療が十分可能であると医療者側が考えても，本人や家族の強い入院希望を受けて紹介入院とする場合もある．在宅では，急性期のアセスメントにおいても，生物・心理・社会的因子を考慮することが必要となる．

在宅患者の入院適応を考える上で，「患者中心の医療の方法」は極めて有効である[4]．まず患者の疾患（disease）の重症度，合併症の有無などを評価し，同時に患者の病い（illness）（感情，期待，考え，影響）に焦点を当てる．「影響」として，体調悪化に伴い急に食べられなくなったり，体動困難で自力でトイレに行けず失禁状態になったときには本人，家族とも入院を希望することが多い．

患者のコンテクストには，家族や地域の見守り体制や，在宅を担う医療機関，訪問看護ステーション，介護サービスの力量，入院先の病院の特色（連携がとりやすいか，入院患者の入院機能関連障害予防に力をいれているか）等が含まれる．

終末期（Box 4）

まずは，患者が終末期のステージにいるということを，医師がきちんと認識する必要がある．がんでは，長期間比較的安定した状態を保ち，2か月余りの間に急激に衰弱が進み，機能が低下することが多いが，非がんでは，感染症罹患等による増悪寛解を繰り返しながら徐々に機能が低下していくため，どこから終末期か判断が難しいことも多い．しかし，突然死もあり得，何の心の準備も無いままの死は家族の複雑性悲嘆の要因

にもなることから，病状の増悪時にはもしもの
ときの話をしておくべきである．病の軌跡[5]を
意識しながら，今後の予測される経過を家族に
説明し，看取りに向けての準備を進める．最期を
迎える場所や，どこまでどのように治療するか
（経口摂取不良時の輸液について，心肺蘇生処置
について等）の決定を本人，家族と共に行い，終末
期を支える多職種サポートチームを形成する．

■ グレーゾーン，不確実性に耐えるということ

在宅医療で大切なのは，「はっきりと白黒つけ
られない事象に耐えつつ，継続して粘り強く患者，
家族とつきあっていくこと」ではないかと思う．

在宅医療においては，きちんと身体診察をして，
定期的に検査を行い，薬の調整をしていれば患者
の状態が良好に保てるかというと，残念ながら
そうはいかない．疾病は医師主導で管理するもの，
という考えでいると，患者の状態が悪化した際，
医師の力量不足のせいだと，必要以上に自分を責め
すぎてしまうことにつながる．

徐々に在宅医療のエビデンス構築の動きが出て
きてはいるものの，まだ少ないのが現状である．
肺炎と診断し，A-DROP スコア等では入院適応
だが，本人は死んでもいいから入院はしたくない
といっている．しかし一人暮らしで，ケアマネー
ジャーやホームヘルパーは訪問したときに湿性
咳嗽がひどくて見ているのが辛いから入院を説得
して欲しいといっている…このような場合，文献を
検索しても正解は載っていない．個々のケースに
真摯に対応していく他なく，後に振り返ること
でしか関係者の感情を落ち着かせることのでき
ないような複雑困難事例もある．

幸い家庭医は，振り返り，省察という技をもって
いる．臨床倫理の四分割法[6]のような枠組みを
利用することもできる．自分も含めて，各々の
医療者に一人でかかえさせないということ，多職種
チームで考える場を作ること，これも家庭医の
果たすべき役割であると思う．

■ 在宅医療の教育

学生や初期研修医と一緒に往診に行き，彼らに
診察をしてもらうと，「変わりないですか？」と
患者に聞き，血圧測定，胸部聴診後，沈黙がおと

Box 4 終末期の在宅診療のポイント

●がん，認知症，内部障害，老衰などの緩和ケア
●病の軌跡を意識し，可能な範囲で予後予測を行う．予測
　される経過を本人，家族に説明する．
●療養場所，看取りの場所，経口摂取ができなくなったとき
　どうするか等の意思決定の援助
●終末期を支える多職種サポートチームの形成

ずれ，困っている様子がみられる．後に振り返りを
すると，「何を聞けばよいかわからない」「どこを
診ればよいのかわからない」「寝たままの人が
多いから診察もきちんとしにくい」「検査ができる
わけでもないし情報が少ない」という．入院患者や
外来患者を診るときとはまた違った診療の目標，
診るべきポイントがあることを伝えると，納得して
次からの診療に生かしている．学生時代も初期研修
時代も，在宅医療を体系的に学ぶ機会はいまだ
乏しい．ぜひ，家庭医の立場で後輩に在宅医療の
教育をして欲しいと思う．

【参照文献】

1）平原佐斗司．プライマリケア・マスターコース 在宅医療
　はじめの一歩（第3回）全身状態のアセスメント．日本医事
　新報．2011; 4546: 46-51.
　（在宅医療で行うべき総合的アセスメントについて具体的に
　述べられている）
2）石川美緒．急性期のアセスメントと対応．スーパー総合医
　在宅医療のすべて．中山書店．2014，20-26.
　（在宅急性期対応に関する総論．急性期対応のために準備
　しておくべきものについても述べられている）
3）Yokobayashi K, et al. Retrospective cohort study of the
　incidence and risk of fever in elderly people living at home:
　A pragmatic aspect of home medical management in Japan,
　Geriatr Gerontol Int. 2013 Jan 7.
　（在宅患者の発熱の原因疾患に関するコホート研究）
4）大島民旗．地域の視点から入院適応を考える．ジェネラリ
　スト教育コンソーシアム vol.6 入院適応を考えると日本の
　医療が見えてくる．カイ書林，2014，84-90.
　（入院適応を判断する際，「患者中心の医療の方法」を適応
　することの有用性について述べられている）
5）Lynn J, et al. Living well at the end of life: Adapting health
　care to serious chronic illness in old age. Rand Health.
　2003.p8.
　（高齢者の慢性疾患における3種類の病の軌跡について図表を
　用いながら述べられている）
6）Jonsen AR ほか著．赤林朗ほか監訳．臨床倫理学 第5版．
　新興医学出版社．2006；p13
　（Jonsen らの考案した臨床倫理4分割法について解説されて
　いる）

（石川　美緒）

8 へき地・離島医療における家庭医の役割

本項ではへき地・離島医療における家庭医の役割を考察するために，まずへき地・離島の定義及びその特徴を記述する．その後，へき地・離島医療を臨床・教育・研究に分けそれぞれにおける家庭医の役割を論じる．

■ へき地・離島の定義

へき地の定義は国によってさまざまであり，一般的には

・大都市から距離があること
・人口が少ないこと

が特徴とされる[1]．（以下，本稿では表現を統一するために「へき地・離島」・「へき地・離島医療」を用いるが，引用文献における定義はそれぞれ異なることにご留意願いたい．）

わが国では，厚生労働省が第9次へき地保健医療対策の中で，へき地を以下のように定義している．

「へき地とは，交通条件および自然的，経済的，社会的条件に恵まれない山間地，離島その他の地域のうち医療の確保が困難であって，「無医地区」および「無医地区に準じる地区」の要件に該当するものをいう．」
（無医地区：医療機関のない地域で，当該地域の中心的な場所を起点として，概ね半径4kmの区域内に人口50人以上が居住している地域であって，かつ，容易に医療機関を利用することができない地区．
無医地区に準じる地区：無医地区には該当しないが，無医地区に準じた医療の確保が必要な地区と各都道府県知事が判断し，厚生労働大臣に協議し適当と認めた地区．）[2]

全国の無医地区は705か所，14万人（全人口の約0.1%），無医地区に準じる地区は371か所，8万人とされている[3,4]．また，過疎地域自立促進特別措置法における「過疎地域」という概念もあり，それに基づいた場合「過疎地域」の人口は1136万人（全人口の約10%），国土の58.7%を占める[3]．（過疎地域の定義はより複雑なため，総務省「平成27年度版過疎対策の現況」などを参照のこと）

■ へき地・離島医療における患者の特徴

上述のように国によって定義がさまざまであるが，

・社会的・人種的に少数派である人々が多く含まれ，貧困や各人種に特有の疾患が問題となる（米国におけるネイティブ・アメリカンなど）．
・農業など第一次産業従事者が多く，粉塵や外傷などそれに伴う疾患が多い
・地理的に医療サービスへのアクセスが困難（国によっては医療保険未加入者の割合も高いためよりアクセスが困難となる）．

などが共通した課題として挙げられている[1]．

わが国のへき地・離島における受診理由に関する複数の研究では整形外科，皮膚科に関するものが上位を占めており，家庭医がこれらの問題に対応する必要性が示唆されている[5,6]（**Box 1参照**）．

更に日本のへき地・離島医療の課題として以下が指摘されている．

・人口の減少および救急搬送率の高い75歳以上人口の増加（2010年から2040年にかけて，人口5000人未満の自治体は全自治体の13.4%から22.0%へ増加，75歳以上人口は1.5倍となる予想）[3]
・在宅医療推進に必要な医療や介護サービスの不足[3]（国が退院促進および在宅医療の推進を行っているがへき地ではそのための資源が不十分であり[3]，離島の中には介護事業所が存在しない場合もある[7]．）

へき地・離島において，幅広い疾患に対応する家庭医を供給する方が専門医を供給するよりも費用対効果が高い[8]とされており，これらの問題に対応することは家庭医の役割の一つと考えられる．

■ 臨床における家庭医の役割

上記以外のへき地・離島に共通の特徴としては，専門医や専門医療機関までのアクセスが困難かつ

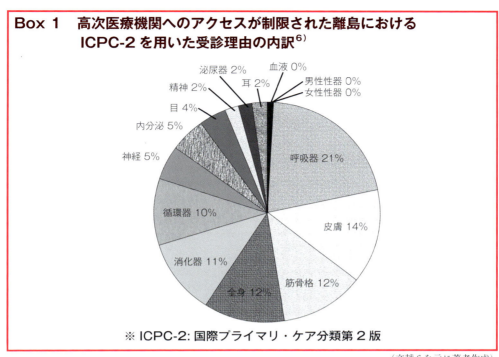

Box 1　高次医療機関へのアクセスが制限された離島における ICPC-2 を用いた受診理由の内訳[6]

※ ICPC-2: 国際プライマリ・ケア分類第 2 版

（文献 6 を元に著者作成）

搬送に時間を要する，検査が限られる，医療者の人数が少なく交代が多い，限られた職種しか確保できず多職種での関りが確保しにくいなどが挙げられている[1]．そのため急性疾患の迅速な初期対応能力が必要となる．特に交通事故や農業関連の外傷を含めた救急は重要な領域であり，へき地・離島医療機関の「存在理由」とも言われている[1]．同様に，産婦人科も重要であるがどこまで家庭医がカバーするかはその地域の医療資源，医療政策，社会経済的因子などによって大きく異なり[1]，地域の事情に合わせた医療体制作りが必要となる．

このようなカバーすべき診療科や手技の幅は"scope of practice" と表現されることが多く，国や地域によってさまざまである．米国の家庭医療専門医の専門医資格維持試験には救急対応・分娩・新生児のケア・外科手技などが含まれており，都市部で勤務する医師に比較してへき地で勤務している医師の方が多くの項目を実際に行っており，資格維持試験の合格率も高かったとの報告がある[9]．

上記のような個々の患者の問題だけでなく，地域全体の問題にも都市部と比較して直面しやすいと言われている[1]．その一因として，求められる診療の幅が広く多くの健康問題に対応するため，地域の健康に影響する社会経済的要因と向き合う機会が多いことが挙げられる[1]．そのため，地域の問題の同定，疾患・患者データの集積，質改善の取り組みなども家庭医の重要な役割となる[1]．

■ 教育における家庭医の役割

へき地・離島における医学教育の役割は人材確保と Longitudinal Integrated Clerkship（LIC）に大別されると筆者は考えている．前者は，

・へき地・離島医療従事前の教育＝へき地・離島に興味を持ってもらい赴任する医師を増やす．
・へき地・離島医療従事後の教育＝生涯教育やその後のキャリアを提供することで長くへき地・離島に留まる医師を増やす．

ことが主眼となる．それぞれの概要は Box 2 を参照．

LIC は主に卒前教育で用いられる手法であり，これまでの短期間で各科を回るブロックローテーションに対して，さまざまな科を同時に経験しながら長期にローテーションすることで医師-患者関係や医師-多職種関係における継続性や包括性の学習や幅広い診療能力習得を目指すものである[10]．

Box 2　へき地・離島における人材確保のための医学教育の役割[8]

赴任前	卒前教育	・臨床実習でのへき地・離島の経験はその後のへき地・離島勤務割合の増加に繋がる ・"Rural Practice Club"（「地域医療研究会」の様なもの）はへき地・離島に興味を持つ学生の増加や既に興味のある学生の支援に有用
	卒後教育	・初期研修などでのへき地・離島診療の経験はその後のへき地・離島勤務割合の増加に繋がる
赴任後		・へき地・離島で勤務する医師が勤務を継続するにはハンズオンを含めた生涯教育環境の確保が必要
	より高度な教育	・へき地・離島で勤務する医師が教育・研究・管理などの学びを深め個々のキャリア形成を行うために，遠隔学習を含めた教育の機会（修士号や博士号の取得を含む）が必要

（文献 8 を元に著者作成）

LIC による学生の臨床能力だけでなくコミュニケーション能力，学業成績などの向上が報告されており，世界の 50 以上の医学部でカリキュラムとして採用されている[10]．「各科横断的な診療」「長期にわたる患者や多職種との包括的・継続的な関係」という点で，へき地・離島は LIC に適した環境であり，オーストラリアでは医学部の大半がへき地・離島での LIC を導入している[10]．へき地・離島での LIC に参加することでへき地・離島医療に従事する割合が高くなることも指摘されている[10]が，人材確保の視点を別にしてもすべての医学生にとって，へき地・離島が卒前教育の重要な場となり得ることを理解し実践することが家庭医の役割と考える．

■ 研究における家庭医の役割

これまで述べてきたようにへき地・離島医療は都市部と異なる診療・教育が求められており，その文脈に則した研究が必要となる．更に，地域全体へのアプローチや政策提言に必要なエビデンスを自ら作り出すためにも研究が重要となる．古典的な研究テーマとしては scope of practice，へき地・離島医療機関の人材確保，それぞれのへき地・離島に適した医療システムの構築や質改善の仕組み，専門医との効果的な協働などが挙げられている[11]．へき地・離島における研究の歴史はまだ浅く，米国では 1980 年代からへき地・離島医療のための研究センター，大学講座，学術雑誌などが

徐々に整備されてきた[1]．現在は，The Journal of Rural Health，Australian Journal of Rural Health，Remote and Rural Health などへき地・離島医療の研究を対象とした複数の国際学術誌が存在し，世界家庭医療学会のワーキングパーティーによるホームページおよび刊行物など情報のプラットフォームも増加している．このようなへき地・離島医療における研究を推進・支援していくことも，家庭医の重要な役割である．

■ まとめ

「島医者は島が作る」

筆者が初期・後期研修を行った沖縄県立中部病院プライマリ・ケアコースに伝わる言葉である．同コースは伝統的に初期 2 年 +1 年の研修の後に，医師 4 年目から離島 1 人診療所に赴任することとなっている．へき地・離島の家庭医として上述のような多くの問題に一人で対応することが求められるうえ，住民や行政との関りなど病院では経験しない新たな業務も数多く存在する．その中で医師として，島民としての成長を促してくれたのは他の島民との関りであった．へき地・離島の人材確保はどの国においても困難な課題であり，良好な医師 - 住民関係が長期間続くという幸せなケースばかりではない．だからこそ，医療者側・住民側双方がへき地・離島医療を大切にし，互いに成長しあえる関係が必要と考える．

【参照文献】

1）Geyman JP, Norris TE and Hart LG. Textbook of rural medicine. 1st ed. McGraw-Hill Professional, 2000.
（へき地医療に関して筆者の知る限り唯一の網羅的な教科書. 古典だがへき地医療の概要を知るのに最も適していると考える.）

2）へき地保健医療対策検討会. "第9次へき地保健医療計画の取り組み等". 2005-1-24. 厚生労働省.
http://www.mhlw.go.jp/shingi/2005/01/s0124-11b.html#top（参照 2017-07-07）
（へき地, 無医地区などの定義が記載されている.）

3）地域医療計画実践コミュニティー. "地域医療ビジョン／地域医療計画ガイドラインへき地医療（過疎地域医療）. 東京大学公共政策大学院 医療政策・研究ユニット. 2014-12-19
http://www.pp.u-tokyo.ac.jp/HPU/seminar/2014-10-12/d/Guideline_F19_rev.pdf（参照 2017-07-07）
（東京大学公共政策大学院による現状分析と政策提言. 現状の問題点がまとまっている.）

4）厚生労働省. へき地医療対策の現状について. 厚生労働省
http://www.mhlw.go.jp/file/05-Shingikai-10801000-Iseikyoku-Soumuka/0000054904.pdf（参照 2017-07-07）
（無医村に準じる地区に居住する人数や第1次・第11次へき地医療計画の概要が記載されている.）

5）山田隆司, 吉村学, 名郷直樹, 他. 日常病・日常的健康問題とは -ICPC（プライマリ・ケア国際分類）を用いた診療統計から 第1報-. 日本プライマリケア学会誌. 2000；23(1)：80-89.
（へき地診療所における受診理由, 健康問題をICPCを用いて多施設でコードした日本のプライマリ・ケア研究の古典.）

6）金子惇, 松島雅人. 高次医療機関へのアクセスが制限された地域でのICPC-2コードを用いた年齢別の受診理由及び健康問題に関する後ろ向きコホート研究. 日本プライマリ・ケア連合学会誌. 2016；39(3)：144-149.
（筆者が勤務していた離島における受診理由, 健康問題の内訳.）

7）大湾明美, 佐久川政吉, 大川嶺子, 他. 離島における介護保険制度のケアマネジメントに関する研究－沖縄県有人離島のケアマネジメントの実態から. 沖縄県立看護大学紀要. 2004；5：51-58.
（離島のケアマネジメントを,「島内完結型」,「島外参入型」,「その他」などに分けそれぞれの現状を記述.）

8）Wonca Working Party on Training for Rural Practice. Policy on Training for Rural General Practice. World Organisation of Family Doctors.1995.
file:///C:/Users/makoto/Downloads/training+for+rural+general+practice+1995%20(1).pdf （参照 2017-07-07）
（WONCAが作成したへき地医療教育・人材確保のための提言. へき地・離島で必要な教育についてまとまっている.）

9）Peterson LE, Blackburn B, Peabody M, et al. Family physicians' scope of practice and american board of family medicine recertification examination performance. J Am Board Fam Med. 2015；265-270. doi:10.3122/jabfm.2015.02.140202.
（米国の家庭医療における scope of practice をへき地と都市部で比較した研究. どの様な項目が含まれているか, どの様に測定するかについても記載がある.）

10）高村昭輝. 長期臨床実習（LIC）が地域医療教育を変える. 週刊医学界新聞. 2014-5-12.
http://www.igaku-shoin.co.jp/paperDetail.do?id=PA03075_02（参照 2017-07-07）
（LICに関する先行文献のまとめと著者の経験がわかりやすく示されている.）

11）Defriese GH, Ricketts TC. Primary health care in rural areas：an agenda for research.health service research. Health Serv Res.1989；23(6)：931-974.
（古い論文だが, へき地医療の研究が扱うテーマについて示されている.）

（金子　惇）

9　リハビリテーションと家庭医の役割

Case

68歳，男性.

　高血圧症にて定期的に外来通院を行っていたが，3か月前の受診を最後にしばらく外来に通院していなかった．そのようななか，外来に電話があり訪問診療に来てくれないかとの相談が家族よりあった．前回の受診後に自宅内で転倒して夜間に救急を受診，骨折はないため入院することなく自宅に戻ってきたが，体を動かそうとすると痛がるので介助で生活を送っていたとのこと．短期間だけだろうと思い最初は家族で何とか介助をしていたが，長期化して家族の負担も大きくなったため，専門ではないだろうが何かしてもらえればと思って相談してみたとのことであった．自宅に訪問して本人の様子を確認したところ，頭はしっかりしているものの足腰がおぼつかなく，日常生活で家族の介助が必要な状態であった．家庭医のあなたはこの方や家族に対してどう介入する？

■ 実はごく普通に潜在するリハビリテーションの介入が必要な方々

　皆さんは診療所外来や病院外来において上記のような相談を受けた経験はあるだろうか？外来で継続的に診療を行っていると，背景は異なるものの多少なりとも似たような相談を受けたと思われる．また，実は必要性に気づくことができず見過ごしていた可能性もありうる．それくらい，高齢者の診療に関わることの多い家庭医にとってリハビリテーション（以下リハ）の必要な方を見つけ出すこと，多職種と連携して適切な介入を行うこと，継続して評価していくことは重要な役割である．そして，家庭医がリハに関心を持ち，リハの知識を多少なりとも持つことで肉体的・精神的に救われる方は少なくないのである．

■ リハビリテーションとその現状

　WHOによるリハの定義を要約すると，「対象者を最善の身体的，感覚的，知的，心理的，社会的機能レベルに到達させそれを維持させることを目的とした過程であり，その方の自立と自己決定を手に入れるために必要な手段を提供すること」となる[1]．つまりリハには，理学療法，作業療法，言語聴覚療法によって身体能力や筋力を向上させることに加えて，日常生活を行い，社会的な活動ができるようにすることも含まれる．

　数年ほど前までは，リハは脳卒中や骨折後の患者さんに対し入院中に短期間のみ行われることが多く，内科疾患入院加療中の方が対象となることは少なかった．また，リハ医が他科との兼務で，理学療法士，作業療法士，言語聴覚士などのセラピストが中心となって行われている病院も多かったであろう．しかし，最近は入院期間の短縮，廃用症候群予防や低栄養改善の視点からも入院初期からのリハの重要性が高まっている．

■ リハビリテーションと家庭医の関係

　一方，診療所では首や腰の牽引，低周波，赤外線，温熱療法などが漫然と続けられることもあった．しかし，これらは物理療法といい，本来はリハを進める上で使われる手技の一部分でしかない．このようにリハへの理解が不十分であったり，リハを取り巻く環境はまだ十分に整備されているとはいえず，家庭医がリハの視点を持つことへの期待や必要性は高いものの，学ぶ機会が少ないのも現実である．当然，外来診療・訪問診療における家庭医向けのリハについて学ぶ機会は残念ながら更に少ない．

　実は家庭医に求められるリハの技術・知識はリハ専門医に求められる内容とは同じではない（**Box 1**）[2]．家庭医がリハに関わる場合，自宅で生活している方が主な対象で，一般的な介入で対象者の身体的能力を少しでも向上させることが目標となる．また，リソースやかけられる時間も限られるため，多職種や家族，地域との共通基盤を見出して，それらの協力を得ることが必須といえよう．外来診療・訪問診療を通じて対象者の疾患（Disease）そのものの治療に加え，家族や地域を

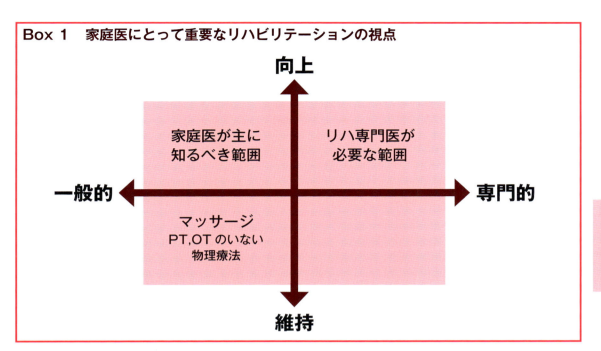

Box 1　家庭医にとって重要なリハビリテーションの視点

含めた形で他職種と連携して病い（Illness）に関わる家庭医にとって，リハの考え方（リハマインド）は親和性が高いことが理解できるであろう．

一方で，家庭医がリハの視点を持つことで，対象者の生活を評価したのちに能力はどの程度向上しうるか（予後予測），どのような環境調整を行うとよいかなどを，多職種の意見も参考にしながら本人と家族の希望を汲み取ったうえで最終目標を決め，それに向かって行うリハを決める役割も担う．同時に「日常生活を送ること」自体もリハであること，リハばかりを行う「訓練人生」になって，ほかの生きがいを失わないようにすることも大きな役割である．もちろん本人や家族の希望や目標を尊重することは重要であるが，時には到達できないような内容を希望されることもあるので，その辺りは医療関係者が話し合ったうえで見極める必要がある．

■ 家庭医としてリハの視点でどう考えるか？

上記 Case に対し，家庭医がリハの視点で実際にどのように考え，介入していくかをみていく．

まず，「一般的なリハの知識」といっても，人や地域によって生活様式や生活環境は異なるため対象範囲は広い．しかし，何の指標も持たずに介入すべき点を決定し，多職種チームで共有して進めていくことは非常に困難であり，現場が混乱する原因でもある．

はじめにどのような点に介入していくかの指標を検討する．

高齢者の評価方法としては Comprehensive Geriatric Assessment：CGA（高齢者総合的機能評価）が有名だが，多数の評価方法の集合であり，臨床の現場で評価方法として実際に活用されているとは言いがたい．日本では介護保険や在宅医療に関連して，International Classification of Functioning, Disability and Health：ICF（国際生活機能分類）が用いられることが多い（**Box 2**）[3,4]．ICF は WHO によって 2001 年に採択された概念で，障害があるなしにかかわらず，対象となる方の「生活機能」をプラス面・マイナス面を含め総合的に把握するためのツールである[5]．リハビリテーション総合実施計画書の各項目は ICF に対応して作成されている．なお，18 歳未満に使用できる児童版の ICF version for Children and Youth：ICF-CY が WHO より 2007 年に発表されている[6]．

ICF では生活機能（＝日常生活を営むための能力や働き）を互いに独立した「心身機能・身体構造（生物レベル，生命レベル）」，「活動（個人レベル，生活レベル）」，「参加（社会レベル，人生レベル）」の3レベルにわけ，各々に対して背景

因子としての「環境因子」と「個人因子」が相互に影響を及ぼしあうとされている．「心身機能・身体機能」が障害されると筋力低下や麻痺などが出現し，「活動」が制限されるとADL低下や家事困難などが発生する．そして「参加」が制約されると在宅生活が困難となる．

この3レベルの変化と各々に対するアプローチ方法・タイミングをまとめたものがBox 3である[7]．

脳梗塞や骨折などで生活機能が急に低下する「脳卒中モデル」と，筋力や活動量の低下によって生活機能が徐々に低下する「廃用症候群モデル」ではその変化の割合が大きく異なる．「脳卒中モデル」では急性期・回復期リハ病院（病棟）にて多職種から綿密に評価されて，介入方針とどの程度回復が見込めるかの予後予測がなされる．一方，「廃用症候群モデル」では，明確な発症時期がなく，介入時にはすでに廃用症候群になっていることが少なくない．さらに，必ずしも病院での介入がされず，外来診療や訪問診療，訪問看護，訪問リハなどが短時間関わるのみとなりやすい．家庭医が関わることが多いのは当然この「廃用症候群モデル」である．

■ 実際の評価

「心身機能・身体構造」においては基本的な動作能力をまず確認する．臥位→端座位・座位→立位→歩行という一連の動作（逆の動作を含め）においてどの程度自力でできるか，その持久性と安定性を含めて評価していく．

在宅であれば臥位から起き上がるときの動作がスムーズか，横向きに起き上がらず腰に負担のかかるような起き上がり方をしていないかを確認する．端座位・座位ではその安定性と姿勢の変化を確認していく．立位動作では支持物の使用の有無・前傾姿勢を取って立っているか，足を広げて安定性を高めているかを確認する．歩行時には歩行速度とともに歩幅，歩行時のフラつきの有無，方向転換時の安定性も確認する．

臥床によって筋力低下を来しているとこの基本動作に影響を及ぼしてくる．そのため，一見問題なく見えても，立位から座位になるときに尻もちをつくような感じで「ドスン」と座るようであれば

大腿四頭筋の筋力低下，歩行時に床とのクリアランスが不十分であれば腸腰筋や前頸骨筋の筋力低下，方向転換時にふらつくようであれば筋力低下に加えてバランス能力の低下が考えられる．座位姿勢が悪ければ傍脊柱筋や腹筋の筋力低下に加え加齢による脊柱のアライメント変化が考えられる．

「活動」レベルではこの基本動作を活用して日常生活（ADL，IADL）がどの程度実行できるかの評価となる．ここでのポイントは「できる」だけなのか，「しているのか」ということである．

つまり「活動」は1回できればいいわけではなく，日常生活の中で何度も繰り返し行えることが重要となる．病棟であればセラピストがリハ室で「できる活動」の種類と安静性を向上させ，病棟スタッフが病棟のみならず退院後にも実行してもらうように「している活動」の能力を更に高めることになる．

さらに，自力でできないとしても代替手段や福祉用具を使うことで安定してできるのであればそれでも許容される．そのため，ADL・IADLの評価をする際はどの程度動作をしているかに加えてそれを補う手段や用具があるか，本人にはどのような手段や用具が適切か，それらを使うことで実用性が向上するかを含めて評価をしていく．

「参加」については対象者の社交性や以前からの地域との付き合い，地域で活用できるリソースによって大きく左右される．そして，本人の「心身機能・身体構造」，「活動」能力にも左右される．例えば家庭内での役割として日頃から本人がやっていた事柄が，安全性に不安があるからとさせなくなったときの本人の中での喪失感は計り知れないものがある．その一つの喪失感から自分自身が何もできない人間になってしまった，人の手を借りないと生活できなくなったという形で増幅していき，全般的な意欲が低下することすらある．単純に役割を排除するのではなく，安全に実施する方法がないかを検討することも重要である．

地域への関わりとしては通所系のサービスを使用することが第一に検討されると思われる．確かに自宅で漫然と過ごされるよりは他者との交流を促したいという希望を持つのも当然である

III 家庭医療の諸相

Box 2 国際生活機能分類（ICF）

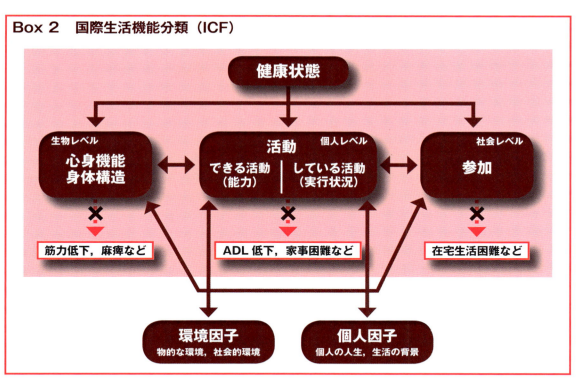

Box 3 3レベルの変化と各々に対するアプローチ方法

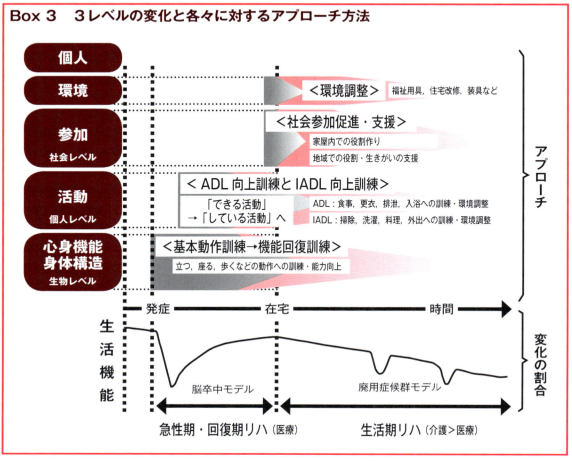

と思われる．しかし，個人の問題のみならず，他者（他の利用者に限らずスタッフも）との関係も影響してくるので，一概に通所サービスが適しているともいえない．自宅内でできることを探したり，通所以外で気心の知れた知人と時間を過ごすことも有効な方法の一つである．

最後に「環境」についてだが，介護保険のサービスによって安価に揃えることが可能となっている．また，家屋改修についても補助が受けられるため，以前に比べてもハードルが低くなったといえる．しかし，安価にできるがゆえに，本人の現在の能力やその能力を伸ばすための改修よりも，とにかく安全に何も起こらないように万全を期すような住宅改修が提案されることもある．ときには家族の意見のみを取り入れて本人の能力を伸ばすどころか阻害する改修になることすらある．医師の立場としては心身機能・身体構造，活動，参加，すべてのレベルの能力を考慮に入れ，多職種からの意見を取り入れながら本人の能力をできるかぎり伸ばしていけるような改修を提案していくことが求められる．この項目についても幅広い視点が必要となるので成書を参考にすることをおすすめする[2]．

「個人因子」について，どのように介入していくかは非常に難しい．人間は工業製品のように同じ規格で作られたものではなく，個人の意志・希望・思考などで大きな個人差がある．また，同じ状況であってもその状況をポジティブに捉えるか，ネガティブに捉えるかによって介入方法は全く異なってくる．その人となりを理解したうえで，本人の気持ちが少しでも前向きになるようにさせていくことが求められるであろう．

■ ADL の評価方法としての FIM，ICF Core Set，ICF stating

対象者の生活機能に対しての評価は，ICF を活用することである程度もれなくカバーすることは可能である．しかし，ICF はコード化されているものの総コード数が 1500 以上と，その扱う項目が膨大で，日常診療の中ですべてをコード化することは非常に大変である．そのため，ADL の変化を定期的・定量的に評価してどの程度自立して

動作ができるかを知ること，数か月後の様子を予測（予後予測）すること，他者・他施設・他国と比較することは困難である．

・FIM：Functional Independence Measure

リハ領域では身体能力および介護量の定量的評価方法として世界的に Functional Independence Measure：FIM（機能的自立度評価表）がよく利用されている**（Box 4）**[8,9]．詳しくは成書に譲るが，FIM は ADL を評価する方法として開発され1987 年に第 1 版が発表されている．日本では1990 年に FIM 第 3 版の翻訳が出版され広く使用されている．FIM は「運動項目」としてセルフケア（6 項目），排泄コントロール（2 項目），移乗（3 項目），移動（2 項目），「認知項目」としてコミュニケーション（2 項目），社会的認知（3 項目）に分かれており，運動が 13 項目，認知が 5 項目の合計 18 項目で評価する．

各項目は完全に自立した 7 点から，全介助の 1 点までを用いて点数をつけるので合計点数が 18 〜126 点となり，この数値が高いほど自立度が高いとされる．例えば脳卒中の対象者の場合，80 点後半以上であれば屋外歩行自立群，80 点台前半であれは屋内歩行自立群，70 点台であればセルフケア自立群，50 〜 60 点台であれば半介助群，50 点未満であれば全介助群に分けられる[10]．

また，過去の研究によると FIM の点数が 1 点下がるごとに 1.6 分介護時間をより要するとされている[11]．このようにして FIM を用いることでADL について，信頼性と妥当性を持って他者・他施設・他国との比較を容易に行うことができる．

・ICF Core Set（ICF-CS）

前述のように ICF には 1500 以上の項目が含まれており，実用性に乏しいという側面もある．実際に使用できるような形を目指して WHO と ICF Research Branch が共同で作成しているのが ICF Core Set（ICF-CS）である[12,13]．ICF-CS の特徴は，すべての疾患・すべての方に共通の項目を用いて評価するのではなく，疾患ごとに関係する項目を決め，その項目について評価を行っていくことである．現時点では急性期（Acute）で 4 疾患，亜急性期（Early- Post Acute）で 6 疾患，慢性期

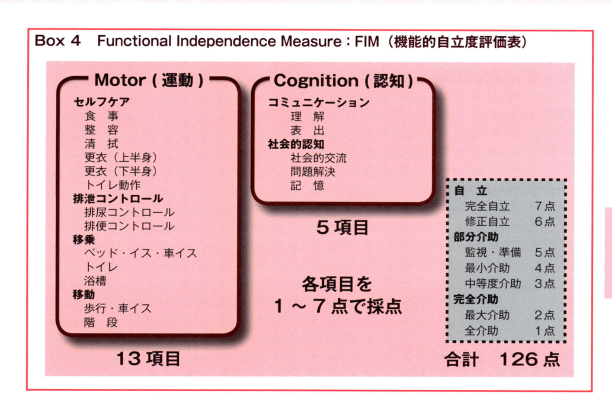

Box 4　Functional Independence Measure：FIM（機能的自立度評価表）

（Long-Term）で24疾患，合計34疾患についてICF-CSが作成されている．

しかし，家庭医の関わりうる高齢者については，亜急性期のリハビリテーション施設を対象にしたコアセットしかなく，その評価項目も全体で123項目と非常に多い[14]．そのため，実際の在宅もしくは施設入所高齢者の評価，比較，検討には不向きであると思われる．また，高齢者は複数の疾患を持っていることが多いため，疾患ごとに異なるコードを評価する形式では一元的に比較することもできなくなる．

・ICF stating

わが国では要介護状態の高齢者のケアプランを検討する場合，ICFに基づいた視点で行われているため，特に介護に関わる現場の者にとっては比較的馴染みのある考え方である．そのICFを用いてADLを評価するのがICF stagingである[15, 16]．

ICF stagingでは14項目（基本動作，歩行・移動，オリエンテーション（認知機能），コミュニケーション（認知機能），精神活動（認知機能），嚥下機能（食事），食事動作および食事介助（食事），排泄動作，入浴動作，口腔ケア（整容），整容（整容），衣服着脱（整容），社会交流（社会参加），余暇（社会参加））を5レベル（高値ほど能力が高い）で評価する形をとっている．そしてその結果はICFのコードと対応させることができ，能力の変化をバーグラフやレーダーチャートで視覚化することも可能となる．残念ながらFIMのように全項目の点数を合計して身体・認知能力を評価・比較することはできず，海外との比較が困難なことから，一部での使用にとどまるが，ADLの評価方法としては有用かと思われる．

医療関係者が日常的に患者さんのADLを評価していくには，数値化することに加えて将来的な身体・認知能力の変化，介入の有無による他者・他施設・他国との比較を念頭に置く必要がある．その点を考慮すると現時点ではFIMを利用してADLを評価していくことが望ましいであろう．

■ まとめ

残念ながら医療関係者は，必ずしもリハについて関心が高いとは限らないのが現状である．

それは，セラピストや看護師など多職種の判断や

介入が対象者の状況に反映されること，必ずしも元の健康な状態に戻るわけではないこと，戻るとしても1か月以上の長期戦になること，何より学ぶ機会が少ないということなどが影響しているであろう．

しかし，何より重要なのは患者そして家族の人生をどれだけ充実したものにする手助けをするかという思いである．特に在宅で過ごす時間を長くするためには医師の力だけでは不十分で，家族や多職種との連携，協力，相談が非常に重要となる．

そのために家庭医に重要と思われるリハの知識や考え方，視点を少しでも持って話をすることは大きなきっかけとなるであろう．そして共通言語としてのICFを利用し，患者の生活をより充実したものにできるようにお互いに悩み，検討していくことが患者の将来に結びつくのである．

【参照文献】

1）WHO. Rehabilitation.
　〔http://www.who.int/topics/rehabilitation/en/〕
　（WHOによるリハビリテーションの定義）
2）佐藤健一．どうする？家庭医のための"在宅リハ"．医学書院，2012.
　（家庭医向けに書かれた本で，在宅で高齢者を診る際のポイントが随所に散りばめられている．）
3）WHO．How to use the ICF（online edition）.
　〔http://www.who.int/classifications/drafticfpracticalmanual2.pdf?ua=1〕
　（WHOによるICFについて公式に記載された本．）
4）厚生労働省．「国際生活機能分類－国際障害分類改訂版－」（日本語版）の厚生労働省ホームページ掲載について．
　〔http://www.mhlw.go.jp/houdou/2002/08/h0805-1.html〕
5）大川弥生．介護保険サービスとリハビリテーション　ICFに立った自立支援の理念と技法，中央法規．2004, p.3.
　（ICFについて初期に記載された本．介護保険との関係も詳細に記載されている．）

6）Simeonsson RJ. ICF-CY:A Universal Tool for Documentation of Disability. Journal of Policy and Practice in Intellectual Disabilities. 2009；6（2）：70-72.
　（ICFを児童に対して使用できるように改良されたICF-CYについて説明されている．）
7）厚生労働省．介護予防について，全国厚生労働関係部局長会議資料．
　〔http://www.mhlw.go.jp/topics/2014/01/dl/tp0120-09-11d.pdf〕
　（脳卒中モデルと廃用症候群モデルをICFに対応させて記載された図が掲載されている．）
8）千野直一他．脳卒中の機能評価-SIASとFIM[基礎編]，金原出版，2012.
　（FIMの日本語翻訳を担当した著者等によるどのようにFIMを活用していくかが書かれた本．）
9）道免和久．リハビリテーション評価データブック，医学書院，2010, p.466.
　（リハ分野に関連した評価法についてまとめられたデータブック．）
10）辻哲也．入院・退院時における脳血管障害患者のADL構造の分析：機能的自立度評価法(FIM)を用いて．日本リハビリテーション医学会誌．1996；33(5)：301-309.
11）千野直一．障害者の介護度評価法の国際統一とその医療，保健，福祉サービス供給システム構築への応用．
　〔http://www.pfizer-zaidan.jp/fo/business/pdf/forum2/fo02_033.pdf〕
12）A guide on how to develop an international classification of functioning, disability and health core set.
　〔http://www.ncbi.nlm.nih.gov/pubmed/24686893〕
13）ICF CORE SETS Manual for Clinical Practice Bickenbach J, Cieza A, Rauch A, Stucki G (eds) Hogrefe, Göttingen 2012 electronic ICF Based Documentation Form.
　〔http://www.icf-core-sets.org/en/index.php〕
14）Grill E, Hermes R, Swoboda, W et al. ICF Core Set for geriatric patients in early post-acute rehabilitation facilities. Disability and rehabilitation. 2005；27（7-8）：411-417.
　〔http://www.ncbi.nlm.nih.gov/pubmed/16040544〕
15）公益社団法人全国老人保健施設協会：生活期リハビリテーションによる効果判定のための評価表の作成とその試行に関する調査研究事業．
　〔http://www.roken.or.jp/wp/wp-content/uploads/2013/04/a32071fa2a88fabf00ad6713c7d0effa.pdf〕
16）Okochi et al. Staging of mobility, transfer and walking functions of elderly persons based on the codes of the International Classification of Functioning, Disability and Health. BMC Geriatrics. 2013；13：16.

（佐藤　健一）

10　統合医療

Case

Ａさんは55歳の女性で，6年前から高血圧，脂質代謝異常，γGTPの上昇を指摘されている．Ａさんの言葉によると「軽度異常」ということで，治療はしてこなかった．最後の血液検査をしたのが2年前で，生活習慣の改善（減量，運動，脂肪分の多い食事を避ける）が指示されたが，医療不信があり病院にはかかっていない．膝の痛みが良くなることを期待して通信販売でサプリメントを購入しているものの，高価なため半分の量にして飲んでいる．健康のために赤ワインを毎晩飲む習慣がある．Ａさんの80歳になる父親は，数年前に2度目の心筋梗塞でバイパス手術を受けた．自分も生活習慣を改めなければ，父親のようになるリスクが高いことは知っている．Ａさんには息切れ，胸痛，動悸といった症状はないが，階段を昇る際や10分以上続けて歩くと両膝が痛くなる．膝は変形性膝関節症と言われたことがある．最近，離婚した娘が，Ａさんに子どもを預けて仕事に出るようになった．孫の世話で疲れが溜まり，しょっちゅう夫と口論になっている．Ａさんの母親は30代から40代にかけて酷いうつ病に罹っていた．

統合医療的治療プラン

　Ａさんは自分を変えたいと思っているものの，経済面での不安や時間がないこと，夫の協力が得られないことに悩んでいる．現代医療への不信があり「自然な」方法を望んでいることから，これまで医療機関にかかることがほとんどなかった．Ａさんが決断してきたことを尊重しながら，動機づけ面接を行った．Ａさんに心疾患のリスクが高いことは明らかである．食生活の改善が最も取り組みやすいようであったので，まずは砂糖入りの飲料やカフェインを控えるといった小さな取り組みから始め，徐々に主治医への信頼関係を築いていった．運動不足と肥満の改善が鍵となっているが，運動療法は膝の痛みのために取り組むのが難し

かった．食生活の改善がみられた時点で，膝の痛みを改善する方法について話し合うことにした．うつ病はないものの，ストレス解消で飲酒をする傾向がみられた．深い呼吸などのマインドフルネスのテクニックを用いることで，食事の速さやストレス，余分なカロリーを減らすことにつながることから，自己コントロールのための4-7-8呼吸法を次回の通院時より学んでもらうことになった．血液検査で脂質代謝異常の程度を確認し，必要であれば薬物治療についてＡさんが納得いくようにしたい．また，生活習慣の改善で血圧が改善していくことを期待したい．さらに，地域の多職種を集めたラウンドテーブルディスカッションの場で，臨床心理士，鍼灸師，ヨーガ療法士，パーソナルトレーナーの立場から提案がなされた．今後，主治医への信頼が築かれるのを見計らって，子宮癌や乳癌，大腸癌検診といったことも勧めていきたい．

■ 統合医療の考え方（Box 1～4）

　統合医療とは，①患者本位の，②癒しを主体とする，③西洋医学と相補療法いずれに関わらず利用可能な治療法のうちから最適なものを用いるという臨床上のパラダイムのことである[1,2]．統合医療は，西洋医学と相補療法の専門家による多職種連携チームにより連続したケアとして提供されるものであり，単に現代医療に各種相補療法を併用することではない[3]．各種療法は戦術の駒であって，統合医療とは戦略のことである．統合医療チームでは，治療結果の責任はすべてのメンバーを含むチーム全体にある．患者はチームの決断の一部もしくは中心にある．

■ 統合医療における医師の役割

　統合医療においては，医師は必ずしも相補療法を提供する技術を取得する必要はない．統合医療チームにおける医師の役割は，的確な診断に基づくマネージメントを行い，患者による治療の選択を助けることである．科学的エビデンスが不足するとされる治療を用いるにあたっては，安全性が

Box 1　チーム医療のモデルは，統合モデルに至るまで7段階に分類される[4]

モデル	特徴
並列	段階：1　同一施設内でも各々が独自に治療・ケアを完結している．
	段階：2　専門家の教えを個人的なやり取りや紹介状で交換する．
	段階：3　患者の診療は各自で行い，場合によっては治療について個別に情報交換する．
協同	段階：4　カルテが共有される．各療法家間の相談を取り持つコーディネーターがいる．
	段階：5　患者ケアの計画に責任を持つリーダーがいるが，それぞれの療法家は各自の経験に基づき独自に治療にあたる（multidisciplinary モデル）．
統合	段階：6　顔を合わせたミーティングを通して患者ケアの計画をチーム全体で決める（interdisciplinary モデル）．
	段階：7　ヒエラルキーのない協力体制．患者自身もケアに参加する．

出典：Gaboury I, et al. Practitioners' validation of framework of team-oriented practice models in integrative health care: a mixed methods study. BMC Health Services Research. 2010；10：289. を元に作成

Box 2

並列診療では書面等での限られたやり取りに留まる．Multidiciplinary 型では，顔の見える関係でのやり取りや協力が増える．Interdisciplinary 型では，さらにチーム内での共同決断に基づく治療が進められる．

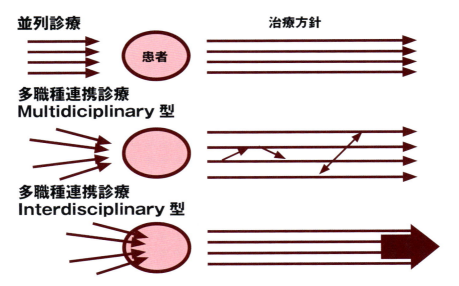

出典：Interdisciplinary health assessment of the older individual: A conceptual framework for curricular integration. Harrison, Anne L; English, Lynn. Journal of Physical Therapy Education 15.2 (Summer 2001): 17. を元に作成

担保されなくてはならない．また相補療法の中には，似非科学と呼ばれるものやビジネス目的の療法が含まれていることがあり，患者が西洋医学の空白時間による不利益を被ることは避けなくてはならない．一方で，西洋医学的な診断や治療を用いる場合には，それらが真に必要なものであるかの判断力が求められることから，家庭医としての能力が必然的に求められる．

■ 統合医療とEBM

統合医療では，様々な療法を対等の立場で検討し，個々の患者のもつ特性にあわせたオーダーメイドの治療計画を立てる．エビデンスは重視するが，EBMの4段階目である個々の患者への適応について吟味したうえで，西洋医学に比べてエビデンスが弱いとされる相補療法でも選択されることがある．また，結果として，西洋医学のみが

Box 3 喘息患者の例

治療法	アプローチ
西洋医学	主治医による病歴と身体所見の聴取を受け，急性期症状の治療として処方を受ける．年1回の健康診断，病気発症時の受診，重症時の救急受診，必要に応じて入院治療を受ける．
相補療法	西洋医学的な治療に加えて，マインドフルネストレーニングと自然療法を自己判断で追加することもある．これらの相補療法について主治医と相談することもしないこともある．
代替療法	西洋医学的な治療を受けずに，マインドフルネスや自然療法のみで治そうとする．
統合医療	自分のことを多面的に理解してくれ，ヘルスケアのパートナーになってくれる統合医療を訓練された主治医による全体的な評価を受ける．西洋医学的なアプローチの他，生活様式，心身，および適切な相補療法を組み込んだエビデンスに基づく治療計画が立てられる．治療的アプローチは患者個人の特定のニーズを満たすために独自のものとなる．必要に応じて，看護師，栄養士，カウンセラー，セラピストらと協力して，長期的な健康のために最も良い結果をもたらすようにする．

西洋医学：conventional medicine
相補療法：complementary medicine 補完療法とも訳される．
代替療法：alternative medicine
相補代替療法：complementary and alternative medicine 略してCAM
統合医療：integrative medicine

Box 4 統合医療の理念

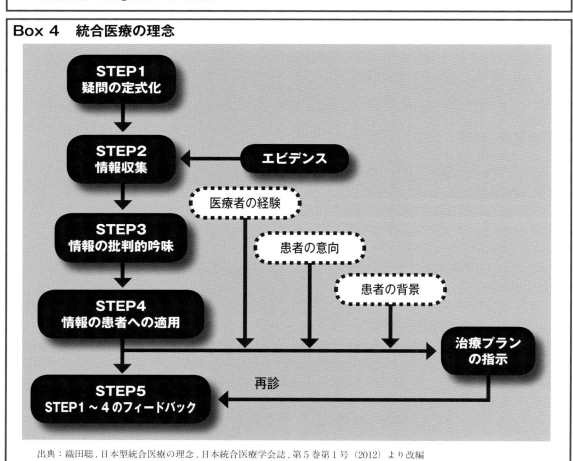

出典：織田聡．日本型統合医療の理念．日本統合医療学会誌．第5巻第1号（2012）より改編

選択されることも当然あり得る.

PubMed で MeSH から検索する場合には, "complementary therapies" と入力すると, 最も多い検索結果を得られる. "integrative medicine" や "alternative medicine" で検索される場合もある. また, the National Center for Complementary and Alternative Medicine(NCCAM) のページからも PubMed[4] にアクセスできる.

■ 家庭医療との共通点

統合医療の考え方は, 家庭医療のそれと重なる部分が多く, Gayle Stephen 医師が 70 年代に発表した "Family Medicine as Counterculture"[5] という論文に示される家庭医療学誕生の経緯と似通っている. この論文には, 家庭医療は単なる症状の改善を超えた健康やウェルビーイングという理想を求めて社会の変革を目指すとあり, 統合医療の目的と共通する. 統合医療とは, 難病患者に保険適応外の治療を施すような特殊な医療の場に限定されるものではなく, 予防医療や健康的なライフスタイルの推進, 病の根本的な原因への着目, 患者中心の医療の観点から生まれてきたものである. 地域の資源を良く知る家庭医が統合医療の担い手の中心として果たせる役割は大きい.

■ 統合医療が求められるようになった背景

健康を見いだすことこそが
医師の使命である.
病気を探すことは誰でもできる.
Andrew Taylor Still MD, DO
(全米オステオパシー協会の創立者)

1948 年の WHO の定義では, 健康とは "…a state of complete physical, social and mental wellbeing, and not merely the absence of disease or infirmity." と書かれている. この定義を分析すると, 健康とは, 多面的には, 身体, 精神, 社会的に良い状態であること, 多義的には, スピリチュアルな信仰や実践・社会のサポート・人間関係・平和・経済, 収入・環境・政治, 等からの影響を受けるものである. しかしながら, 現代医療には健康を支えることよりも疾病治療が重視されてきた面がある. さらに, 異常と見なされる行為は何でも病気と見なし, 医療の対象としていく

medicalization (医療化) の傾向が強まっている.

自然科学も人間によって生み出された思想であり, 科学の対象はすべてではない. 科学の領域である空間, 時間, 物質＝エネルギーのリアリティ以外にリアリティと呼べるものはないというような自然科学への「信仰」があると, 米国の哲学者ヒューストン・スミスは指摘した. また, 米国の思想家ケン・ウィルバーは, 人間の内面性が軽んじられ, 実証されたもののみが真実であるという近代科学の物質主義的世界観に席巻されている現代社会を「フラットランド」と名付けた. 近代医学の進歩には目を張るものがある一方で, 現在認識されている病気の多くは原因すら解明されていない. 医学の進歩の影で, 慢性疾患と予防可能なはずの疾病は増大している. 非薬物的, 非物質的な医療については評価がされなくなったが, 全米だけでも毎年 10 万人が薬剤の副作用が原因で亡くなっているとの報告がある.

■ 統合医療の教育機関と専門医制度

1991 年に米国国立衛生研究所（NIH）に相補代替医療局が設立された. 当初の予算 200 万ドルから 1 億 2000 万ドルを超える規模に拡大し, 1998 年に国立代替医療センター（NCCAM）となったのち, 現在は National Center for Complementary and Integrative Health（NCCIH）[6] へ改称されている. 2009 年 2 月に旧米国医学研究所[7]（現米国医学アカデミー）が 600 人の参加者を集めて統合医療の実践, その科学的根拠および健康を改善する可能性を検証した. その報告書[8] では, チームアプローチに焦点を当てた統合ヘルスケアへ向かっているとの展望が述べられている. 米国には統合医療プログラムを持つアカデミック機関をまとめる組織である The Consortium of Academic Health Centers for Integrative Medicine[9] に加盟する施設だけでも 57 施設がある.

The Consortium とアリゾナ大学統合医療センター[10] の協力で, National Center for Integrative Primary Healthcare[11] が設立され, 教育プログラムの提供が開始されている. 2014 年には The American Board of Physician Specialties（ABPS）認定の専門医として the American Board of Integrative Medicine® （ABOIM®）が誕生することとなった.

■ 統合医療について学んでおくとよい項目

参考までに，アリゾナ大学の統合医療プログラムで学ぶ項目を挙げておく．

・最新の栄養学に基づくアプローチ法や健康成人に推奨される食事のほか，がんや糖尿病といった特定の疾患に対する食事療法
・最新の研究結果に基づいたハーブやサプリメントの品質管理や処方薬との相互作用
・感情や精神状態，社会や行動といった因子が健康に及ぼす影響や，患者への瞑想などのマインド・ボディ療法のテクニック
・中国伝統医療，アーユルヴェーダなどの西洋医学とは別の体系だった伝統医学
・女性の健康，小児，精神医学，消化器疾患，呼吸器疾患，心疾患，癌に関する統合医療的アプローチの方法
・モチベーショナル・インタビュー，癒し効果のある病院デザイン，医師自身の健康意識を高める方法，組織の風土を向上させる方法

■ 日本における統合医療の現状

日本においては，2012年度に厚生労働省で「『統合医療』のあり方に関する検討会」[12]が開催されてきた．これを受けて，厚生労働省による「『統合医療』情報発信サイト」[13]が立ち上がった．また，日本医療研究開発機構（AMED）に「統合医療」に係る医療の質向上・科学的根拠収集研究事業[14]が発足し，研究費がつくことになった．

【引用文献・脚注】

1) Dodds SE, et al. When a whole practice model is the intervention: developing fidelity evaluation components using program theory-driven science for an integrative medicine primary care clinic. Evidence-Based Complementary and Alternative Medicine. Volume 2013.
2) Maizes V. An Online Program Shapes Doctor's Minds − Hearts. The Chronicle of Higher Education. April 25, 2014.
3) Maizes V, Rakel D, Niemiec, C.Integrative medicine and patient-centered care. Explore (NY). 2009；5(5)：277-289.

4) CAM on PubMed®
【http://nccam.nih.gov/research/camonpubmed/（参照 2019-2-6)】
5) Stephens, G. Family medicine as counterculture. Family Medicine.1989；21(2)
【http://www.aafpfoundation.org/online/etc/medialib/found/documents/programs/chfm/stephensfmascounterculture.Par.0001.File.dat/Stephens_FM_as_Counterculture.pdf（参照 2014-5-29)】
6) National Center for Complementary and Integrative Health
【https://nccih.nih.gov/（参照 2019-2-6)】
7) 米国医学アカデミー（旧米国医学研究所）
【https://nam.edu/（参照 2019-2-6)】
8) Institute of Medicine (US). Integrative Medicine and the Health of the Public.
【https://www.ncbi.nlm.nih.gov/books/NBK219629/pdf/Bookshelf_NBK219629.pdf（参照 2019-2-6)】
9) The Consortium of Academic Health Centers for Integrative Medicine.
【http://www.imconsortium.org/members/home.html（参照 2019-2-6)】
10) アリゾナ大学統合医療センター.
【https://integrativemedicine.arizona.edu/】
11) National Center for Integrative Primary Healthcare.
【https://nciph.org/（参照 2019-2-6)】
12) 厚生労働省「『統合医療』のあり方に関する検討会」
【http://www.mhlw.go.jp/stf/shingi/2r9852000002vsub.html（参照 2019-2-6)】
13) 厚生労働省「『統合医療』情報発信サイト」
【http://www.ejim.ncgg.go.jp/public/index.html（参照 2019-2-6)】
14) 日本医療研究開発機構（AMED）「統合医療」に係る医療の質向上・科学的根拠収集研究事業
【https://www.amed.go.jp/program/list/05/01/003.html（参照 2019-2-6)】

【参考文献】

① Weil Integrative Medicine Library シリーズ,Oxford University Press
（各論について書かれたテキスト．腫瘍，循環器，消化器，女性医療，小児，リウマチ，精神科,疼痛のテーマ毎に発刊されている．このうち，腫瘍編は「がんの統合医療」（メディカルサイエンスインターナショナル）として日本語訳が出版されている．）
② 小池弘人. 統合医療の考え方活かし方—新しい健康デザインの実践，中央アート出版社，2011.
③ Gノート 12月号「患者さんに補完医療について聞かれたら」，2016；3(8).
（統合医療の学び方や多職種協働連携チームの作り方について具体的な例を紹介している．）

（伊藤　京子）

11 漢方と家庭医

■ 家庭医にとって漢方を学ぶ意義とは

漢方とは和製用語で蘭方（オランダ医学）に対して作られた言葉であり、中国由来のわが国の伝統医学を意味する。漢方医学は独特の理論に基づいた治療体系を有し、主に湯液（漢方薬）による治療を行うが、鍼灸治療を含む場合もある。

われわれ日本人にとって「漢方」は身近な存在である。たいていのドラッグストアには「漢方薬コーナー」があるし、書籍、インターネットなどさまざまなところで「漢方」の二文字は目に入る。しかし残念ながら必ずしもそれらが本来の意味で用いられているとは限らず、「漢方」という言葉の持つ「自然」「体に優しい」「長く利用するとよい」といったイメージを利用した健康補助食品や化粧品など、おおよそ漢方医学とは無関係なものが称していることは少なくない。溢れる情報の中で患者が漢方治療を正しく受けることは容易ではないと言える。そのため漢方専門医として診療に当たっていると、「もっと早くから漢方治療が行えていたら」という方に少なからず出会う。患者がドクターショッピングを繰り返したり、多くの健康食品を試みたりする前に、漢方という健康保険を用いて利用できる安価かつ有用な治療を受けられないことは非常に残念なことである。わが国の医療システムの中で漢方医学が抱える大きな問題の一つはこの「近接性の低さ」であると考える。

そこで期待されるのが「地理的、時間的、精神的、経済的に最も身近な存在」である家庭医である。家庭医の目指す臓器非特異的・全人的な医療は、「心身一如」という言葉に象徴される漢方医学が本来的に持っている特徴に大きく重なる。住民が自身の病苦を最初に相談する近接性の高い家庭医が正しい漢方医学に精通することは、「漢方を称する漢方でないもの」に患者が曝されるリスクを減らし、患者の治療選択の幅を広げることにつながる。

家庭医自身にとっても漢方医学を学ぶことは意義深い。漢方医学においては、診断は基本的には五感のみによって行うため高度な医療設備を必要とせず、治療には幅広く流通している高品質の医療用漢方エキス製剤を用いることができる。教科書や古典に学び日々の診療で実践することができれば、どのような環境であっても漢方医学の研鑽を積むことは可能なのである。西洋医学的治療で十分な満足が得られない患者に対して漢方治療が奏効する経験は、医師自身の大きな喜びとなり日常診療におけるやりがいを高めることにもつながる[1]。環境によらず自己研鑽を積み得ることは漢方医学の魅力の一つである。

現在、国内では148種類もの医療用漢方エキス製剤が流通しているが、それらすべてを家庭医が使いこなせる必要はない。頻用処方の種類は診療を行う場の患者層や気候などによって違ってくるが、まずは10種類程度の処方の運用方法を身に着け臨床で用いていただきたい。漢方医学の魅力を十分に実感することができるはずである。

繰り返しになるが「漢方」は多くの日本人にとって身近な存在である。しかしそれは必ずしも漢方医学が正しく理解されていることを意味しない。漢方医学の適応と限界を見極め、適切に実践することがこの国の医療では必要とされている。その中心を臨床現場で担うのは家庭医に他ならない。

■ どんなときに漢方を考慮するか

明治以前にはあらゆる病態に対して漢方治療が試みられていた。このため日常診療のいかなる場面であっても漢方治療は行いうる。しかし今日すべての医療を漢方医学が担うのは現実的ではなく、あくまで現代西洋医学を補完する方法として用いるべきであろう。しかし逆に言えば補完が必要な余地のある場合には、常に漢方治療を行う可能性を探ってよいとも言える。甘草による偽アルドステロン症[2]、黄芩による間質性肺炎・肝機能障害[3]、麻黄の催不整脈性など[4]、構成生薬によってはいくつか注意すべき副作用はあるが、漢方薬は比較的安全性の高い薬剤群であり積極的に用いてよいと思われる。

具体的に漢方を考慮するべき病態としては、①

現代西洋医学に適切な治療方法がない，②現代西洋医学的治療が無効，③愁訴が多彩で現代医学的な解釈が困難，④複数の疾患や病態が合併し対症療法に多数の薬剤を要する，場合などが挙げられる．現代西洋医学とは違った角度から病態を理解することで，有用な治療手段が見出せることもあり実臨床での有用性は大きい．実際のCaseとしては以下のようなものがある．

Case - part 1
72歳　女性　めまい，身体の冷え，寒がり，全身倦怠感，むくみ，頻尿

　2か月前に風邪をひいた．風邪そのものは1週間ほどで良くなったが，その後になんとなくフラフラするような足元が定まらないような感じを自覚した．近医の耳鼻科，脳神経外科で頭部MRIなどの検査も受けたが異常なしとされ，メシル酸ベタヒスチンの処方を受けたが改善しないため紹介受診となった．もともと寒がりだったが，最近は特にひどく夏でも靴下を履き冬はカイロが手放せない．身体を重く感じ倦怠感があり，浮腫みやすく夜間頻尿がある．諸症状の原因となりうる薬剤歴やホルモン異常などの西洋医学的な側面についてもう一度検討したが特記すべき異常所見はなかったため，漢方治療を行うこととした．漢方医学的には寒がりであることより陰証の病態，虚実を判定するために脈診，腹診を行ったところいずれも力なく虚証と考えられた．めまいに用いる処方として五苓散，苓桂朮甘湯，真武湯，半夏白朮天麻湯などがあるが，このうち陰証・虚証の病態に用いる処方は真武湯，半夏白朮天麻湯であり，「雲の上を歩くようだ」という特徴的な訴えと浮腫みやすい，排尿の異常という水毒の症状を目標に真武湯エキスを処方したところ，4週間ほどで体の冷え，倦怠感が軽減すると同時にめまいの訴えも消失した．

Case - part 2
86歳　女性　夜中に足がつる

　数か月前から夜中に足がつって目が覚める．眠前のストレッチなどを勧められたが改善しないため相談を受けた．電解質異常，整形外科的異常はない．腹直筋の強い緊張を認める所見に注視して芍薬甘草湯エキス2.5gを就寝前に服用させたところ，その晩から足がつることはなくなった．芍薬甘草湯は「足がつる」という症候のみを目標に漢方医学的所見にあまり拘らないで用いてよい処方であるが，甘草含有量が多いため1日7.5gの服用では偽アルドステロン症発症のリスクが高い．少量を短期間用いることがコツである．その他にも四物湯，牛車腎気丸といった甘草非含有処方が足のつりに有効であることもある．

Case - part 3
80歳　男性

　転居に伴って紹介受診した．前医では慢性胃炎，慢性腸炎，背部神経痛，腰痛症，慢性気管支炎，老人性皮膚掻痒症，アレルギー性鼻炎，不眠症などの病名に対して消化酵素複合剤，L-グルタミン製剤，オキセサゼイン，ファモチジン，ジメチルポリシロキサン，ドンペリドン，ビタミンB6製剤，エピナスチン塩酸塩，ロキソプロフェン，レバミピド，トリアゾラム，カルボシステイン，アンブロキソールの13種類もの薬剤を服用していた．漢方治療を中心に加療することをご承諾いただき，背部神経痛，腰痛を目標に桂枝加朮附湯エキスを消化酵素剤に替えて処方し，徐々にその他の薬剤を漸減したところ，最終的には桂枝加朮附湯エキスとエピナスチン塩酸塩のみで諸症状をコントロールすることができた．高齢者は愁訴に応じて処方している間に多くの薬剤を服用することになってしまう場合があるが，桂枝加朮附湯，八味地黄丸，牛車腎気丸などを用いることで高齢者の身体症状，特に身体の痛みや倦怠感，頻尿などを改善し服薬量を減らすことができる例がある．

154　Ⅲ　家庭医療の諸相

Case・part 4
5歳　男児　風邪を引きやすい　下痢しやすい　アトピー性皮膚炎

生後間もなくより湿疹を認め，ステロイド外用剤を中心に加療している．風邪を引きやすく，下痢，腹痛で幼稚園を休むことが多い．年齢相当よりも身長は低く，痩せ型．腹部を触診すると非常にくすぐったがる．腹直筋が薄く緊張しており，肌の乾燥が目立つ．時に夜尿がある．黄耆建中湯エキスを処方したところ徐々に風邪で幼稚園を休む回数が減り1年後にはほとんど休まずに通園できるようになった．肌の状態も改善しステロイド外用剤を漸減し保湿薬を中心としたスキンコントロールにランクダウンをすることができた．

虚弱な子供に用いる処方として黄耆建中湯，小建中湯，補中益気湯，抑肝散などがある．アトピー性皮膚炎を漢方薬のみで治療することは推奨しないが，漢方薬の服用により「元気になる」ことはしばしば経験され，ステロイド外用剤の投与量が減らせることがあり併用を試みてよいと思われる．小児への漢方エキス投与は体重当たり0.1～0.2gが目安となる．

■ 漢方医学の基本的な考え方

漢方医学の基本的な考え方で最も大切なことは，患者の精神面と身体面を一つのものとして捉え，病だけに注目するのではなく「病を持つ人」として包括的に理解することである．そのため漢方医学的な病態把握においては，患者の愁訴はもちろん大切ではあるが，食事，排泄，睡眠，性的活力といった生命活動の基本となる事柄の情報は診療に欠かせない．漢方医学が本来目指すものは，病を治すというよりも漢方薬や鍼灸を用いてその人の最善の状態を得ることであると言えるかもしれない．

現時点で漢方薬をより安全かつ有効に用いるためにはやはり漢方理論を一定程度は理解しておいたほうがよい．これは抗菌薬を用いる場合に抗菌薬の，降圧剤を用いる場合には降圧剤の，それぞれ根拠となる基本的な考え方があり，それを理解しておくことでより安全・確実に治療が行えることと同様である．しかし，抑肝散の認知症の周辺症状の改善効果や[5]，六君子湯の運動不全型の上腹部愁訴の改善効果[6]，半夏厚朴湯の誤嚥性肺炎予防効果のように[7]，現代西洋医学的な診断名に対して特定の漢方処方を用いて良好な結果を得ている臨床研究は少なからずあり，このような病態では西洋医学的診断に基づいて漢方薬を投与しても間違いとは言えまい．日本東洋医学会のエビデンスプロジェクトでは日本の漢方医学に関するエビデンスを構造化抄録として公表しており，それを活用して漢方治療を行うことも有用であろう（http://www.jsom.or.jp/medical/ebm/index.html）．

またわが国では，漢方理論を深く理解しなくても効率的に漢方医学を実践するための努力が長年蓄積されてきており，その一つとして西洋医学的診断名・症候に対して頻用処方を挙げ，口訣（臨床のポイント）や腹診，脈診を用いて処方を選択するという方法が広く行われている[8),9)]．西洋医学的診断名・症候と適応頻度の高い漢方方剤の一例を **Box 1** に挙げたが，このような知識も漢方治療を実践する上では有用である．

そもそも漢方理論とはいっても歴史的な経緯で少なからず変遷を経ており，十分な理論的統一がなされているとは言い難い．後世方派，古方派，折衷派，考証学派などが漢方医学にはあり，現代中医学を行う漢方専門医も少なくない．基本的な考え方や処方の運用方法は若干異なっており，初学者が漢方医学を理解するうえでの障壁となっている．漢方医学をより論理的整合性の高い普遍的なものにするための漢方界の努力が必要であるのだが，現時点で初学者が混乱を避けるためには，特定の系統の漢方医学を「狭く深く」学び，その後に他系統の漢方医学の知識を習得するのがよいと考える．

ここでは現代の日本で比較的幅広く受け入れられている漢方理論として「八綱」「六病位」「気血水」「五蔵」に触れる．詳細は **Box 2** および **Box 3** にまとめた．八綱とくに陰陽を基本として病態を

Box 1　西洋医学的診断名・症候と適応頻度の高い漢方方剤

感染症・呼吸器疾患

・インフルエンザ	：麻黄湯，葛根湯，麻黄附子細辛湯，真武湯
・感冒	：葛根湯，桂枝湯，麻黄附子細辛湯，小青竜湯，香蘇散
・咽頭痛	：桔梗湯，甘草湯
・咳嗽	：麦門冬湯，半夏厚朴湯，神秘湯

消化器疾患

・嘔吐下痢症	：五苓散，半夏瀉心湯，黄芩湯
・機能性ディスペプシア，食欲不振	：六君子湯，人参湯，半夏瀉心湯，茯苓飲，安中散
・過敏性腸症候群	：小建中湯，当帰四逆加呉茱萸生姜湯，大建中湯
・便秘症	：麻子仁丸，桃核承気湯，大建中湯，大黄甘草湯
・痔	：乙字湯，大黄牡丹皮湯

アレルギー性疾患・皮膚疾患

・鼻アレルギー	：小青竜湯，柴胡桂枝乾姜湯，神秘湯
・じんましん	：五苓散，香蘇散，茵蔯五苓散，黄連解毒湯
・アトピー性皮膚炎	：十全大補湯，白虎加人参湯，梔子柏皮湯，温清飲
・老人性皮膚掻痒症	：十全大補湯，当帰飲子，四物湯

筋骨格系疾患

・筋痙攣，こむらがえり	：芍薬甘草湯，八味地黄丸，四物湯，牛車腎気丸
・腰痛症	：八味地黄丸，桂枝加朮附湯，牛車腎気丸，五積散
・打撲傷	：桂枝茯苓丸，治打撲一方，通導散
・肩関節痛	：桂枝加朮附湯，二朮湯，葛根加朮附湯
・膝関節痛	：防己黄耆湯

神経・精神系疾患

・咽頭異常感覚症	：半夏厚朴湯，麦門冬湯
・めまい症	：真武湯，五苓散，半夏白朮天麻湯，柴胡桂枝乾姜湯
・立ちくらみ，起立性調節障害	：加味逍遙散，小建中湯，苓桂朮甘湯
・更年期症候群	：加味逍遙散，桂枝茯苓丸，柴胡加竜骨牡蠣湯
・頻尿	：八味地黄丸，清心蓮子飲
・習慣性頭痛	：五苓散，呉茱萸湯，半夏白朮天麻湯，桂枝人参湯，川芎茶調散
・不眠症	：抑肝散，半夏厚朴湯，抑肝散加陳皮半夏，酸棗仁湯
・抑うつ	：加味帰脾湯，香蘇散，柴胡加竜骨牡蠣湯，柴胡桂枝乾姜湯
・イライラ，異常興奮	：加味逍遙散，抑肝散，抑肝散加陳皮半夏，黄連解毒湯
・子供の夜泣き	：甘麦大棗湯，抑肝散

全身症状

・冷え症	：当帰芍薬散，当帰四逆加呉茱萸生姜湯，人参湯，真武湯
・全身倦怠感	：補中益気湯，十全大補湯，人参湯，半夏白朮天麻湯
・発汗過多	：防己黄耆湯，柴胡桂枝乾姜湯，補中益気湯

把握し，急性疾患であれば六病位，慢性疾患であれば気血水ないし五臓に基づいて病態を理解し，処方を運用することが実際的である．

八綱

「陰陽」「虚実」「寒熱」「表裏」の4つの対になる概念で病態を理解する方法である．陰陽論は

Box 2　漢方医学の基本的な考え方1（八綱，六病位）

八綱

	概念	分類	状態・部位	症状
陰陽	闘病反応の質	陽 陰	熱性，活動性，発散性 寒性，非活動性，沈降性	暑がる，冷水を好む，顔面紅潮，高体温傾向 寒がる，温熱刺激を好む，顔面蒼白，四肢の冷え
虚実	闘病反応の量	実 虚	旺盛で充実 低下し空虚	脈や腹壁の緊張が強い，発赤腫脹の強い皮疹 脈や腹壁の緊張が弱い，色つやの悪い皮疹．
表裏	闘病反応の場	表 半表半裏 裏	体表，皮膚，筋肉，関節 呼吸器や上部消化管，肝胆道系 主に下部消化管	悪寒，頭痛，項背部痛，関節痛 咳嗽，嘔気，往来寒熱 下痢，腹満，腹痛，便秘
寒熱	局所の反応状態	熱 寒	温かい状態 冷たい状態	熱証：全身が温かい 真熱仮寒：本質は熱性だが体表に寒がある 上熱下寒：上半身が逆上せ，下半身が冷える 四肢厥逆：手足のみが冷たい 寒証：全身が冷たい 真寒仮熱：本質は寒性だが体表に熱がある 寒熱錯雑：局所的な寒と熱が入り混じる

六病位

分類	病態	主な症状	代表的な方剤
太陽病	表に熱	脈浮，頭痛，項背部の凝り 関節痛・悪寒と発熱	麻黄湯・葛根湯・桂枝湯・小青竜湯
少陽病	半表半裏に熱	味覚異常，食欲不振，咽の渇き 眩暈，咳嗽・嘔気	小柴胡湯・柴朴湯・柴苓湯・麻杏甘石湯 半夏瀉心湯・補中益気湯・加味逍遙散 桂枝茯苓丸・黄芩湯・麦門冬湯
陽明病	裏に熱	高熱の持続，脈実，便秘，腹部膨満	白虎加人参湯・黄連解毒湯・大承気湯 調胃承気湯・桃核承気湯・大黄牡丹皮湯
太陰病	裏に寒	嘔吐，腹部膨満，腹痛，下痢	桂枝加芍薬湯・桂枝加芍薬大黄湯・小建中湯 黄耆建中湯・大黄甘草湯・大建中湯・人参湯 六君子湯・当帰芍薬散・芎帰膠艾湯
少陰病	裏に寒	脈弱，嗜臥を好む，全身の冷え	真武湯・麻黄附子細辛湯・苓姜朮甘湯 桂枝加朮附湯・葛根加朮附湯
厥陰病	裏に寒	プレショック，高度な全身の冷え 著しい倦怠感	四逆湯・四逆加人参湯・茯苓四逆湯・通脈四逆湯

Box 3　漢方医学の基本的な考え方 2（気血水・五蔵）

気血水

分類	病態	主な症状	代表的な方剤
気虚	気の不足	全身倦怠感，元気のなさ，無気力	人参湯，六君子湯，補中益気湯，十全大補湯，人参養栄湯
気鬱	気の鬱滞	咽や胸の痞え感，頭冒感，腹部膨満，抑うつ	半夏厚朴湯，香蘇散，帰脾湯，加味帰脾湯，半夏白朮天麻湯
気逆	気の巡行の妨げによる逆上せ	顔面紅潮，発作性発汗，足の冷え　めまい，動悸	苓桂朮甘湯，桂枝湯，桂枝茯苓丸　桂枝加竜骨牡蠣湯，加味逍遙散
瘀血	血の停滞	皮膚や粘膜の色素沈着や暗赤色化，毛細血管の拡張や皮下溢血，腹部の圧痛（臍傍，回盲部，S字結腸部，季肋部）	桂枝茯苓丸，当帰芍薬散，加味逍遙散，桃核承気湯，大黄牡丹皮湯，腸癰湯，通導散
血虚	血の不足	貧血，顔色不良，皮膚の乾燥，脱毛，足のつり，経血減少	四物湯，当帰飲子，芎帰膠艾湯，十全大補湯，人参養栄湯
水毒	水の停滞	全身型：浮動感，全身倦怠感，四肢の重だるさ	五苓散，真武湯，当帰芍薬散
		皮膚関節型：朝のこわばり，関節痛，関節の腫れ	防已黄耆湯，薏苡仁湯，麻杏薏甘湯
		胸内型：咳嗽，喀痰，鼻炎	木防已湯，小青竜湯
		心下型：悪心，嘔吐，胸やけ	六君子湯，二陳湯，茯苓飲，小半夏加茯苓湯

五臓

分類	働き	失調状態によって生じる症状
肝	精神活動の安定化，新陳代謝，血の貯蔵，骨格筋の緊張維持，全身への栄養を供給	痙攣発作，易怒性，栄養不良，眼精疲労，爪の成長異常
心	意識水準の維持，覚醒・睡眠のリズムの調整，血の循環	湿疹・不眠・逆上感・不安感・動悸・舌炎
脾	食物の吸収および水穀の気の生成，血の流通の維持と血管からの漏出の防止，筋肉の形成・維持	焦燥感，抑うつ，易疲労，筋力低下，出血傾向，食欲低下，下痢，口角炎
肺	呼吸による気の取り入れおよび血を生成と水への転化，皮膚機能の制御，皮膚防衛力の保持	憂うつ，易感染性，鼻閉，呼吸困難，病的な発汗
腎	成長・発育・生殖能の制御，骨・歯牙の形成と維持，水分代謝の調整，呼吸能の維持，思考力・判断力・集中力を維持	易驚性，発育不良，インポテンツ，骨代謝異常，腰痛　水分代謝異常，排尿障害，膣炎，難聴

漢方医学を特徴づけるものである．陰陽説そのものは医学に留まらず森羅万象を二分類する東洋医学の根本的な考え方であるが，漢方医学においてはこの陰陽二元論が発展し「虚実」「寒熱」「表裏」などの二元的病態把握法が発達したとされる．

六病位

「傷寒論」は約1800年前に急性熱性感染症の治療マニュアルとして原型が形成されたと考えられている漢方医学の重要な古典である．六病位はその傷寒論に根拠を持つ病態理解の方法であり，感染性疾患における感染当初から重篤化するまでの病態の変化を6つの病期，すなわち太陽，少陽，陽明，太陰，少陰，厥陰に分類することを基本とする．

気血水

生体内の循環し生命活動を支える三つの要素として気，血，水を想定し，それぞれの失調状態として病態を把握する理論である．気とは目には見えない生命活動の根元的なエネルギーであり，その失調状態には気虚，気逆，気鬱の三つがある．血は生体を巡る赤色の液体であり，瘀血，血虚の二つの失調状態がある．水は生体内を巡る透明な液体であり，その失調状態は水毒である．

五臓

この概念は，生体の諸機能を肝，心，脾，肺，腎の五臓の機能に振り分け，各臓の異常が一連の系統だった病態を起こすとする考え方である．五臓は互いに影響を及ぼし相生相剋関係を形成する．相生関係とは肝→心→脾→肺→腎→肝の順にその作用を亢進させる関係性を言い，相克関係とは肝→脾→腎→心→肺→肝の順にそれぞれの機能を低下させる方向に作用する関係性をいう．

【参照文献】

1）吉永亮，木村豪雄，田原英一，他．離島における漢方治療．日本東洋医学会雑誌．2012；63(1)：31-36.
（少数例の臨床報告ではあるが離島における医療での漢方治療の有用性についてまとめた貴重な報告．）
2）柴田洋孝，伊藤裕．偽アルドステロン症の重症副作用への疾患別対応．日本内科学会雑誌．2007；96(4)：805-810.
（偽アルドステロン症についての基礎知識，発症機序，治療方法について述べている．）
3）寺田真紀子，北澤英徳，川上純一，他：漢方薬による間質性肺炎と肝障害に関する薬剤疫学的検討．医療薬学．2002；28(5)：425-434.
（漢方薬の間質性肺炎と肝障害について薬剤疫学的な検討を行い黄芩との関連性について述べている．）
4）Johnson KD. Ephedra and Ma Huang Consumption: Do the benefits out weight risk? National strength & Conditioning Association. 2001；23(5)：32-37.
（麻黄および関連する薬剤についての危険性について述べている．）
5）Matsuda Y, Kishi T, Shibayama H, et al. Yokukansan in the treatment of behavioral and psychological symptoms of dementia: a systematic review and meta-analysis of randomized controlled trials. Hum Psychopharmacol. 2013；28(1)：80-86.
（抑肝散の認知症周辺症状に対する報告のメタ解析により，抑肝散の有用性を示している．）
6）原澤茂，三秋秋，三輪剛，他．運動不全型の上腹部愁訴(dysmotility-like dyspepsia)に対するTJ-43六君子湯の多施設共同市販後臨床試験．医学のあゆみ．1998；187(3)：207-229.
（六君子湯エキス常用量の上腹部愁訴の改善，食欲不振の改善についての有用性を六君子湯エキス低用量を対象として比較して示している．）
7）Iwasaki K, Kato S, Monma Y, et al. A pilot study of banxia houpu tang, a traditional Chinese medicine, for reducing pneumonia risk in older adults with dementia. J Am Geriatr Soc. 2007；55(12)：2035-2040.
（半夏厚朴湯エキスの誤嚥性肺炎の発症予防効果，死亡数の減少効果を示している．）
8）大塚敬節，矢数道明，木村長久，清水藤太郎．漢方診療の実際，第1版．南山堂，1941.
（現代西洋医学的病名・症候名ごとに頓用される漢方処方を挙げ，その鑑別を述べるという漢方治療の方法を確立した書籍．）
9）藤平健，小倉重成．漢方概論，第1版．創元社，1979.
（古方派の漢方医学について概説した近代の代表的な教科書．）

（野上　達也）

12　家庭医とチームワーク／リーダーシップ（診療所運営）

■ はじめに

　家庭医は診療所の内外において，チームワークやリーダーシップを発揮すべき場面が多い．来院患者や地域住民の健康を考えるうえで，診察室内の医師のパフォーマンスだけを考えるのは適切ではない．

　診療所の例で言えば，受付の対応が悪ければ患者の診療所へのアクセスは遠のく．看護師が患者の生活状況に即した療養上のアドバイスを行ったり，患者の生活を気遣ったりしなければ，患者の疾病コントロールの状態に悪い影響が出かねない．

　家庭医は，患者や地域住民の健康をまもるために，一人一人のヘルスケア従事者からコミットメントを引き出さなければならない．

■ チームとは？

　チームとは，「互いに補完し合うスキルを有し，共通目的，業績目標，相互扶助に焦点を当てて活動する，少数の人々」[1] を指す．グループとチームの違いを **Box 1** に示す．患者ケアの領域は，患者満足，疾病管理，予防医学，医療安全など，多様な個別目標を追求しなければならず，それ

ぞれにおいて中心的な役割を果たす人材も異なってくる．そこで，多様性をもったメンバー同士が，多様な個別目標の達成と，その延長にある共通目的の達成のために，必要なリソースを相互に持ち寄り補完し合う，チームとしてのあり方が必要になってくる．

■ チームの3つのジレンマ

　チームとして活動することでメンバーが得るものもあれば，失うものもある．この事実は，メンバーの，あるいはひょっとすると，リーダーの暗黙の前提として，チームの成熟を妨げているかもしれない．リーダーには，チームがこれらのジレンマを乗り越え，チームとして成熟していくための組織風土を形成することが求められる．

1．成果への独立性の放棄：チームの成果はメンバー一人一人のコミットメントに依存することになり，自分の貢献だけではチームの成果を左右できなくなる．

2．フリーライダーの容認：チームへ貢献していないが，チームが生み出す利益を享受するメンバーを，容認しなければならない．

Box 1　グループとチームの違い

グループ	チーム
指揮する強いリーダーの存在	リーダーシップを共有または交替する
個人が責任をもつ	個人のみならず相互に責任をもつ
所属組織と目的を同じにする	チーム固有のビジョンと目的を有する
他者によって業績目標が課せられる	チームが自らに業績目標を課す
活動は組織の枠内に留まる	活動は組織の枠内に留まらない
個人がプロダクトを産出する	チームがプロダクトを産出する
秩序だった会議を行う	相互にフィードバックし，自由に協議し，活発に問題解決を行う

（引用文献1を参考に著者作成）

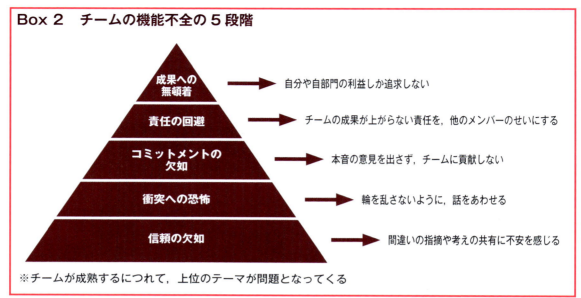

（引用文献2および3を参考に著者作成）

3．**安全な場所から踏み出す覚悟**：チームとして機能するために，**Box 2**のような不安や衝突に立ち向かわなければならない．

■ 高機能チームに必要なものとは？

　高機能チームには，高いチーム凝集性（team cohesiveness）が備わっていると言われている[2]．このチーム凝集性に関連するチームの性質が3つある．

・**メンバーの相互交流**：メンバーが共に時間を過ごせば過ごすほど，チームの凝集性は高まる．この考えに基づくと，リーダーは，メンバーが同じ空間で時を過ごすような職場環境をデザインしたほうがよいことになる．当然，リーダーが医局や院長室にこもり個人的な作業に没頭している状況は好ましくない．

・**共有されたミッションとゴールの存在**：チームのミッションやゴールが共有されてはじめて，ばらばらな方向を向いているメンバーが，共通の方向に力を発揮できるようになる．ここで重要なことは，リーダーが考えるゴールが，メンバーが考えるゴールと完全に一致するとは限らない，ということである．例えば，チームのゴールを「地域住民の健康」と定義するか，「外来受診者の健康」と定義するかで，診療所の活動の幅は大きく異なってくる．リーダーが前者をゴールと考え，メンバーが後者をゴールと考えている場合，メンバーから前者の活動（住民への健康講話など）に関するコミットメントを引き出すことは困難である．

　このチームのゴールと個々のメンバーのゴールをすり合わせる作業において重要なのが，ダイアローグ（**Box 3**参照）である．チームの結成時など，チームのゴールを模索する段階においては，まずそれぞれのメンバーが業務に対してどのような感情や信念を抱いているかを共有し，互いに認め合うことを通じて協調的な組織風土を形成する，ダイアローグが必要となる．

・**個人間の親和性**：メンバー間に共通の理解基盤が存在することによって，ともに活動することを楽しむことができるようになる．リーダーは，公式にも非公式にも，メンバーがお互いのことを知り合えるような，職場環境の整備やイベントの開催に前向きであるべきである．

■ リーダーがメンバーからコミットメントを引き出すには？

　前段では高機能チームであるために，チームにどのような性質が期待されるかを考えた．ここでは，高機能チームであるために，リーダーが職場でどのように振る舞うべきかについて検討する．これについては諸理論（Hollanderの特異性−信頼理論[2]，リーダー・メンバー交換理論[2]

Box 3　ダイアローグとディスカッションの違い

ダイアローグ	ディスカッション
感情を明らかにする	立場を表明する
暗黙の前提を探索する	自分の信ずることを主張する
自分の信念を保留する	他者を説得する
共通の理解基盤を形成する	対立構造を用いる

(引用文献2を参考に著者作成)

など，誌面の都合で詳細は割愛）あるが，どの理論にも共通することは，リーダーが有する影響力の源泉は，信頼ということである．それでは一体，どうすればメンバーから信頼を得ることができるのだろうか？

Hurley は信頼を構築する 10 の要素を紹介している[4]．この 10 の要素をもとに，リーダーがどのような行動をとるべきかまとめたものを，以下に記す．

・**首尾一貫性**：その時々でリーダーの発言が異なるようだと，メンバーはどのように行動すればよいのか分からなくなる．リーダーはぶれることなく，常にビジョンに基づく倫理的な意思決定を続けなければならない．また，言動と行動の一貫性も重要である．リーダーが「メンバーが大切」と口では言っておきながら，毎回院内の会議に遅刻する場合，「メンバーの時間は自分にとって大切ではない」と非言語的に表明していると見なされ，信頼を損ねることになる．

・**関心のアライメントの調整**：メンバーは一人一人，関心を持っている方向性に差がある．リーダーがメンバーから信頼を得るには，リーダーはチームの目標を追求することを通して，メンバー個人の目標達成にも貢献しているというように，メンバーに意識づける必要がある．そのためにリーダーは，メンバーの期待や関心と，チームの目標との間に共通点を見出すか，あるいは作り出さなければならない．

・**温かな気遣い**：表面的な関係からは信頼は生まれない．リーダーが信頼を得るためには，メンバーに対して業務上の関わりのみならず，人としての関心や気遣いがなければならない．

■ 個々のメンバーの業務にどのように関わるべきか？

ここまで，リーダーがどのように振る舞うべきかについての一般的な心得について記した．それでは，チームの目標に向けた個々のメンバーの業務について，リーダーはどのように関わるとよいのだろうか？

メンバーは自分の活動を通じて結果を出すが，リーダーはメンバーの活動を通じて結果を出す．メンバーが主体的に業務に関わらなければ，新しい発想は生まれず，メンバーがその場で判断しなければいけない事態にタイムリーな対応ができなくなる．メンバーが最大の成果をあげられる状態をつくるには，リーダーはメンバーに責任と権限を与え，業務を委譲する必要がある．

ここで言う「責任を与える」とは，「合格点の仕事になるまでやりきらせる」ことを指し，「失敗の責任をメンバーに帰する」こととは別である．結果責任はあくまでもリーダーに帰するものである．また，「権限を与える」とは，「この範囲のことはリーダーに確認を受けずにメンバーが判断してよい」という決定権を与えることである．例として，「文具の購入に関して，1万円までの支出は担当者レベルで決裁してよい」などが挙げられる．

出口氏[5]は「丸投げ」と「委譲」の違いを以下のように説明している．

■**丸投げ**：指示があいまい．どこまで何をやればよいかを明示されていない．仕事が投げられっぱなしでリーダーから何の関心も示されない．

■**委　譲**：指示が明確．どこまでの範囲をメンバーの裁量で自由に行ってよいか明示され

III 家庭医療の諸相

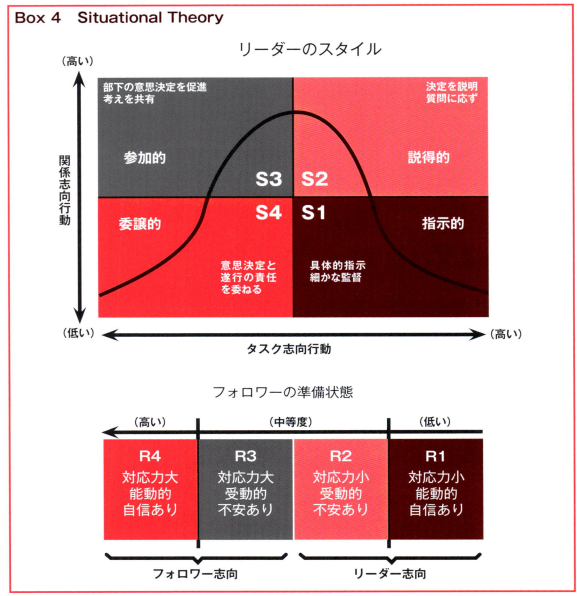

Box 4　Situational Theory

(引用文献2を参考に作成．この理論はHerseyとBlanchardが「Management of Organizational Behavior: Utilizing Human Resources, 7th ed.」(Prentice Hall, 1996) で提唱している．)

ている．適宜，リーダーから仕事の状況について関心を示される（業務の中身は任せたまま）．

委譲をすることはリーダーにとってストレスにもなる．なぜなら，有能なリーダーからすれば，自分でやった方が速くてよい仕事ができる場合が少なくないからである．しかし，委譲をしなければメンバーは一向に育たず，結果としてリーダーがいなくなると機能しなくなる組織となってしまう．

この観点からは，メンバーの仕事について60点の内容でも良しとする姿勢も必要で，そもそもそれ以下の仕事の結果しか期待できない場合は，その業務を当該メンバーに委譲するのは時期尚早と捉えたほうがよいだろう[5]．

■ 誰にどこまで委譲したらよいのか？

誰にどこまで業務を委譲したらよいのかについて，HerseyとBlanchardがsituational theoryを提唱

している（**Box 4**）．これは，メンバーの能力，能動性や自信に応じて，それぞれどの程度の業務支援，精神支援を伴って関わるべきかを示している．この図から，委譲の際には，一人一人のメンバーの業務処理能力と，精神的なタフネスに注意しながら，個別具体的に任せ方を検討する必要があるとわかる．リーダーはメンバーに対して，業務支援，精神支援，そして教育のための内省支援を提供しなければならないことになる[6]．

■ まとめ

本稿ではチームワークやリーダーシップに関するいくつかの理論を概観した．しかし，理論は高度に一般化されているため，個別具体的な状況下では，リーダーの創意工夫によってその状況に最も適した行動を選び取っていかなければならない．こうした判断の連続の中でリーダーが学習・成長していくためには，実際に遭遇した個別具体的な経験を，ここで示した理論という相対基準をもとに振り返り，一つ一つに意味付けを行っていく必要があるだろう．本稿では紙面の都合上，ていねいに具体例を示せていないことが心苦しいが，ぜひ事実例から多くのことを学びとり，リフレクティブ・リーダーとしてご活躍いただきたい．

【引用文献】

1）Katzenbach JR, et al. The discipline of teams. Harv Bus Rev. 1993 Mar-Apr；71(2)：111-120.
（チームとは何か，グループとチームの違いとは何かについて説かれている．チームワークを見直す際に一読をお勧めする．）
2）Daft RL. Leadership. International Edition. 5th edition. South-Western Cengage Learning．2008.

（リーダーシップの2大成書のうちの一つ．2014年1月に第6版が出版されている．図が豊富で，事例，内省のための設問，セルフチェックなどが設けられており，学習者に優しい．）
3）パトリック・レンシオーニ（著），伊豆原 弓（監訳）．あなたのチームは，機能してますか．翔泳社．2003.
4）Hurley RF. The decision to trust. Harv Bus Rev. 2006 Sep；84(9)：55-62, 156.
（信頼がどのような要素から生み出されるかを検討するうえで参考になる．）
5）出口治明．部下を持ったら必ず読む「任せ方」の教科書「プレーイング・マネージャー」になってはいけない．角川書店．2013.
（委譲についてはより academic な書もあるが，本書は著者の経験に基づく記載も多く，参考になる部分が多い．）
6）中原淳，金井壽宏．リフレクティブ・マネージャー，一流は常に内省する．光文社新書．2009
（management learning と leadership の研究者の対談形式で進む書．マネージャーとしてどうすれば成長することができるかについて，示唆に富む内容．）

【参考文献】

（本章で紹介した内容に関連して）
①ケリー・パターソンら（著），本多佳苗ら（訳）．ダイアローグスマート　肝心なときに本音で話し合える対話の技術．幻冬舎ルネッサンス．2010.
（ダイアローグのやり方について詳しく書かれている．ダイアローグを職場で行うことを　考える際に参考にするとよい．）
②ダグラス・ストーンら（著），松本剛史（訳）．話す技術・聞く技術 – 交渉で最高の成果を引き出す「3つの会話」．日本経済新聞出版社．2012.
（ダイアローグのやり方について詳しく書かれている．ダイアローグを職場で行うことを考える際に参考にするとよい．）
③トーマス・L・ブラウン（著），森理宇子（監訳）．「権限委譲」で，抱え込んでる仕事を部下に任せる．ファーストプレス．2008.
（出口氏が委譲の考え方について記載している一方で，本書は委譲の方法について簡単にまとめてある．委譲が苦手な方には一読をお勧めする．）

（加藤　光樹）

13 診療所の経営

■はじめに

　診療所の経営はこれまで，予定収益からの逆算で，必要患者数，必要日当点を設定し，それを達成するために必要な検査，治療を実施するというのが一般的であった．このような「予定収益ありき」の単純な経営方針は，ある程度確立されてはいるものの，診療所で総合診療を実践しようとするときには適用しにくい．具体的には，患者のニーズに応えることと収益性を上げることとの整合性の問題や，マンパワーの必要性と人件費削減の課題との矛盾といった問題に直面するからである．そこで，本稿ではこれらの問題に経営学的観点からアプローチする形で，診療所家庭医が知っておきたい経営学的コンセプトを解説する．

■ 1. 従業員・患者・組織の三者が共に望ましい"Win-Win-Win"の関係性構築

　まず，患者のニーズに応えることと収益性を上げることとの整合性の問題から検討する．前述したような予定収益ありきの単純な経営方針では，総合診療の特性の一つである患者のニーズに応えることを実践するのが難しいことは想像に難くないが，患者のニーズに応えることで収益性を上げることは実現不可能なことなのであろうか？

　ここで，多くの先行研究により妥当性が実証され，世界中の主要なサービス組織における経営方針の根拠となっているコンセプトとして，Heskettらが提唱したService-Profit Chain（以下SPCと略す）を紹介する**(Box 1)**．

　SPCは，収益性，顧客満足，従業員満足，および生産性の間の関係性を確立したビジネスモデルである．このモデルにおいて，収益性は顧客満足によって主に刺激される．顧客満足は，主に顧客に提供されるサービスの価値によって影響される．そして，そのサービスの価値は，職務に満足し，ロイヤルティがあり，生産性の高い従業員によって創造されると主張されている[1]．

　このモデルをそのまま診療所の経営に適用できるわけではないが，①顧客満足は収益性と結びつく，②顧客満足は従業員満足から生まれるという2点は，これまでの経営を見直し，従業員満足という新たな視点の導入を促す重要な知見である．

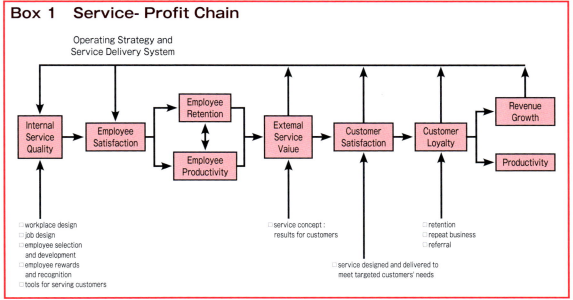

（文献1）を基に著者作成）

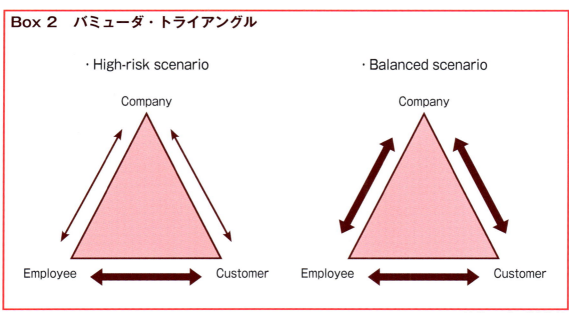

Box 2　バミューダ・トライアングル

(文献2)を基に著者作成)

■ 2．人件費は経費にあらず

次に，マンパワーの必要性と人件費削減の課題との矛盾の問題について考える．より良い医療を提供するためにマンパワーを必要とする従業員と，経営改善のために人件費を削減したいと考える組織，両者はどのように折り合いをつけられるのであろうか？

ここで，産業という視点で医療業を見てみることとする．産業は主に，収益の源泉が資本，労働力，その中でも特に知識労働力かによって，それぞれ資本集約型，労働集約型，その一種の知識集約型の3種類に分けられる．そして，医療業は労働集約型に分類されるため，他業種と比べ，人件費が高くなるのは必然と考えられる．つまり，産業分類の視点からは，医療業における人件費は経費ではなく，収益をもたらすための投資とも言えるのである．

■ 3．離職は最大の費用

では，人件費自体は下げられないとして，従業員にまつわる経営改善を図るにはどうすれば良いのであろうか？ここでキーワードとなるのが，離職である．

厚生労働省が発表した2015年雇用動向調査によると，医療・福祉における離職率は14.7%であり，16大産業のうち4番目の高さを争う位置にいる．これまで従業員の離職率が高いことによる損失は，主に再募集，採用，訓練の費用だけで構成されると考えられてきた．しかし，近年では，それは従業員の離職によって生じる総費用の氷山の一角に過ぎないことがわかってきた．Heskettらは，顧客が従業員と一緒に離脱することによる莫大な利益損失を指摘し，専門サービス組織にとって，従業員の離職は最大の費用項目であると述べている[2]．その指摘の背景には，Box 2に示すような，従業員-顧客関係の"バミューダ・トライアングル"という考え方がある．

これは，サービス業においては，従業員と顧客が物理的・心理的に近接しており，両者の間の人間的な関係性がサービス品質や顧客満足といった顧客成果に大きな影響を与えるというものである．つまり，人件費削減に取り組むよりも，従業員の離職を抑制するほうが，結果的に経営改善を図れる可能性があると考えられる．

■ 4．専門職の持つ二重のロイヤルティ

最後に，これまでのまとめとして，従業員満足を高め，離職率を抑制するための方法を検討する．まず，前述したSPCにおいて，従業員満足と生産性・定着との間に従業員のロイヤルティが

介在しているという点が重要である．医療業は組織の大半が専門職によって構成されているため，この従業員のロイヤルティの捉え方が他のサービス業のように単純には行かない．

ここで，専門職のロイヤルティに関する著名なコンセプトの一つを紹介する．所属組織と，その外部にある準拠集団（専門家社会）へのロイヤルティの高さによって，従業員を "コスモポリタン" と "ローカル" に分類するというものである[3,4]．所属組織へのロイヤルティは低いが，準拠集団へのロイヤルティは高い人々を "コスモポリタン"，その反対の志向を持つ人々を "ローカル" としている．そして，多くの先行研究において，組織で働く専門職の場合，"コスモポリタン" の志向が強く，一般従業員と比べ所属組織への包摂が必然的に低くなることや，所属組織の中で専門職としての役割と従業員としての役割のコンフリクトを経験しやすいことが指摘されている．

このコンセプトを踏まえると，専門職の離職を抑制するためには，専門職が所属組織と準拠集団との二重に持つロイヤルティの内，"ローカル" の志向を高めるアプローチが必要だと考えられる．参考までに，筆者が全国 31 か所の診療所従業員 416 名，同診療所患者 18,805 名を対象に実施した自記入式質問紙調査では，①ビジョン・戦略，②昇進・評価，③教育・研修に関するアプローチが，"ローカル" の志向を高め，離職を抑制するという観点からは最も効率的であるという結果が得られた．

■ まとめ

総合診療を実践する診療所において，従業員は提供するサービスそのものである．それ故，予定収益ありきの単純な経営方針のもと，人件費削減に取り組むのではなく，所属組織へのロイヤルティに繋がるような従業員満足を向上させるアプローチを優先すべきである．そうすることで，離職率を抑え，結果として収益性の増加をもたらす従業員・患者・組織の Win- Win-Win の関係性を構築することが可能となる．このようなアプローチが，最も効果的・効率的な診療所の経営だと考えられる．

【参照文献】

1）Heskett JL, Jones TO, Loveman GW, et al. Putting the service-profit chain to work. Harvard Business Review. 1994；72(2)：164-174.
2）Heskett JL, Sasser WE Jr., Schlesinger LA. The value profit chain. New York: The Free Press, 2003.
（上記 2 つの文献は，今日の従業員満足重視の経営方針の根拠となっているものである．）
3）Gouldner AW. Cosmopolitans and locals：Toward an analysis of latent social roles – I. Administrative Science Quarterly. 1957；2(3)：281-306.
4）Gouldner AW. Cosmopolitans and locals：Toward an analysis of latent social roles – II. Administrative Science Quarterly. 1958；2(4)：444-480.
（上記 2 つの文献は，専門職のマネジメントの困難さに対する解決の糸口を与えてくれる．）

（齋木　啓子）

14 地域包括ケアにおける 専門職連携実践 (Interprofessional Work)

■ はじめに

臨床現場における専門職連携実践における研究や理論化した枠組みは少ない．家庭医が強みとする包括性や継続性が活かされる地域包括ケアシステムでは，生活を基盤として，急性期から慢性期の連携を体系化したシステム構築が求められている．そこで，本稿では2025年に本格始動される地域包括ケアの概念とともに，「統合」や「連携」について理論的基盤を踏まえて述べていく．また，日本で開発された多職種連携コンピテンシーを踏まえ，多職種連携に必要な能力を概観する．

■ 地域包括ケアにおける「連携」「統合」

2025年にむけて地域包括ケアが本格始動を迎えようとしている中で，生活圏域単位でのさまざまなサービスを「統合」していくうえでの基盤として，多職種および多機関の「連携」が必要とされる．「連携」と「統合」についての言葉を整理すると，辞書には以下のように記載されている．

連携：連絡を密に取り合って，一つの目的のために一緒に物事をすること（大辞林第3版）．

統合：複数の諸要素が相互に結合し，単一の全体性を獲得する過程で，分裂に対する概念（ブリタニカ国際大百科事典 小項目事典）．

このように，「連携」はコミュニケーションにより焦点化された言葉であり，「統合」は具体的には物理的・身体的・心理的・社会的結合を意味する言葉である．「連携」「統合」は相互に関連する言葉ではあるが，包含する概念は多少異なる．地域包括ケアの文脈では「統合」という概念から理論的枠組みを提供していることが多く，本稿ではこの枠組みを援用し，「連携」の意味を探索する．

(1)「統合」という概念

「統合」については Valentijn が統合の範囲を分析し，その範囲を 1）人間中心のケアであるミクロの範囲，2）専門職や組織の統合であるメゾの範囲，3）システム的統合であるマクロの範囲，4）ミクロからマクロまでに渡る広範囲と整理した[1]．マクロレベルの統合不全はミクロレベルの統合を困難にし，逆にミクロレベルでの統合不全もマクロレベルでの統合を困難にすると指摘している．上記の3つの統合の範囲にはさらに，①臨床的統合（Clinical integration），② 組織的統合（Organizational integration），③ 専門職的統合（Professional integration），④システム的統合（System integration），⑤規範的統合（Normative integration），⑥ 機能的統合（Functional integration）の6つが含まれている[2]．

1）ミクロの統合

①臨床的統合（Clinical integration）

人を中心としたミクロのレベルでの統合を意味する．総合病院で遭遇するのは，入院している患者に同じ病院内で様々な領域の専門医や専門職が協同して治療にあたる場合が挙げられる．ICUで救急医と外科医などが治療を統合し，科横断的に関わる緩和ケアチームや NST（Nutrition Support Team）などは該当分野のケアを統合することが該当する．

2）メゾの統合

②組織的統合（Organizational integration）

異なる組織間のケアの統合を意味する．例えば，独居高齢者の認知症の徘徊に対して，病院・診療所，地域包括支援センター，訪問看護ステーション，保健所や保健センター，ボランティアグループ等が協同して提供するサービスの統合が該当する．

③専門職的統合（Professional integration）

総合的なケアを提供するために，専門職間で役割・責任と説明責任・能力を分担し，統合する．これは

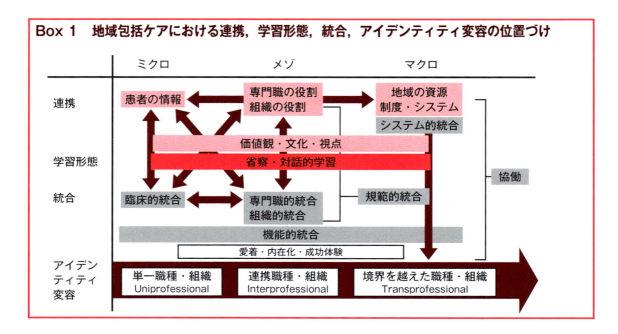

Box 1　地域包括ケアにおける連携，学習形態，統合，アイデンティティ変容の位置づけ

組織の内外において実践される．職種という単位ではメゾの統合であるが，ミクロからマクロすべてのレベルの統合において不可欠な統合である．

3）マクロの統合

④システム統合（System integration）

国や県など地理上の区分において，戦略的な計画や資金管理，プログラムの有効性，サービスのカバー率などの活動を統合する．政府や自治体の政策がこれにあたる．

4）ミクロ・メゾ・マクロに渡る広範囲の統合

⑤規範的統合（Normative integration）

上記のミクロ・メゾの統合のプロセスで「価値観」「文化」「視点」を統合する．すべての基盤であるが，ミクロ・メゾ・マクロの影響も受け，時間と労力が要される．地域包括ケアシステムの構築において，自治体に求められる機能の一つとして明記されているが，1）〜3）のプロセスをどう紡いでいくかが成功のカギになる．

⑥機能的統合（Functional integration）

上記のミクロ・メゾの統合をマクロの視点からサポートする統合で，財務管理，人事，戦略計画，情報管理や品質向上などの重要なサポート機能の調整が含まれる．一カ所に集中したり標準化したりする必要はないが，それぞれのルールや機能を理解し，様々な組織や機関がパートナー関係になることが重要だとされている．

(2)「統合」と「連携」

臨床的統合は主に，患者や利用者の情報を相互に共有することが主の目的となり，コミュニケーションの内容は患者や利用者に関する情報となる．臨床現場では，このプロセスが主な業務となるが，これだけではメゾやマクロの統合（組織的・専門職的・規範的統合）は難しい．メゾやマクロの統合を促進するためには，患者や利用者の情報に加え組織や専門職の役割を伝えあい，かつその背景にある組織や専門職がもつ価値観・文化・視点を学び合うことが重要となる．しかし忙しい業務に忙殺されると，潜在化された相互の価値観・文化・視点の違いは意識されず，役割の押し付け合いになってしまい，他の組織や職種が自組織や自職種の役割を全うするときの制約となり，組織間・職種間の葛藤が生じる．そこで，組織や専門職の違いを意識下にするために，省察や価値観や視点を意識した対話的学習の仕掛けをつくることが重要となる．省察を含む対話と具体的業務の往復が，組織的・専門職的統合を可能とする．こうしたミクロ・メゾの統合が徐々に進み，関わる組織・専門職間の文化として徐々に規範的統合が創造される（Box 1）．

このような統合が進んでいくと，単一職種や組織だけで考えていた視点（Uniprofessional）が徐々に拡大し，他の組織や専門職の役割を理解し，

それぞれの価値観・視点を尊重しながら互いの役割を活用し合うことができるようになる（Interprofessional）．規範的統合が進んでいくと，自職種や自組織だけでなく地域に愛着がうまれ，地域の問題を自分事として考えることができ（内在化），さらに地域での成功体験を繰り返していくことで，集団的効力感が醸成され，役割の境界を越えて職種・組織と協働できるようになり（Transprofessional），組織・職種のアイデンティティが変容する[3]．

■ **日本で開発された多職種連携コンピテンシー**

地域包括ケアにおけるミクロ・メゾ・マクロにおける5つの統合を進めるためには，保健医療福祉連携に必要とされる目指すべき能力である多職種連携コンピテンシーを明文化し，それを基盤に現場の連携能力を高めていく必要がある．本邦では，2016年に各学会のコンセンサスのもと多職種連携コンピテンシーが開発された[4]．この多職種連携コンピテンシーは2つのコア・ドメインとコア・ドメインを支える4つのドメインからなり，多職種との連携の際に獲得すべき能力として掲げられている（**Box 2**）．

(1) 2つのコア・ドメイン
①患者・利用者・家族・コミュニティ中心

各専門職が独立して掲げる目標設定が異なる可能性があるため，「患者・利用者・家族・コミュニティ中心に重要な関心事／課題に焦点を当て，共通の目標を設定することができる」ことを明示し，図には連携コンピテンシーの中心に「患者・利用者・家族・コミュニティ中心」のドメインを位置づけている．
②職種間コミュニケーション

職種間コミュニケーションは，職種背景が異なることに配慮し，互いに，互いについて，互いから職種としての役割，知識，意見，価値観を伝え合うことができる能力である．「相互に」だけでは表し切れない双方向性のやり取りを明確にするために，英国のIPEの拠点であるCAIPE（The Centre for the Advancement of Interprofessional Education）のIPEの定義に倣って，互いに，互いについて，互いから（with, about and from each other）と

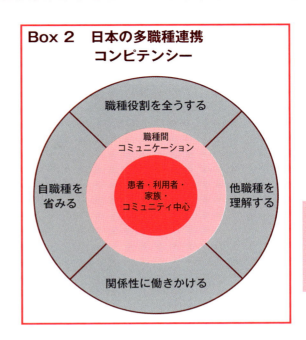

Box 2　日本の多職種連携コンピテンシー

いう表現を使っている．この職種間コミュニケーション能力は外側の4つのドメインすべてに関わる能力でもある．

(2) コア・ドメインを支える4つのドメイン

コア・ドメイン以外の外側の4つのドメインは，関連ある独立した能力として俯瞰できるよう，そしてコア・ドメインを支え合うことを意味するために外側に4つのドメインを位置づけている．
①職種としての役割を全うする

さまざまなセッティングで働く保健医療福祉職にとって「互いの役割を理解し，互いの知識・技術を活かし合い，職種としての役割を全うする．」ことは重要な役割であり，ミクロやメゾの統合が進んでいく中で他の専門職に「ただ乗り」するのではなく，相互の役割を活用することが必要となる．
②関係性に働きかける

規範的統合を進めるためには，互いの関係が比較的フラットになる関係をつくり，かつ個人の専門職とのやり取りができるよう「複数の職種との関係性の構築・維持・成長を支援・調整することができる．」ことは重要な能力となる．また，葛藤を避ける傾向にある日本の文化的背景の中で「時に生じる職種間の葛藤に，適切に対応することができる．」ことはチームの発展に欠くことのできない能力である．

③自職種を省みる

　メゾの統合や規範的統合を進める際に，各組織や職種が「自職種の思考，行為，感情，価値観を振り返り，複数の職種との連携協働の経験をより深く理解し，連携協働に活かすことができる.」ことで，自他組織や職種の強みと弱みを理解し，他の組織や職種に対して憤りや抵抗を感じる自分を俯瞰し，自分の感情に気付き，他者へ働きかける能力が必要となる.

④他職種を理解する

　各組織や職種が「他の職種の思考，行為，感情，価値観を理解し，連携協働に活かすことができる.」ことを学ぶことでメゾの統合を進めることが可能となる.

■ 家庭医が貢献できる地域包括ケアと専門職連携協働

　地域包括ケアで必要となる「統合」を実現するためには，業務として実践している患者や利用者の情報共有だけの「連携」だけでなく，各組織や職種の役割，潜在化された価値観や視点などを共有する「連携」が必要となり，これを顕在化するために省察や対話的学習を活用することが重要となる.

　また家庭医は，自身が多職種連携コンピテンシーのどのドメインを高める必要があるのかを概観し，普段の業務で患者や利用者の情報共有のみの場合は，自身の組織や職種の省察とともに他の組織や職種の理解を深めるために対話し，組織的統合や専門職的統合を進めていくことが重要である. そのプロセスにおいて，組織間・専門職間の関係性に働きかけることは，集団としての凝集性，地域への愛着，内在性を高めることになる. また，互いの強みを活用し合うことが集団の成功体験となり，規範的統合が強化される. このようなプロセスで，Uniprofessional から Interprofessional そして，組織や職種の境界が不明瞭になる Transprofessional のアイデンティティが変容する. このプロセスに包括性や継続性を強みとする家庭医が貢献することを願っている.

【参照文献】

1）Valentijn PP, Schepman SM, Opheij W,et al. Understanding integrated care: a comprehensive conceptual framework based on the integrative functions of primary care. Int J Integr Care. 2013；13：e010.

2）Valentijn PP, Vrijhoef HJM, Ruwaard D, et al. Towards an international taxonomy of integrated primary care: a Delphi consensus approach. BMC Fam Pract. 2015 Dec 22；16(1)：64.
　（上記2つの論文は，地域包括ケアの「統合」を考えるうえで，Key となる論文である）

3）Junji Haruta HN, Kitamura Kiyoshi. How do healthcare professionals and lay people learn interactively? A case of transprofessional education. Asia Pacific Sch. 2017；2(3)：1-7.
　（地域住民と保健医療福祉専門職が，地域の健康教室を通じて変わっていく様子を描いた論文で，対話のデザインの参考になればと思う）

4）医療保健福祉分野の多職種連携コンピテンシー Interprofessional Competency in Japan.
　（保健医療福祉専門職の学術集会の代表が開発した日本の多職種連携コンピテンシーの概要）

5）成木弘子. 地域包括ケアシステムの構築における"連携"の課題と"統合"促進の方策. 保健医療科学. 2016；65：47-55.
　（これからの地域包括ケアにおける連携と統合を考えるうえで，言葉の整理がされている論文）

（春田　淳志）

Ⅳ ライフサイクルと家庭医療

1. ライフサイクル，ライフコースと家庭医療　藤沼　康樹
2. 子どものケアと家庭医　佐古　篤謙
3. 思春期のケアと家庭医の役割：外来中心　中山　明子
4. 成人のケアと家庭医の役割　北村　大
5. 高齢者ケアと家庭医の役割　綱分　信二
6. Women's Health と家庭医　長尾　智子，安来　志保
7. マタニティ・ケアと家庭医　小嶋　一
8. 家庭医とスポーツ医学　池尻　好聰
9. 園医・校医・産業医と家庭医　吉本　尚
10. 国際保健と家庭医　中山　久仁子

1 ライフサイクル，ライフコースと家庭医療

■家庭医療の特徴と独自性

「家庭医療とは何か？」という問いに対する答えは，様々な見解があり，家庭医療がヘルスケア・システムのコンテキストに依存する医療形態であることから，国そして地域ごとにその役割が異なる．しかし，家庭医と呼ばれる医師たちの活動内容，彼らを支える価値観，そして，よりよいヘルスケア・システムの中で家庭医が果たすべき役割に関しては，何らかのコアとなる原則があると思われる．筆者は，「特定の個人，家族，地域のすべてに継続的にかかわる」ことが家庭医の行動原則と考え，そのキーワードである specific person, family, community and continuity を取りだし，それらの頭文字をとって，sPFCC と呼んでいる[1]．
Box 1 に，sPFCC に基づく家庭医のケアのモデルを示す．この図が表現していることは，家庭医にとって連続しているのは，かかりつけの患者・家族であり，健康問題やライフイベントなどがエピソードとしてやってくるということである．それに対して，特定の疾患を専門とする医師の場合，おそらく連続体はその疾患群のバリエーションや重症度であり，患者がエピソードとしてやってくる．そしてその問題が解決されれば，その患者のケアは終了し，医師-患者関係も解消される場合が多いだろう．

Case・part 1

田中太郎さん（仮名，22歳男性）が，就職のための診断書を作ってほしいと来院した．彼は，出生後，乳児健診や予防接種で来院しており，また水痘，手足口病，感冒，「とびひ」のカルテ記載もある．保育園時代は身体が弱く，母親も心配性で，ちょっとしたことでよく受診していた．小学校に上がると丈夫になり，あまり受診することはなくなったが，たまに体育でけがをしたりして来院していた．往診中に道ですれ違うと，「こんにちは！」と元気よく挨拶してくれた．中学3年の時部活のサッカーで膝を痛め来院し，膝関節内血腫を疑い，総合病院の整形外科に紹介したこともあった．高校時代は特に受診した記録はないが，大学受験のための診断書もここで出しており，この時たばこを吸っていることがわかり，注意したことが記録されている．両親も健康診断を定期的にここで実施しており特に異常なしとされている．

この患者では，定期的な通院を必要とする慢性疾患はない．しかし，家庭医は「田中さん」に継続的に関わっているという認識がある．この「田中さんとその家族」は家庭医にとっての「連続体」といえよう．これに基づく家庭医のケアのモデルを **Box 1** に示す．

■個人と家族のライフサイクル

家庭医は当該の患者・家族が，地域で安寧に生活していくうえでの保健・医療上のリソースである．したがって，症状に対する診断・治療だけでなく，さまざまな健康関連問題の相談に乗ることが多い．また，本人の訴えがない場合でも，予防的なアプローチに努めている．特に，持ち込まれた問題の背後に，患者自身の発達課題や家族の変化に対する適応困難が存在していることが

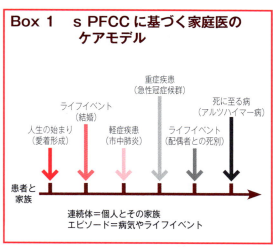

（森尾（2009）より改変）

ある．それは，症状や持ち込まれた問題に直接関係するものの場合もあれば，受診理由になっている場合もある．家庭医の仕事のこうした特徴から，人が生まれて死ぬまでの旅路の大まかな様子・パターンを知っておくことは非常に有益である．

Case・part 2

鈴木佐代子さん（仮名，４７歳女性）が，「立ちくらみ」を主訴に来院．診察をしながら，家族構成を聞いていると，思春期（16歳と15歳）の息子２人と３人暮らしで，夫は１年前に急死したとのことだった．その話をしているうちに，患者は涙を流していたので，聞いてみると，夫が亡くなってから家業のそば屋をひとりで切り盛りしていたのだが，最近息子たちはほとんど手伝ってくれない，土日はほとんど出かけてしまう，とのことだった．頑張っている自分のことを認めてくれないような気がして，とてもつらいという．自分が倒れたら大変だという気持ちで今日は受診する気になったとのこと．検査結果を総合すると，鉄欠乏貧血と更年期障害と診断された．

この事例では，家族の変化（夫の死亡，思春期の子どものいる家族），更年期，思春期といった個人の発達課題への直面などが，複雑にからみあっている．こうした家族の変化や，ライフステージの特徴を知っておくと，うまく対処できることが多い．

発達課題や家族ライフサイクルの変化は一定予測可能であり，予期的に援助やアドバイスができる．これは人生とはひとりひとり違うものだという考え方に相反するものであるが，筆者らの経験では，エリクソン，レビンソン[2]やハヴィガーストらのライフサイクル論は，日本においても家庭医の活動のガイドとして依然として有効と考えている．

さて，1950～60年代ぐらいまでは，家族が比較的均一だった（近代家族・核家族）ので，夫婦家族制をベースに，「結婚期→子どもの誕生・

子どもの成長（子育て期）→子どもの独立（子離れ期）→夫婦二人だけ（エンプティ・ネスト期）→配偶者との死別（寡婦・寡夫）（一人暮らし期）→最後の一人の死亡で生命周期（ライフサイクル）が終了する」という形に即した家族研究が盛んで，家族ライフサイクル（家族周期）論と呼ばれていた．

家庭医は，年齢，性別，健康問題の種類にかかわらない非選択的に相談に乗るという立場上，家族メンバー全員に関わることが多く，家族の変化の時期に深くかかわることも多い．そのため，家族ライフサイクルの知識は実際の診療上大いに役に立つ．

筆者が個人，家族（夫婦）のライフサイクルと，キーとなる人生のテーマに関してまとめたものを **Box 2** に示す．

■ ライフコース・アプローチと家庭医による予防医療

幼少期から（場合によっては胎児期から）高齢者まで，人生の各段階に継続性をもって関わることができる家庭医が，疾患の予防の根本に関わることができる可能性を示唆するコンセプトが，ライフコース（life course）アプローチである．ライフコースとは心理学，社会学の領域で使われる場合と疫学領域で使われる場合，その意味が異なる．前者では，「ライフコース」とは，「ライフイベントの選択の結果描かれる人生の軌跡」のことであり，まさに「人生行路」である．人生上の出来事＝ライフイベントが，いつ，どれくらいの期間，どのような間隔や順序で生起するかを時間軸に沿って分析するものである．一般性，普遍性を指向するライフサイクル論に比して，より個別性を重視するライフコース論は，家庭医にとってもまた，なじみやすい考え方で注目していくべきである．

疫学領域におけるライフコースアプローチはKuh らによって「胎児期，幼少期，思春期，青年期およびその後の成人期における物理的・社会的暴露による成人疾病リスクへの長期的影響に関する学問」と定義されている．成人疾患の発生を，出生前から始まって，成人期に至るまでの生物，心理，社会的な因子が複雑に長期間にわたって影響しあい，生じるという考え方（**Box 3**）であり，いくつかの領域でエビデンスが蓄積されている（**Box 4**）．

Box 2　家族，夫婦，個人のライフサイクルと人生の課題

	家族システム	夫婦システム	個人システムと生じうる葛藤	キーとなる行動原則
1．巣立ち；未婚の若い成人期	源家族からの分化		親密性⇔孤立 同僚との親密な関係の確立 職業面の自己確立 経済的自立	感情的・経済的な自己責任を受け入れること
2．結婚による両家族の結合；新婚夫婦の時期	拡大家族との関係の再編成	夫婦システムの形成 相互信頼感の確立 夫婦の親密性を保つためのコミュニケーションと葛藤解決のスキルを身につける	友人関係の再編成	新しいシステムに献身すること
3．幼い子どもを育てる時期	抱え環境としての機能 祖父母役割の取得 世代間境界の確立	二者システムから三者システムへの移行 父親・母親としての役割の取得 子供の居場所を作るための夫婦システムの調整	第1世代の葛藤 世代性（生殖性）⇔停滞 第2世代の葛藤 基本的信頼⇔不信 自律性⇔恥，疑惑 自主性⇔罪悪感 勤勉さ⇔劣等感	新しいメンバーをシステムに受け入れること
4．思春期の子どもを持つ家族	柔軟な家族境界 子どもの自立と依存のバランス 祖父母を世話する方向への変化	夫婦関係の問い直し 子どもがシステムから出たり入ったりすること許せる方向への親子関係の切り替え	中年期の危機 職業上の問題への集中 第2世代の葛藤 自我同一性⇔同一性拡散	子どもの自立と祖父母の衰えを包括するために家族の境界を柔軟にすること
5．子どもの巣立ちとそれに続く時期	成長した子どもと大人対大人の関係への変化 父母（祖父母）の老化や死への対処	二者関係としての夫婦システムの再交渉から夫婦としての再出発へ	第2世代の葛藤 親密性⇔孤立 家族ライフサイクルの第1段階へ移行	家族システムから出入りを上手に受け入れること
6．老年期の家族	第2世代が中心的な役割を取れるように支持すること	配偶者の老化や死への対処	第1世代の葛藤 統合⇔絶望 生理的な老化への直面 仲間や同胞の喪失への対処 人生の振り返りと統合 自身の死への準備	世代ごとのルールの変化を受け入れること

（文献 3 から改変）

たとえば，冠動脈疾患に関して出生時の家族の社会経済的地位の低さが，将来の健康格差に直結するという事実が示されており，成人になってからの生活習慣の改善を試みることは，予防医療の一側面にすぎないことがわかり，国を挙げての政策面でのアプローチが重要であることを示している．

家庭医は，患者・家族を生涯にわたってケアするという立場に立っており，ライフコースアプローチそのものを臨床において実践できる可能性を持っている．妊婦，子ども，思春期の患者を目の前にしたときに，成人〜老年期に生じるであろう，健康問題を想定して声をかけることができるようになりたいものである．特に社会的に支援を必要な患者や家族（socially vulnerable people）に対するケアや援助を強化することが求められるだろう．

Box 3 ライフコースと成人期の健康の関係

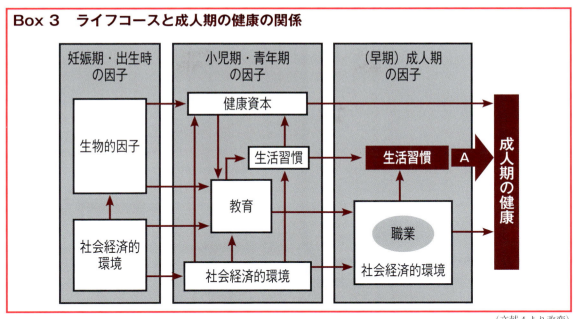

（文献4より改変）

Box 4 代表的成人疾患のライフコースにおけるリスク要因

ライフコース期	冠動脈性疾患	出血性脳卒中	2型糖尿病	乳癌
世代を超えた要因	家族歴 妊娠前の母親の健康, 行動, ストレス, 食事, 低い社会経済的地位	家族歴 妊娠前の母親の健康, 行動, ストレス, 食事, 低い社会経済的地位	家族歴 妊娠前の母親の健康, 行動, ストレス, 食事, 低い社会経済的地位 妊娠糖尿病	家族歴
子宮内	低出生体重 妊娠中の母親の健康, 行動, ストレス, 食事, 子宮内発育不全	低出生体重 妊娠中の母親の健康, 行動, ストレス, 食事, 子宮内発育不全	低および高出生体重	高出生体重
乳幼児期	低い社会経済的地位, 食事, 母親との愛着形成, 低成長	食事	低い社会経済的地位, 食事	高い社会経済的地位
学童期	低い社会経済的地位, 思春期前の低成長, 脚の長さが短い, 食事, 肥満, 感染	低い社会経済的地位, 兄弟の数が多い	低い社会経済的地位, インスリン抵抗性, 食事, 肥満, 急速なBMIの上昇	身長の急速な上昇, BMIの急速な上昇
思春期	低い社会経済的地位, 低身長, 食事, 喫煙, 少ない身体的活動, 肥満, 高めの血圧, 高めのコレステロール, 出産経験	低い社会経済的地位, 高めの血圧	低い社会経済的地位, 食事, 少ない身体的活動, 肥満	速い身長上昇速度, 早い初潮, 急速な体重増加, 食事（カロリー制限）
成人期	低い社会経済的地位, 低身長, 喫煙, 食事, 身体的活動不足, 肥満, 高血圧, 高コレステロール, 大量飲酒, インスリン抵抗性, 仕事のストレス, 出産した子どもの低出生体重	低い社会経済的地位, 低身長, 喫煙, 肥満, 高血圧, 飲酒, 出産した子どもの低出生体重	低い社会経済的地位, 低身長, 食事, 身体的活動, 肥満, 飲酒, インスリン抵抗性, 仕事のストレス, 出産した子どもの出生体重が多い	高い社会経済的地位, 高身長, 肥満, 遅い初潮, 少ない出産回数, 飲酒, 経口避妊薬, 遅い閉経, ホルモン補充療法の既往

（文献5から改変）

Case・part 3

　佐藤美樹さん（仮名，19歳女性）が2歳の息子と一緒に，風邪をひいたとのことで来院した．本人は中学卒業後家出し，16歳で同棲し，妊娠出産した．息子の出生時体重は2,100g．パートナーからの暴力があり，この1年間は生活保護を受けつつ，母子家庭となっている．息子の予防接種や乳児健診などの健康問題に対応できず，子育てのアドバイスなど診療所の看護師から受けていた．最近子育てにも慣れてきて，来年から高校へ入学することを考えるようになっている．

　この事例においては，幼児期にすでに健康格差が生じており，地域資源などを最大限利用し，生活の質を改善させることが，子どもと母親へのライフコースアプローチといえるだろう．医学的アプローチだけでは，将来の成人疾患の予防にはつながらないと予想される．

■ まとめ：家庭医療の役割

　家庭医は対象となる個人とその家族の生涯にわたる継続的な相談役として地域で活動する．ライフサイクルとライフコースの視点をもった家庭医をかかりつけ医として持つことで，地域の人たちがよく人生行路を歩んでいけるようになること．それが家庭医療のコアとなる価値であろう．

【参照文献】

1）藤沼康樹．最後の「テガミ」．JIM. 2009；19(4)：1
2）レビンソンD，南博訳．ライフサイクルの心理学，上・下，講談社学術文庫，2005．
3）松下明訳：家族志向のプライマリ・ケア，シュプリンガー・フェアラーク東京，2006
4）近藤克則．ライフ・コースアプローチ．保健師ジャーナル，2006；62（11）：946-952．
5）藤原武男．ライフコースアプローチによる胎児期・幼少期からの成人疾病の予防．保健医療科学．2007；56：90-98．

（藤沼　康樹）

2　子どものケアと家庭医

■ はじめに

　家庭医の行う子どものケアの特徴として，出生前から子どもの家族と関わり，さらに子どもが成長して思春期・成人になったあとも継続して関わりをもつこと，が挙げられる．

　このように世代をこえたケアをできるのが家庭医の強みであるが，出生前ケアや思春期・成人のケアについては別稿にゆずり，本稿では主に乳幼児期から学童期前半のケアの要点について述べることとする．

　子どものケアにおける家庭医の役割・特徴をまとめると，以下のような点が挙げられる．

- ・子どもによくある病気 (common diseases) の診断・ケア・治療に精通している．
- ・子どもの健全な成長を見守り，支援する．
- ・病気や事故の予防活動を行う．
- ・専門医とのスムーズな連携ができる．
- ・子どもをとりまく家族のケアも担当することで「家族の中の子ども」への理解を深めることができる．
- ・地域の保健師・保育園・幼稚園・学校などと顔が見える関係を築き，連携して問題解決にあたる．さらに「地域の中の子ども」への理解も深めることができる．

■ アプローチの基本

1．子どもの成長・発達に沿ったケア―疾患ケア・健診・予防の視点で

　以下，乳児期前半（生後6か月頃まで），乳児期後半から幼児期前半（6か月頃から2歳頃まで），幼児期後半（3歳頃から就学前まで），学童期前半（小学校低学年頃）に分けて，子どものケアの要点を述べる．それぞれの時期に特徴的な「よくある病気」（common diseases）や保護者の心配事への対応（疾患ケアの視点），健全な発達をしていることの確認・見守り・支援（健診の視点），年齢に応じた事故や疾患への予防的介入（予防の視点）の3つの視点を常にもっていることが大切である．

Case 1・part 1

出会い　～生後6か月頃まで

　生後2か月（8週）の太郎くんが母親と一緒に受診した．太郎くんは初めてのお子さんで，からだの湿疹が心配とのことであった．上下肢の皮膚がところどころ乾燥しており，前頸部と鼠径部は湿りを帯び軽度の発赤を認めた．

　妊娠中や出産の前後には特に大きい問題はなく，1か月健診でも異常は指摘されなかったとのことであった．夫も子育てに協力的で，今のところ大きな苦労は感じていないとのことであった．母乳の飲みもよく，体重増加も順調であった．

　湿疹については，石けんの使い方などのスキンケアについて確認し，乾燥したところには適宜ワセリンでの保湿を行うこと，じとじとしたとろには入浴後に亜鉛華単軟膏塗布を行うことを指導した．

　また，今後の予防接種スケジュール計画について確認し，次回は Hib・肺炎球菌・B型肝炎・ロタウイルスの予防接種で会う約束をした．

　現在の日本の多くのセッティングでは，診療所の家庭医が分娩時や出生直後の新生児にかかわる機会は少なく，たいていは新生児期を過ぎた頃，早くても生後2～3週間頃に初めて関わりを始めることが多い．

　乳児期前半（生後6か月頃まで）に相談を受けることの多い健康問題を **Box 1** に挙げる．

　周産期に何らかの問題があった児や，先天性疾患がみられた児については，すでに専門医が関わっていることが多く，家庭医はかかりつけ医としての役割を担い，専門医と連携してケアにあたる．

IV ライフサイクルと家庭医療

Box 1　乳児期前半（生後 6 か月頃まで）によくみられる健康問題

- ●乳児湿疹（脂漏性湿疹・おむつかぶれ含む）
- ●上気道炎（特に鼻閉）　眼脂（鼻涙管狭窄症）
- **＜見逃してはいけないもの＞**
- ●先天異常（心雑音・股関節脱臼・鼠径ヘルニアなど）
- ●体重増加不良・哺乳不良・「元気がない」
   敗血症・心疾患・先天性代謝異常などの重大な疾患が隠れている可能性あり，専門医への紹介を
   前提にかかわる．（状況によっては緊急入院もありうる．）
   心理社会的背景が気になる場合は地域の保健師との連携も行う．
- ●細気管支炎（RS ウイルス感染症など）
   陥没呼吸や鼻翼呼吸などの努力呼吸，哺乳力低下などの全身状態不良が出現しないかどうか注意
   深く観察し，疑わしい場合はただちに入院施設のある小児科に紹介する．
- ●発熱（細菌性髄膜炎・菌血症の可能性）
   生後 3 か月（90 日）未満の発熱は，原則的に入院施設のある小児科に紹介する．

この時期には，心雑音，先天性股関節脱臼，鼠径ヘルニアなどの異常所見が見落とされている場合もあり，また周産期以降健全に成育しているかの確認も含め，必ず全身を診察するように心がける．（小児の診察ではこの時期に限らず常に全身を診察することを心がけるべきである．（→「子どもの身体診察」の項参照．）体重増加不良や哺乳不良は，重大な疾患の初期症状としてもきわめて重要なサインとなりうるため，状況によっては躊躇せずに専門医への紹介を行う．

子どもが第 1 子で育児が初めての保護者の場合は，育児をするうえでの不安・疑問などをたくさんもっていることが多い．ケアにかかわる家庭医は，このような疑問や不安を話しやすい態度で保護者に接するとともに，子どもの正常発達の過程や，それぞれの時期に保護者が抱きやすい疑問について，適切に助言できる力が必要である．

生後 2 か月以降，接種可能な予防接種が多数あり，同時接種も含めた接種スケジュール[1] を一緒に考える良い機会にもなる．またうつぶせ寝を避けることへの注意喚起，周囲の喫煙の状況を確認して禁煙支援を行うこと，などはこの時期の死因の多くを占める乳幼児突然死症候群の予防という観点でも重要である．

Case 1 ・ part 2
繰り返す感染症罹患　～生後 6 か月頃から 2 歳頃まで

太郎くんはその後 Hib・肺炎球菌・B 型肝炎・ロタウイルス・四種混合・BCG などの

予防接種で何度か来院した．ある日，生後 9 か月になった太郎くんが，前日からの 39℃台の発熱と鼻汁を主訴に受診した．それ以外の症状はなく，機嫌も比較的よいとのことであり，離乳食もいつもの半分程度は摂取し，母乳もよく飲んでくれるとのことであった．母親は「元気にはしているがこんなに高い熱が出て，脳が影響を受けるのではないかと心配で…」と話した．身体所見は，咽頭発赤と鼓膜の軽度発赤を認める以外には異常なく，かぜ（急性上気道炎）の可能性が高いが，元気があってしっかり経口摂取ができているようであれば心配がないことを伝え，これらが悪化傾向にあったり，他に心配な様子があったりするようなら，いつでも再診するように伝えた．

乳児期後半から幼児期前半（生後 6 か月から 2 歳頃まで）に相談を受けることの多い健康問題を **Box 2** に挙げる．

この時期になると，母の胎盤から受け取った免疫グロブリンが減少し，種々のウイルス感染症に繰り返し罹患するようになる．特に保育園などの集団生活を始める場合はなおさらである．ほとんどの場合は self-limited な経過をたどるウイルス感染症であり，一部をのぞいては抗菌薬・抗ウイルス薬などの特異的治療はない[2]．それぞれの疾患の自然史（症状経過，潜伏期，感染経路，など）を十分に理解し，子どもが安楽に過ごせるような

Box 2　乳児期後半から幼児期前半（生後6か月頃〜2歳頃）によくみられる健康問題

- ●急性上気道炎（咽頭炎・中耳炎・気管支炎など含む）
- ●急性胃腸炎（嘔吐・下痢など）
  よくある感染症について，流行状況や典型的な所見から診断に結びつくものをおさえておく．（例：突発性発疹　インフルエンザ　溶連菌感染症　アデノウイルス感染症　ヘルパンギーナ　手足口病　ヘルペス性歯肉口内炎　水痘　おたふくかぜ　など　）
- ●便にまつわる問題（便秘・便に血がまじる，など）
- ●皮膚の問題（皮脂欠乏（乾燥肌）　アトピー性皮膚炎　伝染性膿痂疹　など）
- ●呼吸障害を伴うリスクのある病態（クループ　RSウイルスなどの急性（細）気管支炎　肺炎　気管支喘息　など）
- ●熱性けいれん
- ●食物アレルギーや離乳食の相談
- ●けが（転倒・転落による頭部外傷　熱傷　肘内障など）

＜見逃してはいけないもの＞
- ●細菌性髄膜炎
  「いつもと明らかに様子がちがう」という母親の訴えや医師の直感が診断のきっかけになることが多い．
- ●腸重積
  嘔吐・血便・腹痛の3大徴候がなくても「間欠的に顔色が悪くなる」などの症状で見つかる場合もある．
- ●川崎病
  上述の「よくある感染症」との鑑別が難しい場合もあり，診断基準を熟知したうえで，疑わしい場合は専門医に紹介する．

Box 3　乳幼児の発達における Key month(age) について[4]

乳幼児健診で最も異常が発見されやすい月齢（年齢）のことで，4か月，7か月，10か月，1歳6か月，3歳がこれに相当する．下表に，それぞれの Key month（age）の代表的な指標を示す．

Key month	代表的な指標
4か月	首がすわっている　追視ができる　あやすと笑う
7か月	お座りがひとりでできる　ほしいものに手を伸ばす
10か月	つかまり立ちができる　指先でものをつまむ　喃語をはなす　人見知りする
1歳6か月	ひとりで歩行できる　意味のある単語を話す
3歳	ひとりで階段をのぼる　丸がかける　名前がいえる　友達と遊ぶ

ケアの方法を伝えたり，保護者の不安を和らげるように十分な傾聴と説明を行ったりすることが大切である[3]．

また，1回の診察で診断がつかない場合もあり，気になる場合は注意深い経過観察（watchful waiting）が非常に重要となる場合がある．このような診療態度が，細菌性髄膜炎などの重篤な感染症や，わずかな特異的症状の出現で診断をせまられる川崎病などの見逃しを防ぐことにもつながる．

この時期に坐位保持，つかまり立ち，つたい歩きから独歩が完成し，やってほしいことを指さしで示し，意味のある単語を話すようになる．それ

ぞれの Key month（**Box 3**）で気になる所見がある場合は，専門医や地域の保健師とも連携しながら，保護者を支援しつつ注意深く経過観察を行う．

この時期は，行動範囲が広がることから事故が多くなる時期であり，事故予防（転倒・転落・誤飲・誤嚥・熱傷など）の注意を促すことが重要となる．特に周囲に喫煙者がいる場合，タバコ誤飲の問題，受動喫煙の有害性などについて伝え，同時に保護者の禁煙支援についても可能であることを伝える．また，必要な予防接種の接種もれがないかどうか確認をつねに行うように心がける．

Case 1 · part 3
お兄ちゃんになる／自我の芽生え　〜3歳頃から就学前まで

　太郎くんは3歳になり、妹が新たに家族に加わった。ある日、生後3か月の妹・花子ちゃん、お母さんと一緒に太郎くんが受診した。おちんちんを痛がり、おしっこをするときにつらそう、という主訴であった。みると亀頭先端と包皮に発赤を認め、亀頭包皮炎と診断し、ケアと治療法について説明した。

　幼稚園は楽しいかな？と太郎くんに聞くと、○○幼稚園のばら組で、担任の△△先生が大好き、と答えてくれた。花子ちゃんかわいい？と聞くと「うん！」と嬉しそうであった。母親の話によると、花子ちゃんが生まれてから、太郎くんが一人でできることがいちだんと増えたが、トイレでできていたおしっこができなくなり「おもらし」が増えているとのことであった。妹ができて一時的に「赤ちゃん返り」をすることは自然なことであり、おしっこについてもあせらずに待ってよいことを伝えた。

　幼児期後半（3歳頃から就学前後頃まで）に相談を受けることの多い健康問題を **Box 4** に挙げる。

　感染症に罹患する頻度は少し減るものの、特に集団生活をしている子どもを中心に、依然として上気道炎・胃腸炎などのウイルス感染症による症状（発熱・咳・鼻汁・嘔吐・下痢など）での受診が中心となる。

　また、気管支喘息、アトピー性皮膚炎などの慢性的なアレルギー疾患が顕在化してくるのもこの時期であり、環境因子への対策や、悪化を未然に防ぐための薬物療法の必要性を含めて指導し、定期受診につなげるようにする。

　この時期になると、自分でできることが増え、言語面でも短い文章を使っての日常会話が可能になり、子どもと直接会話をしながら診察を進めることもできるようになる。また、種々のくせ（指しゃぶり・チックなど）、言葉の遅れ、かんしゃくが激しい、落ち着きがない、などのコミュニケーションや行動の問題について相談されることが増えてくる。子どもが非常に落ち着きなく動き回ったり、医師や保護者の話を全く聞かずに衝動的に場にそぐわない行動をしたりしている場合には、率直に「お母さん、このように動き回られていては、おうちでもお困りではないですか？」というように尋ねてみることもある。

　このような相談を受けた場合には、まずは家庭や園での困りごとについて傾聴する。この時期には自我の芽生えとともに、正常な発達過程の中でもこのような問題がみられることがあるが、発達障害の可能性も考慮して関わる。しかし、その場で診断を急いだり「大丈夫です」と安易に慰めたりせず、可能であれば地域の保健師、幼稚園・保育園などと連携し、専門医への紹介・相談も含め、継続的なかかわりの中で子どもと家族にとって必要な支援を考えていくことが重要である[5]。

　学童期になると、学校での集団発生をのぞけば急性の感染症に罹患する機会は減る。しかし、いったん罹患すれば、学校生活への影響を余儀なくされる。学校感染症の場合には集団発生を未然に防ぐために出席停止が必要となり、校医として関わっている場合には学級閉鎖の判断などについて学校側から相談を求められる。

Case 1 · part 4
小学校入学　〜学童期

　地域の小学校の就学前健診に出かけていったところ、太郎くんも受診していた。幼稚園の同級生と何やら楽しそうに話をしながら、入学を楽しみにしている様子であった。小学校入学後も春の定期健診で太郎くんと出会い「学校は楽しい？」と聞くと「うん！」と先ほどまで校庭で友達と遊んでいたことを話してくれた。

　学童期の発達課題は、友人や兄弟との関係、学校での集団生活や学習などを通して、社会性や勤勉さを身につけることであり、これらの課題へのつまずきが健康問題として現れやすくなる。

Box 4　幼児期後半（3歳頃〜就学前後の頃まで）によくみられる健康問題

Box 2 の内容に加えて，
- 気管支喘息・アトピー性皮膚炎などの慢性疾患
- おちんちんが痛い（亀頭包皮炎）　おりもの（外陰腟炎）
- けが（転倒による擦過創・裂創・骨折など）
- からだの「痛み」（足・膝・頭・腹など）
  「痛い」と表現できる年齢になり，相談が多くなる．器質的疾患の可能性を常に考慮するが，一時的な「痛み」であることがほとんどであり，なでてあげるなどの「手当て」の大切さを伝えて経過をみることが多い．
- 頻尿（心因性頻尿が多い）
- 種々の「くせ」（チック・指しゃぶりなど）
  自我の芽生えにともなう何らかの心の揺れの表現である可能性を伝える．症状には注目しないが（「見て見ぬふり」をして）気持ちには寄り添って（なにか言いたそうな時にはしっかり耳を傾けたり抱きしめたりして）あげるようにと筆者は助言している．
- 言葉の遅れ
- 行動やコミュニケーションの問題（落ち着きがない　かんしゃくが激しい　など）

腹痛や頭痛を繰り返し訴えて受診する場合が目立ってくるのもこの時期からである．器質的疾患の存在には常に注意しながらも，心理社会的因子の関与についての評価を同時並行で行う必要がある[6]．

■ まとめ

以上，子どもの成長・発達に沿ったケアの要点について概説した．子どもに起こりうる健康問題は，子どもの成長の各段階によってダイナミックに変化する．これらに対応するためには，たくさんの元気な子どもたちと関わり，子どもの正常な発達過程を十分に理解しておくことが大切である．

2．子ども・保護者とのコミュニケーション

Case 2
1歳2か月男児　保護者と受診

昨日から咳・鼻水あり，夜になって39℃台の発熱とともに，「のどが痛そうな変な咳」をするようになってきた．今朝は少し落ち着いていて元気もあるが，念のため受診したとのこと．

診察室では活気があり，「アッ」と言いながら診察室においてあるおもちゃを指さしている．来院時体温は36.7℃，身体診察では軽度の咽頭発赤以外には特記すべき異常は認めなかった．

「のどが痛そうというのはどのような様子から感じたのか」と聴くと，「のどに何かがひっかかっているような咳をしていたので」とのことであった．痰がからむような感じだったのか確認すると，「そういうわけではないんですが，苦しそうで．なんと表現したらいいのか…」と戸惑った様子であった．

クループ特有の咳を動画で記録したものを再生して聞いてもらうと「これと同じ咳です！」と話された．これらの情報から軽症のクループと診断，母親にクループの特徴とケアの注意点についてお話をしたところ，母も安心をされた様子であった．子どもは母に抱かれながら「バイバイ」をして退室していった．

子どもの診療が苦手という人たちから「子どもは自分から何も言ってくれないからよくわからない」「お母さんと接するのが苦手」という声を聞くことがある．また，たとえば，自分自身のことをきちんと話せる5歳児を前にして，子ども本人とはほとんど話をせず同伴の保護者とのみ会話をしていたり，逆に1歳児に対して「お腹は痛くない？」などと本人の理解を超える問いかけをしていたりするなど，どの年齢の子どもに対しても同じような診察のやり方をしている場面を見かけることがある．

成長にともなってダイナミックに変化する子どものコミュニケーションの発達の様相や，保護者の語る病歴や受療動機の特徴を理解しておくことにより，診療がより円滑に進み，疾患の診断につながる重要な情報や所見を得やすくなるだけでなく，親子双方の安心感が増し，次回以降の継続的な受診にもつながりやすくなると思われる．

●子どもとのコミュニケーション（**Box 3**および文献7）参照）

4か月から6か月頃の子どもは，あやすと声を出して笑い返してくれることが多い．はじめに保護者へのあいさつをすると同時に，子どもとこのようなやりとりをしてコミュニケーションを図るとよい．月齢相応のコミュニケーションが可能かどうかを判断できるだけでなく，同伴の保護者への安心感も高まるものと思われる．

7か月から9か月頃になると，慣れた人にのみ笑う（人見知りする）ようになるので，医師の顔をみるなり泣きはじめる子どもが多くなるが，これは子どもが親以外の第三者を認識しているあかしであり，「最近人見知りするようになりましたか」と日頃の様子を保護者に確認してみるとよい．それがきっかけで，家庭での様子や育児での悩みを話してくださることもある．

10か月頃から1歳半頃になると，自分の気づいたものやほしいものを「アッ」と言いながら指差しをすることができるようになる．「あっ，アンパンマンだね」などと一緒に笑いながら，診察室に配置しているおもちゃなどに注意を向けることができるのはこの時期からである．また自分のなまえを呼ばれていることがわかるようになり，「バイバイ」もできるようになる．

1歳半から3歳頃には，大人の簡単な質問に指差しで答えることができ，簡単な指示にしたがうこともできるようになる．話す言葉も，喃語→意味ある単語→二語文と次第に豊かになり，「コンニチハ」「アーガトウゴザイマシタ」などとあいさつもできるようになってくる．また，友達の名前や保育園の先生やクラスなども教えてくれるようになり，コミュニケーションがより豊かになり，子ども自身の言葉で子どものことをより理解できるようになる．

4歳頃になると，一応話し言葉は完成すると言われており，子ども自身との会話が普通に成り立つようになる．大人のことばでゆっくり質問すると，家庭や保育園での様子，咳や鼻水など自分の症状のことも話してくれるようになるので，子どもの目をみてしっかり話を受け止める．しかし，まだ内容は正確でないこともあり，保護者の語る病歴や心配事も傾聴しながら診療を行うことは言うまでもない．

いずれの時期においても，まずは子どもに笑顔で語りかけることで，子どもと保護者に安心感を与えるように心がけることが何よりも大切である．

●保護者とのコミュニケーション

子どもの診療においては，子ども本人に生じている問題の解決を行うことはもちろんであるが，同時に保護者のかかえる心配事を解決することも大切な課題である．「患者中心の医療の方法」（本書II章5参照）に基づいて医療面接を行う点では，基本的に一般成人の診療と同様であるが，特に自分自身の言葉で訴えることのできない低年齢児の場合に注意すべき点を以下に例示する．

Case 2のように「のどが痛い」「ひどい咳」という表現をされる場合には，保護者からみて「痛そう」「ひどそう」というような印象をもったというように翻訳して受け止めなければならない．子どものどういう様子から「痛そう」と感じたのか，具体的に語ってもらうようにする．Case 2のように動画や画像を利用して確認したり，便の場合はオムツの実物や携帯カメラで撮影した画像を確認したりすると，保護者と医師の認識が一致し以後の診療がスムーズに進むことがある．

また，「子どもがしんどそうにしているので『お腹が痛いの？』と聞くと「痛い」というので心配になって連れてきました，という場合がある．2歳を過ぎてくると「イタイ」ということばを言えるようになるので，子どもによっては何を聞いても「イタイ」ということがある．保護者自身が，子どもの言葉に振りまわされて心配を募らせていることがあるので，その子の発達段階もふまえて「イタイ」の意味を解釈する必要がある．

上記に例示したように，保護者の語る症状を字句通りに受け止めると，疾患（disease）の診断に

必要な病歴聴取を誤ることがあるので注意が必要である．保護者の表現の意味するところを会話の中で確認しながら，より正確な病歴を組み立てていく．同時に，保護者の病い体験（illness），すなわち受診に至った経験についての解釈・感情，今回の受診に対する期待や今後の生活への影響などについての語りを聴く．その際に，保護者の置かれた状況（context）を含めて理解する．子どもの診療でよく遭遇する状況として，同伴していない家族（父親や祖母）や園の先生の意見にプレッシャーを感じていたり，ママ友やテレビからの不確実な情報（「○○ウイルスという怖い病気が流行しているらしい」など）に不安を感じていたりする場面が挙げられる．このようなcontextの理解はきわめて重要で，これにより治療やケアの方針について保護者と共通基盤に立つことが可能となる．

また，子どもの診療における病歴聴取においては，周産期の問題やこれまでの成育発達歴，予防接種歴を確認しておくことが非常に重要である．これらの情報は母子手帳にほぼ記載されており，初診のときはもちろんのこと，必要に応じて母子手帳を確認する．（母子手帳からは上記情報以外にも行間からさまざまなことが読み取れる．）

3．子どもの身体診察

子どもの身体診察は待合室から始まっている．受付や待合いで「ぐったりしている」という様子が見受けられれば，すぐに処置室へ移動して緊急性の評価・判定・介入を行う．（**Box 5**：PATによる緊急性の評価）待合室から聞こえてくる咳のトーンからクループの児がいることがわかり，待合室から元気な笑い声が聞こえていれば重大な疾患はないことがわかる．また待合室を走り回って保護者から叱られている様子が聞こえてくると，多動の問題がないかどうかや保護者との関係のありようについて，診察前から推測をすることもできる．

そのうえでの診察室である．入室時の様子（抱っこされて，歩いて，元気に走って，啼泣のようす，ゲームをしながら，など）から緊急性の有無や問題の重大さが推測できる．保護者や兄弟など同伴者との関係もみえてくる．

前項で述べたような点に注意して医療面接をはじめるわけだが，身体診察の前にすべての情報を得ようとはせず，子どもとコミュニケーションをとりながら，早い段階で身体診察（たいていは胸部聴診から）を始めることが多い．身体診察をして子どもとコミュニケーションをとりながら，保護者からも追加情報を収集していくと，診察がスムーズに進む．

子どもの身体診察は，基本的には頭の先から足の先まで全身をみることをこころがける．泣かせない診察が理想的だが，乳児期後半から幼児期にかけては，ふとしたことで恐怖や不安のスイッチが入って泣き出してしまうので，泣き出す前に大泉門や胸部腹部の所見はとっておいたほうがよい．また顔を触られたりのどをみられたりするのを嫌がる子は多い．（その子自身の感覚過敏の問題の場合もあるが，過去に「おさえつけられて無理に診察された」という恐怖がトラウマになっている場合も多い．）

そのため筆者は，身体診察の順序を，

> 胸部背部→腹部→鼠径部（→陰部→上下肢）→結膜→頚部→咽頭・口腔内→鼓膜

のようにしているが，一般的にもこのような順序がお勧めである．（主訴によっては，この順序にこだわらず特定の部位を重点的にみる．たとえば陰部の問題が主訴の場合は，子どもと話をしながら他の部位をひととおり診察して安心感をもってもらってから陰部の診察を念入りに行う，などの配慮を行う．）

子どもにひとつひとつ説明をしながら身体診察を行うが，特に年少児やことばの説明での理解が難しい児の場合は，「目はどこかな？そうだね，あっかんべーするね」「お口は？そうだね，先生より大きいお口をあけてみよう．あーんと言ってみて（舌圧子を使わずに咽頭がみれる）」と医師が身ぶりで示しながら診察を勧めると，子どもの恐怖や不安がやわらいで診察に協力してくれ，結果的に所見もとりやすくなる．こうしたことを毎回繰り返すことで，次第に子どもの方から口をあけてのどをみせてくれるようになってくる．

それぞれの部位の身体診察での留意点を **Box 6** にまとめた．

Box 5　PAT/PALS による緊急性の評価[8), 9)]

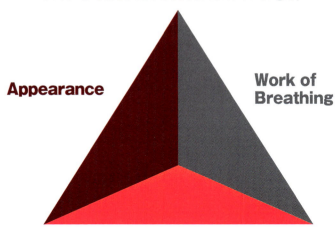

下記の項目に異常を認める場合，PALS(Pediatric Advanced Life Support) に従って介入（人を集めて蘇生または酸素・モニター）を行いつつ一次評価（ABCDE）へすすむ．

Appearance（外観）の異常
　診察に抵抗しない　周囲への関心がない　不機嫌　視線が合わない　泣き声が弱い・会話できない
Work of Breathing（呼吸状態）の異常
　呼吸数：頻呼吸　徐呼吸　無呼吸
　努力呼吸：陥没呼吸（肋骨下・肋間・鎖骨上窩・胸骨上窩）　シーソー呼吸　鼻翼呼吸
　呼吸の姿勢：　sniffing position　起坐呼吸
Circulation to skin（循環）の異常
　皮膚の蒼白　Capillary refill time の延長

　小児の場合は突然の心停止よりも，呼吸窮迫→呼吸不全，または，代償性ショック→低血圧性ショックをへて心肺機能不全となり心停止にいたることが多い．そのため，呼吸障害やショックを早期に認識して介入することが重要である．PALS の根底にはこの考え方が貫かれている．
・呼吸障害の分類
　上気道閉塞（吸気性喘鳴 stridor）
　下気道閉塞（呼気性喘鳴 wheeze）
　肺実質病変（crackles）
　呼吸調節障害（呼吸が不規則・呼吸努力の減少）
・ショックの分類
　代償性ショック（血圧は正常だが頻脈・末梢冷感・蒼白・Capillary refill time の延長などの循環不全のサインがみられる）
　低血圧性ショック（病態が進行して血圧が低下）

■ 移行期医療における家庭医の役割[12)]

　慢性疾患をもつ子どもたちが思春期になると，疾患の専門的な管理を小児科から内科をはじめとする成人各科に移行（transition）していくことが求められるが，移行を希望しない患者・家族が多いこと，まれな疾患であるために成人診療科に専門家がいないこと，などから移行がスムーズにいかないことが問題となっている．このような背景から，2014 年に日本小児科学会は「小児期発症疾患を有する患者の移行期医療に関する提言」[13)] をまとめた．
　米国では同様の問題意識から，1967 年に AAP

Box 6　こどもの身体診察のポイント (文献 10), 11) を参考に筆者作成)

部位	何をみるか	
全体の印象	顔色　機嫌　表情（笑顔？怖がっている？） 体格（身長・体重）→成長曲線をつける 年齢相応の運動能力・コミュニケーションかどうか →**Box3** および「2. こども・保護者とのコミュニケーション」を参照 大泉門を確認（乳児の場合）	PAT の異常はすぐ行動 を起こす
胸部 　視触診	呼吸数　努力呼吸の有無　皮疹・外傷　胸郭の異常	努力呼吸は **Box 5** 参照
聴診	肺雑音（wheeze crackles stridor など）　詳細は文献 10）	強制呼気をさせるのに 風車を用いるなどの工夫
背部 　視触診	皮疹・外傷　脊柱　CVA 叩打痛（年長児で腎盂腎炎を疑う場合）	
聴診	呼吸は胸部に同じ	
腹部 　視診 　聴診 　打診　触診	膨隆・陥凹　皮疹・外傷 腸蠕動音 肝脾腫の有無　圧痛　腫瘤の有無	
鼠径部・陰部 　視触診	リンパ節腫脹　鼠径部の膨隆　陰嚢の腫大 精巣の触知→停留精巣（年少児） 皮疹　おむつかぶれ	陰部・肛門は必要に応じて 便秘時の裂肛 帯下　外尿道口の排膿 亀頭包皮の発赤など
四肢	皮疹・外傷 主訴によっては下腿浮腫や関節の発赤熱感腫脹可動域など	入室時の歩行から得られ る情報も多い
眼	結膜の充血貧血　眼脂　流涙　眼周囲の皮疹　眼瞼浮腫など	
頚部	皮疹　リンパ節　耳下腺・顎下腺　甲状腺	感覚過敏の子に注意
口腔内・咽頭	舌　歯肉　歯牙　頬粘膜　咽頭（扁桃・軟口蓋・後壁）	舌圧子を嫌がる子には 「あー」と声を出す方法 で咽頭を観察
鼻腔　副鼻腔	鼻粘膜の発赤・蒼白・腫脹　鼻汁の性状 年長児では副鼻腔の圧痛	鼻腔は耳鏡で観察
耳　鼓膜	耳介下方の亀裂・耳介聳立　外耳道　耳漏があればその性状 鼓膜の発赤・混濁・腫脹・可動性・滲出液の程度	鼓膜の可動性は送気球を 用いて観察

（American Academy of Pediatrics）の COPP（Council on Pediatric Practice）により Medical Home という概念が提唱され，慢性疾患をもつ子どもたちの医療情報（カルテ）を一元化し，患者が継続的なケアを受けられるように責任をもって関わることが medical home には必要であると訴えた．

Medical home に求められる 7 つの特徴として，AAP により以下の項目が示されている[14]．

・accessible　利用しやすい
・continuous　継続的
・comprehensive　包括的
・family-centered　家族を重視する

- coordinated　協調的
- compassionate　思いやりがある
- culturally effective　文化的背景を重視する

　これらの特徴は家庭医の役割そのものである．家庭医は子どもとその家族に出会い，予防接種や乳幼児健診，さまざまな日常的な疾患のケアを行う中で，時に慢性疾患（あるいはその初期症状）の相談を受ける．あるいはすでに周産期から疾患や障害と向き合っている子どもと家族が，日常的な疾患や予防接種などの目的で家庭医のもとを受診する．このような場合に，家庭医は専門医に紹介・相談したり，これまでの疾患や発達の状況についての情報を収集したり，保育園・幼稚園・学校や地域の保健師と情報を共有したりしながら，継続的に子ども・家族と関わろうとする．

　このような継続的・包括的・協調的なかかわりの中で子ども・家族との信頼関係が構築されていれば，子どもが思春期になり移行期にさしかかっても，その後のそれぞれのライフステージの特性とそこで生じやすい健康問題についての知識をもっている家庭医は，本人・家族にとっての medical home として機能することができるであろう．慢性疾患をもつ子どもとその家族の住む地域の中に medical home となりうる家庭医が存在し，専門家と連携をしながらその役割を果たすことの意義は大きいといえる．

【参照文献】

1）日本小児科学会：日本小児科学会が推奨する予防接種スケジュール（2018 年 8 月 1 日版）
http://www.jpeds.or.jp/uploads/files/vaccine_schedule.pdf
（2019/02/19 にアクセス）

2）小児外来診療における抗菌薬適正使用のためのワーキンググループ (編)．小児上気道炎および関連疾患に対する抗菌薬使用ガイドライン―私たちの提案―．外来小児科．2005；8(2)：146-173.

3）日本外来小児科学会 (編)．お母さんに伝えたい子どもの病気ホームケアガイド　第 4 版．医歯薬出版，2013.

4）福岡地区小児科医会乳幼児保健委員会 (編)：乳幼児健診マニュアル 第 5 版．医学書院，2015.

5）佐古篤謙．診察の終わりにこの質問！－ライフサイクルの視点から　学童期―学校は楽しい？ JIM．2010；20(1)：20-22.

6）日本小児心身医学会（編）．小児心身医学会ガイドライン集 (改訂第 2 版) －日常診療に生かす 4 つのガイドライン－．南江堂，2015.

7）丸山美和子．発達のみちすじと保育の課題．あいゆうぴい，2002.

8）American Academy of Pediatrics, et al.. APLS The Pediatric Emergency　Medicine Resource, Fifth Edition. Jones & Bartlett Learning, 2011.

9）American Heart Association：PALS プロバイダーマニュアル AHA ガイドライン 2015 準拠．シナジー，2018.

10）笠井正志ら (編)．HAPPY！子どものみかた 第 2 版．日本医事新報社，2016.

11）福井次矢ら (監訳)．ベイツ診察法　第 2 版．メディカルサイエンスインターナショナル，2015.

12）佐古篤謙．キャリーオーバー疾患における家庭医の役割．JIM．2011；21(10)：830-833.

13）日本小児科学会：　小児期発症疾患を有する患者の移行期医療に関する提言
http://www.jpeds.or.jp/uploads/files/ikouki2013_12.pdf
（2014 年 12 月 4 日にアクセス）

14）American Academy of Pediatrics, Medical Home Initiatives for Children with Special Needs Project Advisory Committee. Policy statement: the medical home. Pediatrics．2002；110：184-186.

（佐古　篤謙）

3　思春期のケアと家庭医の役割：外来中心

■ はじめに

　思春期の子どもたちは体や心の悩みを親や学校の先生に相談できず人知れず悩みを抱えていることも多い．また自分に起こっている症状をうまく自覚できていなかったり，理解できなかったりする．疾患も小児科，内科，産婦人科，精神科，整形外科など多岐にわたり，複雑に絡み合っていることも多い．ここでは起こりやすい問題や，思春期の患者への家庭医の役割を述べる．

■ 思春期の特徴

　10代は子どもから大人への脱皮の時期であり，体と心の成長の時期である．二次性徴と共に体は大人らしくなり，自立をするために様々な発達課題をこなしていく時期である．反抗期があり，自分の体や性の悩みも多い時期だが相談相手を探すも大変な時期で，心の問題が頭痛や腹痛などに身体化することもよくある時期である．世界保険機構(WHO)は基本となるライフスキルが2セット10スキルあるとまとめている (**Box 1**).

Box 1　WHO ライフスキル

自己認識	創造的思考	情緒対処	効果的コミュニケーション	意思決定
共感性	クリティカル思考	ストレス対処	対人関係	問題解決

(Life skills education for children and adolescents in schools. WHO 1994 より)

　10代は，コミュニケーションや判断，自己肯定感などで躓きながら，ライフスキルを身につけていく．この過程でさまざまな心身の不調を来すことがある．

■ 思春期における家庭医の役割

　家庭医は小児科医や内科医とは違い家族全てが診療対象である．思春期の子ども本人の受診のときだけでなく，家族の受診や訪問診療の時も家庭医として関われるチャンスである．

　風邪や腹痛，予防接種で思春期の子どもたちが受診してくることは時々ある．その時がチャンスであり，学校や学年だけでなく部活や進学希望なども聞いてみる．本人の考えや学校生活が垣間見えるだけでなく，大抵は親が一緒に受診しているので親子の関係も見えてくる．

　特にインフルエンザワクチン接種の受診では思春期女性の健康問題の介入の良い機会となることがある．インフルエンザワクチンは大学や高校受験前に接種に訪れることがあり，たいていの女子は受験日に月経が来るのは面倒である．腹痛や腰痛，頭痛などの月経困難症や月経前症候群（PMS）がある場合はなおさらである．中3や高3の女子には "お受験ピル" で月経コントロールができることを積極的に伝えている．

　"お受験ピル" とは低用量ピルを使って，月経移動を行うことで本命，滑り止めなどの受験日を複数リストアップしたうえで受験日に当たらないようにスケジューリングを行うことである．低用量ピルは飲み始めると2割程度に嘔気の副作用が出ることもあるのでワクチンを打つ秋くらいまでに始めておくことをおすすめしている．受験だけでなく部活の試合，修学旅行などのイベント直前の月経移動によく使用される中用量ピルはさらに嘔気の副作用が多いため，事前に低用量ピルを始めておくほうが安全である．低用量ピル処方については日本産科婦人科学会の OC・LEP ガイドライン 2015 年度版を参照されたい．

■ 思春期の患者とのコミュニケーション

　思春期の子ども達は大人と話すことに慣れていないことが多い．ましてや医師となれば萎縮してしまい，信頼関係を作ることには配慮が必要である．親が一方的に話すことも多く，思春期の子どもたちは話す意欲を失ってしまうこともよくある．

　「診察する間，お母さん（お父さん）は外でお待ちいただけますか．診察後にお呼びします．」などと親に承諾を得て，1対1で話をしてプライバシーを保った状況を作り出す必要がある．また，

親と離れて1人になることに抵抗を感じる場合もあるため，「次回の受診のときは1人でお話を聞いてもいいですか？」と心の準備をする期間を作って，その日に無理に1対1で診察をしないときもある．もしも重大な事項が出てきた場合（例えば妊娠など）には，「私から話してもいい？」と本人に断ったうえで，親に診察室に入ってもらい話すことにしている．

■ 不登校

不登校の子どもたちについて親や祖父母から相談を受けることもある．発達障害やうつ病といった疾患から，いじめなどの学校トラブル，家庭環境まで原因は不登校がさまざまである．不登校の患者の症状は，頭痛，腹痛，嘔気・嘔吐，下痢，動機，胸痛，めまいなどが多い．いろいろな原因が複雑に絡み合っていることも多く，不登校の原因を突き止めることは容易ではない．相談をされた場合はまず誰が受診を希望したのか聞くようにしている．本人に医療機関への受診意欲がない場合，継続受診が途切れることもよくあり，受診動機は重要である．また，学校や家庭内トラブルの場合は学校の養護教諭やスクールカウンセラーとの連携も重要となる．本人と親に許可を取ったうえで学校へ情報収集や情報提供を行うと解決につながることもある．

■ 思春期の性の問題

日本において義務教育の中のセックスに関する授業が必ずしも行われていないのが現状である．また家で教育があまりなされておらず，学校に頼りっきりになっているところがある**（Box 2）**．

受診してきた際に月経・妊娠・性感染症などのプライベートな質問を行う際には，親などの保護者に退席していただき，本人にセックスの経験，パートナーの有無，パートナーの性別，パートナーの人数，確実に避妊しているかを聞く必要がある．

■ 月経

日本人の初経の平均は12.3歳と言われている．家庭医として月経でよく遭遇するトラブルは以下の3つである．

Box 2　学校で教わった内容

(%)

	2005 中学生	2011 中学生	2005 高校生	2011 高校生	2005 大学生	2011 大学生
妊娠のしくみ	66.2	83.8	88.2	90.3	91.5	90.2
セックス（性交）	38.5	35.0	60.3	56.8	48.1	59.9
避妊の方法	20.9	19.3	82.7	80.8	80.6	81.3
人工妊娠中絶	8.1	14.3	61.6	61.8	55.5	55.8
自慰	20.7	36.2	33.8	44.6	20.0	38.7
HIV/エイズ	62.7	64.6	92.8	91.9	89.6	91.0
性感染症		25.1		67.8		63.2
男女の心の違い	45.3	67.2	50.2	57.2	41.7	46.4
恋愛	26.0	40.4	24.5	32.2	19.9	29.4
男女平等	33.0	36.1	59.9	60.0	65.5	66.2
セクハラ・性暴力	14.6	44.4	42.4	52.8	59.5	64.4
性の相談窓口	18.6	19.4	29.2	26.6	26.1	35.7
性的マイノリティ	—	6.3	—	18.2	—	42.4
その他	1.6	1.4	0.6	1.0	0.8	1.2
とくにない	11.6	3.1	2.5	1.7	1.4	1.1

＊項目は2011年調査のもとづいており，2005年調査は内容にあわせて対応させている．

注）2005年は中学生2,187人　高校生2,179人　専門学校66人　大学生1,078人　計5,510人
2011年は中学生2,504人　高校生2,578人　大学生2,558人　計7,640人のデータ

（「若者の性」白書‐第7回 青少年の性行動全国調査報告‐ p.193より）

●月経困難症

月経期間中に月経に随伴して起こる病的状態のことで，女性の多くに経験があると言われている．下腹部痛，腰痛，腹部膨満感，嘔気，頭痛，疲労脱力感，食思不振，いらいら，下痢および抑うつの順で多くみられる．

子宮内膜症，子宮筋腫，クラミジア感染症などの原因があることもあるが，同時に対症療法を行う．

治療の第一選択はNSAIDsなどの鎮痛薬であるが，低用量ピルや漢方薬（当帰芍薬散，加味逍遙散，桂枝茯苓丸など）も使用される．

●月経前症候群（PMS）

月経前に何らかの症状を伴い，月経開始とともに改善する．症状はいらいら，のぼせ，下腹部膨満感，下腹部痛，腰痛，頭重感，怒りっぽくなる，頭痛，乳房痛，落ち着きがない，憂うつの順に多い．

症状日記をつけて発症の時期を認識したり，規則正しい生活を行い，たばこやカフェインの摂取を控えることで改善することもある．最近はスマート

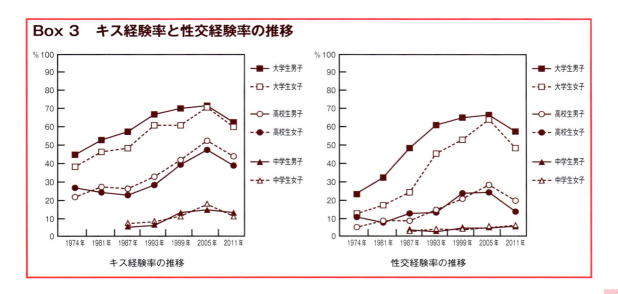

Box 3 キス経験率と性交経験率の推移

フォンのアプリで，PMSをパートナーを含めた周囲と共有することもできるものもある．低用量ピルやNSAIDsなどの鎮痛薬，抑うつがひどい場合にはSSRIも考慮する．

●続発性無月経：これまであった月経が3か月以上停止したもの

思春期では特によくあるが，骨粗鬆症予防の面からも続発性無月経の場合は治療が必要である．一番多いのは無理なダイエットやストレスなどによる視床下部性無月経であるが，甲状腺機能異常症，高プロラクチン血症，多囊胞性卵巣などが鑑別に上がる．まず尿中βHCGで妊娠を否定する．治療経験がなければ専門医へ紹介が望ましい．

■ 日本における若者の性

日本では2000年代までキスやセックスの経験率は上昇傾向にあったが，2010年代より経験率が減少してきている．SNSの普及により対人的コミュニケーションが活発な群では性行動は活発化しているが，コミュニケーションが活発ではない層ではむしろ性行動の経験率が低下している．"草食系"と呼ばれる異性に興味がないわけではないが，恋愛や性行動に積極的ではない若者が増加しており，さらには異性にも同性にも恋愛対象として興味がない"無食"な若者も増加している（**Box 3**）．

■ 避妊

避妊に関しては，コンドームの使用というイメージが日本では強い．2014年の北村ら[1]による日本での避妊の方法は，これまでにセックスをしたことのある男女（927人）に，この1年間の避妊の状況をアンケート調査した．「避妊をしている」と回答した女性に避妊方法（複数回答）を聞くと，コンドーム85.5％，膣外射精16.0％，オギノ式避妊法6.1％，経口避妊薬（低用量ピル）4.6％と続く．コンドームは確実な避妊法とはいいがたく，女性主導での避妊として経口避妊薬の知識を伝えていくことも家庭医の重要な役割だと考える．

■ 性感染症（STD: sexually transmitted disease）

日本において性感染症の報告は全数が把握されていないが，定点報告からすると，淋菌，性器クラミジア，性器ヘルペス，尖圭コンジローマの4つの中では男女ともに約半数がクラミジア感染症である[2]．また，B型肝炎も性感染症の一つであることを忘れてはならない．

クラミジアのスクリーニング検査は，頸管粘液だけでなく，尿でもクラミジアPCR検査が行える．内診台がなくてもクラミジアスクリーニングは行えるため，性的活動性のある女性すべてにクラミジアのスクリーニング検査を推奨したい．また，B型肝炎ワクチンとHPVワクチンはワクチン

Box 4　USPSTF（United States Preventive Services Task Force）による思春期の予防医療

項目	対象年齢	性別	
葉酸内服		女子のみ	妊娠の予定がある，妊娠する可能性が高い人
喫煙	全員	両方	特に禁煙を開始しやすい 10 代で介入すべき
肥満	6歳以上	両方	
性感染症予防の生活指導		両方	すべての性的活動性がある人
梅毒		両方	ハイリスク者のみ
クラミジア		女子のみ	地域の感染率を考慮する
淋菌		女子のみ	すべての性的活動性がある人
HIV	15 歳以上	両方	
B 型肝炎		両方	ハイリスク者のみ アジアは感染ハイリスク地域
うつ病	12 ～ 18 歳	両方	リスク要因は女性，恒例，うつ病の家族歴（特に母方），過去の抑うつのエピソード，他の精神疾患，慢性疾患，肥満
近親者の暴力		女子のみ	すべての妊娠・出産の可能性がある人
母乳育児		女子のみ	妊娠中・子育て中の女性

により予防可能な性感染症でもあるので，性交歴がない場合にも接種を検討する．

　STD はセックスを介して感染し，症状が出にくいために感染が容易に広がってしまう．思春期の場合はコンドームの使用を徹底するように患者教育が必要である．

■ 思春期の予防医療

　USPSTF（United States Preventive Services Task Force）によると 10 代で介入すべき項目は，**Box 4** の通りである．（2017/10/1 アクセス）

【参照文献】

1）「若者の性」白書　第 7 回　青少年の性行動全国調査報告．小学館，2013．
2）北村 邦夫．第 7 回 男女の生活と意識に関する調査報告書 2014 年―日本人の性意識・性行動―，一般社団法人 日本家族計画協会，2015
3）厚生労働省　性感染症報告数
　http://www.mhlw.go.jp/topics/2005/04/tp0411-1.html

（中山　明子）

4　成人のケアと家庭医の役割

■ 成人期の特徴と課題

生誕から死亡に至る生涯を幼年期，少年期，青年期，壮年期，中年期，高年期の6つのステージに大別すると，本稿で扱われるのは青年期～中年期にあたる．各ステージの生き方は，それ以前のステージでの生き方が反映される．例えば壮年期～中年期に多い生活習慣病は，幼少期～少年期における家庭の習慣や青年期の時期の疾患予防への取り組み，壮年期・中年期の食事・生活習慣が反映される．そのため患者を診察する際は，患者本人やその家族の価値観，健康観に基づきながら，患者のライフステージに応じて，どう患者の描く生涯に寄り添うか，医療者が患者と双方向的にやりとりをしていこうとする姿勢が重要になる．

青年期

子供から大人へ移行し，両親から独立していく段階．仕事，私生活が変化し，多くの新しい役割・責任をもつようになりストレスを抱えやすい．疾患の罹患は少なく，死亡原因には自殺や不慮の事故が多い．この時期は，特に単身生活で生活習慣に問題が出ることが多く，この後の生活習慣の確立に向けても重要な介入時期となる．

壮年期

社会・仕事でさらに責任のある任務をさらに任されつつ，家庭でも結婚・出産・子育て等ライフサイクルが大きく変動する．心身ともに充実した段階だが，疾患はストレスを抱えることによる精神疾患・自殺が多い．この時期から悪性腫瘍が急増する．このステージの者の健康観は，社会活動できることに置かれがちだが，子どもを授かることで自身の健康，生活習慣を見直す時期にもなる．

中年期

身体機能・能力の低下を自覚し，徐々に高年期を意識してくる．一方，職場での責任はますます重くなり，家庭内でも思春期を迎える子どもへの気遣い，両親の介護で自身のことに気を配る余裕が

ないという者も多い．罹患する疾患も，これまでの生活習慣を反映した生活習慣病のリスクが高まり，これらを反映し脳血管疾患，心疾患が増えてくる．

この時期の健康観は，身体能力の低下や罹患する疾患と関連が深くなる．退職後の高年期へ向けた準備として，職場，家庭のほか地域社会でのネットワークを徐々に意識して，老後の生活設計を行っていきたい．

成人期は職場，配偶者・親等の役割があるため，自身の医療機関の受診自体は比較的少ない．ステージが進むにつれて死亡原因に生活習慣由来の疾患が増えてくるため，若い時期からの喫煙，不適切な飲酒・食事の習慣，運動不足など生活習慣への健康教育や予防活動を，診察の機会ごとに積極的に行っていきたい．

■ 女性の健康問題

思春期以降の成人期の女性には，性成熟期～更年期のライフステージに沿った健康問題について，患者周囲の社会的文化的背景を踏まえながらアプローチする．ライフステージに応じた問題として，月経関連の問題，性感染症，避妊，不妊，妊娠関連の問題，ドメスティック・バイオレンス（DV），育児・家庭・キャリアの両立，癌検診，更年期障害，排尿問題などがあり，患者の主訴によらず，女性患者の診察時にはこれらを意識したい．これらの内容のなかには非常に個人的な情報もあるため，医師患者関係に配慮しながら診察をすすめたい．特に妊娠前のケアについては，産婦人科に通い出す前のことが多く，風邪や健診異常等で受診した際に積極的にアドバイスしたい．

■ 予防と健康教育

成人期は医療機関の受診が少ない世代であるため，全ての患者と接する機会に，リスクを持った人の集団に対して，積極的な予防や健康教育を実践したい．予防的な介入内容は，米国予防医学専門委員会（U.S. Preventive Services Task Force:

Box 1　USPSTF の推奨する年齢・性別に応じたヘルスメンテナンス

	項目	対象	内容
男性のみ	腹部大動脈瘤	喫煙歴のある 65 〜 75 歳の男性	スクリーニング
女性のみ	無症候性細菌尿	妊婦	スクリーニング
	BRCA 関連腫瘍（乳癌・婦人科系癌・腹膜腫瘍）のリスク評価，突然異変検査・遺伝カウンセリング	左の疾患の家族歴のある女性	スクリーニング　　遺伝カウンセリング
	乳癌	家族歴のある 50 〜 74 歳女性	スクリーニング
		乳癌のリスクが高い女性への予防的薬物投与	介入
	母乳栄養	妊婦，産後の母	カウンセリング
	子宮頸癌	女性（21 〜 65 歳：pap smear，30 〜 65 歳：HPV テストも兼ねる）	スクリーニング
	クラミジア感染症 / 淋病	性的に活動性のある女性・妊婦	スクリーニング
	葉酸内服	妊娠予定の女性	介入
	妊娠糖尿病	妊娠 24 週以降の無症候性の妊婦	スクリーニング
	B 型肝炎	妊婦	スクリーニング
	HIV 感染	妊婦	スクリーニング
	近親者からの暴力	妊娠可能年齢の女性	スクリーニング
	妊婦への子癇前症予防のための低用量バイアスピリン	リスクの高い妊婦	介入
	骨粗鬆症	65 歳以上の女性	スクリーニング
	子癇前症のスクリーニング	妊婦	スクリーニング
	Rh 不適合のスクリーニング	妊婦	スクリーニング
	骨折予防	65 歳以上の転倒リスクの高い女性への投薬	介入
男女	2 型糖尿病	血圧 135/80 以上の 40 〜 70 歳の肥満者	スクリーニング
	過度のアルコール摂取	成人	スクリーニング　行動介入
	心血管系疾患の 1 次予防	冠動脈疾患のリスクの高い 50 〜 59 歳の成人	アスピリン内服の介入　　※日本では有意差なし
	大腸癌	50 〜 75 歳の成人	スクリーニング
	うつ病	成人	スクリーニング
	転倒予防	65 歳以上の成人	カウンセリング　物理療法・ビタミン D の介入
	健康的な食事と運動	肥満で心血管疾患のリスクのある成人	カウンセリング
	B 型肝炎	感染リスクの高い成人	スクリーニング
	C 型肝炎	感染リスクの高い成人	スクリーニング
	高血圧	成人	スクリーニング
	HIV 感染	15 〜 65 歳の感染リスクの高い者	スクリーニング
	潜在性結核感染症	リスクの高い成人	スクリーニング
	肺癌	55 〜 80 歳で，過去 15 年に 30pack/ 年の喫煙歴ある者への低線量 CT	スクリーニング
	肥満	成人	スクリーニング
	肥満	BMI>30 の肥満成人への行動介入	カウンセリング
	性感染症	性的活動性の高い青年期，リスクの高い成人	行動カウンセリング
	皮膚癌	小児〜若年成人	カウンセリング
	脂質異常症	心血管リスクが 10% 以上の 40 〜 75 歳の成人	介入
	梅毒	感染リスクの高い成人	スクリーニング
	喫煙	成人	カウンセリング
		喫煙者	禁煙介入

　妊婦，日本にそぐわない内容

USPSTF）の推奨が参考になる．日本ではエビデンスが乏しくヘルスメンテナンスの推奨内容が具体的に示されていないため，海外のエビデンスではあるが適宜参考にしてライフステージに応じた介入したい（**Box 1**）．ただし無症状の者への検査などの介入は，現在の日本では保険外診療になる．

■ うつ病のスクリーニング[1,2]

　米国の Primary Care Evaluation of Mental Disorders（PRIME-MD）が 1994 年に，プライマリ・ケア医向けの短時間での精神疾患を診断・評価するシステムを開発し，その後，自己記入式質問票版として Patient Health Questionnaire（PHQ）が

Box 2　うつ病のスクリーニング (PHQ-2, PHQ-9)

表1　PHQ-2（Patient Health Questionnaire-2）日本語版（2013 NCNP版）

この2週間，次のような問題に悩まされていますか？

| A1 物事に対してほとんど興味がない，または楽しめない | はい　　いいえ |
| A2 気分が落ち込む，憂うつになる，または絶望的な気持ちになる | はい　　いいえ |

表2　PHQ-9（Patient Health Questionnaire-9）日本語版（2013 NCNP版）

この2週間，次のような問題にどのくらい頻繁（ひんばん）に悩まされていますか？	全くない	数日	半分以上	ほとんど毎日
（A）物事に対してほとんど興味がない，または楽しめない	☐	☐	☐	☐
（B）気分が落ち込む，憂うつになる，または絶望的な気持ちになる	☐	☐	☐	☐
（C）寝付きが悪い，途中で目がさめる，または逆に眠りすぎる	☐	☐	☐	☐
（D）疲れた感じがする，または気力がない	☐	☐	☐	☐
（E）あまり食欲がない，または食べ過ぎる	☐	☐	☐	☐
（F）自分はダメな人間だ，人生の敗北者だと気に病む，または自分自身あるいは家族に申し訳がないと感じる	☐	☐	☐	☐
（G）新聞を読む，またはテレビを見ることなどに集中することが難しい	☐	☐	☐	☐
（H）他人が気づくぐらいに動きや話し方が遅くなる，あるいは反対に，そわそわしたり，落ちつかず，ふだんよりも動き回ることがある	☐	☐	☐	☐
（I）死んだ方がましだ，あるいは自分を何らかの方法で傷つけようと思ったことがある	☐	☐	☐	☐

あなたが，いずれかの問題に1つでもチェックしているなら，それらの問題によって仕事をしたり，家事をしたり，他の人と仲良くやっていくことがどのくらい困難になっていますか？

全く困難でない	やや困難	困難	極端に困難
☐	☐	☐	☐

PHQ-9　全くない＝0点，数日＝1点，半分以上＝2点，ほとんど毎日＝3点として総得点27点．0〜4点：可能性なし，5〜9点：軽微〜軽度，10〜14点：中等度，15〜19点：中等度〜重度，20〜27点は重度．10点以上を大うつ病性障害の閾値．

開発された．このうち，うつ病性障害に関わる質問9つを抽出したものがPHQ-9としてまとめられた．これらは信頼性・妥当性が担保された日本語訳がある．最初にPHQ-2を行い，いずれか1項目が陽性であれば，PHQ-9によるスクリーニングを行ったほうがよいとされる（**Box 2**）．

■ 問題飲酒，ニコチン依存症へのスクリーニング（Box 3）

問題飲酒 [3〜8]

長期の飲酒問題は，飲酒者への身体的な問題を引き起こすばかりでなく，DV・虐待・交通事故・仕事での生産性の低下・失業・家庭崩壊・貧困・犯罪など社会的な問題も多い．アルコール依存症のスクリーニングにはCAGEが簡便である[4]．しかしアルコール依存症未満の問題飲酒者が多いことがより大きな問題であり，現在障害はなくとも将来的に危険である，有害な飲酒状況にある者を同定するために，AUDIT（The Alcohol Use Disorders Identification Test）がある．この設問の一部を改編したSNAPPY-CAT（Sensible and Natural Alcoholism Prevention Program for You）が開発され，webで回答することで，年齢・性別を考慮したフィードバックを受けることができる．

Box 3　アルコール依存症のスクリーニング（CAGE，AUDIT，SNAPPY-CAT）

CAGE
1．飲酒量を減らさなければならないと感じたことがあるか．Cut down
2．他人があなたの飲酒を非難するので気にさわったことがあるか．Annoyed
3．自分の飲酒について悪いとか申し訳ないと感じたことがあるか．Guilty
4．神経を落ち着かせたり，二日酔いを治すために，「迎え酒」をしたことがあるか．Eye-Opener

2項目以上で，アルコール依存症の可能性が高いとされる
（敏感度77.8%，特異度92.6%）

AUDIT（Alcohol Use Disorders Identification Test）
1．あなたはアルコール含有飲料をどのくらいの頻度で飲みますか？
2．飲酒するときには通常どのくらいの量を飲みますか？
3．1度に6ドリンク以上飲酒することがどのくらいの頻度でありますか？
4．過去1年間に，飲み始めると止められなかったことが，どのくらいの頻度でありましたか？
5．過去1年間に，普通だと行えることを飲酒していたためにできなかったことが，どのくらいの頻度でありましたか？
6．過去1年間に，深酒の後体調を整えるために，朝迎え酒をせねばならなかったことが，どのくらいの頻度でありましたか？
7．過去1年間に，飲酒後罪悪感や自責の念にかられたことが，どのくらいの頻度でありましたか？
8．過去1年間に，飲酒のため前夜の出来事を思い出せなかったことが，どのくらいの頻度でありましたか？
9．あなたの飲酒のために，あなた自身か他の誰かがけがをしたことがありますか？
10．肉親や親戚，友人，医師，あるいは他の健康管理にたずさわる人が，あなたの飲酒について心配したり，飲酒量を減らすように勧めたりしたことがありますか？

質問項目のみ抜粋（各々0～3点）
質問1～3で現在の飲酒量や飲酒頻度を確認
質問4～10で過去1年間に生じた飲酒に関連した問題の有無を確認
各質問の点数を合計
8～10点以上でなんらかの問題飲酒が指摘
15点以上でアルコール依存症が疑われる（日本）

SNAPPY-CAT
https://www.udb.jp/snappy_test/

ニコチン依存症のスクリーニング（ファーガストローム，TDS）
ファーガストロームのニコチン依存度テスト
https://www.jrs.or.jp/modules/citizen/index.php?content_id=86

TDS
1．自分が吸うつもりよりも，ずっと多くタバコを吸ってしまうことがありましたか．
2．禁煙や本数を減らそうと試みて，できなかったことがありましたか．
3．禁煙したり本数を減らそうとしたときに，タバコがほしくてほしくてたまらなくなることがありましたか．
4．禁煙したり本数を減らしたときに，次のどれかがありましたか．（イライラ，眠気，神経質，胃のむかつき，落ち着かない，脈が遅い，集中しにくい，手のふるえ，ゆううつ，食欲または体重増加，頭痛）
5．上の症状を消すために，またタバコを吸い始めることがありましたか．
6．重い病気にかかったときに，タバコはよくないとわかっているのに吸うことがありましたか．
7．タバコのために自分に健康問題が起きているとわかっていても，吸うことがありましたか．
8．タバコのために自分に精神的問題※が起きていると分かっていても，吸うことがありましたか．
9．自分はタバコに依存していると感じることがありましたか．
10．タバコが吸えないような仕事やつきあいを避けることが何度かありましたか．

各項目はい1点，いいえ0点
5点以上でニコチン依存症の診断

（禁煙治療のための標準手順書 第6版より）

Box 4　日本・米国のがん検診実施項目

種類	項目	対象	間隔
胃癌	問診, 胃部X線 or 胃内視鏡	50歳以上（胃部X線は40歳以上に実施可）	2年に1回（胃部X線は年1回実施可）
子宮頚癌	問診, 視診, 子宮頚部の細胞診, 内診	20歳以上	2年に1回
肺癌	問診, 胸部X線, 喀痰細胞診	40歳以上	年1回
乳癌	問診, マンモグラフィ	40歳以上	2年に1回
大腸癌	問診, 便潜血検査	40歳以上	年1回

ニコチン依存症 [9, 10]

　薬物依存の1つとされるニコチン依存症も社会的な問題となっている. ニコチン依存症には身体的依存と精神的依存がある. 身体的依存はニコチンの脳への刺激が不足することによる禁断症状で, 喫煙の習慣や喫煙へのよかった記憶などが精神的依存になる. タバコへの依存の評価には, ファーガストロームのニコチン依存度テストや, ICD-10, DSM-Ⅳに準拠したTDS（Tobacco Dependence Screener）ニコチン依存度テストがある [8].

■ 動脈硬化性疾患の予防・早期発見

　特定健康診査は, 生活習慣病（メタボリックシンドローム）のスクリーニングを目的に, 40～74歳の全加入者に対して医療保険者が行うものである. 厚生労働省の「特定健康診査及び特定保健指導の実施に関する基準」により内容が定められている. 2018年度から, 脂質検査の変更, 血清クレアチニンの追加等の一部に変更がある.

　なお職場では, 事業者が定期健康診断を行うことが労働安全衛生法第66条により行うことが義務づけられている. 定期健康診断の検査項目は労働安全規則第44条に定められており, 別途, 特定業務従事者, 海外派遣労働者, 給食従業員等に対しても別途, 定められている（労働安全規則第45条, 47条）. その他, 有害業務に従事する者に対しては, 特殊健康診断が設けられている.

　生活習慣病をはじめ慢性疾患の多くが発生するのが壮年期～中年期の時期である. 心筋梗塞, 脳卒中, 慢性腎臓病といった動脈硬化性疾患の予防（二次予防：疾病の早期発見, 治療）だけでなく,

一次予防（生活機能維持・向上）としての健康増進もすすめていきたい.

　家族, 職場等で数多くの役割を担う成人期は, 定期的に通院・検査・治療をすることも困難になることがあり, ましてや生活習慣を改善することは大変難しい. 別稿で紹介する動機づけ面接法, 行動変容などの知識・技術を用いて, 多職種で治療にアプローチしたい.

特定健康診断
http://www.mhlw.go.jp/stf/seisakunitsuite/bunya/kenkou_iryou/kenkou/seikatsu/index.html

労働安全衛生法
http://www.mhlw.go.jp/shingi/2005/05/s0517-5b.html

■ 悪性腫瘍の予防・早期発見 [11]

　日本では, 2008年に厚生労働省より「がん予防重点健康教育及びがん検診のための指針」が出され, 市町村により行われている. しかし米国では, 癌検診のとり扱いは日本と異なる. 米国では医療コストが高いため, 検査の利益（効果）と害を分析し, ガイドラインを作成している. 日本で行われている項目, 米国で推奨されるがん検診項目を **Box 4** に挙げる.

■ 就労と治療の両立

　就労世代にとって, 疾患を治療する際は, 仕事を継続しながら治療を両立できることが大きな課題である. 休職・復職に関与する点でうつ病などの精神疾患の主と思われがちだが, 医療の発達とともに悪性腫瘍, 糖尿病, 肝炎, 透析等の疾患を

長期にわたり医療を継続しながら就労を継続することが，近年，社会的な課題となっている．てんかん患者や睡眠時無呼吸患者の自動車の運転許可もよく話題になっている．

就労と治療を両立するにあたって，医療者は患者の事業場の人事上司や職場の産業保健職との連携が重要になる．疾患に罹患した患者が就労上の不利益を被らないか不安になることもあり，患者のなかには産業保健職のことを事業場と結託し患者に不利益をもたらす人と考えている人がいる．しかし産業保健は，医療者の用いる症状・病名に関する「疾病性」にかかわる言葉を，実際に起こりうる事象である「事例性」に翻訳する立場にあり，実際の職務内容を医療者が知らない各職場の法規・ルールに落とし込む仲介者である．患者が産業保健職に対して不安感・不信感を抱いているとき，産業保健職のイメージを覆すことができるのは患者にもっとも近い立場にいる主治医である．患者自身が職場の産業保健職に対し，無関心もしくは遠ざける存在ととっている可能性がある場合，主治医はまず患者の職歴を可能な範囲で具体的に聴取することで職場の産業保健職の存在を確認し，産業保健職が患者の治療と就労の両立にサポーティブに働けるようにもっていきたい．2016年に厚生労働省から「事業場における治療と職業生活の両立支援のためのガイドライン」が発表されており，主治医としては内容を把握することを推奨する．

【参照文献】

1) Muramatsu K,et al. The Patient Health Questionnaire, Japanese version: validity according to the Mini-International Neuropaychiatric Interview-Plus. Psychological Reports. 2007; 101: 952-960.

2) Kroenke K, et al. The PHQ-9: validity of a brief depression severity measure. J Gen Intern Med. 2001; 16(9): 606-613.

3) Mayfield D, et al. The CAGE questionnaire: validation of a new alcoholism screening instrument. Am J Psychiatry. 1974; 131(10): 1121-1123.

4) Bradley KA, et al. Screening for problem drinking : Comparison of CAGE and AUDIT. J Gen Intern Med. 1998; 13(6): 379-388.

5) Ewing JA. Detecting alcoholism. The CAGE questionnaire. JAMA. 1984; 252(14): 1905-1907.

6) Spitzer RL, et al. Utility of a new procedure for diagnosing mental disorders in primary care. The PRIME-MD 1000 study. JAMA. 1994; 272(22): 1749-1756.

7) Spitzer RL, et al. Validation and utility of a self-report version of PRIME-MD: the PHQ primary care study. Primary Care Evaluation of Mental Disorders. Patient Health Questionnaire. JAMA. 1999; 282(18): 1737-1744.

8) Bohn MJ, et al. The Alcohol Use Disorders Identification Test (AUDIT): validation of a screening instrument for use in medical settings. J Stud Alcohol. 1995; 56(4):423-32.

9) Heatherton TF et al. The Fagerström Test for Nicotine Dependence: a revision of the Fagerström Tolerance Questionnaire. Br J Addict. 1991 ; 86(9): 1119-1127.

10) Kawakami N et al. Development of a screening questionnaire for tobacco/nicotine dependence according to ICD-10, DSM-III-R, and DSM-IV. Addict Behav. 1999; 24(2): 155-66.

11) 桑間雄一郎：がん検診．Medicina. 2017; 54(7): 1100-1110.

（北村　大）

5　高齢者ケアと家庭医の役割

■ Geriatrics とは何か

　老年医学とは，高齢者特有の健康問題の予防や治療，ケアにより高齢者の健康寿命を延長して老年期の QOL 向上を目指すための学問である．

■ 高齢者特有の症状・症候に対するアプローチ法―老年症候群

　高齢者に多くみられ，原因は様々であるが，治療と同時に介護・ケアが重要である一連の症状，所見を老年症候群という．発症には老化による生理機能の低下や長年の生活習慣が関与している．認知症，転倒，尿失禁，視力・聴覚障害，低体重，めまいの老年症候群のうち 1 つあると要介護の相対リスクが 2.1 倍に，3 つ以上で 6.6 倍に増えると言われている[1]．

　例えば，歯周病で歯を失い咀嚼機能が低下すると柔らかい麺類やパンなどの炭水化物に偏り，タンパク質やビタミン D が不足して筋肉量が減少する．喫煙や加齢から骨粗鬆症になり，起立性低血圧や脳梗塞後遺症などがあると転倒して容易に骨折してしまう．老年症候群として捉えると転倒の様々な危険因子を予防すると同時に骨粗鬆症の予防や治療を行う．例え骨折しても早期のリハビリで機能回復を図り，介護サービスを利用して再発や寝たきりを予防するのである．

　老年症候群はこのように予防から治療，介護・ケアまで繋がる高齢者特有の症候であり対応に工夫が必要となる．尿失禁などの患者が相談しにくいものもあるため何が多いのかを知っておくことも大切である[2]（**Box 1**）．

■ 高齢者特有の症状・症候に対するアプローチ法―マルチモビディティーの対応

　マルチモビディティーとは，複数の慢性疾患が並存している状態をいう．例えば，狭心症，肺気腫，本態性高血圧症などが並存している状態である．複数の専門医で診療に当たると容易にポリファーマシーになり，診療科同士のコミュニケーション不足により，予期せぬ入院に繋がることが問題視

Box 1　65 歳以上の ADL 自立女性の老年症候群の有病率[2]

老年症候群	有病率 %
尿失禁	29.3
難聴	29.2
ポリファーマシー（5 つ以上の処方薬を服用）	22
視力障害	20.5
めまい・ふらつき	18.6
骨粗鬆症	11.8
転倒	11.3
うつ病	8
睡眠障害	7.7
失神	2.4

されている[3]．並存する疾患の管理を，各疾患ガイドラインで考えると薬剤が増えるだけでなく，相反する推奨から薬剤の有害事象が出ることも問題である[4]．

　複数の医療機関を通院するのが困難になった高齢者が受診することが予想され，マルチモビディティーを診療する能力が総合診療専門医には求められる．

　マルチモビディティーに対応したガイドラインやエビデンスが十分にない現状では，不確実性の中での医療となる．そこで，ケアのゴールを設定するために患者の意向を確認するプロセスが重要となる（**Box 2**）．高齢者は予後が限られるため，余命と意向を合わせて介入の優先順位を考えていく．併用薬剤が多くなりがちだがその相互作用を検証して処方の適正化を図っていく．予後の観点から予防薬の必要性についても検討が必要になる（利益を得られる時間があるのかどうか）．何らかの介入を検討する場合は患者志向のアウトカム（機能の改善，生命予後，QOL，経済性など）を基にしたエビデンスを活用する．定期的に評価しゴールに向けて修正するプロセスが重要である[5,6]（**Box 3**）．

> **Box 2　意向確認をどう尋ねるか**
>
> FLOSS = Function/Family, Longevity, Outcome, Symptoms, current Status
> ・Function 身体機能，精神機能，社会的機能（例：グランドゴルフを続けたい）
> ・Family 家族・介護者への想い・負担等（例：子供に迷惑を掛けたくない）
> ・Longevity 長寿（例：長生きしたい）
> ・Outcome 最善の結果，最も起こって欲しくないこと（例：入院や施設入所は嫌だ）
> ・Symptoms 症状（例：倦怠感を取ってほしい）
> ・current Status 現状（例：午後は怠くて横になってしまう）

（大塚亮平先生と筆者で作成）

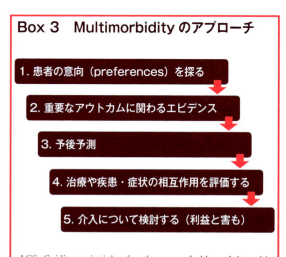

> **Box 3　Multimorbidity のアプローチ**
>
> 1. 患者の意向（preferences）を探る
> 2. 重要なアウトカムに関わるエビデンス
> 3. 予後予測
> 4. 治療や疾患・症状の相互作用を評価する
> 5. 介入について検討する（利益と害も）
>
> AGS: Guiding principles for the care of older adults with multimorbidity pocket card を参考に筆者が一部改変
> (http://excellence.acforum.org/sites/default/files/MultimorbidityPocketCardPrintable.pdf (2017-9-27))

■ 高齢者特有の症状・症候に対するアプローチ法—フレイル

　フレイルとは，高齢期に生理的予備能が低下することでストレスに対する脆弱性が亢進し，生活機能障害，要介護状態，死亡等の転帰に陥りやすい状態である[7]．例えば，何とか ADL は自立していても肺炎や骨折等により容易に寝たきりになってしまう状態である．そのため，病気に対する治療だけではなく，早期から全体像を把握（高齢者総合機能評価）して問題に対する介入を行い寝たきりを予防することが重要となる．

　フレイルは，要介護へまっしぐらの状態ではなく，適切な介入によって健康高齢者になり得る．そのためフレイルを早期に特定して寝たきりにさせないことは，超高齢社会を支える総合診療専門医にとって重要な職務と言える．健康寿命の延長は高齢者の QOL 向上のみならず，住民の介護保険料の負担軽減をはじめ日本の医療経済にも大きなインパクトを与える．

　フレイルの診断には Fried の基準が一般的である[8]．

1. 体重減少（BMI＜18.5 または 1 年間で 4.5kg の減少），
2. 歩行速度の低下（≦ 0.8m/sec ＝ 2.2km/h），
3. 握力低下（性別と BMI からの基準値の 20％以下），
4. 疲れやすい，
5. 身体活動レベルが低下（男性 ＜383kcals/week，女性＜ 270kcals/week：外出の機会がなく家で寝てばかりいるような生活）

のうち 3 つが当てはまるとフレイル，2 つではプレフレイルという．

　患者が診察室へ入室する時に歩行を観察（ゆっくりした足取り）し，体重測定（3～6 か月の経過での体重減少や BMI を含む）や疲れやすいという訴えからフレイルを特定していくとよい．

　フレイルに至る原因には，身体的，心理的，社会的要因が関係している（生物，心理，社会モデルを応用するとわかりやすい）．

　身体的原因には老年症候群やマルチモビディティーによる身体機能の低下，歯科口腔疾患によるオーラルフレイル（咀嚼や嚥下機能の低下から栄養の偏りを来し身体機能の低下に至る），ポリファーマシーや高齢者に投与を控えるべき薬剤が漫然と投与されたり，使用が推奨されているにも関わらず適切な治療がなされていなかったりすることで起こる身体機能の低下がある．

　心理的原因は認知症とうつ病が代表的である．認知症に見られるアパシー（無関心）から引き

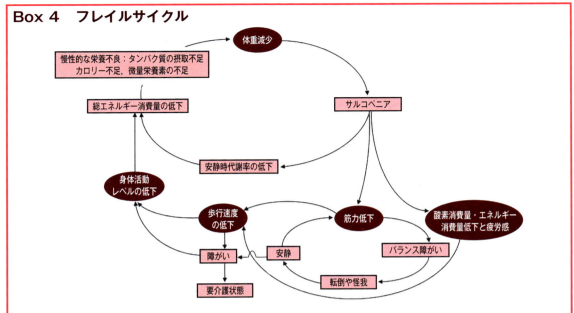

Box 4　フレイルサイクル

(Xue QL, Bandeen-Roche K, Varadhan R, et al. Initial manifestations of frailty criteria and the development of frailty phenotype in the Women's Health and Aging Study II. J Gerontol A Biol Sci Med Sci 2008;63(9):984-90)

こもり，廃用症候群から身体機能も低下していく．認知機能の低下（実行機能障害によるIADLの障害）も外出することの困難さへ繋がるし，徘徊を予防する目的で家族が家に閉じ込めてしまうこともフレイルを加速させる．うつ病は意欲の低下から引きこもりとなり，食欲不振などからフレイルに至る．

社会的原因には，社会参加の機会のなさ，孤立，貧困，独居（配偶者の死別後など），家族のサポートのなさ，公的なサービスが適切に使えていない（介護保険サービスが利用できていない）などから社会との繋がりが乏しく，心身の不活発と不十分な栄養などからフレイルに至る．

フレイルはストレスに対する脆弱性が亢進している状態であり，身体的なストレス（インフルエンザや慢性疾患の急性増悪など）や，心理的なストレス（入院でせん妄になったり，認知症が進行したりなど）や，社会的ストレス（転居や環境の変化など）によって寝たきりに至る危険が高い．

フレイルでは，血圧の厳格なコントロール[9]や糖尿病の厳格なコントロールで，かえって死亡率が上がるとの研究報告が出てきており，ガイドラインもフレイルに合わせて整備されつつある[10]．

フレイルでは，併存疾患の治療のギアチェンジをする必要があることが少しずつわかりつつある．いったんフレイルになってしまうとフレイルサイクル[11]（Box 4）の悪循環に陥ってしまうため，早期に抜け出すための介入が必要である．

■ 機能評価と介入

フレイルを特定したら，総合機能評価で全体像を把握する．

フレイルに至るまでには，身体的，心理的，社会的問題が複合的に関係しているため，全体像を把握することが適切な介入への糸口となる．その方法が高齢者総合機能評価である．評価だけで終えるのではなく介入のプラン作成までを含む概念であることに注意して頂きたい．

高齢者総合機能評価は，Advanced ADL（旅行や仕事ができる）が良好な元気高齢者や，要介護4，5の寝たきり高齢者にはその有用性は示されていない．あくまで，フレイルやプレフレイルを対象に行うものである．

身体的評価では，基本的ADL，身体疾患，歯科疾患，栄養状態，薬剤数と危険な薬剤の有無，転倒のリスク，視力と聴力，尿失禁，性機能について評価する．

Box 5　全体像を把握するための高齢者総合機能評価：問診票一覧表

評価項目	評価ツール	特徴
全体像	基本チェックリスト	介護予防事業のスクリーニングに使用されている．1枚の問診票で認知症，生活機能，うつ，社会機能などが包括的に評価できる．11点以上でフレイルとの相関がある．
生活機能	Barthel Index Lawton IADL 評価表	基本的 ADL の評価 手段的 ADL の評価
認知機能	DASC 21	認知症初期集中支援チームによる評価ツールとして開発された問診票．認知症のスクリーニング（31点以上で陽性）と重症度の把握に有用（国際的な重症度評価尺度 CDR に対応している）．
	MMSE HDS-R	スクリーニングに用いる心理検査．重症度の把握には用いない．30点満点で MMSE は23点以下が陽性で感度 81％，特異度 89％，HDS-R は20点以下が陽性で感度 93％，特異度 86％．
	MOCA-J	軽度認知機能障害（MCI）でも評価ができる心理検査．検査に時間を要するがより詳細な評価ができる．25点以下が MCI で，感度 80-100％,特異度 50-87％である
問題行動	DBD13	認知症初期集中支援チームによる評価ツールとして開発され13項目のよくある問題行動が分かる．
介護負担	Zarit 介護負担尺度 日本語版の短縮版	認知症初期集中支援チームによる評価ツールとして開発され介護負担の評価ができる8項目の問診票．
うつ病	PHQ-9	簡便な問診票で総合点数から重症度の評価もできる．5〜9点は軽微〜軽度，10〜14点は中等度，15〜19点は中等度〜重度，20〜27点は重度．10点以上で大うつ病の可能性あり．
	老年期うつ病スケール GDS	5点以上がうつ傾向，10点以上でうつ状態と考える．
身体機能	Get up and go test	椅子に座った状態から立ち上がって3m先まで歩行しUターンして椅子に座るまでの時間を計測する．14秒以上は転倒リスク陽性
	歩行速度	4m以上の距離の歩行で速度を計測する．0.8m/秒以下でフレイルの可能性．0.1m/秒速くなる毎に死亡リスクが 0.88 倍低下する
	Functional reach test	立位の状態で肩関節を90度屈曲した状態から前にどれだけ腕を伸ばせるかを評価する．15cm以下では転倒のリスクが高くなる．
	片足立ち時間	開眼で15秒以下は転倒リスクが高い
排尿障害	国際前立腺症状スコア（IPSS）	蓄尿障害，排尿障害，頻尿の程度などの下部尿路症状の全体像が評価でき女性にも有用．

　心理的評価としては，認知症とうつ病を評価する．

　社会的評価としては，家族や家庭環境（安全性も含む），経済性（収入），社会参加の有無，社会サポート（介護保険の利用など）について評価する．

　さらに，人生の最終段階の過ごし方とケアの目標についての話し合いも含む．

　具体的には，身体機能では基本的 ADL，視力と聴力，尿失禁，性機能障がいの有無についての問診をする．身体疾患は既往症や治療中の疾患（歯科疾患も）を挙げ，薬剤歴から服薬数と高齢

者の安全な薬物療法のガイドライン[12]を参考に危険な薬剤や開始が望ましい薬剤について記載する．フレイルではサルコペニアの合併が多く，様々な基礎疾患からも転びやすいため転倒評価は重要である．入室までの歩行の観察と杖等の歩行補助具の有無，履物，転倒の既往からリスクを評価する．Get up and Go test や Functional Reach，片足立ち時間は転倒リスクの定量的評価ができ，リハビリの評価にも有用である．

　認知機能の評価は物忘れの有無（テレビや新聞の

内容を思い出せない：テレビや新聞は見ますか？と聞いて印象に残っていることを教えてくださいと聞くとよい）と生活機能障害（IADL：男性は服薬管理から女性は料理から障害に気付かれることが多い）の有無から判断する．うつ病はPHQ9やGDSの問診票を使用するとよい．

社会的機能では同居の家族メンバーや家族関係，経済状況，家庭内での転倒やけがの既往と家屋の安全性の確認，介護度とサービス利用の有無を聴取する．

医療面接の中でフレイルに至った原因として身体，心理，社会的要因のうち何が最も大きく影響したかを推測していく．機能評価で全体像を包括的に捉えつつも，患者にとって重要なところをより詳細に深めていくことがポイントである（物忘れがなくIADLが自立している人に必ずしもMMSEは必要ない）．外来診療で全てを一度に評価することは時間的に難しいので，多職種や家族の協力で可能なところは手分けして情報収集を行い，継続診療の中で徐々に明らかにしていけばよい**（Box 5）**．

問題点が明らかになれば，優先順位をつけて対応策を考えていく．

医学的管理以外の部分では，主に介護保険サービスや地域の資源を活用して問題解決を図っていく．医師だけで解決しようとせずに，家族を含めた多職種（コメディカルや介護職）と連携して解決していくことが，フレイルをケアしていくうえで重要なことである．そのためにも，家族や各職種の個々人が何をどこまでできるのかを知っておく，顔と"腕"が見える関係を築くことが大切である．

医師は，多職種に無理難題を押し付けるのではなく，ケアチームが一丸となって問題に取り組めるよう，共に成長していく謙虚な姿勢が求められる．

【参照文献】

1）Cigolle CT, Langa KM, Kabeto MU, et al. Geriatric conditions and disability: the Health and Retirement Study. Ann Intern Med. 2007；147(3):156-164.

2）Andrea L. Rosso Women's Health Initiative Investigator's Meeting　5/2/13. https://www.whi.org/researchers/Presentations/2013%20WHI%20Investigator%20Meeting/08%20-%20Rosso%20-%20Geriatric%20Syndromes%20and%20Incident%20Disability%20in%20Older%20Women.pdf (2017-9-27)

3）藤沼康樹．プライマリ・ケアにおけるマルチモビディティ（multimorbidity）の意味．総合診療．2015；25(12):13-16.

4）Boyd CM1, Darer J, Boult C, et al. Clinical practice guidelines and quality of care for older patients with multiple comorbid diseases: implications for pay for performance. JAMA. 2005 Aug 10；294(6):716-24.

5）American Geriatrics Society Expert Panel on the Care of Older Adults with Multimorbidity. Guiding Principles for the Care of Older Adults with Multimorbidity: An Approach for Clinicians J Am Geriatr Soc. 2012 Oct；60(10): E1–E25.

6）AGS: Guiding principles for the care of older adults with multimorbidity pocket card http://excellence.acforum.org/sites/default/files/MultimorbidityPocketCardPrintable.pdf (2017-9-27)

7）フレイルに関する日本老年医学会からのステートメント https://www.jpn-geriat-soc.or.jp/info/topics/pdf/20140513_01_01.pdf (2017-9-27)

8）Linda P. Fried. Tangen CM, Walston J, et al. Frailty in older adults: evidence for a phenotype. Journal of Gerontology. 2001；56A(3)：M146–M156.

9）Odden MC, Peralta CA, Haan MN, et al . Rethinking the association of high blood pressure with mortality in elderly adults: the impact of frailty. Arch Intern Med. 2012 Aug 13；172(15):1162-8.

10）日本糖尿病学会．糖尿病治療ガイド 2016－2017.

11）Xue QL, Bandeen-Roche K, Varadhan R, et al. Initial manifestations of frailty criteria and the development of frailty phenotype in the Women's Health and Aging Study II. J Gerontol A Biol Sci Med Sci. 2008；63(9)：984–90.

12）日本老年医学会／編集　日本医療研究開発機構研究費・高齢者の薬物治療の安全性に関する研究研究班／編集．高齢者の安全な薬物療法ガイドライン　2015.

（綱分　信二）

6 Women's Healthと家庭医

■ はじめに

　家庭医は，日々様々な年代の女性の健康問題やライフステージ毎の課題に直面する．女性のライフステージは，小児期・思春期・性成熟期・更年期・老年期に分けられるが，ステージ毎に変化する女性の身体的・社会的・心理的状況を理解しながら，目の前の健康問題・予防・健康増進に関わっていくことが重要である．

■ それぞれのライフステージの特徴とアプローチの基本

　各ライフステージの特徴と健康問題や課題をBox 1に提示する．

1．小児期
二次性徴

　日本産婦人科学会では乳房発育が11歳まで，恥毛発育が13歳まで，初経が14歳までに見られないものを遅発思春期としている[1]．上記に合致するケースは産婦人科を紹介する．

2．思春期
月経困難症

　月経困難症は「器質性月経困難症」と「機能性月経困難症」とに分類され，後者は思春期に多く，月経困難症の90%以上を占める．その診断は除外診断による．Box 2[2]に診断フローチャートを提示する．

　治療は疼痛の軽減とQOLの向上が主となる．疼痛コントロールの基本であるNSAIDsは頓用で効果がなければ，月経開始時より内服するよう指導する．漢方薬，低用量ピル／超低用量ピル（OC: Oral Contraceptives　ルナベル配合錠LD®など）も用いられる．

　以下の場合には産婦人科医への紹介が必要である．

①月経困難症とは考えられない（子宮外妊娠・流産・骨盤内炎症性疾患・悪性疾患などが疑われる）

②器質性月経困難症が疑われる

③機能性月経困難症として加療を開始しても改善を認めない

　月経困難症では鉄欠乏性貧血を合併することがあり，経血量が多いかに留意する．しかし，経血量は主観的で判断が難しい．「ナプキンとタンポンの併用でも下着が汚れる／凝血塊がある／日中でも夜用ナプキンを短時間で替える必要がある／月経が7日以上／貧血を指摘されたことがある／月経4日目以降もナプキンを替える回数が多い」などは経血量が多い可能性があるため，問診の参考にしてもらいたい．経血量が多くなる要因としては子宮筋腫や子宮腺筋症もあり得る．

Case 1（月経困難症）

　月経痛を主訴に15歳女性が受診．初経は12歳で月経周期は30日，経血量は普通で凝血塊は認めない．最終月経は昨日〜現在である．13歳頃より月経時の腹痛を認める．この間症状の増悪は無く，排便時痛も認めない．市販の鎮痛薬の効果はあまり認めない．体重の急な増減は認めず，気分の落ち込みもない．性交歴はない．毎月生理痛がつらく，数か月前に産婦人科を受診したが，「何ともない」と診断され，鎮痛薬が処方された経緯がある．

　身体所見では下腹部の自発痛・圧痛を認めた．経腹エコーで卵巣腫大や明らかな筋腫を認めず，機能性月経困難症と診断．ロキソプロフェンナトリウムを処方し，月経時痛は軽減した．

性感染症（STI：Sexually Transmitted Infections）

　多くの種類があるが，不妊の原因となりうる性器クラミジアの感染者は若年者に多い．性経験の低年齢化や若年者間で性的ネットワークが形成されていることも要因と考えられる．

　私たちは性行為の有無によらず，避妊やSTI予防の知識を提供する必要がある．STI予防に

Box 1　各ライフステージの特徴と健康問題・課題

	特徴とポイント	健康問題・課題
小児期	・子供の状態に保護者が気づいての受診が多い ・成長や発達についての心配を保護者が抱えていることも多く，相談しやすい雰囲気をつくることが必要	二次性徴，虐待，学校生活（いじめや学習）
思春期	・診察に訪れることが少ないため，予防接種等での来院が介入のチャンス ・米国医師会による思春期の予防医学ガイドライン（Guidelines for Adolescent Preventive Services）を用いると，効率的なスクリーニングが可能（本章「2. 思春期患者のケアと家庭医」参照）	性の問題（性感染症，若年妊娠や望まない妊娠），月経の問題（月経困難症，月経不順など）喫煙，飲酒やその他の違法薬物，ドメスティックバイオレンス（デートDVも含む），摂食障害
性成熟期	・妊娠の可能性や月経についての確認を習慣づける ・挙児希望か否か，妊婦，産褥期，子育て期など状況により健康問題も介入点も異なる	性感染症，月経の問題（月経困難症，月経不順，月経前症候群），子宮頸がん，生活習慣病，妊娠〜出産〜産褥の問題（不妊症，合併症妊娠，乳腺炎，産後うつ），育児に関する悩み
更年期	・身体的，社会的に大きな変化が訪れる時期であるため，その変化を捉え，適切な介入や治療が必要 ・女性ホルモンの低下，閉経（身体的な変化） ・子供の巣立ち，親の介護など（社会的変化）	更年期障害，うつ病，骨粗鬆症，悪性新生物（乳がん，子宮体がんを含む），生活習慣病
老年期	・医療とのつながりが多くなる時期 ・排尿問題や骨盤臓器脱は言い出しにくいこともあり，医療者から聞く姿勢が求められる ・Geriatric Giants（本章「5. 高齢者ケアと家庭医」参照）に留意 ・家族状況（独居・老老介護など）を理解し，適切なサポートを行う	排尿に関するトラブル（頻尿，尿失禁），骨盤臓器脱，萎縮性腟炎，骨粗鬆症，認知症，転倒（筋力低下），生活習慣病

コンドームは必須であるが，咽頭クラミジアなどそれだけでは予防できないものもあり，その場の流れで性行為をしないことを伝えることも重要である．USPSTF（U.S. Preventive Services Task Force）では，性的活動のある24歳以下の非妊娠女性に対するクラミジアのスクリーニングを推奨しており[3]，また性的活動があればHPV感染の可能性があるため，21歳から3年毎の子宮頸がん検診を推奨している[4]．

3. 性成熟期
月経前症候群

月経前3〜10日に認める精神的・身体的症状で月経開始と共に減弱・消失するものとされる．ストレス要因の軽減・規則正しい生活の指導が大切である．薬物治療には対症療法として精神安定剤・利尿剤・鎮痛剤などを用いる方法や漢方薬や低用量ピル（OC）がある．精神症状が強い場合はSSRI（選択的セロトニン再取り込み阻害薬）を用いることもある．

妊娠前ケア

Box 3[5,6]に提示した項目に着目，介入する．

家族計画

挙児希望であれば基礎体温（BBT：Basal Body Temperature）を指導する．1相性（無排卵）であれば産婦人科を紹介する．2相性（排卵あり）であればタイミング法の指導や，排卵検査薬の併用も勧める．

挙児希望がない場合，避妊を指導する．避妊法**（Box 4）**[7]は100%確実な方法はなく，併用が望ましい．女性主体の方法として低用量ピル（OC）がある．処方の際は禁忌事項に留意する．

妊婦が外来受診したとき

母子手帳の「妊娠中の経過」欄で尿糖・尿蛋白・血圧高値の有無を確認する．妊娠高血圧症候群や妊娠糖尿病は周産期のみならず，将来的な高血圧や

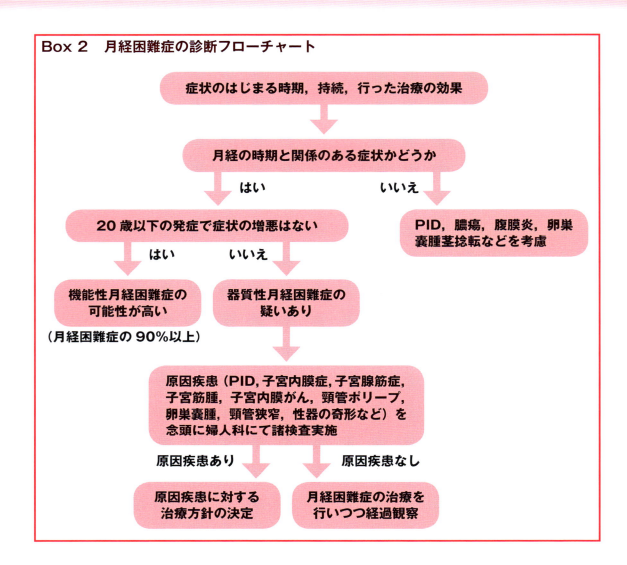

糖尿病のリスクであり，産後も定期的な健診を要するからである．また子供の予防接種等で来院した場合も母子手帳を確認する癖をつける．これらの合併症を認めた場合，定期健診の必要性を伝えていく．

産後うつ

有病率は10～15%といわれ，産後1～2か月での発症が多い．産後1か月健診を過ぎると産科とのつながりが極めて少なくなり，また自分自身のことではなかなか受診できないため，子供のことで外来を訪れた際は母親の表情や活気に留意し，「子育ては楽しめているか」「眠れているか」などを確認していく．エジンバラ産後うつ評価尺度（Edinburgh Postnatal Depression: EPDS）がスクリーニングで用いられる．

妊娠・授乳と薬

1）妊娠期と薬

妊娠期と薬の関係は以下のように分けられる．

①「全か無か」の時期（～3w6d）
　薬剤の影響を受けた卵子や受精卵は淘汰されるか，あるいは影響が完全に修復され，妊娠を継続する．この時期は残留性のある薬剤に留意する．

②催奇形性が問題となる時期
　a) 4w0d～7w6d：中枢神経や重要臓器が作られる器官形成期．「絶対過敏期」である．
　b) 8w0d～15w6d：重要器官の形成は終了しているが口蓋や生殖器の分化は続いている．

これらの時期は催奇形性のある薬物に留意しなくてはならない．例として大量のビタミンA，アミノグリコシド系抗菌薬，抗てんかん薬などがある．

Box 3 妊娠前ケア

医学的	①家族計画 ②異常妊娠歴 ③併存疾患（気管支喘息，甲状腺機能異常，精神科疾患，糖尿病，高血圧など）④内服状況 ⑤家族歴（遺伝病，高血圧，糖尿病など）⑥栄養状態（BMI，血液検査，食事状況）⑦喫煙・アルコール
スクリーニング	①風疹抗体価 ②子宮頸癌 ③性感染症 ④歯科疾患（妊娠中は唾液分泌低下，つわり時に歯磨きが困難となるケースがあるなど歯周病が増悪する可能性がある．また歯周病は早産のリスクとも言われるため，早期介入する．）
ワクチン	①MR ②水痘 ③インフルエンザ ④おたふくかぜ ⑤百日咳（※）⑥B型肝炎
ライフスタイル	①家族計画に合わせた避妊・安全なセックスや基礎体温・タイミング法の指導 ②葉酸摂取（妊娠の最低1か月前〜妊娠3か月の内服が推奨．妊娠判明後からでは不十分であり，挙児希望の場合には内服開始を勧める．）③理想体重と運動・食事 ④禁煙，節酒（妊娠中は禁酒），シートベルト着用 ⑤衛生

（※）百日咳：乳児が百日咳にかかると重症化の恐れがある．そのため妊婦に対し，Tdapの接種を推奨している国もある．しかしながら日本ではTdapは未承認であり，承認されている成人用三種混合ワクチンは妊婦への安全性は確立していないという実情がある．

Box 4 各種避妊法とパール指数

パール指数：1年間にそれぞれの避妊方法を行った100人の女性のうち何人が妊娠するか（避妊を失敗するか）」をパーセントで表したもの

避妊法	理想的な使用＊(%)	一般的な使用＊＊(%)	1年間の継続率(%)
ピル（OC）	0.3	8	68
コンドーム	2	15	53
殺精子剤	18	29	42
ペッサリー	6	16	57
薬物添加IUD	0.1〜0.6	0.1〜0.8	78〜81
リズム法	1〜9	25	51
女性避妊手術	0.5	0.5	100
男性避妊手術	0.1	0.15	100
避妊せず	85	85	

＊理想的な使用とは：選んだ避妊法を正しく続けて使用している場合
＊＊一般的な使用とは，飲み忘れを含め一般的に使用している場合

③胎児毒性が問題となる時期（16w0d〜）

胎児発育の抑制や機能的発育への影響・分娩直後の新生児の薬剤からの離脱障害などが問題となる（胎児毒性）．例えば妊婦は腰痛のため湿布を希望することも多いが，妊娠後期のNSAIDs投与は動脈管を収縮させるおそれがあるため注意が必要である．他にACE阻害薬やARBなども胎児毒性を呈する．

処方に悩む場合には，妊婦のかかりつけの産婦人科医に相談するのもよい．全妊娠期間を通じて言えることだが，処方の必要性を検討し，必要であれば投薬の必要性を妊婦に伝えることが大切である．処方にあたってはエビデンスのあるものを選択する．

＊妊娠期と薬の参考資料
・林昌洋，佐藤孝道，北川浩明（編）：実践妊娠と薬，第2版，（株）じほう，2010.
以下2つは授乳期の参考にもなる．
・愛知県薬剤師会「妊娠・授乳と薬」対応基本手引き改定2版．
http://www.achmc.pref.aichi.jp/sector/hoken/information/pdf/drugtaioutebikikaitei%20.pdf
・伊藤真也，村島温子（編）：薬物治療コンサルテーション，妊娠と授乳，第2版，南山堂，2014.

2）授乳期と薬

添付文書には多くの薬に「投与中は授乳を中止」や「授乳を避けさせる」とある．実際に薬剤の母乳移行はあるが，その量はわずかで，乳児に対する

影響は少ないことが多い．しかし前提として，本当に投薬が必要なのか，より安全な薬はないかを考慮する必要がある．内服中に児に発疹・下痢・意識状態の変化などを認めた場合は小児科を受診するよう勧める．

注意すべきは，乳児の曝露レベルが高くなる薬（フェノバルビタールなど），乳児に対する直接の影響のありうる薬（放射性アイソトープなど），乳汁を分泌抑制する薬（エストロゲンを含む経口避妊薬など），母親の薬物乱用となりうる薬（アルコールなど）である[8]．

＊授乳と薬の参考資料
・妊娠と薬情報センター「授乳と薬について」
　http://www.ncchd.go.jp/kusuri/news_med/
　druglist.html
・WHO Breastfeeding and maternal medication
　http://www.who.int/maternal_child_adolescent/
　documents/55732/en/（情報は少し古い）
・Drugs and Lactation Database
　http://toxnet.nlm.nih.gov/newtoxnet/lactmed.htm

投薬時の安易な母乳中断は乳汁の分泌抑制や，乳腺炎につながることもある．中断せざるを得ない場合には中止中の搾乳や代替の栄養について考えることも忘れてはならない．

4．更年期
更年期障害

更年期の器質的変化に起因しない症状のうち，日常に支障を来すものを更年期障害と呼ぶ．

ある報告[9]では，更年期症状で不定愁訴を呈する患者の約7割に何らかのストレス因子を認めたとある．「自身の健康問題」，「夫との関係」，「子供の成長や就職」，「両親の他界や介護」などがその因子であり，ライフステージの変化が症状に影響しうる．

診断では甲状腺疾患・うつ病・悪性疾患の除外が必要である．治療には漢方薬やHRT（ホルモン補充療法）がある．「簡略更年期指数（SMI）」や「証決定のための質問票」を参考に薬剤を選択する．漢方薬は桂枝茯苓丸・加味逍遥散・当帰芍薬散が代表的である．HRTはホットフラッシュなど血管運動神経症状に対する効果がある．

5．老年期
骨盤臓器脱（性器脱）

骨盤臓器脱は子宮脱・膀胱瘤・尿道瘤・直腸瘤・小腸瘤の総称である．分娩時の骨盤底筋や靭帯の損傷や，女性ホルモンの減少で骨盤底の支持組織が弱くなること，子宮摘出後などが要因である．下垂感・頻尿・尿失禁・便秘などを呈し，患者のQOLに関わる疾患である．

治療は保存的治療と手術療法がある．軽度であれば行動療法（骨盤底筋体操・排尿日誌など）と生活指導（ガードルなどで腹圧をかけない・いきんでの排尿をやめる・便秘の解消など）を行うことで，下垂感が減少することもある．ペッサリーは下垂を抑えるために腟内に挿入するもので，サイズは腟口の長径より1〜2cm大きいサイズを選ぶ．初めは2週間後のフォローアップとし，サイズが安定すれば3か月毎に腟壁びらんや直腸腟瘻など有害事象がないかを確認する．挿入の際，禁忌事項がなければエストリオール腟錠を入れることが有害事象の予防になると言われている．

患者が手術を希望する場合，ペッサリーの有害事象が大きい場合，ペッサリーのサイズを上げても自然脱出してしまう場合などは専門医を紹介する．

排尿のトラブル

尿失禁の要因は様々であり，それぞれに特徴的な症状がある．「重いものを持った時に／咳やくしゃみをした時に　漏れてしまった」という訴えがあれば腹圧性尿失禁が疑われる．また，「急に尿意をもよおし，トイレに間に合わなかった」「水の音を聞いたら／水に触れたら漏れてしまった」という訴えがあれば切迫性尿失禁が疑われる．混合性尿失禁はそれら二つの特徴を併せ持っている．「尿が少しずつ漏れ出てしまう」という訴えとともに排尿障害を合併している時には溢流性尿失禁が疑われる．詳細な問診は尿失禁の原因・タイプを知るうえで重要である．尿路感染症や悪性疾患の関与もありうるため，尿検査は必要である．また残尿測定で残尿が50mLを超えている場合は専門医を紹介する．

治療は前提として行動療法がある．生活指導として体重管理，運動・禁煙・便秘の解消，飲水量やカフェイン摂取の減量などがあり，それ以外に骨盤底筋体操，膀胱訓練がある．また排尿日誌は介入後も記録してもらい，変化を確認していく．

Case 2（更年期障害）

46歳の女性が，最近疲れやすく，不安感を認めるようになったと来院．2経妊2経産．月経周期は28日周期であったが，1年ほど前より不順で経血量も少なくなってきた．最終月経は3か月前に3日間．顔のほてりやのぼせ，いらつきも最近自覚する．サプリメントを含め内服はなし．体重の増減はなく，気分の落ち込みや意欲の低下もないが，今年から長男が大学入学で一人暮らしを始めたため，寂しい気持ちがある．血液検査では貧血や甲状腺の値は問題なかった．

■ その他取り扱う健康問題

陰部掻痒

①萎縮性腟炎：閉経後はエストロゲンの減少で，腟粘膜上皮が萎縮する．また腟内常在菌が減少し，感染が起こりやすくなる．これらの変化により掻痒感をきたすことがある．
②接触性皮膚炎：おりものシート・ナイロン製の下着・市販の陰部用外用薬・洗浄のしすぎなどが原因となる．予防・治療は原因を除去することが重要である．

他にカンジダ外陰・腟炎，細菌性腟炎などで陰部掻痒を認める．

帯下の問題

①細菌性腟症：生臭い（腐った魚の臭い），灰白色の帯下が特徴である．この主訴があれば腟培養を施行し，メトロニダゾール腟錠や内服を処方する．
②カンジダ：カッテージチーズ様の白色粘稠性の帯下を認めるが，老年期では帯下を認めないこともある．顕微鏡で菌糸を認めれば診断可能だが，顕微鏡がない場合には腟培養施行し，抗真菌薬の腟錠（例：オキシコナゾール）および外用薬を用いる．自覚症状の消失を治癒の目安とする．

自施設にクスコがないことも多いとは思うが，クスコがなくとも，腟培養は帯下をスワブで採取すればよいので可能である．

月経移動

課外活動などで月経移動を希望するケースは少なくない．
①月経を早める方法：月経をずらしたい月の前の月経周期3〜7日目から10〜14日間中用量ピル（低用量であれば一相性，中用量であればプラノバール®など）を1錠／日内服する．
②月経を遅らせる方法：月経開始予定の5〜7日前から中用量ピルを遅らせたい時期まで内服する．

無月経

月経発来したにもかかわらず，無月経が3か月以上続く場合を「続発性無月経」という．原因はストレス・過度のスポーツ・ダイエットなどでの体重減少・神経性食思不振症・高プロラクチン血症・多嚢胞性卵巣症候群・薬剤性・甲状腺疾患・下垂体疾患などがあるが，不明なことも多い．長期の無月経による低エストロゲン血症は骨量の低下をきたし，疲労骨折や将来骨粗鬆症につながる可能性があるため，原因検索と並行して月経を起こす必要がある．第1度無月経（ゲスターゲンテストで消退出血あり）ではホルムストローム療法を，第2度無月経（エストロゲン・ゲスターゲンテストで消退出血あり）ではカウフマン療法を行う．ホルモン剤の使用が困難であれば，婦人科へ紹介する．

乳房の問題

乳房のしこり・くぼみ・オレンジの皮様の変化や乳頭からの異常分泌を認める場合は乳癌除外のために専門医に紹介する．

乳腺炎は乳房（片側の外側上部が好発）に圧痛・熱感・腫脹のあるくさび形をした病変を認め，インフルエンザ様の全身症状を伴う．乳汁うっ滞による「非感染性」と「感染性」がある．治療は乳汁うっ滞の解除（患側からの授乳，患部からのドレナージをよくするために，児の下顎と鼻のラインが硬結部位に向くようにする）と十分な休息や水分摂取が重要である．薬物療法では解熱鎮痛薬を内服する．悪化時や，授乳継続しても改善されない

場合は抗菌薬の投与を検討する．葛根湯は乳房に何らかの変化を認めた場合，乳腺炎予防目的で処方されることが多い．授乳姿勢や含ませ方が発症の要因のこともあるため，地域の助産院や産婦人科を把握し，適切なタイミングで紹介する．

■ まとめ

Women's Health で扱うのは婦人科疾患だけではない．意識的に聞かなくてはわかり得ない健康問題もある．それらに家庭医としてどう対処できるかを中心に述べた．そしてどの分野でもそうだが，患者のコンテキストを理解し，解決策を模索してもらいたい．また基本的な事項として，思春期の患者が保護者と来院した場合の問診は，家族同席以外に本人だけの環境でも行うことや，男性医師が女性の性に関わる診察を行う場合には必ず女性看護師をつけるといった配慮も重要である．

【参照文献】

1）綾部 琢哉．婦人科疾患の診断・治療・管理　3．内分泌疾患　3）早発思春期，遅発思春期．日本産科婦人科学会雑誌研修コーナー．2008；60(11)：490-491.
（思春期の一般的な発育に関しても記載がある）

2）ウィメンズヘルスを研究する女性家庭医グループ．月経困難症に悩む女性の支援ガイド，初版，プリメド社，27p.2006.
（月経困難症の診断フローチャートを引用）

3）USPSTF(U.S.Preventive Task Force)Chlamydial Infecion:Screening
http://www.uspreventiveservicestaskforce.org/Page/Document/RecommendationStatementFinal/chlamydial-infection-screening
（性別，年齢，妊娠か非妊娠か，リスクが高いか否かにおける recommendation を参照できる）

4）USPSTF(U.S.Preventive Task Force) Cervical Cancer:Screening
https://www.uspreventiveservicestaskforce.org/Page/Document/UpdateSummaryFinal/cervical-cancer-screening
（年齢ごとの recommendation を参照できる）

5）藤沼康樹（編）．新・総合診療医学—家庭医療学編，初版．カイ書林，155p，カイ書林，2012
（初版の妊娠前ケアチェックリストを元に，改変）

6）Michael C. Recommendations for preconception care. Am Fam Physician. 2007；76(3)：397-400
（妊娠前ケアの概要を確認できる）

7）日本産婦人科学会（編）．低用量経口避妊薬の使用に関するガイドライン，2006，5p
www.jsog.or.jp/pdf/guideline01feb2006.pdf
（パール指数の表を引用）

8）伊藤真也，村島温子（編）．薬物治療コンサルテーション妊娠と授乳，第2版，南山堂，2014，p42-44.

9）後山尚久．女性の健康管理と心身症3) 更年期女性への心身医学的アプローチ．日本産婦人科学会雑誌．2001；53(9)：184.

（長尾　智子，安来　志保）

7　マタニティ・ケアと家庭医

Case・part 1

24歳女性Kさん．未経妊未経産．2年前に結婚し，挙児希望あり妊娠した．小児期より軽症間欠型の喘息があり当院かかりつけだが，現在は定期薬は使用せずに，発作期にのみ短時間型β刺激薬の吸入を行う程度でコントロールが良好である．妊娠の確認と今後の妊婦健診は近くの産婦人科クリニックで行う予定であるが，初めての妊娠でもあり今後の妊娠経過と分娩，その後の子育てや喘息の管理についても不安を抱えた状態である．

■ はじめに

マタニティ・ケアを産婦人科医だけに依存するのは難しい．実際には妊婦といえども内科疾患，皮膚疾患，整形外科疾患は多く抱えるものであり，家庭医のような幅広い診療能力を持つ医師がケアに関わることは非常に有意義なことである．家庭医が内科や小児科に関してその存在意義を示せるのと同様に，広く産婦人科診療を普段の診療で取り入れ，専門医の負担を軽減し，より良い連携を行うことでマタニティ・ケアに関しても家庭医の存在意義を示すことができるはずである．

家庭医は普段から家族へのアプローチを行うが，これがマタニティ・ケアでも強みとなる．妊婦が生まれてくる子どもに対してどのような感情を持ち，何を心配し，他の家族とどのような関係が生まれるのか．このようなことを頭に入れながらの診療は家庭医の得意とするところで，具体的な授乳指導や育児相談，マタニティブルーや産後うつ病への対処，分娩後の性交渉や次の妊娠計画など，従来の産婦人科医によるマタニティ・ケアだけでは提供できなかった継ぎ目のない医療が家庭医なら提供できる．

子どもが生まれてくるカップルの時点から関わりを持ち，妊娠前健診に始まり全妊娠経過を通じて診療に関わり，生まれてくる子どもの診療もそのまま継続することも可能である．妊娠女性は母となり，そのまま自分の患者でいてくれる．信頼が得られれば父親も，そしてそのカップルの親の世代までまとめて家族全体のかかりつけ医としてケアを提供することができる．

Case・part 2

Kさんはご主人の仕事の都合で実家のある本州から北海道に5年前に引っ越してきている．ご主人は出張も多く不在がち．Kさんは妊娠，子育てについて相談する相手はあまりおらず，Kさんの職場では先輩女性社員はいない．妊娠経過は順調であったが漠然とした妊娠継続の不安を訴えていた．また妊娠が進むにつれ腰痛や頻尿の訴えも出現してきたため，大腿四頭筋を中心とした腰部支持に必要な筋力の向上を目的とした骨盤負担の少ない運動方法を外来で指導した．頻尿は物理的な骨盤スペースの減少が原因であることを説明し，随時膀胱炎のスクリーニングも行いながら飲水制限をしないよう指導した．また妊娠，分娩，子育ての不安に対しては「子育て支援センター」の紹介や，コミュニティカフェでの妊婦の集いを紹介し，ネットワーク形成を勧めた．

*ここでの家庭医のスキル：
①妊娠に伴う正常な身体機能の変化と頻度の高い妊娠関連症状に対する診断と治療を適切に行うことができる．
②無症候性細菌尿による切迫早産と低出生体重児分娩のリスクを認知して，適切にスクリーニングと介入ができる．
③女性の健康問題に対応する地域における社会資源を知り，適切に紹介できる．

■ アプローチの基本

家庭医がマタニティ・ケアを提供する際の役割には以下のようなものがある．

ソーシャルワーカー的な役割
・家族計画，不妊相談，避妊，分娩スタイル，産院選び，子育てなどに関する一番初めの窓口として

・妊娠出産に対する希望とニーズに合わせた最適
　な専門医やリソースの紹介元として

産婦人科医のアシスタントとしての役割
・意思決定が難しい場面での相談役として（例：
　出生前診断で血液検査の異常値がでた場合に，
　流産の危険を冒しても羊水穿刺をするか）
・産婦人科医などの専門医，助産師，メディアから
　の情報を整理して伝えるメッセンジャーとして

産婦人科だけではカバーしきれない範囲をケアする役割
・子育てバーンアウト，産後うつ病など従来見逃
　されやすかった領域へのスクリーニングや全人
　的介入を行う医師として 医学的管理だけでは
　不十分な心理社会的サポートを補助する

マタニティ・ケアをよく知る非産婦人科医としての役割
・基礎疾患などがあり複数の科にわたり専門医を
　必要とする際の診療コーディネーターとして
・産婦人科がカバーしない領域の診療を担うコン
　サルタントとして（例：妊娠時に生じた腰痛の
　診療，産褥期の発熱で産婦人科には関係の無い
　疾患の診断／治療，例えば産後甲状腺炎など）
　家庭医として本格的にマタニティ・ケアに関わる
　際には，
・十分な議論と合意の下，診療の手助けをする
　（例：低リスクで妊娠女性の希望に沿えば妊婦
　健診や分娩を産婦人科との連携で行う）
・忙しい産婦人科には直接頼みづらいことを聞く
　相談役として（例：退院時診察や病棟指示，処方
　箋や各種書類の作成など）
・アクセスの良い医療機関として（例：妊娠中の
　出血やおりものの増加，腹痛など突発的だが
　緊急を要しない程度の症状の診療にあたり，必要
　に応じて専門医への紹介を適切に行う）

Case・part 3
　Kさんの妊娠は順調に経過していた．腰痛
とも上手につきあえている．分娩・子育ての
負担を考え，子育て支援センターで知り合った
保健師さんの勧めに従って里帰り出産を希望
していた．しかし，肝心のKさんの母親に
進行期の胃がんが見つかり，手術やその後の
治療が続くことが判明した．ご両親に分娩や
子育ての支援をしてもらえないとわかった
Kさんは，不安な中でご主人とともに北海道
で分娩，子育てに望むこととした．ご主人の
多忙さは変わらず，またKさんから見れば
ご主人があまり子育てに対する関心もない
ような様子で不安である．そこであなたは，
ご主人とKさんを一緒に外来受診していた
だき，今後の分娩と子育てについてそれぞれ
から意見を聞きとった．Kさんの不安を
ご主人は理解していたが，ご主人も子育てに
協力しなければならないと思っていながらも，
具体的に自分ができることがわからず，
また経験がないため不安も大きいという
ことだった．このことはKさんにとっても
意外だったが，同時にご主人のこのような
不安についてKさんに知らされていなかった
ため，一緒に頑張っていこうという気持ち
にもなったという．Kさんが通っている
産婦人科クリニックに連絡を取り，両親学級
があることを知ったあなたは，早速その学級
への参加を促し，1か月後にご主人とKさん
が学級に参加したという連絡を受けた．

＊ここでの家庭医のスキル：
①家庭背景と Family Dynamics を理解したうえ
で，今後起こりうる問題について事前に協議する
ことができる．
②問題点を包括的に整理し，関係者間で共有する
場を設定し，現実可能な解決策を提案する．
③継続的かつ全人的なケアを提供し続け，医師の
役割を越えた範疇であっても社会資源の活用などを
通じて患者の健康に寄与できる．

■ 専門医との連携
　家庭医としてマタニティ・ケアに関わるためには
産婦人科医との連携，いざというときのバック
アップの確保は欠かせない．そのためには十分な
産婦人科・マタニティ・ケアに関する知識と研修を
積み，診療現場の安全を十分に確保した上でマタ
ニティ・ケアの提供を行う必要がある．
　実際には定期的に連携する医療現場に足を運び，
情報交換や相談ができる関係を築くことが望まし
い．普段からこちらの診療のレベルが相手に伝わること，
相手の診療現場の状況を知ることからすべては

始まる．特に家庭医として常に生涯教育として
マタニティ・ケアを学び続けていくためには現場
での学びの場を確立することが必須である．

　マタニティ・ケアを実際に提供するのであれば，
どこまでが自分の診療範囲であるのか，という
ことに関しては明確なライン設定が必要である．
例えば妊婦健診を行うのであれば何週まで
フォローするのか，分娩時のルール策定，緊急
事態の際の連絡方法などをあらかじめ綿密に相談の
うえ決めておく必要がある．

　またあくまでも家庭医としてマタニティ・ケア
を提供するならば，徹底したリスク評価が行える
ようにならなくてはならない．リスクのある妊婦を
どのようにケアするかは，自分の実力だけでなく
専門医との連携がどのような形でできるのかが
大きく影響する．

Case・part 4

　Kさんの分娩が近くなり，現在妊娠38週目
である．喘息の定期再診で受診していた
Kさんが，クリニックのトイレで破水した
ようだとのことで至急診察することになった．
出血はなく，破水量はわずかである．急ぎ
経腹エコーで胎盤の位置が十分に高いことを
確認し，清潔手技を心がけながら診察を行った．
子宮口は開いておらず，後腟円蓋に透明な
液体の貯留を認めた．液体の乾燥スメアで
シダ状パターンを認めたため破水を確定し，
感染兆候もなく，腹部の張りも認めない
ことから担当の産婦人科医院に連絡をして
分娩待機目的で産婦人科医院に入院の手配を
行った．後日，入院して18時間で無事経腟
自然分娩となったことを産婦人科医院から
連絡を受けた．Kさんの強い希望もあり
褥婦健診とお子さんの乳児健診は一緒に
当院で行うことを産婦人科医院から依頼
された．1か月後，元気な男の子と一緒に
家族3人で受診となり，今後のお子さんの
ケアと産褥期の生活について説明し，今後の
家族計画について相談した．Kさん夫妻は
2人目の妊娠を希望していたが，数年は
空けての妊娠を希望したため具体的な避妊の
方法を相談し，2人目妊娠の希望が具体的に
なるまではIUDを挿入して避妊をすること
となった．妊娠3か月目で再び受診し，
感染兆候がないことを確認したうえでIUDを

挿入，その後の性交渉と感染症予防について
情報を提供した．しかし，その際に気分の
落ち込みなどを訴えたため産後うつ病の
スクリーニングを行い，結果は陰性であった．
ご本人とも相談し，しばらくは頻回の外来
通院をしてもらいながら，産後うつ病疑い
としてフォローすることとなった．

＊ここでの家庭医のスキル：
①分娩兆候を適切に評価し，安全な分娩に向けて
専門医と連携できる．
②分娩後の家族計画や子育てについて具体的な
対策を実行できる．
③アクセスの良さを有効に活用して，適切な産後
ケアを提供できる．

■ まとめ

・家庭医はさまざまなレベルでマタニティ・ケア
を提供できる能力を持つ必要がある
・家庭医に求められるマタニティ・ケアは産婦人
科医が提供するケアとは役割の広さが異なる
・家庭医にしか提供できないマタニティ・ケアの
範囲がある
・マタニティ・ケアは家庭医の診療の幅を示し，
家族を包括的にケアするための非常に大切な診療
範囲である
・連携能力の高さを活かし，産婦人科医や助産師
との密接な連携で家庭医ならではのマタニティ・
ケアを提供することが可能である

【参考文献】

家庭医としてマタニティ・ケアに関わる際の参考文献
① McDaniel SH, 他著, 松下明 監訳：家族指向のプライマリ・
　ケア，第9，10章，シュプリンガー・フェアラーク東京，2006.

実際のマタニティ・ケアに関する資料
②日本産科婦人科学会／日本産婦人科医会編集・監修. 産婦人
　科診療ガイドライン産科編2011, 日本産科婦人科学会
③ Kirkham C, Harris S, Grzybowski S. Evidence-based
　prenatal care：part II. Third-trimester care and prevention
　of infectious diseases. Am Fam Physician. 2005；71(8)：
　1555-1560.
④ Kirkham C, Harris S, Grzybowski S. Evidence-based
　prenatal care: Part I. General prenatal care and counseling
　issues. Am Fam Physician. 2005；71(7)：1307-1316.
（米国小児科学会が編纂したエビデンスに基づいた子育ての教科書.
　当院では研修医全員に配り，小児健診として予防接種の際に
　この本の内容が指導できるように参考とさせている．)
⑤ American Academy of Pediatrics. Caring for Your Baby
　and Young Child：Birth to Age 5, 5th edition, 2009.

（小嶋　一）

8 家庭医とスポーツ医学

■ はじめに

　家庭医はスポーツ医学にどのように関わることができるのだろうか．欧米ではスポーツ医学に対する家庭医の役割は一定のコンセンサスが得られているが，日本では医療構造の違いもあり未開拓である．スポーツ医学は筋骨格系だけでなく非筋骨格系の問題も含み，幅広い問題を扱う家庭医と親和性が高い．スポーツ障害は早期発見や早期治療が望ましく，プライマリケアの家庭医が関わる可能性がある．2016年から学校健診に運動器健診が正式に導入され，学校医や家庭医が筋骨格系の診療に関わる機会が増える．そのなかで家庭医は筋骨格系の問題に苦手意識があるため[1]，研修機会や専門家と協働する体制づくりが必要である．家庭医は様々なスポーツ医学特有の問題について知っておきたい．家庭医はスポーツ障害の発見，他部門との連携，包括的ケア，予防活動などを通して，家庭医の視点を盛り込みながらスポーツ医学の診療の一端を担うことができればよい．

■ 筋骨格系の問題

Case 1：野球肘

　12歳男児，小6．少年野球チームのピッチャー．2〜3週間前から投球時に右肘痛があり来院した．最近試合が多く投球回数が増えていた．

　野球選手の肘痛は最もよく遭遇するスポーツ障害の一つである．成長期の学童は野球人口が多い．肘関節周囲の軟骨は損傷されやすく，練習を頑張りすぎて肘痛を生じる子が多い．野球選手の肘痛を総称して野球肘という．成長期の野球肘は成人と異なり骨軟骨障害をきたす．投球動作により肘内側には牽引性の，肘外側には衝突性の外力が働く．成長期の野球肘は内側上顆の骨軟骨障害が多くを占める．内側上顆障害は，投球時の肘内側痛，内側上顆の圧痛や可動域制限，外反ストレス痛がある．内側の障害は適切に対応すれば通常数週間で痛みは軽減する．肘痛があるにもかか

わらず負担をかけ続けると，肘外側の上腕骨小頭の離断性骨軟骨炎を生じてしまう場合がある．頻度は内側上顆障害よりかなり低い（野球肘検診で100人中2〜3人に発見）が，障害が重篤で治療に難渋する．最も避けたい肘の障害である．無症状の場合もあり超音波検査が有用である．

　成長期の野球選手は肘の障害のリスク集団と言える．家庭医は学童の野球選手に肘痛がないか尋ねる．増悪動作（つまり投球動作）を控え原因（投げ過ぎや不良なフォームなど）を改善する．どのようなスポーツ障害にも言えることだが，症状が出現するに至った経緯や原因を探らなければならない．多くの場合複数の原因が存在する．それらの原因を改善することが治療や再発予防において重要である．

Case 2：オスグット病

　13歳女子，中1．バスケットボール部．小学校高学年の時から運動時に左膝前面の痛みがあり，増悪と寛解を繰り返していた．1か月前より左膝痛が増強するため受診した．脛骨粗面部に腫脹と圧痛を認めた．

　大腿四頭筋は骨盤や膝蓋骨に，膝蓋腱は膝蓋骨や脛骨粗面に付着する．これらの膝伸展機構はジャンプやランニングなどで繰り返し負担がかかる．成長期は骨が伸びるため相対的に筋腱の柔軟性が低下する．筋腱付着部の骨軟骨に牽引性の過剰な負荷がかかり，骨軟骨障害を生じる．オスグット病は膝蓋腱の脛骨粗面付着部の骨軟骨障害である．成長期の学童に多い．脛骨粗面に圧痛や腫脹があり超音波検査では骨軟骨の不整を認める．下肢や骨盤周囲の柔軟性が低下している例が多い．負荷量を調整し柔軟性を獲得する．

　子どもの骨端や関節周囲には軟骨や骨端線が豊富に存在する．靭帯や腱は骨端に付着する．軟骨は力学的に弱いため靭帯や腱実質よりも損傷されやすい．成長期のスポーツ障害は骨軟骨障害が大部分を占める[2]（**Box 1**）．

Box 1　成長期の運動器スポーツ障害例

部位	障害
肩	上腕骨近位骨端線障害
肘	野球肘（内側：上腕骨内側上顆障害，外側：上腕骨小頭障害（離断性骨軟骨炎），後方：肘頭障害，など）
脊椎	腰椎分離症，腰椎終板障害
骨盤	骨盤（腸骨・恥骨・坐骨）の骨軟骨障害
膝・下腿	オスグット・シュラッター病，有痛性分裂膝蓋骨，円板状半月板損傷，大腿骨離断性骨軟骨炎，脛骨疲労骨折，シンスプリント，肉離れ（大腿，下腿），など．
足部	足関節捻挫（靭帯断裂や骨軟骨剥離骨折），踵骨骨端症（Sever 病），距骨離断性骨軟骨炎，過剰骨障害（有痛性外脛骨，三角骨障害），中足骨疲労骨折，など．

Case 3：腰椎分離症

13歳，中1男子，サッカー部．2～3週間前から運動時に腰痛があり，次第に増強するため受診した．

腰椎分離症は腰椎後方の椎弓部の疲労骨折である．成長期の中学生（13～15歳）の男児に多い．成長期の腰部スポーツ障害の 25～50% を占める[3,4]．分離症は初期であればあるほど治癒率が高い．そのためなるべく早期に発見して治療につなげたい．成長期のスポーツ選手の腰痛をみたら，まず分離症を疑うことが重要である．

腰椎分離症は運動時痛が主で，腰を伸ばしたり捻ると痛みが増強する．診察では腰椎の伸展時痛や回旋時痛と棘突起の圧痛を確認する（第5腰椎が約90%を占める）．これらの所見があれば分離症をより強く疑う．ほとんどの症例で下肢の柔軟性が低下している．分離症（疲労骨折）の程度（病期）は CT や MRI で判断する．治療は病期や年齢によって異なる．

■ 非筋骨格系の問題

Case 4：脳震盪

中学生のサッカー部の試合に帯同した時，ゴールキーパーの顔面に相手選手の膝が直撃し，ゴールキーパーがその場で倒れた．

まず重症頭部外傷や頸髄損傷の除外が必要である．次に脳震盪の評価を行う（Box 2）．受傷者を動かせるのであればサイドラインで評価をしてもよい．現場では迅速な脳震盪の評価を求められるため，あらかじめ Sport concussion assessment tool 3 (SCAT3)[5]，pocket SCAT3[6] などの評価手段の内容を吟味し，すぐに実践できるように自分なりの評価手順を作成しておく（Box 2）．

脳震盪は頭部や顔面，頸部への衝撃により発生し自然軽快する神経機能障害で，さまざまな症状を呈する．意識消失の有無は問わない．原則受傷当日の return to play は禁止で，特に 10 代など若年者では避ける．24～48 時間の注意深い経過観察の後，段階的なプロトコールに従って競技に復帰する[7]．

Case 5：運動誘発性気管支攣縮

19歳男性，大学陸上選手．足関節捻挫で通院治療中．ときどき運動時に息苦しい感じがあると相談を受けた．これまで喘息歴なし．失神や心電図異常なし．呼吸音清明で，心音，心電図，心エコーでは異常所見なし．呼吸機能検査は正常だったが，運動誘発テストでは1秒量が減少した．

スポーツ選手の胸部症状はまず心疾患を疑う．稀だが致死的な心疾患が隠れている場合がある．病歴や心音，心電図を確認し，必要であれば心エコーや循環器内科にコンサルトする．呼吸器症状の場合，運動誘発性気管支攣縮（exercise induced bronchoconstriction: EIB）の可能性がある．

運動誘発性気管支攣縮は，喘息ではない人が運動により気管支攣縮を生じ，運動中あるいは運動後に喘鳴，呼吸苦，咳，胸部絞扼感などの喘息様症状を来す[9]．通常強い運動をした5～10分

Box 2　脳震盪の sideline management

1.　ABCD の評価	・BLS に従い評価
2.　重症外傷の除外	
a.　頚髄損傷	・問診：頚部痛，四肢のしびれ等. ・診察：四肢の運動（両手挙上，両膝立て）や感覚機能，棘突起の圧痛．自動運動痛等.
b.　頭蓋内出血	・意識レベル，頭痛や嘔吐など頭蓋内圧亢進症状，四肢麻痺の所見. ・画像診断適応の判断[8]：[New Orleans criteria（画像異常の感度99%，特異度5%）；頭痛，嘔気，61歳以上，アルコール/薬物中毒，前向性健忘，鎖骨より中枢の骨・軟部組織損傷，けいれん，のいずれか一つあれば検討].
3.　脳震盪の評価	・症状（健忘や意識消失，頭痛など），記憶機能（「最後に点を取ったのは？」，Maddocks Questions など），バランステスト（非利き足の片足立ち10秒など）を評価. ・SCAT3，pocketSCAT3 などの脳震盪評価ツールを活用.
4.　脳震盪後の対応	・原則当日の return to play は禁止．24〜48時間の注意深い経過観察. ・ゆっくりと復帰．段階的 protocol では6つのステップを各24時間以上かけてクリアする.

後に生じる．EIB は一般人の5〜30%，アスリートの10〜50%で認められ[10]，自己申告が少なく"隠れ"EIB が多いと予想される．Winter sports や high-ventilation sports で多い．診断はまず呼吸機能検査を行うが多くは正常で，次に運動などで誘発テストを行う．EIB への対応は，予防として trigger（アレルゲン，環境）をさける，適切な warm-up，マスク着用や鼻呼吸（冷たい乾燥した空気を避ける）など，薬物治療として短時間型β2吸入薬や抗ロイコトリエン拮抗薬がある.

ホームページではドーピング防止の使用可能薬リストが入手でき，また JADA と提携する Global DRO Japan（http://www.globaldro.com/jp-ja/default.aspx）では禁止薬剤を検索できる．公認スポーツファーマシストや都道府県薬剤師会に問い合わせもできる．禁止薬物を使用する必要がある場合には，治療目的使用に係る除外措置（Therapeutic Use Exemptions: TUE）を申請しなければならない．詳細は JADA のホームページを参照.

Case 6：ドーピング

　17歳の女性選手．「国体に出場する時にドーピング検査があると聞いたが，喘息の吸入薬はひっかからないのか？」と相談に来た.

　毎年，世界アンチ・ドーピング機構（WADA）から禁止表国際基準が発表される．これは日本アンチ・ドーピング機構（JADA）のホームページ（http://www.playtruejapan.org/）から入手できる．主に常時禁止される物質と競技会時に禁止される物質にわかれ，前者はステロイド薬，ホルモン剤，β2作用薬，利尿剤など，後者は興奮剤，糖質コルチコイド（経口使用，静脈内使用，筋肉内使用，経直腸使用）などがある.

　日本でも国体など全日本レベルの大会ではドーピング検査が導入されている．日本体育協会の

Case 7：女性とスポーツ

　16歳女性，高校1年，陸上長距離選手．2週間前からランニング時の右足部痛を自覚．痛みが増強するため来院．右第2中足骨の疲労骨折を認め負荷量の調整などを行った．高校1年生になり練習量が増えた．体重は減少し最近3か月ほどは月経がないと言う.

　女性アスリートの三徴 female athlete triad は，① low energy availability：利用可能エネルギー不足，②視床下部性無月経，③骨粗鬆症で特徴付けられ[11]，主因は low energy availability とされている．無月経は審美性を問うスポーツや長距離走で多く，また無月経の人は疲労骨折の発症率が高い[12]．これらの問題が表面化する前に

予防したい.

疲労骨折に対しては運動量の調整が必要である. またその背景に無月経や low energy availability が存在する場合, 栄養管理やトレーニング内容の見直しを行い, 体重を増加させて月経を回復するように努める.

スポーツ現場で女性選手が直面する問題は無月経や月経困難症など月経に関する問題が多い[13]. 日本では女性選手が月経随伴症状や月経周期の調整のため低用量ピルを使用する率は低いが[14], 今後は情報提供や診療の機会が増えるだろう.

> **Case 8：運動処方**
> 高血圧で通院中の58歳の男性から「健康のために運動をしたいが, どのような運動をしたらいいか」と相談を受けた.

日本におけるスポーツ関連の突然死の頻度は, 小中高生を多く含む体育施設では1,636万人に1件と低く大学生でも20万人に1件程度であるが, 中高年者の頻度は若年者と比較し10倍近くとなっている[15]. これは動脈硬化性の冠動脈疾患が増加するためである. 突然死は中高年者や男性に多く, ほとんどの原因は心疾患である. 運動負荷テストは運動処方に関する有用な情報が得られるが地域によってはアクセスが難しい. 基礎疾患のリスクが高い場合や multiple risk factors が存在する場合は検討する[16].

運動強度は Borg 指数で11（light：楽である）〜13（fairy hard：ややきつい）が良い. これはちょうど最大酸素摂取量の40〜60%程度の運動量に相当する. 時間は1日30〜60分ほどで, 10分の運動を繰り返しても良い. 頻度は週に3回以上, 運動種類は基本的に有酸素運動を勧める.

■ 超音波機器の有用性

筋骨格系の診療で超音波機器の有用性は計り知れない. 筋骨格系組織は体表から近く超音波で観察しやすい. 超音波は靭帯や腱などの軟部組織描出に優れ, 軟骨や骨表面の評価もできる. また観察部位を動かしながら動的な評価ができるため, 多大な情報が得られる. そしてエコーガイド下の注射など治療に使用することで, その有用性は倍増する. 超音波機器は小型化が進み, 診察室に置き病院外に持ち出すことができる. 大型画像診断装置のない診療所では, 超音波機器は強力な画像診断ツールになる.

昨今, 超音波機器による運動器診療が注目されている. 筋骨格系の超音波診療はその簡便さや診断能力の高さから今後さらに発展するだろう. 運動器診療に関わる家庭医は, 超音波機器による診療スキルを獲得しなければならない.

■ まとめ

・家庭医はスポーツ障害について知識を深め, 早期発見や治療, 予防活動などスポーツ医学の診療の一翼を担う.
・家庭医は範囲の広いスポーツ医学の問題について, スクリーニング, 包括的なケア, 他部門との連携などを行い, 家庭医の強みを生かしながら関わる.

【参考文献】

1）Jeffrey M, et al. Confidence of Graduating Family Practice Residents in Their Management of Musculoskeletal Conditions. Am J Orthop. 2000;29:945-52.
2）柏口　新二. 子どものスポーツ障害こう防ぐ, こう直す. 主婦と生活社. 2008.
3）Kyle J, et al. Childhood and adolescent sports-related overuse injuries. Am Fam Physician. 2006；73：1014-22.
4）西良　浩一ら. 脊椎の疲労骨折 - 腰椎分離症 -. 臨床スポーツ医学. 2010；27(4)：411-421.
5）https://www.rugby-japan.jp/wp-content/uploads/2016/03/scat3_ja.pdf
6）https://www.rugby-japan.jp/wp-content/uploads/2016/03/pcrt_ja.pdf
7）Paul McCrory. et al. Consensus Statement on Concussion in Sport 3rd International Conference on Concussion in　Sport Held in Zurich, November 2008. Clin J Sport Med. 2009；19：185-200.
8）Allen H, et al. Concussion. N Engl J Med. 2007；356:166-72.
9）Michael A, et al. Exercise-induced bronchocostriction: diagnosis and management. Am Fam Physician. 2011；84(4)：427-434.
10）Jonathan P, et al. Exercise-induced bronchospasm. DeLee & Drez's Orthopaedic Sports Medicine.180-185. Saunders. 2009.
11）Aurelia N, et al. The female athlete triad. Medicine & Science in Sports & Exercise. 2007；39：1867-1882.
12）能勢さやから. 女性トップアスリートにおける無月経と疲労骨折の検討. 日本臨床スポーツ医学会誌. 2014；22(1)：67-74.
13）土肥美智子. 女性アスリートサポートの立場から. 日本臨床スポーツ医学会誌. 2013；21(3)：529-531.
14）能勢さやから. 女性トップアスリートの低用量ピル使用率とこれからの課題. 日本臨床スポーツ医学会誌. 2014；22(1)：122-127.
15）真鍋　知宏. アスリートの突然死の疫学. 臨床スポーツ医学. 2012；29(2)：139-145.
16）ACSM's Guideline for Exercise Testing and Prescription. Eight edition.p105.LWW. 2010.

（池尻　好聡）

9　園医・校医・産業医と家庭医

1　産業医

> ### Case 1 · part 1
>
> 　C医師は産業医となり5か月目. 現在担当しているY社は労働者300人ほどの精密機器工場であり, 嘱託産業医として月1回の事業所訪問と巡視を行っている. C医師はY社に一番近い診療所の医師としても勤務しており, 産業医になる以前からY社に勤めている労働者が受診していた（このことをC医師が特に意識し出したのは, 実は産業医になってからだった）.
>
> 　先日診療所に頭部外傷で受診した50歳の男性Dさんが, Y社での仕事中の怪我だったため, 本日は事業所の衛生管理者担当の方とともにDさんが怪我をした現場を巡視し, 産業医としての意見を安全衛生委員会で述べることになっている.

■ 産業医は何をしているのか？

　産業保健（Occupational health）の目的は, 1995年に出されたWHO/ILO合同委員会報告書の中で,「働く人々すべての, ①身体的・精神的および社会的健康を最高度に維持増進, ②労働条件に起因する健康障害を予防, ③健康に不利な諸条件から雇用中の労働者を保護, ④労働者の生理学的および心理学的特徴に適合する職場環境に労働者を配置し, 健康を維持する」ことと定義されており[1], 産業医の活動は医師という専門職の立場からこの目的を達成しようとする活動ととらえることができる.

■ 家庭医として産業医をするメリット

　実際に家庭医が産業医として働く場合, 上記の定義のように「働く環境や業務内容が健康状態を増悪させたり新たな疾病を発生させないように, 仕事と健康をうまく組み合わせたりそれぞれを改善したりする」視点で活動する[1]ことと同時に, 事業所を「健康な成人のコミュニティー」という視点でとらえ, ヘルスプロモーションの視点を持って関わるとよい. 事業所で働く人々は医療機関を受診する機会が少ない15歳から60代前半の年齢層であり**（Box 1）**, 産業医活動をこれらの人々と接する貴重な機会と考えることができる.

　家庭医としての考え方に立てば, 産業医として活動する際にも地域包括ケアの視点（第Ⅱ章参照）を応用して, 担当事業所が持つ問題をあぶり出し, 予防的介入を含めたヘルスプロモーション活動を積極的に行っていくことができるだろう. また, いつも外来に受診している方が仕事を生き生きとしている様子を見ることで, 人として違った側面が理解でき, よりよい患者-医者関係, もしくはそれらを越えた人間関係が形成されるかもしれない. もちろん事業所という場においても, いつでも何でもまず相談に応じられる身近な存在になるべく, 積極的に周囲とコミュニケーションを図っていく必要があるのは言うまでもない.

■ 産業医活動の実際—5管理を中心に

　それでは, 実際の産業医活動について見ていく. 代表的な産業医としての職務内容は, 5管理としてまとめられている[3]. C医師は今回のDさんの転倒の事例を受けて, この5管理についてチェックをしている.

　糖尿病の管理を行っている医療機関の外来では, ①健康管理:「合併症としての神経障害が今回の転倒に関わっているかどうか, それは改善可能か？」という視点でDさんを診ることが多いと思われる. 産業医の視点に立つと, ②作業環境管理:「その転倒が床の状態や靴の状態などといった作業環境に起因しているか, それは改善可能か？」, ③作業管理:「作業をする際に不安定な姿勢をとる過程が含まれていないかどうか, それは改善可能か？」という視点が含まれる. さらに, ④労働安全衛生

Box 1　外来受療数，医科（対10万人）(文献2)を元に著者作成)

小学生から60歳までの方は他の年齢層と比較して医療機関への外来受診が少なく，日常診療のみでは接触する頻度が少ないことが表より推測できる．

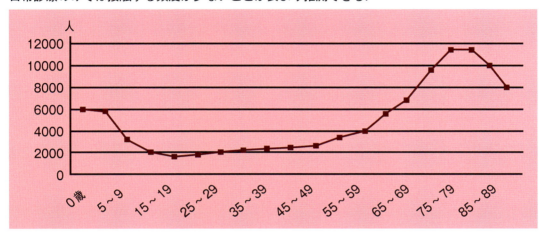

Box 2　産業医の5管理

① 健康管理：作業環境や作業で生じる健康問題の早期発見ならびに罹患疾患の管理
② 作業環境管理：健康への有害要因の同定とその除去
③ 作業管理：作業のやり方を適切に管理し，労働者の健康への影響を最小限に
④ 労働安全衛生管理：上記①②③を推進するための十分な知識と技能の習得
⑤ 総括管理（管理の管理）：上記①②③④を有機的に連携させ，うまくいくように管理

Case 1・part 2

　Dさんが受傷した現場に来たところ，Dさんが通常通り作業されていたので，C医師は当時の状況についてもう一度衛生管理者とともに確認した．出来上がった製品を棚に移そうと，右手に製品を持ちながら左手で椅子の背もたれを持ったところ，バランスを崩しつまずいて転倒し，前頭部に4針縫う挫創を生じたとのことだった．

　C医師は以下のような視点からチェックを始めた．①健康状態としては2型糖尿病を持たれており，他の医療機関で内服加療中であった．②作業環境をチェックしたところ，床に張ってあったテープが少しめくれており，つまずく原因になりそうであった．③作業をチェックすると製品を棚に移す作業の際に，Dさんは作業台に向かった姿勢から180度椅子を回転させ，数歩歩き，背部にある棚に製品を置く作業をしていた．椅子は背もたれがあり座面は回転可能で，4つ足のキャスター付きである．④事業所側からの作業管理や作業環境管理の労働者への教育はシステムとしてしっかり定期的に行われており，⑤労働者自身による見回り，危険個所のチェックもしっかりシステムとして回っていた．

Case 1 · part 3

　C医師は衛生責任者の意見を取り入れて巡視結果をまとめ，安全衛生委員会で発言した．床面の チェックと踵を踏むような靴の履き方を避けること，作業中に椅子の背もたれを無意識につかむ ような動線を避け，机や棚の配置を移動することなどを提案した．またDさんの糖尿病の管理 状況について，本人の許可を得たのち情報提供を医療機関に依頼し，頭部外傷時の頸椎保護の 教育の必要性について提案した．

　C医師は今後巡視を続けるとともに，「健診結果が有所見であったにも関わらず医療機関を 受診していない方の把握」および「抑うつと荷重労働，アルコール摂取量の関係について」，また 「アセトン（有機溶剤）の局所排気が有効に働いているか」作業環境測定を含めた調査を行い， 労働者が健康で快適な職場で働けるように活動を行う予定である．

教育：「転倒予防に関する教育がしっかりできて いたか？」，⑤総括管理：「職場巡視や安全パト ロールといった管理ができていたか？」という 視点が産業医には必要になる．

　これらの活動の根本になるのは，前述の「働く 環境や業務内容が健康状態を増悪させたり新たな 疾病を発生させないように」することである．その ためにはこのDさんの事例を事業所全体で共有 するとともに再発予防に努める必要があり，事業 主や各種管理者が参加する安全衛生委員会に参加 して発言することは重要である．

　C医師が産業医として今後行う予定としている 課題は，第11次労働災害防止計画（平成20〜

24年度）における重点対策として挙げられている ものが含まれている．すなわち，①健康診断などに 基づく健康管理措置の推進，②メンタルヘルスケア 対策の推進，③化学物質に関するリスクアセス メントなどである．この計画には他に，粉じん 障害の防止，化学物質による健康障害の防止，腰痛 予防対策，快適職場づくり対策などが含まれる[4]．

　産業医における多様な職務に全て対応することは なかなか難しいが，担当事業所がどんな問題を 抱えているかをデータ分析し，衛生責任者らを 中心に協力して，限りある時間の中で効率的・ 効果的な介入を行っていくことが重要である．

2　園医，校医

Case 2 · part 1

　C医師はH小学校の校医となり5か月目．現在担当しているH小学校は1学年100人ほどの 規模である．日ごろから一番身近にある診療所として，H小学校に通う小学生はC医師のいる 診療所を訪れていたが，一方C医師は4か月前に学校健診のためにH小学校に行った後はあまり 足を踏み入れることはなかった．

　ある日のこと，C医師は最近水痘を発症する小学生が多いことを気にしていた．1週間前に 3年生の男児が水痘に肺炎を合併し入院，そして数日前にも5年生の女児が水痘に無菌性髄膜炎を 合併しこれまた入院したという状況が印象的だったこともあったのかもしれない．C医師は一度 校医としてH小学校での感染症対策の現状と，ワクチン接種に対して保護者が持っている考え などについて養護教諭と話をしてみようと考えた．

■園医，校医は何をしているのか？

　学校保健（School health）の意義は，①教育活動における健康上の配慮（保健管理）と，②健康に関する教育（保健教育）が2つの柱であり，①学校を構成する児童・生徒および教職員の健康の保持増進をはかる，②学校教育活動に必要な保健安全的配慮を行う，③自ら，自分の健康の保持増進を図ることのできるような能力を育成すること，の3つを目的としている[5]．園医・校医の活動は医師という専門職の立場からこの目的を達成しようとする活動ととらえることができる．

　この章では学校保健安全法の枠組みに従い，「幼稚園および小学校・中学校・高等学校」を校医の担当範囲，「保育園」のみを園医の担当範囲とした．

■家庭医が園医，校医をすることのメリット

　小児領域は急性疾患が多く，時間的制約もある日常外来の中では生物医学的な管理以外にはなかなか介入したくてもできていない現状がある．

　Box 1 で挙げたように，小学生高学年以上の思春期では外来受診をすることが少なくなるため，医療者との接触自体が少なくなる．園医・校医として積極的に関わることで接触が増え，例えば予防的な側面（事故予防，ワクチン接種，禁煙教育，性教育，アルコールを含む薬物乱用，食事や運動などの生活習慣病予防）など健康アウトカムを改善する効果的な介入に，長期的な目線を持って取り組むことが可能となるかもしれない．発達障害やメディア接触に関わる問題，いじめや虐待などといった，以前からある問題ではあるがここ数年さらに注目が増してきている問題に，教職員や教育委員会らと協力して，腰をすえて取り組むことも可能である．

　五十嵐は著書の中で，子ども達が①健全な心，②健全な生活習慣，③事故予防習慣の3つを持ち続け，関わることのできる「子どもの100年を見据えた医師になる」ことが今後必要になると述べている[6]．妊娠する前から亡くなった後まで長期的な視点で関わり続ける家庭医が園医，校医として活動する際にもこのような思いを持ち，さらに自分の健康を自分で管理，増進することができる具体的な知識，手段を子ども達が持つことができるように支援していく取り組みが可能となる．

Case 2 ・ part 2

　在宅訪問診療が早めに終わったある日，C医師は看護師とともにH小学校に立ち寄り，養護教諭のTさんに直接話を聞く時間を作ることができた．

養護教諭Tさん（以下T）「忙しい中わざわざ来てくださりありがとうございます．先に送って下さったFAXを読ませていただきましたが，水痘をはじめワクチンの接種率向上の取り組み，非常に大事ですね．」

C医師（以下C）：「本当に大事だと思っています．どうでしょう，今度保護者の方々と話し合いなど可能でしょうか？」

T：「ちょうど1-2歳の水痘ワクチンが公費負担となるタイミングですし，今度学校保健委員会があるので，そういう場を使って問題提起してみるのも良いかもしれません．我々教職員やPTA役員，保護者などが集まります．でもC先生，一つだけ動き出す前にこれだけは言わせてください．選択と集中という言葉がありますが，どの分野の課題に特に力を注いだらH小学校の子ども達の現在および将来の健康，幸せにつながるかを常に考えながら校医の活動を行ってほしいです．目の前の問題，C先生の得意な領域に取り組みたくなる気持ちもわかりますし，それも重要なことですが，我々の力も子ども達の能力も有限です．どこに力を集中し，どんな取り組みをすれば一番効果的なのか，是非C先生やスタッフの皆さんと一緒に考え，取り組ませてください！」

C：「なるほど，そういう考えも確かにありますし，重要ですね．今の話を持ち帰って，看護師などスタッフを交えて一度議論してみます．」

Box 3　園医，校医，産業医を取り巻く枠組みの対比 （文献3）の枠組みを参考に著者作成）

	事業所	保育園	幼稚園・学校
医師の関わり	産業医	園医	校医
関連法律	労働安全衛生法 労働安全衛生規則	児童福祉施設 最低基準 保育所保育指針	学校保健安全法 学校保健安全施行規則
対象	労働者	園児	園児，児童，生徒，学生， または職員
『場』の管理	作業環境管理	（環境・衛生管理， 安全管理）	学校環境衛生の維持・改善 疾病の予防措置 学校における伝染病・ 食中毒の予防処置
『保育・学習・ 作業』の管理	作業管理	（発達過程に応じ た保育） （長時間の保育や 障害のある子ども の保育への対応）	（−）
『人』の管理	健康管理	（子どもの状態把 握と疾病対応） 健康診断	健康診断・健康相談・ 救急処置
『教育』の運営	労働安全衛生教育	（健康増進，食育）	疾病の保健指導 感染症の予防に関し必要な 指導と助言
『管理』の目標	総括管理（管理の管理）	（保育計画作成） （健康・安全の実 施体制の整備） （小学校・家庭・ 地域社会と連携）	学校保健安全計画の立案 学校保健管理に関する専門 的事項に関する指導 学校薬剤師との協力
キーパーソン	衛生管理者 事業主	園長，保育士	園長・学校長，養護教諭， 保健主事
主要会議	安全衛生委員会	（−）	学校保健委員会
管轄省庁	厚生労働省	厚生労働省	文部科学省

■園医，校医活動の実際

　園医・校医の活動として，児童福祉施設最低基準ならびに学校保健安全法で挙げられているものをBox 3に示す．実際には保育所嘱託医の職務は，「少なくとも年2回の定期健康診断および臨時の健康診断」と児童福祉施設最低基準に述べられているにとどまるが，保育所保育指針の記載を括弧書きで記載してある．

　学校保健における保健管理（環境管理，健康管理），保健教育および保健組織活動と，産業医の業務を対比した形としたが，学校保健安全法において校医は，産業医における作業管理にあたる業務の規定がないのが特徴である．

　保健管理の中で，校医として代表的な仕事として挙げられるのは「健康診断」である．これは健康管理業務の1つであるが比較的多くの成書が出ているため，紙面の関係上，詳細はそちらを参照いただきたい．文部科学省が毎年学校健診における異常所見の割合について公表しており，興味のある方は参照していただきたい[7]．

その他，学級閉鎖に対する意見を求められる．これは「学校保健管理に関する専門的事項に関する指導」の1つであるが，ほとんどがインフルエンザの流行に伴うものである．インフルエンザにおける学級閉鎖の意義については賛否両論あるが[8]，閉鎖の基準については県教育委員会などが独自に設定しており，15〜30%ほどの欠席者数で閉鎖を行うことになっている．

一方，保健教育の枠組みにおいては，「疾病の保健指導，感染症の予防に関し必要な指導と助言」と記載されている．前述した事故予防，ワクチン接種，禁煙教育，性教育，アルコールを含む薬物乱用，食事や運動などの生活習慣病予防などが挙げられる．

■効率的，効果的な園医・校医活動

学校保健の世界的な動きとして，WHO が1990年後半から行っている「健康増進を実践している学校」（HPS：Health Promoting School）の取り組みや，WHO，ユネスコ，ユニセフや世界銀行が2000年から取り組んでいる「学校保健の効率化を行うための資源の集約」（FRESH：Focusing Resources on Effective School Health）といった活動がある．これらは主に発展途上国支援を狙いとしているが，学校という場所を用いてポイントを絞った効率の良い介入を行うこと，学校側から健康についての方針を地域に対して打ち出し，地域住民とともに行動することによって児童生徒だけではなく教職員・家族・地域構成員の健康も改善しようと努力することなど，我々の園医・校医活動に参考になる考えも多い[9]．C医師のように忙しい毎日の中で，日本の，そして H 小学校に合わせたポイントを絞った介入を行うために，看護師，養護教諭，保健師などとチームを組んで学校，地域としての計画を立てていくことも目標の1つである．

■ まとめ

筆者は家庭医として園医，校医，産業医を同時に行う機会を幸いにも得ることができ，その際に学校保健と産業保健においては，構成するメンバーの年齢や扱う問題が違うが，コミュニティーをケアする視点においては同様のものを感じた．

家庭医として園医・校医・産業医に関わることで，健康を維持・増進させるための活動を効果的・継続的に，地域との連携の中で行うことができる．その場合，各年代の個別の健康問題に対応することだけでなく，担当するコミュニティーが抱える特有の問題を見つけ，対応していく必要がある．その際にはヘルスプロモーションの観点を持ち，関わっていくことが重要である．

【参考文献】

1）堀江正知：産業保健に関する基本的概念，産業医の職務 Q & A，第8版，産業医学振興財団，2006，p.23.

2）厚生労働省：平成20年度患者調査　外来受療率（人口10万対），性・年齢階級×傷病小分類別．

3）山田誠二：拡大する産業医の職務範囲．松仁会医学誌．2007，vol.46，no.2，p.79-96.

4）中央労働災害防止協会：産業衛生のしおり，平成23年度．2011，p.182-186.

5）原朋邦：総論1　学校保健活動のあり方（学校医の役割），成育の視点にたった学校保健マニュアル，診断と治療社．2005，p.1-19.

6）五十嵐　正紘：Introduction　子どもの百年を見据えた医師になる．総合診療ブックス　外来小児科　初診の心得21か条，医学書院．2003，p.1-3.

7）文部科学省：学校保健統計調査 平成22年度 全国表，年齢別，都市階級別，設置者別　疾病・異常被患率等．

8）Cauchemez, S. et al.：Closure of schools during an influenza pandemic. The Lancet Infectious Diseases. 2009, vol.9, no.8, p.473-481.

9）World Health Organization：WHO's Global School Health Initiative Health- Promoting Schools A healthy setting for living, learning and working, World Health Organization, Division of Health Promotion, Education and Communication, Health Education and Health Promotion Unit, Geneva,Switzerland, 1998.

（吉本　尚）

10　国際保健と家庭医

■ はじめに

国際保健（International Health）

　国際保健は，いわゆる開発途上国（以下「途上国」）の健康問題を改善する分野として，熱帯医学や人類学を中心に発展してきた分野である．近年は途上国のみならず，先進国の健康問題も取り扱い，全世界的な立場でみた健康水準，保健医療の格差改善を目標に活動している．そのため，近年「国際保健」は，「グローバルヘルス」という名称を使用する頻度が多くなってきている．

　1978年，WHOとユニセフとの合同会議においてその後の国際保健分野の道標となる宣言が採択された．アルマ・アタ宣言（Alma Ata Declaration）である．これは，「西暦2000年までに，すべての人に健康を（Health for All by the year 2000）」をスローガンに，世界中のすべての人々の健康を守り促進するため，至急のアクションをとる必要性を強調した宣言である．そして，その方法として「プライマリ・ヘルスケア Primary Health Care：PHC」が提唱された．その内容は，人間の健康を社会の基本と捉え，社会の基本単位であるコミュニティにおいて，低コストでかつ科学的に受け入れられる技術を用い，コミュニティ自身の主導によるヘルスケア・システムを構築することであった．そして途上国の医療保健開発における発展段階で導入された「医療中心モデル」の失敗を改善するために，主に保健領域から構成され，医療人類学，社会学，国際開発学の概念も取り入れられてつくられた．

国際保健の手法―プライマリ・ヘルスケアの誕生までの経緯

　国際保健の歴史は，産業革命と西欧諸国の植民地主義支配の歴史と深い関係がある．

　19世紀までの途上国で保健医療を担っていたのは，伝統医学を用いた治療師であったが，西欧諸国による植民地主義によって植民地化されていった19世紀以降，宗主国の近代医学システムが持ち込まれた．しかし，それは都市部を中心として導入されたシステムであったため，農村地域や都市スラムに住む人々への保健医療はほとんど無視されていた．

　1950～1960年代，アジア・アフリカ諸国の独立後，新しい独立政府は，医療資源が乏しい地域まで，保健医療サービスの提供を広げようと計画した．しかし，保健活動は病院中心，医療専門家主体，都市中心であり，人口の大多数を占める国内の周縁部における貧困層の保健衛生状況は改善しなかった．一方で，地域住民の健康問題を改善するための活動が芽生え，インドでは「基礎的ヘルスケアアプローチ（Basic Health Care Approach；BHCA）」として，地域の農村保健センターに準医師(不足する医師を補うために作られた資格．医師よりも短い医学教育機関を経て得られる．処方箋発行や簡単な診察・手技が可能．)や医療補助員（Health Assistant：HA）が配置された．しかし，医師や医療専門家の治療が中心で，住民の関与はほとんど考慮されなかった．

　1970年代になり「健康は基本的人権の一つである」という人権思想が広まるにつれて，健康の社会的，経済的な側面が着目され，国の保健サービスにBHCAが導入されるようになっていった．そして「地域住民主体の保健活動（Community-based Health Program；CBHP）」という考え方が取り入れられ，保健活動の内容が予防重視，コミュニティ優先，地域住民が参加するスタイルへと変化した．このCBHPの活動は疾病治療と予防のみならず，教育，農業，住民自治を含めた包括的な内容を含んでおり，地域の住民を組織化し，自分たちの地域にある貧困と不健康の問題を発掘，認識，そして解決策も地域住民自らが発見していくアプローチであった．それぞれのコミュニティの中からは，コミュニティ・ヘルス・ワーカー（Community Health Workers：CHWs）が選出され，住民のニーズにこたえて健康課題を解決する役割を担うようになった．1990年代になると，こうした住民参加型の草の根活動は非政府組織などによって多くの地域で展開され，住民の組織

Box 1　プライマリ・ヘルスケアの基本的活動 8 項目

1. 健康教育 (ヘルス・プロモーション)：健康に関する情報と教育，特に子供の健康に関して母親の教育．
2. 食料確保と適切な栄養：栄養失調による疾病の予防．
3. 安全な水供給と衛生設備：安全な飲み物の確保のために，その地域に適した対策や便所の設置など．
4. 母子保健，家族計画：妊娠出産に伴う．
5. 拡大予防接種計画：麻疹，ポリオ，結核，ジフテリア，破傷風，百日咳のワクチンをすべての子供に接種．
6. 風土病対策：地域特有の疾病対策．
7. 一般疾患対策 (プライマリ・ケア)：日常的疾患の治療サービスを受けられる．
8. 必須医薬品の供給：コミュニティと政府が協力して，安定した医薬品供給システムを作る．

化やエンパワメントにつながっていった．

　しかし，世界の保健資源の公正な配分は，1970 年後半になっても未だ十分達成されたとはいえず，依然として社会経済や地理的な状況によって大きな格差が残されたままだった．このような背景の下，冒頭に触れたとおり 1978 年にアルマ・アタ宣言が決議された．この宣言は，①それまで省みられなかった社会の底辺に位置する人々に対して，基本的人権としての基本的保健サービスが可能になるように各国に促し，②保健活動の担い手として地域住民の主体性を強調するとともに，政府の役割と責任を明らかにし，③健康を，社会正義と基本的人権と捉える価値観を普遍化した．そして，世界の健康問題を改善する方法として，プライマリ・ヘルスケア（Primary Health Care：PHC）の概念が提示された．

■ アプローチの基本

プライマリ・ヘルスケアの実践

　PHC は，地域住民が主体となって医療や公衆衛生の活動を行ない，いずれは貧困の克服や，経済格差の是正にまで挑戦していくという地域住民のイニシアチブであり，基本的活動が 8 項目決められている（**Box 1**）．そしてそれを実践する上で基本指針となるのが「PHC の 4 原則」（**Box 2**）である．これは地域によって状況が異なり，変化する時代において，活動をどのように進めたらよいかの基本指針を示している．

①ニーズ指向性

　例えば，水のないところには井戸を，難民には食糧と毛布を，生活習慣病の多い先進国では健康的な生活の教育や環境づくりなど，その地域住民が

Box 2　PHCの 4 原則

①ニーズ指向性

②住民参加

③資源の活用，適正技術の使用

④協調・統合

必要とするニーズに従って活動することを指す．そのためには，変化する情報を常に集め，その分析を的確に行うことが必要である．また，ニーズが誰によるものなのかという視点を忘れてはならない．例えば，感染症対策の場合，感染している患者には発病予防や治療，生活支援や偏見対策が必要であり，その地域の感染していない住民のための健康な環境づくり，感染予防やヘルスプロモーションが必要になる．

②住民参加

　PHC を効果的に計画，実行するためには，強く動機づけられた人々の参加と自己決定力が不可欠である．住民の参加によって差別や病気によって偏見を受けている社会的弱者の自立を促進し，地域のエンパワメントを高める環境を整備することができる．住民の強力な参加は，成功している地域住民主体の保健活動に共通の特徴である．

③資源の活用

　資源とは，物質，お金，人材などのハードな資源と情報などのソフトな資源がある．現場でまず必要な資源は，ニーズ指向性と住民の自己決定を促すための情報であり，その情報を分析し住民たちの判断を支援する人，そしてその決定に

基づいて，物，施設や活動資金などが必要になる．
継続的な活動のためには，外部からの支援だけに
依存せず，住民が長期にわたって物理的にも金銭的
にも入手可能なその地域のリソースや適性技術を
選択することが大切である．

④協調・統合

　人々の健康を維持するには医療分野のみを改善
させても限界がある．そのため生活の基本となる
衣食住，教育や福祉など，問題解決のための個々の
活動を協調・統合し，共通の目的に向かって足並み
を揃えて，活動することが必要となる．各活動の
情報を共有し，住民参加に結びつける活動にコー
ディネイトし，それぞれの活動が全体的に効率
よく運営され，ニーズに適合するように再編成
していることが重要となる．

■ プライマリ・ヘルスケアの発展

　アルマ・アタ宣言以降，PHC は世界各地で実践
された．そして地域の違いや，コストと時間が
かかることから，実現しやすい対象と内容を限定し，
集中的に援助する選択的 PHC というパッケージ化
した手法も生まれた．これはボトムアップ型では
なく，専門家主導の医療的アプローチであり，より
実行しやすい手段であるので現実的な手法として
広く行われている．そして，ある特定の疾患の直接
死亡や罹患率を一時的に減らすことで成果を上げて
いる．一方で，そういった効果はあるものの，持続
性や社会問題の改善への寄与については議論になる
ことがある．

　このように PHC の手法は様々に発展しているが，
その地域のコミュニティが中心となって，健康の
増進と公衆衛生に関する運営全般を行っていく点は
世界共通である．また，先進国側から，高度な
最先端の西洋医学を押付けるのではなく，途上国の
貧困層に位置する人々が自らコミュニティを作り，
医療従事者となり，かつ，公衆衛生の担い手となって
地域社会と自分自身の健康増進を同時に行っていく，
という発想は共通している．

　近年，単に死亡率や生存率を改善するだけで
人々が幸福である時代から，「どのように生きて
いるか」が社会的に求められるようになってきて
いる．1998 年には WHO が「21 世紀にすべての人々
に健康を（Health For All in the 21st Century:
HFA21）と「人権としての健康」を強く掲げ，
2008 年には「今こそ PHC（PHC-Now more than
ever）」と PHC 政策の強化が勧められている．
そして，現在の課題「医療（病院）中心・断片的・
コマーシャリズム」を「健康の平等性・住民中心
のケアへのアクセス・健康な地域」にするための
方策は，途上国のみならず，先進国先の医療保健
政策にも大きな影響を与えている．

■ 国際保健と家庭医療

　国際保健の一手法であるプライマリ・ヘルス
ケアと家庭医療には共通点が追い，家庭医療の専門
性「ACCCC」は，近接性 Access to Care，包括性
Comprehensive Care，協調性 Coordination of Care,
継続性 Continuity of Care，文脈性 Contextual Care
の 5 つからなり，家庭医療では，患者個人と住民
全体をターゲットとし，地域ネットワークを構築
することを医療の中で実践している．この
「ACCCC」は，プライマリ・ヘルスケアの 4 原則
である，ニーズ指向性，住民参加，資源の活用，
適正技術の使用，協調・統合と，表現は異なるが
ほぼ同意である．つまりプライマリ・ヘルスケア
も家庭医療も，場所によって医療の内容が変わり，
地域に一番適した医療を構築していくことに主眼を
持っているので，原則が同じになるのである．

　また，扱う医療の内容にも共通点が多い．
『Where there is no doctor』[4] という，プライマリ
ヘルスに関わる人々にとって，教科書的存在の本が
ある．この中には，環境衛生，疾病予防方法，日常
的な疾患，家族計画，子供の健康，栄養，高齢者の
健康，コミュニティの健康について，素人やコミュ
ニティのヘルスワーカーでもわかるように，絵を
用いて詳しく解説している．この本は家庭医療の
教科書の内容をほぼ網羅している．実際に，欧米
から途上国に来て臨床をしている医師は，家庭医
が多い．

国際保健のさらなる展開

　低中所得国では，長い間，栄養障害と感染症
対策が強化されてきた．その効果と経済開発の

利益から，栄養障害と感染症疾患に比べて，サブサハラ以南のアフリカ以外の国では，非感染性疾患（心血管疾患，癌，呼吸器疾患，糖尿病）が主要死因になっている．2005 年に世界で推定 3500 万人が非感染性疾患で死亡し，これは全世界死亡数の 60% に相当．この 80% が低中所得国で生じている．また，死亡例のうち約 1600 万人は 70 歳未満であった．

非感染性疾患による死亡は，年々増加すると予測されており，その影響は大きくなっている．非感染性疾患を早期に発見し，対策を立て，高度な技術を用いることなく介入することで，結果的に医療費削減，生産人口が罹患することによる経済的損失の抑制，生活の質の向上が期待できる．しかし，低中所得国では，基本的な医療体制が整っていないため，実行するには困難な面があることも事実である．このように対象疾患が変化しても，プライマリ・ヘルスケアに基づく医療体制が最も公平で，効果的であり，不可欠であると考えられている．それは，疾患に焦点を当てるのではなくその人の生涯を焦点に充てること，自己負担なしで利用可能であること，住民のニーズにしたがって資源配分すること，予防医療の様々なサービスを利用できることがプライマリ・ヘルスケアの医療体制だからである．

低中所得国の非感染性疾患への介入には障壁もある．それは，利用できる介入策の費用対効果が悪い，診断治療のために高価な機器が必要な場合がある，すべての非感染性疾患に対応するには資金不足，地域医療水準の向上が必要といったものである．今後より安価で費用対効果の高い診断治療の開発と選択，対策効果の高い疾患の選定，住民や医療者への知識と技術の向上への対策が必要となっている．

このようにプライマリ・ヘルスケアの原則である，限られた医療資源を活用し，現地でアクセス可能な診断と医薬品，住民が必要な医学情報にアクセスできるといった，住民（患者）中心の地域立脚型で持続可能な医療体制は，疾病構造が変化しても，社会的公正，公平性を基本的価値としてますます必要とされ，基本的原則として認識されている．

家庭医が国際保健を担う

これまで述べたように，家庭医療の手法，対象となる医療は，国際保健でのプライマリ・ヘルスケアとの共通点が多い．家庭医が，自国外でプライマリ・ヘルスケアを実践するにあたって，追加して身に着けておきたいのは，現地特有の疾病についての知識・技術と，文化・習慣についての知識である．例えば，サブサハラアフリカ，南アジア，南アメリカでは，それぞれ鑑別に挙げる疾病順序が異なり，自国では行わない検査，治療に携わることになる．また，その疾病の予防について地域住民と関わるときには，文化・習慣を考慮して対策を立てる必要がある．こういった知識や技術を得るには，熱帯医学や国際保健の大学や大学院，病院が開催しているコースに参加するとよい．また，短期間でも現地に行くことで現状を知り，現地のニーズを先につかむことができれば，座学がより充実したものになるだろう．

欧米の家庭医学の研修では，国際保健研修として他国での研修期間を設けているコースも多い．そのコースを通じて，研修医たちは家庭医療の多様性，自国の医療の利点・問題点の気づきを得ることができる．日本の家庭医療の研修でも，そのような機会ができればと願っている．

【参考文献】

1）国際保健医療学会編．国際保健医療学，2 版，杏林書院，2005，p.302.
2）松田正巳．変わりゆく世界と 21 世紀の地域健康づくり，第 3 版，やどかり出版，2010，p.242.
3）デビッドワーナー，デビッドサンダース．いのち・開発・NGO，新評論，1998.
4）David Werner. Where there is no doctor. Hesperian Health Guides, Hesperian Foundation, Revised edition. 2013, p.446.
5）Cueto M. The origin of primary health care and selective primary health care. AJPH．2004; 94(11): 864-1874.
6）The World Health Report 2008 - primary Health Care（Now More Than Ever）．WHO，2008.
7）Package of essential NCD interventions for primary health care: cancer, diabetes, heart disease and stroke, chronic respiratory disease. WHO, 2010.
8）Andrew W. Bazemore. The Effect of Offering International Health Training. Opportunities on Family Medicine Residency Recruiting. Fam Med．2007；39(4)：255-260.

（中山　久仁子）

Ⓥ 在宅医療の実践

1 在宅医療の導入 大川 薫

2 在宅医療における専門職連携実践 織田 暁寿

3-1 摂食嚥下障害 金城 謙太郎

3-2 栄養管理 金城 謙太郎

4 排泄（排尿・排便） 田口 智博

5 褥瘡の診断と治療 細田 俊樹

6 在宅リハビリテーション 寺内 勇

7 人生の最終段階における意思決定支援―在宅医療の視座から 大川 薫

8 非癌疾患の在宅緩和ケア 江川 健一郎

9 スピリチュアルケア・グリーフケア 浜野 淳

10 認知症患者（BPSDへの対応含む）の在宅医療 高木 暢

11 神経難病の在宅診療 森島 亮

12 関係性で語る居宅系施設での在宅医療 原澤 慶太郎

13 急性期の在宅ケア 吉澤 瑛子

14 小児在宅医療 一ノ瀬 英史

15 総合診療医が知っておくべき介護保険制度の基本 小坂 文昭

16 地域ケア会議の運営 高岡 直子

コラム：在宅医療の管理物 吉田 賢史

1　在宅医療の導入

■ 一般原則

　在宅医療を導入するタイミングは，外来で必要な治療が高度化して医療依存度が高くなった，医療依存度は高くはないがADLsや認知機能が著しく低下した，または自宅で亡くなる可能性が出てきた，などの理由で通院が困難となったときである．

　依頼を受けた医師自身が外来かかりつけ医である場合もあるが，初診患者として紹介されることがむしろ多い．他院から退院後のフォローを目的とした紹介を受けることだけでなく，地域包括ケアセンター，訪問看護ステーションやケアマネージャーを介した紹介や，外来患者から自身の家族の訪問診療を依頼されることもある．

　訪問診療は，ともすれば医療・介護スタッフの熱意が先行し，押し付けがましいアプローチとなることもある．本人・家族の意向を基に，地域の限られた医療・介護資源を適切にアレンジすることがジェネラリストである総合診療医の大きな役割といえる．

■ 診療所総合診療外来
診療所での在宅医療の導入

　導入依頼があった段階で，契約のみならず，初回訪問の前にカンファレンスもしくは面接の機会を設定したい．実際には，多忙な診療の中で参加者のスケジュールを合わせてカンファレンスや面接を行うことは容易ではない．しかし，診療情報提供書のみからでは読み取りえない本人・家族の意向を確認し，本人・家族と医療・介護スタッフとの共通基盤を形成するプロセスは極めて重要である．このプロセスにより，双方向性コミュニケーションの枠組みとしての「患者中心の医療の方法」が機能するようになり，その後さまざまな状況で意思決定支援を進めていくことができるようになる．

　また，がん患者の疼痛など苦痛症状のコントロールがおぼつかない，予後が数日と見積もられる，経済的・社会的に介護環境の調整を急ぐ場合などは，これらの手順を省略してまずは初診に赴くことが優先される．

　導入時に確認すべき患者・家族の意向として特に重要なものは，（1）在宅医療を希望しているのは誰か，（2）急性期の対応や看取りであればその場所を含めた方針，である．依頼者と対面で話すうちに，医療者が勝手に決めてしまった，施設希望だが空きがないので仕方なく，などの理由が明らかになる場合もある．また，がん患者などでは，前医や医療に対する不信感，見捨てられたという思いなどがスピリチュアルペインと混在していることも珍しくない．

　さらに，在宅療養を継続させるために，医療だけでなく生活支援の迅速な整備が求められる．以前の生活と比べて何が変化するかを評価したうえで，必要な医療は生活の中で実施可能な程度に単純化されているか，家族の理解・受容は十分かなどを他職種とともに考えていく．

　在宅医療を行っていると，高齢化社会，独居世帯の増加，および貧困の拡大など，健康の社会的決定因子の問題がリアリティーを持って立ちあわれていることに気づく．また，慢性疾患とその急性期対応のみならず，緩和ケア，疾患軌道を考慮したEnd-of-Life Care[1]の知識・技術，患者の価値観を基盤とした診療が求められている．様々なタイミングや人の組み合わせで行われるadvance care planningのプロセスへの関与も主治医の役割の一端である[2]．

　在宅医療は日本の総合診療医にとっては避けることのできない臨床領域の一つである．すでに地域で信頼される診療所となっていると，より困難な症例を紹介されることが自然と多くなるものである．Bio-Psycho-Socialな困難事例，特にComplexやChaoticな問題[3]が持ち込まれることがある．総合診療医は複雑な問題に対応することがその専門性の一つと考えられているため，多職種協働による心理・社会・倫理的な問題への包括的アプローチが期待されている．

　在宅医療では実際に患者宅に赴くため，生きた「家族図」を目の当たりにすることになる．患者・家族にとってはリラックスした環境であり，外来

診療よりも効果的な家族アプローチが可能である. 在宅医療を続けることで信頼を得るようになり, 介護者や家族自身の健康問題の質問を受けるようになる. そして, 必要な時に訪問診療の医師を思い出し, 外来のドアを叩いてもらえたときには地域の総合診療医としての役割を実感する瞬間となるだろう.

多職種連携と紹介のタイミング

訪問看護ステーションが, 24時間対応であるか, どのような疾患に対応可能なのかによって, 提供できる医療・介護サービスが大きく変わってくる. 在宅医療の質を保つためには, 訪問看護センターだけでなく, 地域の様々な職種の事業所との「顔の見える関係」の構築[4] と医療・介護サービスの人材の継続性[5] が前提となる. また, 入院先の医療機関に関しては, 急性期対応, 検査, レスパイト, 災害など目的に合わせて事前に検討しておくとスムーズである.

【参照文献】

1) Highet G, Crawford D, Murray SA, et al. Development and evaluation of the Supportive and Palliative Care Indicators Tool (SPICT): a mixed-methods study. BMJ Support Palliat Care. 2014；4：285-290.
2) Wright AA1, Zhang B, Ray A, et al. Associations between end-of-life discussions, patient mental health, medical care near death, and caregiver bereavement adjustment. JAMA. 2008；300：1665-1673.
3) Maritin C, Sturmberg P. General practice − chaos, complexity and innovation. Med J Aust. 2005；183：106-109.
4) 緩和ケアプログラムによる地域介入研究班. OPTIM report 2012 エビデンスと提言. 緩和ケア普及のための地域プロジェクト報告書, 2013
5) Seamark D, Blake S, Brearley SG,et al. Dying at home: a qualitative study of family carers' views of support provided by GPs community staff. Br J Gen Pract. 2014；64：796-803.

（大川　薫）

2　在宅医療における専門職連携実践

■ 一般原則

在宅医療を受けている患者は, 多様で複雑な問題を抱えながら生活している. また, 同じ患者でも病状や環境が変化すると必要な医療や介護も異なってくる. こうした複雑かつ経時的に変化する問題に対応するためには, 多職種によるアプローチが有効である.

患者を中心とした専門職連携において, 総合診療医はチームの中心的な役割を担うことが多く, さらに地域全体で求められている専門職連携ネットワーク構築や運営についても, 地域の医療介護資源を普段から熟知している総合診療医の役割は大きい.

■ 診療所総合診療外来
専門職連携の実践

患者に関わる各専門職のメンバーは, 総合診療医主導で決定されることもあれば, 入院中にMSW（medical social worker）がコーディネートする場合, ケアマネージャーを通じて打診がある場合などいくつかの経路が考えられる.

退院前カンファレンスやサービス担当者会議などに積極的に参加し, 顔の見える関係を構築するように努める. カンファレンスでは, 各専門職が情報を持ち寄り, 患者を中心に据えた目的や目標を設定し共有する. 情報共有の手段や方法も直接会ったときに確認しておくとよい. 緊急度に応じて電話, メール, FAXなどを使い分ける. ICT（information and communication technology）を用いた情報共有ができる環境であれば, 医療介護間の障壁も減少し, さらに良質な情報共有が可能となる. 情報量は経過とともに膨大になっていくので, 過不足なく必要かつ十分な情報を共有できるように配慮する.

急性感染症や原疾患の急性増悪で患者の病状が悪化したとき, また家族がレスパイトを希望された

ときには入院対応が必要となる．元々入院加療されていた病院が第一選択となるが，外来診療から直接在宅医療に移行した場合などは入院先に困ることがある．そのため，あらかじめ患者，家族と相談し，入院が必要になった場合に入院する病院を決めておく．事前に外来受診が必要なこともあり，病院MSWとの連携が重要である．また，病院から在宅への移行をスムーズにするためには病院担当医との同職種連携も重要である．可能であれば在宅主治医として入院中に病院へ行き，病院担当医と情報交換をするとよい．

専門職連携では，各専門職がお互いにどのような役割を持ち，どのように機能しているかを知っておくことが重要であり，他職種に対して共感的理解をこころがけるべきである．また，使用する言葉（用語）にも注意が必要である．例えば，医療職は対象者を「患者」と呼ぶが，介護職は「利用者」と呼ぶ．自分にとって当然の用語でも相手にとっては難解な場合もある．

総合診療医は，専門職連携のチームの中でリーダーの役割を担うことが多いが，必ずしも医師がリーダーである必要はない．その時々の患者のニーズや問題点に応じて，ケアマネージャーや訪問看護師がリーダーシップをとったほうがうまくいく場合も多い．

医師は他専門職と対等な関係を築くこと，その関係を維持することを常に配慮しなければならない．そして，医師と話しやすい，相談しやすい環境を構築するように努力しなければならない．そのためには，対人関係の基本となるコミュニケーション力を深く学ぶ必要がある．

地域全体での専門職連携

地域全体，特に市町村単位での多職種連携ができる環境作りが求められている．具体的には，多職種研修会の開催やICTを利用した情報共有システムの運用，さらには住民への啓発活動などがあげられる．市町村単位でのシステム作りでは，行政職（市職員，地域包括支援センター等）との連携が非常に重要である．

グループワークを中心とした多職種研修会や症例検討会などを定期的に行い，専門職間で顔の見える関係を作っていく．地域の中で（診療所外で）ネットワークを形成し，コミュニティへアプローチすることは総合診療医の得意領域であり，行政とタッグを組んで研修会のテーマや内容の企画運営に積極的に関わっていきたい．多職種研修会では，他職種への深い理解，ケアの質の標準化等の効果も期待できるような内容を考えていくべきである．

地域をケアする専門家である総合診療医は，最終的には専門職や行政との連携にとどまらず，地域住民も巻き込み，地域全体を健康にするヘルスケアシステムの構築を目指していきたい．

（織田　暁寿）

3-1　摂食嚥下障害

■ 一般原則

摂食嚥下障害への対応は，主に継続的な評価，食形態のこまめな変更，栄養管理，口腔ケア，嚥下体操等のリハビリテーションの組み合わせである．加齢による摂食嚥下機能低下・嚥下のフレイル（加齢による恒常性の低下）・摂食嚥下障害の前段階と言われる老嚥は，加齢に伴う筋萎縮（サルコペニア），残存歯数・咀嚼・咬合・口腔内環境・感覚変化（オーラルフレイル）などから生じる．

病院では言語聴覚士・摂食嚥下障害看護認定看護師などが主導するが，在宅医療の現場ではリソースが限定的で，在宅医療スタッフだけでなく家族や本人が，実施可能なことを行う必要が

V 在宅医療の実践

Box 1　摂食嚥下障害の診断とスクリーニング

A. 摂食嚥下障害の診断とスクリーニング
鑑別疾患を挙げ診断（採血・採尿・うつ・認知症スクリーニング等）し，スクリーニングを施行.
①質問紙法②反復唾液嚥下テスト③改訂水飲みテスト④食物テスト⑤頸部聴診法など

B. 摂食嚥下モデル（5期モデル）を用いて多職種連携し，障害を改善できるかアセスメント.
先行期（認知・捕食. 食事姿勢を整え，適量を適切なタイミングで摂取指導）
準備期（咀嚼. 咀嚼，舌の力，歯の咬合異常）
口腔期（食塊を口腔から咽頭へ. 口唇音／舌尖音／奥舌音・舌運動・頬膨らまし異常）
咽頭期（咽頭から食道へ. カ・ガ行の奥舌音不良）
食道期（食道から胃へ）

C. 摂食嚥下障害の対応
口腔ケア，摂食嚥下リハビリテーション，薬・食事形態の調整，栄養管理，KT バランスチャートの使用，手術等を考慮. 誤嚥性肺炎に気をつける. 摂食嚥下障害が改善しない場合には本人，家族と希望を相談，推測した上で，栄養摂取の経路を含めて相談し決定していく.

常に多職種連携を試みる.
訪問医師，訪問看護師，訪問歯科医，訪問リハビリ療法士（PT，OT，ST），訪問薬剤師，
訪問管理栄養師，介護士，ケアマネージャー，ソーシャルワーカー，市町村区行政職員など

ある．それらを最大限に活かすことが求められる多職種連携といえる.

　自宅では好きな食物や慣れた味を，覚醒が良い時間帯や体調の良い時に摂取可能である事から，在宅医療は摂食嚥下障害に有利なセッティングと捉えることもできる.

■ 診療所総合診療外来

摂食嚥下障害

■摂食嚥下障害の鑑別診断，スクリーニング[1~3]（Box 1）

　摂取嚥下困難症例の鑑別疾患として神経内科的疾患，全身状態の悪化（発熱，疼痛，脱水，感染症，電解質異常，悪性疾患など）や，精神心理的疾患，認知機能障害・意欲の低下（認知症，うつ病，甲状腺疾患など），薬物の副作用（傾眠傾向，睡眠剤，向精神薬など），老嚥などを念頭に，一般診察，神経学的検査，採血（末梢血検査，BUN,Cr,Na,K,CL,Ca,VitB1,VitB12,TSH,CK,CRPなど）・尿検査，うつ病・認知機能スクリーニング検査を行い，改善治療可能な疾患に対しアプローチする[1~3].

　スクリーニングは，全身状態，意識状態を考慮し，窒息の危険性を念頭に入れパルスオキシメーター使用して行う.

①質問紙法として聖隷式嚥下質問紙（感度0.92,特異度0.90）や Eating Assessment Tool-10（3点カットオフで感度0.776，特異度0.759）など，
②反復唾液嚥下テスト（30秒で3回未満の空嚥下で陽性,VFと高い相関性：感度0.8～0.98,特異度0.54～0.66），
③改訂水飲みテスト（3mLの冷水嚥下後の声の変化. 1mLからでも可. 可能であれば3回，感度0.55～0.70,特異度0.81～0.88），
④食物テスト（ティースプーン1杯／約4gのプリンを嚥下. 声と残留物で評価. 可能であれば3回，感度0.72～0.83，特異度0.26～0.62），
⑤頸部聴診法（嚥下時の咽頭部の嚥下音と呼吸音，VFとの相関で感度0.84）などを複数組み合わせ施行するほうが良いとされる.

　必要あれば病院等で咳テスト（1%クエン酸水溶液を超音波ネブライザーで噴霧し，1分間に5回以上は正常，4回以下を異常. むせのない誤嚥の検出率は感度0.87，特異度0.89）・嚥下造影検査（VF）・嚥下内視鏡検査（VT）を考慮する[1~3].

　摂取嚥下障害があれば，摂食・嚥下モデルである5期モデル（食物の位置による分類：先行期，準備期，口腔期，咽頭期，食道期）を理解し，改善点を検討する[3].

具体的に，先行期で，

①食事姿勢を整え，食事を認知できるように，なるべく正中位，軽度頸部屈曲位とし，30度仰臥位（重力による嚥下補助）から徐々に座位とする．

②適量を適切なタイミングで摂取する（小スプーン利用，確実に摂取確認など）．準備期で，

③咀嚼指導，舌の力・歯の咬合異常を確認．

口腔期で，

④食塊移送異常確認．

咽頭期で，

⑤むせ，咳き込みや嚥下困難確認．

食道期で，

⑥胃への送りこみ異常確認．

また，

⑦交互嚥下として，咽頭にたまる食塊を水分（トロミ付き水分やお茶ゼリーなど）で流しながら食べると有用な場合がある．

また，水分・きざみ食は誤嚥しやすく，適度なとろみが重要で，多職種に相談しながら対応する事が重要である．食事の好みや温度（体温 ± 20℃）が食欲，摂食に影響する可能性も考慮する[3]．

■摂食嚥下障害のアプローチ[1~3]

嚥下障害の場合には，口腔ケア（歯，歯肉，粘膜，舌のブラッシングとうがい，汚染除去．嚥下障害間接訓練．口腔内細菌を減らし誤嚥性肺炎予防，口腔機能向上になる．），摂食嚥下リハビリテーション[4]（深呼吸，頸部・口唇*1・舌のストレッチと体操，構音訓練などの間接訓練と水分・食塊を実際に摂食嚥下する直接訓練がある．），薬・食事形態の調整（誤嚥ある場合は中トロミ*2などから段階経て調整，飲み込みづらい食形態を改善する[5]．），手術として嚥下機能改善手術（輪状咽頭筋切除（切断）術，喉頭挙上術等をワレンベルグ症候群など）・嚥下防止手術（気管切開が必要で肉声が失われる）の考慮，口から食べる（KT）バランスチャート利用[6]，栄養管理等（別項）を行う．

在宅医療で医師は多職種連携として，

①口腔ケアを訪問看護師，訪問歯科医，介護士等[3]，

②摂食嚥下リハビリテーションを訪問看護師，訪問言語療法士（ST），訪問歯科医など[4]，

③薬・食事の形態調整や栄養管理を訪問薬剤師，訪問看護師，訪問言語療法士，訪問栄養士など[5]と連携し進めていくことが重要である．

嚥下障害を認める症例で遷延する発熱・原因不明の一過性発熱・炎症反応高値の場合は誤嚥性肺炎を疑い，繰り返す場合は，低栄養や栄養状態が悪化し嚥下機能障害が進行する「誤嚥・低栄養ループ」により老嚥が進行するため，個別に嚥下障害の改善と，栄養管理をアセスメントする．

更に，摂食嚥下改善困難事例は，本人の意見（既に意思疎通が困難な場合は本人の希望を家族と推測して）を優先して，家族と倫理的な側面を考慮しながら栄養経路や栄養管理方針を決定することが重要である[1~3]．

【参照文献】

1) Ney DM, Weiss JM, Kind AJ, Robbins J. Senescent swallowing：impact, strategies, and interventions. Nutr Clin Pract. 2009；24(3)：395-413.

2) Wirth R, Dziewas R, Beck AM, et al. Oropharyngeal dysphagia in older persons - from pathophysiology to adequate intervention: a review and summary of an international expert meeting. Clin Interv Aging. 2016；23(11)：189-208.

3) 若林秀隆（編著）．高齢者の摂食嚥下サポート～老嚥・オーラルフレイル・サルコペニア・認知症～．新興医学出版社，p.12-183, 2017.

4) 日本摂食嚥下リハビリテーション学会医療検討委員．訓練法のまとめ（2014版）．日摂食嚥下リハ会誌．2014;18(1)55-89 https://www.jsdr.or.jp/wp-content/uploads/file/doc/18-1-p55-89.pdf

5) 日本摂食嚥下リハビリテーション学会医療検討委員会 嚥下調整食特別委員会．嚥下調整食分類．日摂食嚥下リハ会誌．2013；17：255-267.

6) Maeda K, Shamoto H, Wakabayashi H, et al. Reliability and validity of a simplified comprehensive assessment tool for feeding support：kuchi-kara taberu index.J Am Geriatr Soc. 2016 Dec；64(12)：e248-e252.

（金城　謙太郎）

---

*1　口唇音：（バ，パ，マ：口唇閉鎖，口腔内圧上昇に関係），舌尖音（タ，ナ：舌を口蓋に接近，食塊送りこみに関係），奥舌音（カ，ガ：軟口蓋挙上，鼻咽腔閉鎖に関係）[3]．

*2　中トロミ：フォークの脇やスプーンを傾けるとトロトロ流れ落ちる程度のトロミ．

3-2　栄養管理

■ 一般原則

在宅医療において，栄養管理は重要である．経口摂取可能であれば適切な食形態，カロリー，栄養バランスを考慮する．また，嚥下障害がある場合は口腔ケア，嚥下リハビリテーションをしながら対応し，経腸栄養でも経口摂取困難の場合には経鼻管の挿入，胃ろうなどの消化器ろうを病院で造設することが選択肢になる[1]．また，経腸栄養が困難な場合，希望しない場合，末期がんなどではポートの増設を含んだ中心静脈栄養や経静脈・経皮下補液が選択されることがある[1]．尊厳死や倫理的な観点から本人の希望を優先し，家族と多職種で連携しながら今後の方針を立てる．口腔内吸引回数増加や浮腫が増加するなら苦痛を軽減するために最低限の補液や，補液をしない選択も考慮する[1,2]．どのような栄養経路であれ，理論的な栄養評価と栄養管理計画とを，在宅での生活パターンや介護者に合わせた調整が求められる．

■ 診療所総合診療外来

栄養管理の進め方

在宅療養高齢者の8割に栄養状態に問題があるとされ，コホート研究調査結果では，低栄養状態・BMI[*1]の低下・食事環境（食事回数が1回，栄養補助食品摂取，食事形態でゼリー・ムース食，水分摂取量がコップ3杯/日未満だと死亡リスクが高い）・口腔嚥下機能低下が1年後の死亡リスクに影響を与えるとされる[3]．すなわち，栄養状態の評価と，栄養管理計画を立て栄養状態を改善することが重要である．

■栄養状態を評価する：栄養状態アセスメント，スクリーニングとしては，主観的包括的評価（Subjective Global Assessment：SGA）と簡易栄養状態評価表（Mini Nutritional Assessment-Short Form；MNA[®] − SF）[*2]が簡便である[1]．栄養状態評価指標としては，

①身体計測として，体重減少率（1か月で5%，3か月で7.5%，6か月で10%以上の減少で高齢者は栄養療法の適応[1]．体重は全介助臥位でも2人で体重計2つとバスタオルを用いて体重測定可能[4]．），BMI18.5未満で低栄養を疑い高齢者では栄養療法の適応とし[1]，皮膚ツルゴール・乾燥・浮腫・上腕筋囲[*3]（上腕周囲長 − 3.14 ×上腕三頭筋部皮下脂肪厚を基準と比較した割合）など[4]で評価し，

②血液検査として，血清アルブミン（半減期17 〜 23日）< 3.5g/dL（高齢者は3.0g/dL以下で栄養療法の適応[1]，トランスフェリン（半減期8 〜 10日）<200mg/dL，ヘモグロビン，血清尿素窒素，クレアチニン低下などにより低栄養を評価する．

高齢者の意図しない体重減少として，"Meals on Wheels"[5]などの疾患を鑑別診断として治療可能であれば対応する．

■必要カロリーを把握する：低栄養状態は摂取カロリーと消費カロリーのバランスによると考え，低栄養を改善させるには，不足分を補うことが重要である．一般的なエネルギー消費量の推定式はHarris-Benedictの式である．結果に活動係数と障害係数をかける（**Box 2**）[4]．また，身長測定が困難な場合には日本人のための簡易式を用いる（**Box 2**）[4]．高齢者は20 〜 30kcal/kg/日のエネルギー量が必要である[1]．

これらの消費カロリーは，あくまで推定にすぎないこと，筋肉量，活動量が異なるため，定期的な修正が大事である．また，リハビリ栄養の概念からは，1日のエネルギー必要量＝1日エネルギー消費量±エネルギー蓄積量（1日200 〜 750kcal）と考え，一般的な消費量から1日約200kcalの

＊1　**BMI**：Body Mass Index＝体重（kg）/身長^2（m）

＊2　簡易栄養状態評価表(Mini Nutritional Assessment-Short Form;MNA[®] − SF)：質問6項目で最大14ポイントで，低栄養（0 〜 7），低栄養のリスク（8 〜 11），栄養状態良好（12 〜 14）に分類される．http://www.mna-elderly.com/mna_forms.html

＊3　上腕筋囲（AMC:midupper arm muscle circumference）＝上腕周囲長(AC:arm circumference, 体脂肪と筋肉量の指標) − 3.14 ×上腕三頭筋部皮下脂肪厚（TSF:triceps skinfolds, 体脂肪量の指標).「日本人の新身体計測基準値 JARD 2001：メディカルレビュー社，2002」と比較した割合で栄養状態を評価する．

Box 2

A. 栄養状態のスクリーニング
①質問紙法 SGA(subjective global assessment), 簡易栄養状態評価表 (Mini Nutritional Assessment-Short Form; MNA® − SF) 等
②身体計測 体重減少率（1か月で5%, 3か月で7.5%, 6か月で10%以上の減少）, BMI<18.5, 皮膚ツルゴール・乾燥・浮腫・上腕筋囲など
③血液検査 血清アルブミン< 3.5（高齢者 3.0）g/dL, トランスフェリン, ヘモグロビン・血清尿素窒素・クレアチニン低下, 血清アルブミン値と末梢血リンパ球数など

B. 必要カロリーを把握
① Harris-Benedict の式. 活動係数と障害係数をかける. 高齢者は 20 ～ 30kcal/kg/ 日.
男性 (kcal)=66.47 +（13.75x 体重 (kg)）+（5.0x 身長 (cm)）−（6.76x 年齢)
女性 (kcal)=655.1 +（9.56x 体重 (kg)）+（1.850x 身長 (cm)）−（4.68x 年齢)
　活動係数：寝たきり 1.0 歩行 1.2 労働 1.4 ～ 1.8・障害係数：軽度の感染 1.2 中等度感染等 1.5
②日本人のための簡易式 男性（kcal）=14.1x 体重 (kg) + 620, 女性 (kcal)=10.8x 体重 (kg) + 620
③リハビリ栄養のカロリー：エネルギー必要量 / 日＝エネルギー消費量 / 日±エネルギー蓄積量（200 ～ 750kcal/ 日）. 1 日約 200kcal 増加で 1 か月約 1kg 増加（約 700kcal が体重 1kg の増減）
④蛋白質 (1g=4kcal)13 ～ 20%, 脂質 (1g=9kcal)20 ～ 30%, 炭水化物 (1g=4kcal)50 ～ 65% 蛋白質 0.8 ～ 2.0（高齢者 1 ～ 1.2）g/kg/ 日. 水分 30 ～ 40mL/kg/ 日または 1 ～ 1.5ml/kcal/ 日.

C. 栄養経路を考慮
経口, 経腸栄養（経鼻胃管, 胃瘻等. 医薬品と食品との価格差）, 中心静脈栄養（ポンプなど）

D. 緩和ケア段階での栄養管理 本人 , 家族と希望を相談, 推測して方針を立てる.

増加により 1 か月で約 1kg 増加（約 700kcal が体重 1kg の増減）することで, リハビリを勧めることも提案されている.

しかし, ただ単にカロリーを増加させるだけでは, 肥満になる可能性もあるため適宜修正が必要である. また, 必要蛋白質として, 腎不全, 肝不全がなければ 0.8 ～ 0.9g/kg/ 日（高齢者は 1 ～ 1.2g/kg/ 日[1]）であるが, 重度のストレスでは, 1.5 ～ 2.0g/kg/ 日が必要とされる. 水分は 30 ～ 40mL/kg/ 日または 1 ～ 1.5mL/kcal/ 日と考える[4]. 日本人の食事摂取基準（2015 年版）[6] では, エネルギー産生栄養素バランス（%エネルギー）は成人で, 蛋白質（1g=4kcal）13 ～ 20 %, 脂質（1g=9kcal）20 ～ 30%, 炭水化物（1g=4kcal）50 ～ 65%とされている. ビタミン（特に高齢者は B1[1]）, ミネラル, 微量元素（特に高齢者はリン[1]）を補う必要がある. 訪問管理栄養士による栄養指導, デイケア・サービスを利用した食事摂取, 宅配弁当サービス, 介護士による調理など各種サービスを利用するなどの多職種連携が重要である.

■栄養経路を考える： 十分な栄養摂取が経口で困難な場合, 腸が機能している場合は経鼻管（4 週未満）や, 胃ろうなどの消化器ろう（4 週間以上）が選択肢として上がる[1]. 経腸栄養が不可能である場合, 必要な栄養量が投与できない場合は, 静脈栄養の適応となる. 短期間でカロリーが低くて良い場合は末梢静脈栄養法, 2 週間以上の期間・1000 ～ 1300kcal/ 日以上が必要な場合は高カロリー輸液を用いた中心静脈栄養法（Broviac/Hickman catheter, 皮下埋め込み型ポート（central venous (CV) ポート）造設などを含む）が選択肢となる[1]. ①経腸栄養剤（主に人工濃厚流動食）には, 成分栄養剤(窒素源アミノ酸. 低脂肪・低残渣. 医薬品. エレンタール®, エレンタール P®：小児用, ヘパン ED®：肝不全用), 消化態栄養剤（窒素源アミノ酸・ジペプチド・トリペプチド. 蛋白質なし. ツインライン®NF（脂肪 25%）のみ医薬品. エンテミール®R(脂肪 13%), ペプチーノ®（脂肪 0%）, ペプタメン®AF（脂肪 40%）・スタンダード（脂肪 36%）.）半消化態栄養剤（窒素源蛋白質. 脂肪必要量含む. 医薬品はエンシュア®リキッド・H, ラコール®NF, アミノレバン®EN：肝不全用. 食品多数.）, 総合栄養食品（食品の濃厚流動食.

シーゼット・ハイ）に分類され，医師が処方箋でオーダーする医薬品と食事指示箋でオーダーする食品に分類される[1]．病院退院後，食品は自費購入のため，患者負担が多くなる．消化・吸収に異常なければ半消化態栄養剤が第一選択と考えられている[1]．それぞれの疾患毎や自宅での介護度で適宜変更が必要になる[1]．

②中心静脈栄養を行う場合に中心静脈カテーテル・CVポートなど使用時にカフティーポンプなどを用いることが多く，輸液バッグの交換などに家族を含めた介護者へ依頼や多職種連携が必要である．脂肪乳剤，ビタミン，微量元素，ミネラル，カロリーを参考にして点滴製剤を選択する[1]．感染リスクマネジメントを多職種で行い（週1回ドレッシングテープ，輸液ラインの交換をするなど）[1]，モニタリング（血糖100〜200mg/dLにするなど）をする[1]．改善すべきことがないか栄養アセスメントを定期的に行う．

③在宅栄養療法を行うときは，「在宅成分栄養経管栄養法以外に栄養維持が困難な者」に対して医師が認めた場合に保険適応が原則で，在宅成分栄養経管栄養法指導管理料はエレンタール®，エレンタール®P，ツインライン®の3種のみ算定可能である[1]．他の経腸栄養剤は在宅寝たきり患者処置指導管理料などでの算定を考慮する[1]．

緩和ケア段階での栄養管理

経口から栄養が取れない場合，経腸栄養，経静脈栄養，補液などをどのように行うことが最善であるかを本人，家族と相談しながら対応することが重要である．頻回の吸引や浮腫が出る場合は，なるべく点滴量を減らすことが緩和ケアの側面から本人の苦痛を和らげることにつながると考えられる．例えば，末期がん患者の緩和ケアとして，ポートから中心静脈栄養点滴中に口腔内分泌物貯留を来し，吸引が頻回になり本人が苦痛を訴える場合，点滴量を減らすことで吸引回数の減少による苦痛の軽減が可能である．また，認知症患者に経鼻胃管や胃瘻造設による栄養をすることは，誤嚥性肺炎の予防にならないことや，認知機能が正常だったときの言動から，経管による栄養管理を患者本人が望まれていたかを家族と推測しながら話し合い，治療方針を決定することが望ましい[1,2]．過剰な水分投与は避け，輸液は最小限とし，1日1000mL以下の維持液に留め，静脈経路が困難な場合には皮下投与を考慮することが勧められている[1]．

【参照文献】

1）日本静脈経腸栄養学会編集．静脈経腸栄養ガイドライン，静脈・経腸栄養を適切に実施するためのガイドライン第3版，照林社，2013．
http://minds4.jcqhc.or.jp/minds/PEN/Parenteral_and_Enteral_Nutrition.pdf

2）高齢者ケアの意思決定プロセスに関するガイドライン，人工的水分・栄養補給の導入を中心として 社団法人 日本老年医学会，2012．
http://www.jpn-geriat-soc.or.jp/proposal/pdf/jgs_ahn_gl_2012.pdf

3）平成25年度老人保健健康増進等事業．在宅療養患者の栄養状態改善方法に関する調査研究報告書，2014年3月 国立長寿医療研究センター．
http://www.ncgg.go.jp/ncgg-kenkyu/documents/roken/rojinhokoku4_25.pdf

4）小野沢滋編著．在宅栄養管理—経口から胃瘻・経静脈栄養まで，南山堂，2010．

5）Huffman GB. Evaluating and treating unintentional weight loss in the elderly. Am Fam Physician. 2002 Feb 15；65(4)：640-651.
http://www.aafp.org/afp/2002/0215/p640.html

6）日本人の食事摂取基準（2015年版）の概要，厚生労働省
http://www.mhlw.go.jp/file/04-Houdouhappyou-10904750-Kenkoukyoku-Gantaisakukenkouzoushinka/0000041955.pdf

（金城 謙太郎）

4 排泄（排尿・排便）

■ 一般原則

在宅医療では，排泄の問題は頻回に遭遇し，患者のQOLを大幅に悪化させるとともに，介護負担を増やすことから，在宅医療を続けていくうえで大きな問題になりうる．そのため，適切な治療・ケアおよび介護提供が必要である．しかし

ながら，排泄の問題は日常診療の中で患者さんや家族から相談されることが少なく，しばしば見落とされることがある．医療者側から定期的に積極的に評価・介入を行うようにするとよい．特に，認知機能低下や身体機能低下を持つ患者には効率的なアプローチが可能となる．

排泄問題に対するアプローチは，まずは原因となる薬剤の見直し，尿路感染症やせん妄などがないかを評価し，それらの原因を除去・治療する．それから患者や家族から病歴を聴取し，身体診察を行い，必要に応じて尿検査やエコーなど簡便な検査を用いてさらに評価を行う．

■ 診療所総合診療外来

排尿障害[1~4]

尿失禁

尿失禁においては，中等度から高度の認知機能の低下や身体機能低下，尿路感染症，肥満，便失禁が関連因子である．よく処方するベンゾジアゼピンは尿失禁の危険性を増すことが知られている．また，カルシウム拮抗薬は排尿症状と夜間頻尿を，サイアザイド系利尿薬は排尿症状を，ループ系利尿薬は夜間頻尿を，それぞれ悪化させる．薬剤の減量や代替薬への変更の検討を行う．

尿失禁は腹圧性，切迫性，溢流性，機能性の4つに大別できる．高齢者の場合，切迫性尿失禁と機能性尿失禁が合併している場合も多い．病歴・身体診察と可能であれば排尿日誌を用いてどのタイプの失禁かの評価を行う．尿検査で尿路感染症の評価や血尿の場合の悪性腫瘍について検討を行うとともに，エコーを用いて残尿測定を実施して溢流性尿失禁などの除外を行う．残尿測定は排尿後にエコーで膀胱を観察し，楕円体の近似式を用いて，残尿（mL）＝短径（cm）×長径（cm）×前後径（cm）× 0.5 で求めることができる．男性の場合は前立腺容積も計測し前立腺肥大（25cm^{3}以上）の評価も行う．エコーがない場合は排尿後に導尿で残尿測定を行う．

■腹圧性尿失禁：加齢や出産による骨盤底筋群の弛緩が原因，便秘・肥満が増悪因子で，高齢の女性で頻度が高く，咳やくしゃみなどの腹圧により出現する．治療はまず非薬物療法を行う．あらかじめ

時間を決めて排尿誘導を行う時間排尿誘導は，有効性が確認されている．また，屋内で排泄に必要な日常生活動作に焦点を置いた作業療法，理学療法も有効であると考えられている．そのほか，便秘コントロール，肥満解消などを行い，骨盤底筋群体操指導を行う．

■切迫性尿失禁：過活動膀胱や脳血管障害，多発性硬化症，パーキンソン病などによる神経疾患が原因で，突然の強い尿意を伴う失禁で，トイレまでがまんできない．時間排尿誘導をまず行い，女性の場合や残尿が少ない場合（100mL 以下）は，抗コリン薬やβ3刺激薬を投与する．過活動膀胱では体重減少，骨盤底筋群体操指導も有用である．残尿が多い場合（100mL 以上）は専門医への紹介を考慮する．

■溢流性尿失禁：前立腺肥大症などの下部尿路閉塞や糖尿病や骨盤内手術による末梢神経障害，脊椎疾患などによる神経障害が原因で，尿閉とほぼ同じ状態であり，残尿が著しく多く導尿後に失禁がなければ診断ができる．高度な便秘が原因となることもある．認知機能が保たれていれば，間欠的導尿が用いられる．介護力不足や患者の状態悪化など，間欠的導尿を行えない場合には，尿道留置カテーテルが用いられる．長期に留置すると，尿路感染症や閉塞，漏れなどの問題が高率に起こり得る．薬物療法としては高齢男性でエコー評価によって前立腺肥大症と診断された場合や下部尿路症状（尿勢低下，尿線途絶，排尿遅延，腹圧排尿）が優位で前立腺肥大症に準じた場合はα1遮断薬で治療を行う．

■機能性尿失禁：運動器疾患による移動の障害や脳血管障害や神経疾患による運動麻痺や認知症が原因で排尿機能は正常だがトイレで排尿できない．各種しびん，ポータブルトイレ，コンドーム型収尿器，男性用安楽収尿器，児童吸引収尿器を導入する．また，トイレの改修や段差の解消，手すりの取り付けなどによって，トイレへの移動を容易にする環境調整も有用である．認知症では排尿自覚刺激行動療法が有用で，排尿時に本人の排尿の医師や尿意の有無を尋ね，本人が介助者に排尿の意思や尿意を伝え，失禁なく排尿できたら賞賛することで尿意を自発的に伝えられるようになる行動療法である．

α遮断薬や抗コリン薬は，薬物有害事象が問題となりやすいためモニタリングを慎重に行う．

排便障害

■便失禁[1,4]：高度認知機能低下や高度身体機能低下，下痢，褥瘡，尿失禁が関連因子である．高齢者は加齢による内肛門括約筋機能低下により漏出性便失禁を来しやすい．また，直腸に大量に貯留した便が溢流しても便失禁を来す．炎症性腸疾患や直腸脱，大腸癌など器質的疾患があればその治療を行う．トイレ環境の整備，適切なタイミングでの排便誘導，括約筋機能低下による便失禁では，軟便の改善（ポリカルボフィルカルシウム，ロペラミド）を，便が溢流している便失禁では，新レシカルボン坐剤®・浣腸・摘便などによる直腸にある便を排出させることにより軽減することが多い．

■下痢[4]：腸炎，抗生剤などの薬剤性，消化不良といった原因を評価する．治療が必要な下痢は，排便時の痛みやスキントラブル，介護負担が大きいときである．水分摂取や食事指導・経管栄養の速度や内容・量の変更，整腸剤で対応できることが多い．脱水や電解質異常があり，特に全身状態やバイタルサインで異常があるときは点滴を行う．

■便秘[5]：薬剤性，甲状腺機能低下，電解質異常（高Ca，低K，低Mg），器質的大腸疾患，神経疾患（脊髄障害，脳卒中，パーキンソンなど）と

いった原因を評価する．排便回数や排便量の減少のみでは必ずしも治療を必要としないことを，患者や家族に説明する．治療が必要な便秘とは，腹痛や排便時に痛みや困難を伴う場合である．水分摂取や食事指導（食物繊維）やカルメロースナトリウムなどの膨張性下剤，硬便の場合に酸化マグネシウムなど非吸収性下剤，腸蠕動が低下している場合のビサコジルやセンナなどの刺激性下剤の頓用，ルビプロストンなど腸管分泌促進薬，介護負担が大きい場合は定期的に浣腸や摘便を用いることも多い．

【参照文献】

1）厚生労働科学研究費補助金・地域医療基盤開発推進事業研究班，東京大学大学院医学系研究科加齢医学講座，東京大学医学部在宅医療学拠点，国立長寿医療研究センター，日本老年医学会．11. 排尿障害・排便障害，在宅医療に関するエビデンス：系統的レビュー，2015, 43-46
2）日本排尿機能学会過活動膀胱ガイドライン作成委員会．過活動膀胱診療ガイドライン，リッチヒルメディカル，第2版，2015
3）日本排尿機能学会男性下部尿路症状診療ガイドライン作成委員会．男性下部尿路症状診療ガイドライン．ブラックウェルパブリッシング，2008
4）在宅医療テキスト編集委員会．8. 排尿障害，9. 排便障害．在宅医療テキスト　第3版，公益財団法人在宅医療助成　勇美記念財団，2015, 74-77
5）Wald A. Constipation：advances in diagnosis and treatment. JAMA. 2016；315(2)：185-191.

（田口　智博）

5　褥瘡の診断と治療

■ 一般原則

在宅医療で，何が，どこまで診られるのか？在宅では褥瘡の深さ，創部の感染の有無，基礎疾患の程度，栄養状態，寝たきり度などにより，回復までに要する時間は異なってくることが予想される．在宅での褥瘡ケアにおいて最も大切なのは予防と早期発見であるが，一度発症した褥瘡を治療するためには除圧，栄養状態の改善，洗浄や外用剤あるいは被覆剤による処置が必要になるため，介護者負担を考慮して在宅での治療プランを立てて

いく必要がある．重症の場合，特別訪問看護指示書を発行して看護師による連日の処置も可能であるため，介護負担を考慮したうえで在宅での継続治療も選択肢として考えられる．

■ 診療所総合診療外来

褥瘡の発生メカニズム

褥瘡は局所の圧迫，ずれ，引っ張り，せん断などの外力による阻血状態を意味する．褥瘡の発生リスクを高めるのが，栄養状態の悪化，寝た

きり，感染，病的骨突出，皮膚の湿潤状態，浮腫である．外力に加えてこれらの発生リスクが複数重なることで褥瘡を発症する．

褥瘡の評価：褥瘡発生時における深度分類には，NPUAPがある．〔米国褥瘡諮問委員会（National Pressure Ulcer Advisory Panel：NPUAP）〕1度の段階で適切に対応すれば数日で治癒に至るが，2度になると数週間，3度，4度では数か月を要することも珍しくないため，いかに早い段階で発見して原因を除去できるかが大切となる．治癒に至るプロセスの評価に役立つのがDESIGN-R分類であり訪問看護との情報共有に役立つ．

褥瘡治療のポイント

ポイントは2つある．1つは発生，悪化要因を特定し軽減，除去すること，2つ目が治癒が促進するよう創面環境の調整である．悪化要因には，ずり，圧迫，低栄養，浮腫，血流障害などが挙げられるため，それぞれに対応した改善策のなかで特に大切なことを下記に記載する．

■**ずり圧迫の軽減**：たとえば除圧のための適切なポジショニング，体位交換の見直し，体圧分散マットの導入などである．2015年に発表された「褥瘡予防・管理ガイドライン（第4版）」では「自力で体位交換できない人には圧切換型エアマットレスを使用すること」が勧められており（推奨度B：根拠があり，行うよう勧められる），介護保険でレンタルも可能なため，介護者が定期的に体位交換できない，寝返りができない場合は早期からの導入を検討する必要がある．また，

坐位の時間が長い場合は，車椅子用エアマット（介護保険も適応）の導入も検討したい．

■**栄養状態の評価と改善**：栄養の評価はMNA（mini nutritional assessment）が便利である．65歳以上の高齢者に用いることができる．簡易版として，MNA-SFがある．より短時間でのスクリーニングが可能であり，高齢者の低栄養に強く影響する寝たきりと認知障害に関する6項目によって評価する．これらをポイントに換算して「低栄養」，「低栄養の恐れあり」の場合は，たとえば栄養補助食品から始めてみる．食材を聞いて蛋白質が少ないかどうか確認して，動物性蛋白質を食材に多く入れるなどの提案をしたり，栄養士の介入が必要なケースもある．

■**基礎疾患の治療**：浮腫や血流障害があると回復が遅れるため，たとえば原因となる心不全の治療も同時並行でしていく必要がある．

■**創面環境調整**（wound bed preparation）：特に褥瘡部位にある治癒を妨げる要因を取り除き，治りやすい環境を作ることが大切．まず壊死組織があれば除去する．必要に応じて外科的デブリドマンや切開開放が必要になる．感染を疑うサインを認めた場合（創部の濃緑あるいは黄色の膿汁，悪臭，創部周辺の発赤，熱感，創部周辺の疼痛，腫脹，全身の徴候として発熱，悪寒など）は抗菌薬の投与，抗菌，静菌作用のある外用薬（イソジンシュガーパスタ，ゲーベンクリーム）を使用する．創部の適度な滲出液の存在は治癒を促進する．乾燥していても滲出液が過剰にあっても治癒が

Box 1　創面環境調整の治療薬

		黄色期	黄色期	赤色期	白色期
治療薬		壊死組織のある時期		肉芽形成	上皮形成
		壊死組織の除去，感染制御		湿潤環境の保持	創面の保護
		感染制御・浸出液吸収			
	滲出液 多←少	・イソジン® シュガーパスタ軟膏		・アクドシン® 軟膏	
		・ガデックス® 軟膏		・プロスタンディン® 軟膏	
		・ユーパスタ軟膏		・リフラップ® 軟膏	
				・プロペド®	
		感染制御　・ゲーベン® クリーム		・オルセン® 軟膏	
		壊死組織除去　・プロメライン軟膏		・フィブラスト® スプレー	
外科的治療		デブリドマン			

遅れるため，必要に応じて適度な湿潤環境を保持するため適切な外用薬や被覆薬を使用する（**Box 1**）．外用薬，被覆薬にはそれぞれ特徴があるため習熟する必要がある．創辺縁部の状態は不明瞭のほうが治りやすいことがわかっており，創底部は浮腫がなく滑らかなほうが治りやすいことを覚えておくと観察に役立つ．

■ 多職種連携

在宅で褥瘡を治療するには，ケアマネジャー，訪問看護，ヘルパー，訪問入浴サービスなどとの連携が不可欠であるため，治療方法や見通しなど情報をしっかり共有しながら進めていくことが大切である．震災時には停電によりエアマットが底付きし，褥瘡悪化がみられたケースもあった．

現場では様々な機種が使われているため停電時のエアマットの対応について事前に確認共有しておくことも大切である．

【参照文献】

1）日本褥瘡学会（編集）．在宅褥瘡予防・治療ガイドブック，第3版，照林社，2015.
2）古田 勝経（著），磯貝 善蔵（編集）早くきれいに褥瘡を治す「外用剤」の使い方 照林社，2013.
3）褥日本褥瘡学会（編集）．褥瘡ガイドブック 第2版，照林社，2015.
4）茂木精一郎．褥瘡治療の実際．日老医誌．2013；50：592-596.
5）細田俊樹，他．褥瘡の上手な治し方 前編〜治療・予防に役立つ用具・制度を活用しよう．Gノート．2016；3(4)

（細田　俊樹）

6　在宅リハビリテーション

■ 一般原則

在宅リハビリテーション（以後在宅リハ）の普遍的な定義は現時点では見当たらず，地域リハビリテーション（以後地域リハ）[*1]という連続性をもった包括的な概念の一部分として，在宅で暮らす人々へのリハビリテーション（以後リハ）と考えられることが多い．本稿では在宅リハの中でも，在宅医療の対象となる患者へのリハについて述べる．

在宅医療を必要とする患者の多くは，リハを必要としている．主治医として関わる総合診療医は，リハの視点を持ち，適応となる患者を認識し，診断・評価，介入を行うことが求められる．一連の関わりの中で，その患者に合わせた地域資源を活用し，いかにうまく多職種と協働できるかも，総合診療医の腕のみせどころとなる．

■ 診療所総合診療外来

在宅リハの場としては，日常生活そのものがリハの場となり，後述するリハ専門職によるリハを受けることができる場としては通所リハと訪問リハがある．リハの時期の分類では，維持期（生活期）リハや終末期リハが該当する．

在宅リハは，患者本人の希望もしくは，その方に関わる誰かがリハが必要と考えることから始まる．一般に，在宅医療を必要とする患者は，通院が困難となる何かしらの障害を抱えており，リハを必要とする方が多い．そのため総合診療医は，すべての在宅患者に対してリハ適応の有無のスクリーニングを行うことが望ましい．

診断・評価

原因となる疾病の診断だけではなく，それによってもたらされる機能障害，日常生活動作（ADL），手段的ADLや拡大ADLなどの生活関連動作，栄養，家族，経済状況，家屋状況などを含めた全人的な評価が必要となる．そういった評価のためのツールの1つとして，国際生活機能分類（ICF：International Classification of Functioning, Disability and Health）[*2]があり，対象者の生きることの全体像を包括的かつ構造的に評価することができる．ICFの詳細な項目は1500を超えるため，日々の臨床の場での利用には工夫が必要であるが，後述するリハ専門職や関係職種との共通言語としても用いることができるためぜひ理解を深めたい．

また，総合診療医が自宅を訪問し，生活環境や日常生活動作を直接確認し診断・評価を行えることは，在宅リハの特徴と言える．

　介入は，診断・評価に基づいて行うが，医者や関係職種が一方的に介入を決めるのではなく，患者さん本人を主として，現状をよく知る家族も共に目標を設定し，方針を決定していく．その方針に沿って介入を行うが，健康管理や疾病の医学管理といった医師による（直接的な）介入と，各職種の強みを活かした多職種による（間接的な）介入を使いわける．間接的介入の代表例は，訪問リハの利用で，利用には医師の指示が必要となり，訪問リハ指示書がその代表例となる．指示書には病名，病歴，心身の評価，リハ目標，依頼内容（評価，治療など），リスク（注意事項，中止基準，医師連絡基準，感染症など）を簡潔に記載する．指示書を記載後はお任せではなく，**介入後の定期的な再評価が不可欠**で，評価・目標設定・介入のサイクルを繰り返すことが大切となる．また，**住宅改修を含めた環境整備や福祉用具の整備や介護動作やリハ動作の家族指導も，在宅リハの特徴と言える．**

地域資源・多職種

　前述の基本的アプローチは，医師からの視点を意識してまとめたが，在宅リハは決して医師が主役ではない．患者を主役として，理学療法士（PT）や作業療法士（OT），言語聴覚士（ST）などのリハ専門職を始め，ソーシャルワーカー，ケアマネジャー，訪問看護師，ソーシャルワーカー，介護士，栄養士など種々の職種や家族といった，多くの関係者と協力して行う．入院でのリハでは，そういった関係職種が同一の医療機関に所属していることが多いが，在宅リハの現場では，**各職種がそれぞれ独立した事業所であることや，患者さん毎に関わる事業所が異なることも少なくない．** そのため在宅リハでは入院リハと比較して，協働のための意思疎通が取りにくく，チームの成熟に時間がかかる傾向がある．そういった条件でも，各地域の資源の特性や各職種の強みを活かし，より質の高いリハを提供できるよう関わることも総合診療医に求められる役割となる．

（寺内　勇）

＊1　**地域リハビリテーション**：障害のある子供や成人・高齢者とその家族が，住み慣れたところで，一生安全に，その人らしくいきいきとした生活ができるよう，保健・医療・福祉・介護および地域住民を含め生活にかかわるあらゆる人々や機関・組織がリハビリテーションの立場から協力し合って行なう活動のすべてを言う．

＊2　**国際生活機能分類**（ICF：International Classification of Functioning, Disability and Health）：WHOが2001年に採択した健康と健康関連領域の国際分類で，WHO国際分類ファミリー（WHO-FIM:Family of International Classification）の中心分類の1つ．生活機能モデルという考え方を用いて，人が生きることの全体像を捉える．

7　人生の最終段階における意思決定支援 —在宅医療の視座から

■ 一般原則

　終末期の意向を事前に話し合っておくことは，本人・家族の様々な負担を減らすことになる．地域基盤型の総合診療医が，アドバンス・ケア・プランニング（ACP）に関わることによって，地域のストレスが軽減し，個々の命の物語をより尊重できる社会に繋がる．

■ 診療所総合診療外来

在宅医療における"もしも"の話し合い

　総合診療医が行う在宅医療は，がんの緩和ケアのみに特化していることはまれである．非癌を含む看取りだけではなく，慢性の病いを抱えた方の在宅生活を支えていくことも必要である．加えて，高齢化社会の深化により，急性期や急性期後ケアに対する在宅医療へのニーズも増加している．

人生の最終段階における意思決定支援は，高齢者の多い在宅医療のセッティングでは特に重要な課題である．看取りの文脈でないとしても，エンド・オブ・ライフを想定したアプローチを視野に入れる必要がある．総合診療医は，普段からライフサイクルを意識した診療を行っているため，疾患軌道を鑑みたエンド・オブ・ライフを適切に支援することができる．

高齢者は複数の併存疾患がある状況で，胃ろう増設など人工経管栄養の導入，神経難病での人工呼吸器の装着，抗癌治療の中止，認知症・フレイルなどへの意思決定が必要となる．これに加え，独居・老老世帯，貧困，外国人介護者などの種々の社会的な問題が増え，複雑性が高まっている．よって，生物医学的な対応のみならず，心理・社会的な側面からの包括的アプローチが必須となる[1]．

事前指示書が記入されてない？

ACP で重要なのは，事前指示書や POLST（Physician Orders for Life Sustaining Treatment）を記入することではなく，プロセスそのものである．拙速な意思決定支援は，治療の安易な差し控えにつながるリスクを孕んでいることにも注意が必要であり，ACP に対する本人の準備性に配慮する必要がある[2]．

優先すべきは，ライフレビューの聴取，医療以外のことも含めた対話を通して本人の価値感を共有することである．このプロセスによって，患者中心でありながら，家族・大切な人，医療・介護スタッフなど多くの関係者の多様な価値が織り込まれた，バランスのとれた意思決定[3]の共通基盤がつくられることになるからだ．

もちろん，事前に医療・介護の方針が決まっていることが理想的である．しかし，本人・家族の意向のズレ，医療・介護スタッフの信念対立などが解消されない状況，あるいは本人の意向が変わったなどの状態のまま，不測の事態が起きてしまうことがある．しかし，価値観を共有するプロセスを踏んでいれば，バランスの取れた意思決定がなされることも可能になる．

また，意思決定には普遍的な幾つかのバイアスが内包されていることや非自発的同意となっていることもあるため，状況が変わるたびに繰り返し確認していく必要がある．

事前指示書が書かれてない場合や時には結果としての事前指示書そのものよりも，このようなプロセス記録の方が有用となる．

法的・倫理的，文化的な側面

様々な決定を大切な人に委ねる，もしくは環境や認知機能の低下によって委ねざるを得ない高齢者も少なくない．また，わが国では信頼した医師に「おまかせ」することが好まれる場合もある[4]．本人がどの部分にどの程度かかわりたいかを確認し，プロセスを透明化が求められる．家族など血縁者が代理決定者として必ずしも適切でない場合もあり[5]注意が必要である．

意思決定支援は行うのは誰か

総合診療医はプライマリ・ケアにおける ACCCA の理念を基盤としているため，在宅医療における終末期の意思決定支援を担うことに適している．

ときとして本人の意向が必ずしも（本人にとっての）最善の利益と一致しないことがある．患者の様々な文脈を共有している総合診療医であれば，適切な関わりが可能となる．

癌患者では，経過中に意向が変わる可能性があること，必ずしも自身の意向が尊重されないこと，家族や医師が事前指示に従うかどうか決めるであろうことを受け入れているし，信頼する医師なら委任したいと考えていることが報告されている[6]．

また，患者宅に何度か赴いているうちに，代理決定者以外に疎遠ではあっても深いつながりを感じている家族や，血縁ではないけれど大切な人が，患者の周りに居ることに気付かされることがある．加えて，病院や診療所といったセッティングよりも，より個別性に考慮する必要に迫られやすいことがあげられる．医師の価値観・信念を押し付けないために，効果的な多職種連携を行うことが大切である．

本人のみならず，家族やかかわる医療・介護スタッフと共に，不確実性にゆらぎながら，意思決定を探っていく[7]．その先にグリーフ・ケアをはじめとする家族ケアが続いていくことで，医師・患者関係が強化されていくことになる．

【参照文献】

1) Rietjens JAC, et al.：Definition and recommendations for advance care planning. Lancet Oncol, 2017; 18 : e543-e551.
2) Sudore R et al.:Defining Advance Care Planning for Adults: J Pain Symptom Manage. 2017 ; 53 : 821-832.e1.
3) Fulford KWN, Peile E and Carroll H. Essential values-based practice, clinical stories linking science with people, Cambridge University Press, 2012.
4) Umezawa et al: Preferences of Advanced Cancer Patients for Communication on Anticancer Treatment Cessation and the Transition to Palliative Care. Cancer. 2015 ; 121 : 4240-4249.
5) 高齢者ケアの意思決定プロセスに関するガイドライン，人工的水分・栄養補給の導入を中心として；社団法人日本老年医学会，2012.
6) Johnson S et al. Advance care planning for cancer patients: a systematic review of perceptions and experiences of patients, families, and healthcare providers. Psycho-Oncology. 2016 ; 25 : 362-386.
7) 尾崎新：「ゆらぐ」ことのできる力 - ゆらぎと社会福祉実践 - ；誠信書房，1999

（大川　薫）

8　非癌疾患の在宅緩和ケア

■ 一般原則

　わが国ではその発展の歴史から，緩和ケア＝癌患者のホスピスケアとのイメージが今なお強いが，WHO 定義によれば，緩和ケア対象疾患は「生命を脅かす疾患」[1] であり，生命予後の限られた非癌患者も等しく緩和ケアを受ける権利を有する．2013 年の WHO 報告では生命を脅かす疾患に限らず重篤な慢性疾患に対しても適応を拡大し，あらゆるケアの場における疾病初期からの積極的緩和ケア介入が推奨されている[2]．非癌緩和ケアは発展途上の分野であり，普及への障壁として，

① 緩和ケア診療加算や緩和ケア病棟入院料の算定対象ではない，
② 予後予測が難しい，
③ 侵襲的治療の差し控えや中止の判断が難しい，
④ 非癌疾患も致死的となりうるという認識が欠如している，
⑤ 緩和ケア医も非癌疾患の扱いに習熟していない，

などが挙げられる．超高齢社会を迎えたわが国では，疾病末期の療養の場としての在宅医療における非癌緩和ケアの普及は喫緊の課題である．

■ 診療所総合診療外来

癌緩和ケアとの違い

　癌と非癌の緩和ケアには主に以下の違いがある．

■疾患軌道：Lynn らは疾患軌道を「癌」「慢性臓器不全」「認知症・老衰」の 3 つの疾患群モデルに分類した（Box 1）[3]．癌は終末期（1 ～ 2 か月）に急速に全身状態が低下するため予後予測が比較的容易である一方，非癌疾患では機能は初期から低下するもののその進行は緩徐である．特に慢性臓器不全では急性増悪と終末期の区別がつきにくく，呼吸器疾患では比較的安定している時期に突然死に至るケースもあり，予後予測は困難である．在宅医療導入後の経過が長い場合，家族の介護負担を考慮し，関係性を休む目的でのレスパイト入院を適宜計画する必要が生じる．

■治療継続の是非：癌終末期では一般的に積極的治療は終了しているが，非癌疾患では原病の治療が症状緩和につながることもあり，疾患の終末期にも積極的治療を並行して行う場合がある．また，末期腎不全での透析導入，神経難病の進行に伴う胃ろう造設・人工呼吸器装着についてなど，生活や介護環境の劇的な変化を伴う医療方針について，難しい意思決定支援が求められることがある．

■薬剤：疼痛や呼吸困難などの身体症状緩和にはオピオイドが使用されるが，わが国では非癌疾患に保険適応がない製剤が多い．適応のあるものとして弱オピオイドではコデイン，トラマドール，ブプレノルフィン，強オピオイドではモルヒネ，フェンタニル（貼付剤のみ，e-learning の受講が義務）がある．

疾患の治療から症状の緩和へ

　平原らは非癌疾患在宅死亡例の想定される基礎疾患として脳血管障害（23％），認知症（19％），神経難病（12％），老衰（11％），呼吸器疾患（10％），心不全（6％），腎不全（5％）を[4]，前出の 2013 年 WHO 報告では成年患者の緩和ケア対象非がん

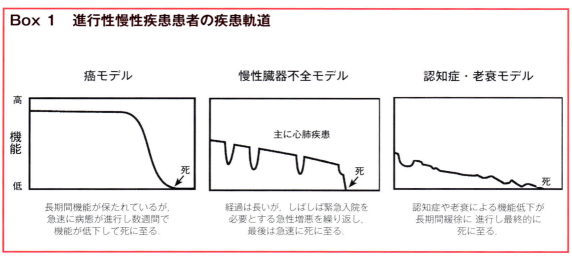

(Lynn J, Adamson DM. Living well at the end of life. Adapting health care to serious chronic illness in old age. Washington; Rand Health, 2003 を参考に著者作成)

疾患としてアルツハイマー型をはじめとする認知症，心血管疾患，肝硬変，慢性閉塞性肺疾患，糖尿病，HIV/AIDS，慢性腎不全，多発性硬化症，パーキンソン病，関節リウマチ，薬剤耐性結核を挙げている[2]．総合診療医は，これら多岐にわたる疾患の基本的知識が必要であるだけでなく，疾患軌道からの病期を考慮しつつ，疾患治療から症状緩和へ焦点を移す緩和ケアの視点が要求される．終末期の頻出症状は出現率順に呼吸困難（60.4％），嚥下障害（37.7％），食思不振（34.0％），喀痰（31.1％），疼痛（11.3％），咳嗽（8.5％），褥瘡（8.5％），不安（5.7％），発熱（4.7％）であり[4]，これらの緩和に務めることが肝要である．身体症状のみならず，患者・家族の精神的苦痛，社会的苦痛，実存的苦痛（スピリチュアルペイン）についても配慮，評価し，薬剤的・非薬剤的アプローチを試みる．

かかりつけ医としての役割

病院医の主な役割は治癒を目指した疾患の治療であり，その過程で病状説明を軸とした説明と同意が行われるが，説明が情報提供中心に偏った結果，患者・家族の意思決定支援につながらない場合も多い．在宅緩和ケアに移行する場合は疾患治癒が見込まれないことが多く，来るべき機能低下や死に関して事前ケア計画（ACP：advance care planning）を進める必要がある．ACP促進にあたっては家庭医の専門性（ACCCC：近接性，継続性，包括性，協調性，文脈性）を存分に発揮し，医師－患者関係モデルにおける共同意思決定モデル（shared decision making model）[5]を用いて意思決定支援を行うことが望ましい．非癌疾患は癌に比べ予後予測が難しいためACPの開始が困難となるが，永続的な関係の中での話し合いのプロセスそのものが患者・家族の病の受容および緩和ケアにつながる．長く外来かかりつけであった患者だけでなく，在宅医療導入時から新たに関係が始まる患者についても，総合診療医ならではの包括的な視点で在宅緩和ケアを実施したい．

【参照文献】

1) World Health Organization. WHO Definition of Palliative Care. http://www.who.int/cancer/palliative/definition/en/（参照 2017-4-24）
2) World Health Organization. Global atlas of palliative care at the end of life. http://www.who.int/ncds/management/palliative-care/palliative-care-atlas/en/（参照 2017-4-24）
3) Lynn J, Adamson DM. Living well at the end of life. Adapting health care to serious chronic illness in old age. Washington; Rand Health, 2003
4) 平原佐斗司ら．非がん疾患の在宅ホスピスケアの方法の確立のための研究．2006年後期在宅医療助成・勇美記念財団助成報告書 http://www.zaitakuiryo-yuumizaidan.com/data/file/data1_20100507092236.pdf（参照 2017-4-24）
5) Elwyn G, et al. Shared decision making: a model for clinical practice. J Gen Inern Med. 2012 Oct；27(10):1361-7

（江川　健一郎）

9　スピリチュアルケア・グリーフケア

■ 一般原則

スピリチュアルケアは，スピリチュアルペイン（自己の存在と意味の消失から生じる苦痛）をケアすることである[1]．

グリーフケアは，広義には End of life における悲嘆（grief）のケアを含めて遺族への支援だけでなく，患者の死の前後を問わず，結果として遺族の適応過程において助けになること，そして，狭義には患者の死後に行う遺族への支援である．

スピリチュアルケア，グリーフケアを実践するうえで，援助的コミュニケーションは重要である．

スピリチュアルケア，グリーフケアを実践するうえで，援助的コミュニケーションと，日本人の End of life における QOL に関する概念を理解することは重要である．

■ 診療所総合診療外来
スピリチュアルペイン

在宅医療においては End of life におけるスピリチュアルペインに関わることが少なくないが，スピリチュアルペインは「人生の意味・目的の喪失，衰弱による活動能力の低下や依存の増大，家族や周囲への負担，運命に対する不合理や不公平感，自己や人生に対する満足感や平安の喪失，過去の出来事に対する後悔・恥・罪の意識，孤独，希望のなさ，あるいは，死についての不安」といった様々なつらさとして表現される．このようなつらさに対するスピリチュアルケアのためには，スピリチュアルペインの有無と内容の評価が重要である．具体的には「今の気持ちは穏やかですか？」「あなたにとって，今，最も大切なことや，支えになっていること，意味や価値を感じることはどのようなことですか？」「あなたが，今，気になっていることや心配していることは何ですか？」「今のご自分の状況をどのように感じていますか？」「ご自分にどのようなことが起こっていると思いますか？」という質問でスピリチュアルペインの全体的な評価ができる．また，具体的なスピリ

チュアルペインの評価については，「関係性」「自律性」「時間性」に分けて考えることもでき，Spiritual Pain Assessment Sheet（SpiPas）のような評価ツールを用いることも有用である[2]．

グリーフケア

悲嘆（grief）は，「喪失に対する様々な心理的・身体的症状を含む情動的（感情的）反応」であり，心身症状を伴う症候群と考えられている[3]．そして，End of life における悲嘆（grief）として予期悲嘆を経験する患者・家族は少なくない．予期悲嘆は，実際の死別が起こる前から患者さんや家族の様々な心理的・身体的な反応であり，患者と家族の両方が経験する．時間が経つにつれて増大する，死別・喪失が否認される傾向があり，死から免れるという希望を含むことが，死別後の悲嘆との違いである．予期悲嘆と死別後の悲嘆は異なるため，予期悲嘆を経験すれば，死別後の悲嘆が軽減される訳ではないと近年は考えられている．

予期悲嘆に気づくことは在宅医療の質を向上させるうえで重要であるが，予期悲嘆は予後に関する話し合いだけでなく，死が免れないような状態変化が起きていると患者自身が感じたり，家族がそのように感じることがきっかけになることが多いため，在宅医療において総合診療医は，患者・家族が過去からの連続性の中で病状や身体機能をどのように感じているかということに意識を向ける必要がある．

援助的コミュニケーション

様々なつらさを和らげるためのコミュニケーションとして援助的コミュニケーションがある．一般的な診療におけるコミュニケーションの多くは，正確な情報の収集と伝達を目的とするが，援助的コミュニケーションは，相手の安心や満足，そして信頼を得られることを目的とするコミュニケーションである．そして，援助的コミュニケーションの結果として，スピリチュアルペインや悲嘆などのつらさが和らぐことがある．

援助的コミュニケーションは，相手が発する様々なサインをメッセージとして受け取り，そのメッセージを言語化して，相手に返すことが重要である．そして，援助的コミュニケーションによって作られた信頼関係に基づいて，相手の感情や価値観を明らかにする問いかけを行っていくことが可能になる．問いかけは相手から情報を収集することではなく，相手が話すことを促し，感情などを言語化することを目的とする．また，援助的コミュニケーションにおいては，医療者が考えるあるべき姿や，医療者の経験を話すことではなく，相手のつらさに意識を向け，相手が話すことを促すために「待つこと」が重要である．在宅医療では，生活や家族関係に関するエピソードに触れる機会が多いが，援助的コミュニケーションによって，相手の感情や価値観などを詳しく話してもらえることは総合診療医として必要不可欠な能力である．

End of life における QOL

わが国のがん患者の遺族を対象とした研究で，日本人の End of life における QOL は 18 の構成概念からなると報告している研究がある[4]．その構成概念の中には，多くの人が共通して重要と考える概念と，個人によって重要と考える程度が異なる概念があるが，大切なのは QOL に影響する概念は，人それぞれ異なるということである．また，総合診療医としては，それぞれの概念が，それぞれの患者さんにおいて，どのようなことを意味するのかということを知っておくことは，スピリチュアルケア・グリーフケアを実践するうえで大切である．

【参照文献】

1）村田 久行. 終末期がん患者のスピリチュアルペインとそのケア. 日本ペインクリニック学会誌. 2011；18：1-8.
2）Tamura K, Ichihara K, Maetaki E, et al. Development of a spiritual pain assessment sheet for terminal cancer patients: targeting terminal cancer patients admitted to palliative care units in Japan. Palliat Support Care. 2006；4：179-88.
3）Lindemann E. Symptomatology and management of acute grief. Am J Psychiatry. 1944；101：141-48.
4）Miyashita M, Morita T, Sato K, et al. Good death inventory：a measure for evaluating good death from the bereaved family member's perspective. J Pain Symptom Manage. 2008；35：486-98.

（浜野　淳）

10　認知症患者（BPSD への対応含む）の在宅医療

■ 一般原則

認知症とは，一度正常に発達した知能が後天的に脳や身体疾患を原因として不可逆的に機能低下した結果，社会生活や家庭生活に影響を及ぼす状態のことであり，うつ病や一過性のせん妄との区別が必要である．

複数の疾患が認知症の原因となっているが，その 5％前後の treatable dementia（治療可能な認知症）を除外することは重要なことである．残る大多数の認知症は，慢性的に進行して終末期を迎えるものであり，2025 年には約 700 万人（65 歳以上の高齢者の 5 人に 1 人の割合）を越えると見込まれる認知症患者への対応は非常に重要である．

認知症の症状は中核症状と周辺症状に大きく分けられ，進行とともに症状も変化するため適切な治療とケアを行い，重度の認知症となれば治療よりも介護看護を中心としたケアと患者本人の苦痛への対応，家族も含めた意思決定支援を多職種で関わる必要がある．終末期の認知症となれば，在宅医療では特に濃厚な関わりとケアを実践することが求められる．

■ 診療所総合診療外来

在宅医療での認知症

在宅医療での認知症は,

①自院の外来から認知症の進行に伴い在宅医療へ移行する,

②他院の外来から外来通院困難となった認知症患者を新規に受け入れる,

③すでに在宅医療を行っている患者が認知機能は正常とは言えないものの認知症の診断基準を満たさない MCI（Mild cognitive impairment）を経て認知症を発症する,

の3つのパターンが想定される.

上記①のパターンで認知症の終末期までシームレスに診ることがかかりつけ医として理想的ではないかと考える. 一方で, 上記②のようにかかりつけ医でも患者宅との距離など諸事情により在宅診療を行うことができない場合もあるため, その場合は在宅医療を行っている医療機関へ紹介して引き継がなければならない. また, 在宅医療では患者本人だけでなく患者の家族（主に配偶者）のMCIや軽度認知症について本人や家族よりも早く察知することもできるため, 本人だけでなく本人の家族も一緒に診療, ケアをすることができる.

認知症の治療

薬物療法と非薬物療法に大きく分けることができる. 薬物治療は抗認知症薬として最も患者数が多いとされるアルツハイマー型認知症に対する4種類が認可されているだけで他の認知症に対する治療薬はなく, 慢性的に進行する経過を診ながら中核症状だけでなく, 行動・心理症状（BPS；Behavioral and psychological symptoms of dementia）に対しても抗精神病薬, 抗うつ薬, 抗不安薬などをリスクも考慮しながら社会生活, 家庭生活を営むことができるように調整する[1]. 一方, 非薬物療法は認知症患者の家族を含めた環境調整が主となるため, 患者の性格, 生活歴, 病歴, 家族との関わり方など様々な情報収集を行い, 個別に居住環境の調整とともにデイサービスなどの介護保険サービスの利用を進めていくことになる.

在宅医療を始めるにあたって

患者の認知症の程度が軽度, 中度, 重度のどのステージにいるのかによって薬物治療, 非薬物治療のアプローチは変わる[2]が, 先述の情報収集は何よりも重要となる. 問題とされる行動の原因があれば, その原因を排除することで本人の苦痛が取り除けるかもしれない, もしくは本人が重要視していることがあれば尊重することで本人は安楽になるかもしれず, それぞれ本人, 家族ともに穏やかな生活を送ることができるだろう.

また, 認知症の終末期には寝たきりとなり, 嚥下障害が進行し, 誤嚥性肺炎を発症することが多い. また, コミュニケーションも不良となり疼痛や辛さなどの「苦痛」を表現することも困難となるため, 本人にとっての身体的苦痛だけでなく精神的苦痛などに対するケアも求められる. また, 本人だけでなく, 家族にとっても経過によっては胃瘻造設などの延命処置を行うかどうかなどACP（Advance care planning）に代表される意思決定の支援が必要となる.

チームアプローチ

そのためにも, 医師だけでなく薬剤師, 看護師, 理学療法士, 作業療法士, 相談員や介護支援専門員, 介護福祉士, 訪問介護員といった医療, 介護に関わる多職種がそれぞれの視点でそれぞれの意見を共有してチームアプローチをすることで認知症患者の社会生活, 家庭生活を営むことが可能となる.

認知症の人が住み慣れた地域の良い環境で自分らしく暮らし続けるために, 厚生労働省は2015年に認知症施策推進総合戦略（新オレンジプラン）を作成して社会全体への普及と人材育成, 地域づくりを行っている. 認知症患者の治療の一環として在宅医療も地域づくりに関わっていくことが重要である. また, その地域の中にはこれまで述べてきた居宅だけではなく, 高齢者や認知症患者向けの施設（特別養護老人ホーム, 有料老人ホーム, グループホームなど）も数多く存在する. 嘱託医や訪問診療として関わることになるが, 施設によって看護師やヘルパーなどスタッフの体制が異なるため特性に合わせた対応が求められるとともに, 入所者が多いため継続処方とならないような診療や, 認知症と診断されていても神経難病など他の疾患による認知症症状の可能性を念頭においた診療が求められる.

【参照文献】

1) かかりつけ医のための BPSD に対する向精神薬使用ガイドライン（第2版）　平成27年度厚生労働科学研究費補助金（厚生労働科学特別研究事業）認知症に対するかかりつけ医の向精神薬使用の適正化に関する調査研究班作成

2) 平原佐斗司. 医療と看護の室を向上させる認知症ステージアプローチ入門−早期診断, BPSD の対応から緩和ケアまで, 中央法規出版, 2013.

（高木　暢）

11　神経難病の在宅診療

■ 一般原則

2015（平成27）年1月のいわゆる難病法の施行後，331に及ぶ疾患が指定難病と定められたが，その多くは稀少疾患である．うち在宅診療で遭遇する神経領域の難病は，筋萎縮性側索硬化症（ALS），多系統萎縮症（MSA）および脊髄小脳変性症，パーキンソン病とその類縁疾患，先天性筋疾患が大部分である．これらの神経難病は他の難病に比べ，運動機能障害により介護者に大きな介護量が求められ，人工呼吸器や経管栄養等を要する場合には，介護者に医療的看護的な負荷も求められることになる．一方で神経難病の在宅診療における大部分の医学的な問題は，極論すれば神経難病以外と大きく変わることはない．重要な基本原則は，神経難病患者においても他者と同じような例えば肺炎，心不全，褥瘡といった健康上の問題が頻繁に生じるということである．本稿では紙幅も限られるため，ALS を中心に在宅医療の現場で生じる諸々の問題点を取り上げたい．ALS は現代においても診断・病因・治療いずれにも課題が多く残された疾患だが，それらを詳述するのは本稿の目的ではない．ここでは神経難病の illness trajectory に沿って，長期療養において生ずる様々の特徴的な問題を中心に記載する．

■ 診療所総合診療外来

意思決定の問題と認知症

ALS では，呼吸・嚥下やコミュニケーションの問題が生じる前に胃瘻の造設，気管切開・人工呼吸器の装着（NIV[*1]や TIV[*2]）などにつき十分検討

される必要がある．これは患者側から見れば，自ら重大な意思決定を行うことへの切迫感から逃れ得ないことを意味する．既に在宅診療が導入されている場合も多く，医療者には患者が自ら生き方を選択する過程への適切な関わりが求められる．この際に医療者個人の生き方や考え方が，患者との関わりの中で表出することを避け難い点には，医療者は自覚的であるべきだろう．あくまでも患者の「生活設計（advanced life planning）」という長期的な視点を尊重しながら，患者個人が自分の気持ちを整理できるように忍耐強く気持ちを引き出して行く必要がある．一人だけで対応するのでなく，専門医や支援者を含む多職種での議論が望ましい．一方で ALS では前頭側頭型認知症が早期から合併する例もあり，この場合の医療処置，特に人工呼吸器装着については周囲の状況も踏まえ慎重に検討する必要がある[1]．その他の疾患のうち特に MSA においては，気管切開を考慮する頃には，認知障害の進行もあり意思疎通が困難な場合が多く，時に患者の自己決定権との葛藤が生じる．

胃ろうと栄養に関わる諸相

ALS を含めた神経難病では，高率に嚥下障害を合併し，胃ろう造設などによる経管栄養が行われる機会が多い．神経難病医療では，胃ろう・栄養療法は重要な治療の一手段となる．ALS の特に病初期の体重減少は予後不良因子とされ，状況により経口摂取可能な時期からの経管栄養併用も推奨される[2]．一方で TIV 例や TLS[*3]で筋肉量が減少した状態では栄養所要量が低下する点は注意

＊1　**NIV**：non-invasive ventilation. 他領域における NPPV (non-invasive positive pres-sure ventilation) とほぼ同義.

＊2　**TIV**：tracheostomy invasive ventilation. 気管切開下陽圧換気を指す．本邦においては地域差もあるが，全 ALS 患者のうち 3割程度が TIV を選択している.

＊3　**TLS**：Totally locked-in state. ALS の TIV 例のうちおよそ1-2割程度に起きる現象で，眼球運動を含めた一切の意思表出ができない状態．コミュニケーション障害の程度を記載するために communication stage 分類が提唱されている.

すべきである．呼吸障害が進行してからの胃瘻造設は手術自体のリスクを高め，過度なカロリーの投与は，血糖異常などの合併症から予後を悪化させる可能性がある．

呼吸障害への対応

ALS における呼吸障害は，
①呼吸筋麻痺の進行による換気障害，
②球麻痺の進行による気道分泌物の貯留・気道狭窄の問題に由来する．MSA では，進行期における声帯外転麻痺[*4]や floppy epiglottis などによる気道閉塞もしばしば問題となり，気道狭窄音や甲高い鼾がある場合には早急な気道確保の検討を要する．換気障害に対しては NIV または TIV が選択肢となる．気道の問題に対しては気管切開術（＋声帯閉鎖術）または喉頭気管分離術が根本的な治療手段となる．何れも方針が明らかなのであれば，時機を逸せずに行うべきである．肺炎・無気肺等の不利な条件がある中での TIV 導入は，以後の療養において不利な状態を招きうる．ALS においては，NIV は予後を延長するというデータがあり，欧米では行うのが標準的とされる[3]．NIV の装着により呼吸苦・疲労感・睡眠障害などが改善され ADL が向上する例は実臨床上よく経験されるが，一方で CO_2 ナルコーシスが生じ辛くなる点が最終的な症状緩和の際に時に問題となる．

コミュニケーションの問題

構音機能障害の進行により口頭言語による通常のコミュニケーションが困難になった際は，残存している機能を使った意思伝達方法を考慮する．眼球運動を利用した透明文字盤などが一例だが，何れの機器も事前の十分な習熟が必要である．病初期には患者は口頭言語にこだわり，他のコミュニケーション手段の修得への動機付けが難しいが，必要性につき十分な説明を要する．最後までコミュニケーションが保たれる例がある一方，眼球運動なども含めた一切の随意的な運動が失われる例があり，TLS と呼ばれる．どの例が TLS に至るかには未だ明確な解がなく，意思決定の難しさに関与している．

介護者の問題

神経難病患者の在宅療養の継続には，患者自身のみならず，家族・支援者の健康問題も重要である．家族・支援者には，医療的看護負荷[*5]，福祉的介護負荷[*6]，社会的脅威による負荷[*7]がかかっている．これらの問題に対して，吸引可能な介護職の導入，レスパイト入院，地域支援ネットワークの再構築等で，適宜対応して行く必要がある．

緩和・終末期の問題

ALS において，TIV 非装着例では呼吸不全・肺炎が主な予後規定因子となる．呼吸障害の進行期では，軽微な気道感染を契機に急激に呼吸不全が進行しうる．終末期の呼吸苦にはオピオイドの使用が勧められる．用量の基準はないが，NIV 例では自然な緩和的鎮静を得るのが困難で，時に多量のオピオイドや鎮静薬を要する[2]．24 時間 TIV で 10 年以上が経過すると，時に常識では測り得ない生体現象が生じる．全身性浮腫，異常な高血糖，気道内圧の異常高値，血圧の乱高下などは最たるもので，根本的な解決は困難である．患者や周囲の状況を踏まえ，現実的な改善策を医療者のみならず患者本人や支援者でよく検討したうえで方針を決める必要がある．

本稿を作成にあたり下記の先生に貴重なご助言をいただいた．記して謝意を表する．
東京都立神経病院　副院長　川田明広　先生
東京都立神経病院　脳神経内科部長　清水俊夫　先生

【参照文献】

1）日本神経学会監，「筋萎縮性側索硬化症診療ガイドライン」作成委員会編．筋萎縮性側索硬化症診療ガイドライン 2013. 東京：南江堂，2013. <https://www.neurology-jp.org/guidelinem/als2013_index.html> Accessed May 31, 2018
2）林健太郎．筋萎縮性側索硬化症 (ALS). Hospitalist 2017；5：135-142.
3）Miller RG, Jackson CE, Kasarskis EJ, et al. Practice parameter update : the care of the patient with amyotrophic lateral sclerosis : multidisciplinary care, symptom management, and cognitive/behavioral impairment (an evidence-based review) : report of the Quality Standards Subcommittee of theAmerican Academy of Neurology. Neurology 2009；73：1227-33.

（森島　亮）

＊4　**声帯外転麻痺**：MSA の進行期に見られる，声帯外転筋を支配する運動ニューロンの変性に伴い生じる現象．他に喉頭の奇異性運動，中枢性睡眠時無呼吸なども起きうる．いずれも突然死の原因となる．
＊5　**医療的看護負荷**：家族に痰の吸引や経管栄養の注入等の医療行為が求められること．
＊6　**福祉的介護負荷**：入院中は多職種で行われた看護を，在宅では主に 1 人の介護者で 24 時間担わねばならなくなること．
＊7　**社会的脅威による負荷**：ALS などの難病患者が人工呼吸器や胃瘻等の現代医療を受けながら生活する事への社会の偏見によって生じる目に見えない患者・家族への負荷をさす．

12 関係性で語る居宅系施設での在宅医療

■ 一般原則

団塊の世代が平均寿命を迎える 2040 年頃，年間死亡者数は 167 万人でピークを迎えるといわれている．病院で最期を迎える人が 8 割という現状が変わらないとすると，41 万人はお看取りの場が定まっていない．できる限り住み慣れた地域で療養することができるようにという国のかけ声を曲解し，昨今では自宅療養に固執する医療者も散見される．しかしながら，コミュニティーにおける患者の居場所は，必ずしも自宅が最良とは限らない．病状や環境要因で自宅での療養が継続困難な人々がいる．また適切な情報提供がなされていないために，患者・家族が自宅以外の選択肢について十分理解できていないことも多い．今後，疾患軌道として非がん患者の看取りも増加することが予想される．私たち総合診療医は，根を下ろした地域において，自宅以外の場所であっても，望まれる療養，そして穏やかな最期が過ごせるよう支援することが求められる．

■ 診療所総合診療外来

まずは，知ろうとすること

施設基準や制度についての理解は大前提である．しかし時代とともに変化するので，ここでは詳細を取り上げない．病院や自宅以外での選択肢を提供するためには，まず地域のリソースについて深く知る必要がある．地域のあらゆる施設について「知ろうとすること」から関係性は構築される．地域の医療資源を俯瞰したうえで，自分たちの立場をいったん離れ，患者・家族の視点に立ってもらいたい．そして考えうる選択肢すべてのプロセスと最終的な姿は，それぞれどのようなものかを想像する．そうすると，現実の世界でうまくいっていない部分が見えてくるだろう．そうあってほしい世界ではなく，あるがままの世界を直視し，どうであればうまく機能するか，そこでの私たちのもっとも重要な役割は何か，考えてほしい．この作業を繰り返していくと，私たちが何者で，どこを目指しているのかを再確認することにもなる．

居宅系施設との共通基盤の形成という視点で捉えると，次の 3 点と表現することもできよう．すなわち，何が私たちの問題なのか，私たちのゴールは何か，そのためにお互いがどのような役割を果たすのか．私たち総合診療医が，日々の診療で患者中心の医療を実践する中で行っていることと同じである[1]．

困っていることに，ともに臨む

関係性を深めるには，相手が困っているテーマについて，ともに臨むと良い．有事を想定した予行演習などは一案である．例えば，利用者にインフルエンザが発生した場合，迅速な対応が求められる．ユニットの配置，スタッフの勤務状況・動線，腎機能の把握など，対策は多岐にわたる．このようなテーマについて，総合病院の感染管理チームも巻き込んで一緒に想定訓練を行う．関係性が築けたら，徐々に耐性菌の取り扱いや，入所時の過剰な感染症検査についても話し合いができるだろう．また，このような多くの人を巻き込む経験は，受援力の向上につながるとともに，疎遠になりがちな家族にも積極的に連絡を取り，働きかける姿勢を生み出す．

多くの介護職員が，人生の最終段階における変化や，死そのものについて体系的に学ぶ機会を提供されないまま現場に出ていることも大きな問題である．とくに若い職員の場合，身近な人の死を一度も経験していないことも多い．エンドオブライフ・ケアについての勉強会を開いたり，余命わずかの想定で自らの価値観について話し合うレクリエーション「もしバナゲーム」などを通じて，患者・家族だけでなく，職員に対しても配慮をもつ視点が私たち総合診療医には求められる．その先に，ただ顔がわかるという関係ではなく，人となりを知り，信頼できる関係が築かれる．一つひとつの試みはささやかであるが，こういった挑戦が現行制度の中では手の届かない部分に一石を投じ，社会を一歩前に前進させる礎になると信じてやまない．

不確実な世界の片隅で

　居宅系施設では，関わる人数が多く人員の変化も激しい．職員の能力差があり，施設独自のルールもある．複雑で，不確実な世界と思われるかもしれない．しかし，一歩踏み出してみてほしい．自分の思いこみを認識し，あらゆる関係者の立場に立って考えることからはじめよう．快適な領域から出ること，言い換えると不快適領域での学びは私たちの視野を広げ，スキルを向上させる[2]．医療における不確実性への対応では，違いが生じる余地を徹底的に除外して導かれるコンセンサスよりも，その状況に影響を与える価値の視点から，違いを排除することなく残してバランスのとれた対応を取るディセンサスが求められることも多い[3]．そこでは私たちの価値観に依存する部分が大きくなり，

自身の価値観と向き合う機会は増える．相手の主観性の曖昧さをありのままに受け止めることで，より深い関係も築くことができるだろう．患者・家族だけでなく居宅系施設とも，共有された価値に基づくバランスのとれた意思決定ができる関係性の構築が望まれる．

【参照文献】

1) Stewart M. et al. Patient-centered Medicine : Transforming the Clinical Method. 2nd ed. Radcliffe Medical Press, 2003
2) Brown M. Comfort zone: Model or metaphor? Australian Journal of Outdoor Education. 2008；12(1)：3-12.
3) Petrova M et al. Values-based practice in primary care: easing the tensions between individual values, ethical principles and best evidence. Br J Gen Pract. 2006；56(530)：703-709.

（原澤　慶太郎）

13　急性期の在宅ケア

■　一般原則

　訪問診療を受けている患者は，外来患者に比して重症度，障害の程度，介護度が高く予備力が少ないため，急性疾患に罹患する頻度が高い．

　急性期対応の臨時往診では手早い診断が求められる．その後，必要な治療は自宅で可能なのか入院加療が適切なのかを判断することになる．たとえ重症でも入院せずに自宅で治療する意向の場合には，自宅で可能な治療の選択肢，見積もられるリスク，および疾患経過を勘案したうえでコンセンサスを形成しなければならない．

　訪問診療であっても臨床診断プロセスの原則が異なることはないが，診断機器が制限されている環境は，ジェネラリストとしての臨床能力が試されるセッティングといえる．診断は詰めきれないが入院が必要な状態の場合には，搬送先の選択が難しくなることがある．

　後方ベッドへの入院，介護施設への緊急ショートステイ，特別訪問看護指示書で依頼する頻回の訪問看護などの連携プロセスは，その地域リソースの特徴や入院が増える時期によっては難渋する

場合もある．そのような時でも，総合診療医は普段から周辺地域の医療・介護従事者と顔の見える関係を構築しているため，プライマリ・ケアのハブとして機能することができるだろう．

　地域基盤型家庭医／総合診療医が急性期の在宅ケアの質を高めることで，救急搬送の適正化，地域包括ケアシステムの安定化が図られることに期待したい．

■　診療所総合診療外来
事前準備

　臨時往診の原因疾患は，肺炎・尿路感染・蜂窩織炎などの感染症[1]，転倒，転落，骨折疑い，消化管出血，鼻出血，不安，せん妄，疼痛管理など多岐にわたる．

　家族からの電話などで第一報を受けることになるが，訪問看護，ホームヘルパー，ケアマネージャー，施設の介護職員など多職種からの多角的な情報を得られるとよいため，必要に応じて各事業所へ事前連絡を試みる．

　電話対応の段階で，

①救急車を呼ぶように指示するのか，
②臨時往診をするのか，
③訪問看護師に臨時対応を指示するのか，
④翌日まで様子をみるのか，

おおよその判断をする必要がある．その際には，到着までの時間，予測される病態に加え，非癌も含めた疾患軌道，高齢の場合は認知症や入院関連機能障害のリスク，本人・家族の意向，介護環境，および受け入れ可能な医療機関・介護施設の特性を考慮する必要がある．

現場での判断

問診・診察に加え，利用可能ならエコー，緊急採血等を用いた診断を行う．在宅医療では実施可能な診断機器が限られるため，自施設で実施可能な検査を熟知し，検査結果を得るまでの時間を考慮した上で，適切な運用をしていくことになる．

自宅での治療を開始する場合は，薬剤の投与経路・投与回数，処置，ケアの簡略化が必須である．急性期治療であっても，あくまでも本人・家族の生活のなかでの治療である．病院の高度治療に近づけることは，必ずしも在宅急性期ケアの質を高めることにはならないことに留意すべきである．

病院と異なり連続的な経過観察が困難であるため，家族に，このような状況では連絡するようにと，不安を煽らずに十分に説明しておくことが大切である．家にあるものをうまく使うと，家族との協力関係が築きやすく，経済的なメリットもある．在宅での点滴は，長押に引っ掛けたＳ字フックに点滴バッグを吊り下げるなどすると，点滴台のレンタルを回避することもできる．

自宅での治療は入院の代替手段として効果的であり，患者満足度が高いことがわかっている[2]．急性期になった途端，ほとんど自動的に救急搬送するのが問題なのは当然のことだが，逆に医療者側がいたずらに自宅での治療にこだわり過ぎることも戒めなければならない．癌終末期の自宅看取りに特化したクリニックもあるが，総合診療医のクリニックが行う訪問診療では，年齢・疾患も様々であるため，全ての患者が自宅での看取りを前提としているわけではないことにも留意する．

しかし，癌，非癌疾患の終末期，超高齢といったエンド・オブ・ライフ・ケアと考えられる患者は，入院はせず自宅でそのまま最期を迎えたいという確固たる意志があったり，入院関連機能障害[3]のリスクのほうが大きいなどの理由で，自宅で可能な範囲の治療の方がアウトカムは良いことがある．この場合には，在宅での急性期治療をどのように行っていくか，例えば治療によるアウトカムを勘案して，感染症とどこまで戦うかなどを，かかりつけ総合診療医として本人・家族と慎重に話し合うことになる．

【参照文献】

1) Yokobayashi K, et al. Prospective cohort study of fever incidence and risk in elderly persons living at home. BMJ open 4.7. 2014 ; e004998.
2) Paule BK. House calls. American Academy of Family Physicians. 2011 ; 83(8) : 925-931.
3) Covinsky KE, Pierluissi E, Johnston CB. Hospitalization-associated disability "She was probably able to ambulate, but I'm not sure". JAMA. 2011 ; 306 : 1782-93.
4) 在宅医療テキスト編集委員会編 (2015). 在宅医療テキスト，公益財団法人　在宅医療助成　勇美記念財団，82-92, 2015.

（吉澤　瑛子）

14　小児在宅医療

■ 一般原則

子どもが，父や母や兄弟と一緒に家で過ごしたいというのは当たり前のことではないだろうか．少子高齢化が問題になっているとはいえ，新生児の救命率が世界一である日本では，医療機器，医療ケアに依存して生存する子供たちが増加している．成人の在宅医療の必要性が叫ばれる中，小児の在宅医療も同様にニーズが高まっており，その担い手としてジェネラリストが一翼を担う必要性が出てきている．我々の重要なミッションは，子ども

や家族の「生活を支える」ということである．つまりは，子どもたちや家族の生活の一挙手一投足（朝起きて，顔を洗い，着替え，食事をする，など）を想像するところから始まる．

大島分類*1 1〜4相当の児は人口1万人当たり3〜9人程度であり，悪性腫瘍の小児期発生などを考えても，成人に比べ圧倒的に少ないが，在宅医療を必要とする小児は比較的重症な子どもが多く，何らかの先天性疾患を持ちながら生活していたり，後天的な病によって人工呼吸器や経管栄養に頼って生活していたりするので，病院へ受診することは容易ではない．また，成人と同様に悪性腫瘍末期に在宅医療が必要になることもある．そのため，個々のケースに応じて病院小児科もしくは小児科クリニックとの協働をしていることが多く，連携を図る職種も多岐にわたる．まだまだ全国的に小児在宅医療には課題が多いが，まさに子どもの生活を支えていく必要がある．

■ 診療所総合診療外来
子どもを支える在宅医療

小児の診療をするときに，小児の特徴は，①本人とのコミュニケーションが困難なことが多く，異常であることの判断が難しい，②状態が変化するときのスピードが早いこと，が挙げられるが，在宅医療が必要になる小児の特徴にはさらに，③医療依存度が高い（複数の医療デバイスを使用し，呼吸管理など生命に直結するものが多い），④重症児の二次障害や成長に伴い病態が変化する，ということが挙げられる．本人とのコミュニケーションは特に重症心身障害児や精神発達遅滞のある児で困難であるが，親は日々の様子からの変化を察知しているものであり，親とのコミュニケーションを大事にする．しかし，いったん変化し始めると特に先天的な疾患や重症な障害を持つ児は変化が早いので，心配があるときにはこまめに親との連絡や訪問看護ステーションなどの連携機関とのコミュニケーションをとっておくとよい．

医療の進歩により，医療器具を多数利用しながらも生活できる医療依存度の高い子ども達のことを医療的ケア児*2と呼ぶ．成人とは違い，小児は成長をする．成人の診療ではあまり意識しないが

小児診療では大きな特徴の一つである．成人には「老い」があるのと本質的には同じであるが，小児の「成長」の変化に家族も医療者も対応していく必要がある．変化の一つに多くのデバイスが成長とともに体に合わなくなることがある．成長に応じて調整が必要になり，例えば，経鼻胃管の長さがそのままに体が大きくなり，先端が胃内から食道内にあり誤嚥性肺炎を起こすようになったなどの事例がある．小児特有のデバイス管理は文献が複数あり参考にしていただきたい．小児の特徴を踏まえたうえで診療をしていくことが求められる．必ずしも在宅担当医が抱え込む必要はなく，心強い地域の多職種で連携を行っていけばよい．

小児在宅における連携の全体，制度の理解（医療保険，障害者総合支援法，児童福祉法，など）

高齢者在宅医療においては医療保険と介護保険に関して概ね理解しておくことが必要であるが，小児においても同様である．医療保険に関しては，成人の在宅医療で適応されているものとほぼ同様であるが，小児に特別に適応される「在宅小児…管理料（加算）」とあるものが複数あるので，確認しておきたい．介護保険に相当するものは，児童福祉法並びに障害者総合支援法（障害者の日常生活及び社会生活を総合的に支援するための法律）が中心となる．それらは比較的複雑であり理解するのに一苦労である．かつ，ケアマネージャーに相当するコーディネーターが確立されておらず，障害者総合支援法*3の自立支援相談員もまだまだ不足していると言われている．

複数の制度の中で，医療・福祉スタッフや教育関連のスタッフが互いに連携しながら支援を行っている．成人の在宅医療に加えて，地域保健所の保健師，自立支援相談員，さらに病院小児科やスタッフ（ソーシャルワーカーや看護師など）との連携を改めて確認していきたい．また学齢期なれば義務教育のことを考えなくてはならない．特別支援学校や特別支援学級の教師や学校所属の看護師とも連携をとっていくことが必要になってくる．昨今では，医療の進歩により成人していく重症児（者）も増えており，トランジション〔移行（期）医療〕において総合診療医は重要な役割を果たしていく

ことになる．学校卒業後の生活をどうするか，適応制度の変化にどう調整していくかなど，課題を一つ一つ関係機関と調整していくことが必要となる．

病状の進行や変化が現れることもあるが，子どもは成長する．それまでできなかったことが少しずつできるようになってくることがあるし，他の子どもと同様に楽しい体験をさせてあげたいと思う親の気持ちも皆同じである．皆で子どもの生活，成長を支えていきたい．

【参照文献】

1）厚生労働省ホームページ　障害福祉サービス等
http://www.mhlw.go.jp/stf/seisakunitsuite/bunya/hukushi_kaigo/shougaishahukushi/service/index.html
（2017/5/24 参照）
2）前田浩利．実践！！小児在宅医療ナビ．南山堂，2013．
3）船戸正久，高田哲．医療従事者と家族のための小児在宅医療支援マニュアル．メディカ出版，2010．

(一ノ瀬　英史)

＊1　**大島分類**：重症心身障害児とは，重度の肢体不自由と重度の知的障害とが重複した状態の子どもである．さらに成人した重症心身障害児を含めて重症心身障害児（者），略して重症児（者）と呼ぶ．これは，医学的な診断名ではなく，行政上の措置を行うための定義である．その判定基準を，国は明確に示していないが，現在は，元東京都立府中療育センター院長の大島一良氏が，1971 年に発表した「大島の分類」という方法により判定するのが一般的である．
＊2　**医療的ケア児**：日常生活を送る中で，いわゆる医療的ケアを必要とする子ども達のことを呼ぶ．日常的に人工呼吸器や経管栄養（経鼻胃管や胃瘻，腸瘻など），痰の吸引などがないと生きていけず，自宅では家族が行っており，多くは訪問看護や訪問診療を受けている．近年の新生児医療の発達によって急増しており，2013（平成 25）年の調査では約 2 万 5 千人という調査が出ている（文部科学省「特別支援学校医療的ケア実施体制状況調査結果」）．問題は，このような子ども達を受け入れてくれる日中一時支援やレスパイト，教育現場などがまだまだ少ないという現状である．
＊3　**障害者総合支援法**：2006（平成 18）年に障害者自立支援法が施行され，2013（平成 25）年4月に児童福祉法を元に当時制度の谷間にあった障害児を含め，さらに難病等を加えて改正され出来上がったのが障害者総合支援法（障害者の日常生活及び社会生活を総合的に支援するための法律）である．この法律の下で，障害者を対象としたサービスの提供がされており，小児も含まれている．

15　総合診療医が知っておくべき介護保険制度の基本

■ 一般原則

介護保険制度は 2000 年より介護保険法として施行され，以来 6 年ごとに見直されている．この制度は高齢者の介護を社会全体で支える仕組みとして創設された．高齢者の主治医として活動するうえで介護保険制度を活用せずに，高齢者を支えることは不可能といっても過言ではない．しかし，制度をすべて把握することは多大な労力を要するため，本稿では主治医として最低限抑えておくべきことをなるべく単純化して，述べていくこととする．2016（平成 28）年 2 月の時点で主治医としてできることを，
①大まかな概要を知る
②どのようなサービスがあるかを知る
③主治医の役割
④制度に翻弄されず，患者のアドボケーターとして立つ，多職種連携のハブとなる

以上 4 点にしぼって，話を進める．

■ 診療所総合診療外来

介護保険制度の概要

■介護サービスを受けられる人：65 歳以上（第 1号被保険者）または 40 歳以上 65 歳未満（第 2 号被保険者）で厚生労働省が定める特定疾病に罹患されている方に介護が必要と判定されたとき，介護保険を利用することができる．特に「がん末期」「神経難病」などは 40 ～ 65 歳であっても ADL低下が著しいため，介護サービス導入を適時行うということも主治医の役割の一つである．

なお，介護保険は 40 歳から原則強制加入となる．
■サービスを受けるまでの流れ：まず被保険者が市町村に要介護認定の申請をする．次に訪問調査員が派遣され，調査を行う．このとき同時に主治医意見書が主治医のもとに送付される．市町村は，

訪問調査後30日以内に介護認定を行い通知する．被保険者は，市町村の窓口でケアマネジャーのリストをもらえるので，ケアマネジャーを選ぶことができる．要介護認定を受けると，ケアマネジャーがケアプランを作成する（自分で作ることもできる）．要支援者には，地域包括支援センターが介護予防ケアプランを作成する．そしてサービス事業者が介護サービスを提供し，利用者はサービス費用の一部を負担する．

要介護申請で非該当の認定をうけると，介護保険によるサービスは受けられないが，介護予防・日常生活支援総合事業（以下，総合事業）のサービスを受けることができる．要支援者は，予防給付による総合事業によるサービスを受けることができる．

■**サービスの種類**：介護サービスには，施設サービス，居宅サービス，地域密着型サービス，介護予防サービス，地域密着型介護予防サービス，総合事業，一般介護予防事業がある．

施設サービスには，特別養護老人ホーム，介護老人保健施設，介護療養型医療施設があり，特別養護老人ホームには要介護3以上から入所できる．

居宅サービスには訪問・通所介護，訪問入浴，訪問看護や訪問・通所リハビリテーション，短期入所生活介護（ショートステイ），福祉用具貸与，居宅療養管理指導などがある．小規模多機能居宅介護やグループホームもこれに含まれる．

主治医の役割

■**主治医意見書の記入**：前述の通り，介護認定において主治医意見書は必要であり，主治医としての介護保険の利用にあたり，これを作成しないことには始まらない．担当する高齢患者にその人らしく生きてもらうために，主治医意見書の役割は大きい．

主治医意見書は，被保険者から申請があったときに市町村から主治医あてに返信用封筒付きで送られてくる．これを作成し，市町村に提出すると，まずコンピューターで計算される（一次判定）．次に審査会で調査結果や特記事項などをもとに最終的な判定がされる（二次判定）．この二次判定において，主治医意見書の特記事項の欄の記入は大きな意味をもつ．要介護度は介護に要する1日あたりの時間（分）を基準に判定される．この時間の基準は別にあるが，本稿では省略する．特記事項には担当患者のADLや病状，社会的背景，家族環境について記録し，どのようなサービスが必要かを具体的に記入する．これは二次判定でより正確な判定をする助けになるので必ず記載する．また主治医意見書も参考にしてケアプランを作成するので，事前に患者の状態だけでなく，希望も聴取しておくことが重要である．

主治医やケアマネジャーが適切と考える介護度が認定されず患者に不利益となることが予想される場合には，判定委員会に介護度の見直しを申し立てることも，患者の代弁者としてのプライマリ・ケア医の機能である．

他に，更新，疾患軌道あるいは退院後のADL低下に伴う区分変更を念頭にした再申請の場合には，ケアマネジャーを始め介護サービスに関わる多職種からの情報を得る必要がある．

■**居宅療養管理指導**

要介護あるいは要支援認定を受けた後，医師または歯科医師，看護師，薬剤師が利用者の自宅を訪問し，療養に必要な指導，管理を行い，ケアマネジャーなどに情報提供を行った場合に月2回まで算定できる．

今後，超高齢社会を迎えるにあたり，介護保険制度はますます活用されることになる．総合診療医としてこの制度を上手に利用することは高齢の患者だけでなく，その家族や社会をも支える手助けになるだろう．そして，そのまず第一歩として，患者の住宅構造を含めた生活環境や自宅での状況，介護する家族の思いや負担感をよく理解し，主治医意見書を正しく記入することをこころがけるようにしたい．

【参照文献】

1）介護保険制度の概要
http://www.mhlw.go.jp/stf/seisakunitsuite/bunya/hukushi_kaigo/kaigo_koureisha/gaiyo/index.html

（小坂　文昭）

16　地域ケア会議の運営

■ 一般原則

　地域ケア会議とは，高齢になっても住み慣れた地域で，尊厳のあるその人らしい生活が継続できる，地域包括ケアシステムの実現に向けた一手法である．個人に対する援助の充実と，それを支える社会基盤の整備を同時に図っていくことを目的に開催されるもので，ケアプラン作成などのサービス担当者会議とは異なるものである．少子高齢化社会を見据えて，2015（平成27年）度施行の改正介護保険法において「地域ケア会議を行うように努めなければならない」と規定された[*1]．

■ 診療所総合診療外来

地域志向型ケア

　地域で長らく診療をしている総合診療医は，個々の症例をケアする中でその地域の抱える問題点に気づき，対処しようとするようになる（地域志向型ケア）．健康問題をケアし，支援するコミュニティ・ネットワークの一部分である総合診療医が，地域ケア会議の運営に携わることで，限られた医療資源を患者とコミュニティ全体のために管理することができ，医療連携を重視したマネジメントにつながる[1)]．

地域ケア会議の運営

　以下，地域ケア会議の一例を示す．
テーマ；「団地と言うコミュニティで高齢者をどう見守っていくか―認知症，独居の事例を通して考える」（東京都のある地域の一例）
参加者；地域福祉課，民生委員，自治会長，JKK（住宅供給公社）東京都営相談係，ケアマネジャー，訪問介護事業所，地域包括支援センター，医師
目的；認知症ではあるが，定期的な生活面の支援があれば自宅での生活が継続可能な高齢者に対して地域で見守り，どのような支援ができるかを検討する．
背景；70代　女性　独居　要介護3　週3回デイサービスを利用．訪問介護週6回．遠方に住む長女が週に一回買い物．体力・筋力低下はあるものの屋内の生活自立度は保たれている．

課題；まとめ買いされた食事を週の前半に食べきってしまう．服薬管理ができない．ゴミ出しができず家の中は乱雑で物がなくなりやすい．自分で室温を調整することが困難で冬季・夏季に体調を崩しやすい．3か月入浴していなかったこともある．病識はなく何でも自分でできると思っており，長女は本人の言葉だけを聞いているため認知症であるとの認識が薄い．以前は団地内でのつきあいがあったが，互いの高齢化に伴って挨拶程度となっている．
必要とされる対応；人と人とのつながりを大切にする．自治会，住民，JKK，地域包括支援センターが協力連携する．団地全体の孤立予備軍の把握と支える取り組みが必要である．
家族でできること；介護サービスの継続，金銭管理．医師から認知症の進行について説明を受け，病状を理解する．
地域でできること；（ラジオ体操など）人と人とのつながり，ゆるやかな関係を築く活動の継続．サロン活動など住民が気軽に立ち寄ることができる場を創る．自治会と公的サービスの連携を強める集会室の活用．
公的サービス；JKK巡回型管理員の定期巡回訪問．認知症サポーター養成講座の開催により地域住民の認知症への理解を深める．

　集会室活用の制限を緩和，食事会を開催．飲料商品配達員や新聞販売員と連携．見守り体制を築く．団地の空き部屋に若い人たちに住んでもらえるようなシステムを創る．
残された課題；地域の集いの場に出てこない孤立しがちな住民（特に男性）への働きかけをどうするか．あまり他人と接したくない住民への見守り体制．費用のねん出をどうするか？
今後，在宅生活の継続に必要なこと；サロン活動の拠点，オレンジカフェ（注釈：認知症とその家族及び地域の住民との交流の場）の創設，そのための家賃補助金の活用，認知症サポーター養成講座開催による認知症に対する理解の普及．

地域の共通課題；サロン活動を自治会，JKK，地域包括支援センター，地域福祉課で協力して展開．空き店舗や集会室を利用し，地域の子どもたちも集えるカフェとして運営．ボランティアの力も活用する．

地域の特性や地域ニーズを把握し，地域資源を開発して地域づくりを検討し，政策形成につなげるということ．

全国的に課題となりやすく，地域ケア会議で取り上げられることが多い一例を提示した．結論としては似通ったものになりやすいが，大切なことはその地域の関係者がその地域のニーズを拾い上げ，自発的な動機を持って集まり，顔を合わせて議論するという点である．

総合診療医の格好の研修の場

地域の健康を守りたい総合診療医が，住民とともに健康増進に向けてお互いに知恵を出し合い活動をしていく中で，自ずとソーシャルキャピタルが豊かになり，孤立化が解消されるという好循環が生まれて地域の活性化につながっていく，つまり地域住民参加型，自己解決能力を引き出すプライマリ・ヘルス・ケアの流れの中に行政を巻き込んでいくというパターンが理想であり，そのような経験ができれば総合診療医としての醍醐味を味わうことになるだろう．総合診療医を志す者にとっても格好の研修の場となる．

しかし残念ながら，全国的にこのような地域ケア会議が運営できるほど総合診療医の数が足りているとは言い難い[*2]．そして，現在地域包括ケアシステムの一貫として位置づけられる地域ケア会議は行政主導になりがちであり，自発的に開催されるというより，義務付けられている地域もある．現状では議論される内容が机上の空論になってしまいかねない．総合診療医は，会議の中で地域力を冷静に判断し，地域の健康増進のために必要なシステム，予算を専門的な立場から行政に提言することが求められる．

【参照文献】

1）McWhinney IR. A textbook of family medicine 3rd edition. Oxford University Press, p13-15, 2009.

（高岡　直子）

＊1　介護保険法第115条の48
＊2　日本プライマリケア連合学会医師数：11,743名（2018年1月末日現在）

コラム：在宅医療の管理物

「胃瘻が詰まった.」「膀胱留置カテーテルが抜けてしまった.」

　家族や訪問看護師からこのような報告があった場合にどのように対応すべきだろうか？

　慢性疾患の管理物（経鼻胃管・胃瘻・気管切開・膀胱留置カテーテル等）は非常にシンプルな処置で，長い歴史と多数の施行例があり，診療科によらず多くの医師が管理経験を持っている．しかし，シンプルであるがゆえに場当たり的な対応で済んでしまい，しっかりとした知識と経験を得る機会から遠ざかってしまいがちである．冒頭のようなトラブルに最初に対応するのは，専門科ではなく十分な知識や経験を得る機会に乏しい内科系医師（総合診療医や神経内科医）である．医学生や研修医の頃には高度な医療処置にばかり教育の重点が置かれがちだが，総合診療においてはむしろこのような基本的な管理物の知識や経験を身につけるべきであろう．特に在宅医療の現場では，独りで対応する場面が多く，ごく基本的な知識の有無が搬送や入院といった患者や家族の負担に直結し得るため重要である．

　冒頭の例をとると，胃瘻と膀胱留置カテーテルの閉塞と事故抜去では，求められるスピードは真逆である．夜間の胃瘻の閉塞であれば，投与の欠かせない薬剤がなく家族も希望しなければ，翌日の対応でも遅くはない．バルーン型であれば自宅での交換で解決してしまう．逆に膀胱留置カテーテルは膀胱の緊満による苦痛が生じるため，迅速な対応が望ましい．一方，胃瘻の事故抜去は早ければ 24 時間で瘻孔が閉鎖し得るため，早急に再挿入せねばならない．膀胱留置カテーテルでは，バルーンが割れて抜けただけで，尿道損傷もなさそうであれば，排尿の状況や時間帯によっては翌朝の対応でも良いかもしれない．

デバイスを適切に管理する

　各デバイスを適切に管理するためには，こうした突発的なトラブルに対処する能力の他に，未然にトラブルを防ぐための知識が必要である．それには，原因となる日常生活上の問題や，各デバイスの構造・素材への理解も重要となる．（例えば，同じ外径のカテーテルでも素材によって内径が異なり，閉塞のしやすさに影響することはあまり知られていない.）

　ただし，総合診療医であれば医療としての適切さばかりを患者・家族に押し付けぬよう留意すべきである．例えば胃瘻や経鼻胃管の閉塞であれば，医療者でなくとも夜中にあえて連絡をする必要性が乏しいことは容易に想像できる．その上でなお相談してきた背景を，もう一歩踏み込んで探る癖をつけておきたい．臨床的には一度くらい抜いても構わないと思われる薬剤や栄養が，本人・家族にとってはそのように考えられない解釈があるのかもしれない．もしくは失礼と考え口には出さないが，翌日に重要な予定が控えているのかもしれない．入院治療とは異なり，在宅医療は日常生活の一部である．その日常の中で殊更に医療ばかりを優先すれば患者や家族は疲弊し，やがては在宅医療そのものの継続が困難となり得る．

　各デバイスに関する十分な知識を持った上で，総合診療医として家族全体をしっかりと把握し，本人・家族の不安や負担を見極めて適切に対応していきたい．

（吉田　賢史）

VI 家庭医が出会う症状
病院や専門医への紹介のタイミング

1　成人の腹痛　新道 悠
2　小児の腹痛　町野 亜古
3　落ち着きがない子ども　町野 亜古
4　不正性器出血，帯下異常　鳴本 敬一郎
5　不安障害　新道 悠
6　抑うつ気分　吉田 伸
7　不眠　吉田 伸
8　しびれ　一ノ瀬 英史
9　関節痛　一ノ瀬 英史
10　腰痛　渡部 なつき
11　胸痛　吉田 伸
12　動悸　大森 崇史
13　息切れ・呼吸困難　鵜木 友都
14　血便　木村 勇祐
15　乳房腫瘤　鳴本 済
16　意識障害　工藤 仁隆
17　けいれん　木村 真大
18　咽頭痛　大屋 清文
19　慢性咳嗽　小杉 俊介
20　リンパ節腫脹　井野 晶夫
21　下痢　寺澤 佳洋
22　便秘　寺澤 佳洋
23　Dyspepsia症状（胸焼けを含む）　井野 晶夫
24　食思不振　平嶋 竜太郎
25　めまい　寺澤 佳洋
26　倦怠感　八木 悠
27　発熱　石井 改
28　耳痛　日比野 将也
29　頭痛　大杉 泰弘
30　頚部痛　日比野 将也
31　黄疸　松本 弥一郎
32　皮疹　北山 周
33　排尿障害　北山 周
34　勃起不全　新道 悠
35　体重増加・減少　松島 和樹
36　アルコール多飲　安田 雄一
37　ポリファーマシー　松本 朋樹

1　成人の腹痛

■ 一般原則

　診療所における腹痛診療の基本原則は，緊急外科手術の適応となる「外科的腹症：surgical abdomen」の有無を評価し，緊急性に応じてマネジメントを行うことである．

　なお，一般的によく使われる「急性腹症：acute abdomen（または腹部緊急症：abdominal emergency）」は，発症1週間以内の急性発症で迅速な診断治療が必要であるが，必ずしも外科的治療が必要な病態とは限らない点で，「外科的腹症：surgical abdomen」と異なることに注意されたい[1]．

　ここでは，診療所における外来診療において問診／身体所見から，必要な初期対応と専門施設への紹介の是非を決定する上で注意すべきことを紹介する．

■ 診療所総合診療外来

腹痛の頻度：米国の統計では，腹痛を主訴に一般外来を受診する患者は全体の2％，救急外来ではやや増えて6.3％となる．

　その中で，家庭医外来における腹痛の原因の大半は非特異的な腹痛（50.4％：原因は特定できないが数日ほどで改善する），続いて急性胃腸炎（9.2％），尿路感染症（6.7％），過敏性腸症候群（5.8％），骨盤内炎症性疾患（3.8％）であった．緊急の手術が必要となるのは外来受診全体の4.7％程度であるが，救急外来になると約10％程度まで上昇するとされている．一方で，50歳以上における腹痛は特に注意が必要で，最終的に手術が必要となるケースが18％，死亡に至るケースが5％となる．一般的には若年の年齢層と比較して合併症が多く，受診までの時間が長くなる傾向が影響しているとされている[2~4]．
腹痛の評価：腹痛の診療においては緊急手術の適応となる「外科的腹症 Surgical Abdomen」の有無を検討する．このステップは，頻度は少ないが生命に関わるものを拾い上げる作業であり最も重要である．

　外科的腹症の目安になるサインとしては，突然発症した腹痛・ショックバイタル・腹部膨満・腹膜刺激症状である[2]．これらが見られた場合，緊急性を優先して早急に救急医療機関へ紹介を検討する．「外科的腹症」を除外した後に原因の検索となるが，疼痛の部位や性状から鑑別を進めることになる．
鑑別を進めるうえで注意が必要なのは，
・内科疾患が潜在している可能性の検討
・内臓痛・放散痛で腹痛部位の臓器疼痛の検討
・胸腔内の疾患や全身疾患の検討
・発熱がないことは感染を除外できないこと
　などである．

　一般的に，腹痛の性状も原因を同定するうえで重要である．例えば，腹膜刺激症状がある場合はベッド上で安静となり，尿路結石などの疝痛ではベッド上でのたうちまわるような腹痛となることが多い．また，上腹部痛では虚血性心疾患や肺炎などの鑑別も重要となり，心臓／肺の病歴聴取と診察が重要となる[3]．
特に注意を要する患者：女性における腹痛は骨盤内の病態に関連した疼痛のことがある．卵巣嚢腫・子宮腺筋症・卵管卵巣膿瘍・子宮内膜症などが女性の下腹部痛の原因となりうる．妊娠可能な年齢の女性では妊娠・子宮外妊娠・流産などが鑑別に挙がり，妊娠の評価がその後の被曝を伴う画像検査の選択にも影響するため重要である．

　高齢患者においては，症状や経過を正確に思い出せない，症状が強く出にくいことなどから診断がより難しくなりやすい．特に高齢者で検討すべき疾患としては，尿路感染，腸管穿孔，腸管虚血などが致死的かつ見逃されやすい病態であり特に注意が必要である．
緊急性の高い腹痛疾患の尤度比：手術／入院適応となる腹痛疾患の身体所見別の陽性／陰性尤度比の一覧を表に記載する．重要なことは，いずれの兆候も1つの所見のみで診断を確定または除外できるものはなく，それぞれの症候を組み合わせて判断することが必要である．

例えば，虫垂炎の身体所見で「右下腹部痛（LR＋：8.4）／右下腹部への痛みの移動（LR＋：3.6）」は認めるが，「発熱（LR－：0.4）・腸腰筋サイン（LR－：0.88）」がない場合を考える．

Box 1

	LR ＋	LR －
＜虫垂炎＞		
右下腹部痛	8.4	0.2
右下腹部への移動	3.6	0.4
発熱	3.2	0.4
腸腰筋サイン	3.2	0.88
＜腸閉塞＞		
便秘	8.8	0.6
腹部膨満	5.7	0.4
嘔吐後改善する腹痛	4.5	0.8
疝痛	2.8	0.8
＜胆嚢炎＞		
Murphy's サイン	5	0.4
右上腹部痛	2.5	0.3
発熱	1.8	0.8

（文献3を参考にして著者作成）

それぞれの陽性尤度比と陰性尤度比を掛け合わせた 10.88（8.4 × 3.6 × 0.4 × 0.88）が身体所見の尤度比となる．**検査前オッズ**（＊検査前確率／1 － 検査前確率のことであり，検査前確率自体ではないことに注意）にこの尤度比 10.88 を掛け合わせると，検査後のオッズがわかる（＊検査後確率は検査後オッズ／1 ＋ 検査後オッズで計算される）．

一般的に，尤度比 10 以上であれば検査後オッズを有意に上昇させ，0.1 以下であれば検査後オッズを有意に低下させると言われているので，身体所見を参考に診断確定に必要な検査を施行するかの判断材料となるだろう（虫垂炎の場合造影 CT や腹部エコーなど）．

【参照文献】

1）Silen W. Cope's early diagnosis of the acute abdomen, 22nd ed, Oxford University Press, New York, 2010.
2）Smucny J, Thompson J. Abdominal Pain. Essentials of family medicine 5th ed. Lippincott Williams & Wilkins, Philadelphia. 2008, p325-340
3）Cartwright SL, et al. Evaluation of acute abdominal pain in adults. Am Fam Physician. 2008 Apr 1;77(7):971-978.
4）Lyon C. Diagnosis of acute abdominal pain in older patients. Am Fam Physician. 2006;74(9): 1537-1544.

（新道　悠）

2　小児の腹痛

■ 一般原則

腹痛は，総合診療外来でよく出会う問題だが，症状を訴えられない小児の腹痛の診断は悩ましいことも多く，緊急性を要する疾患が紛れているため注意が必要である．　また腹痛を訴えていても咽頭炎や肺炎など腹部以外の疾患のこともある．まずは見逃してはならない急性疾患を除外し，アンダートリアージにならないことが重要である．

■ 診療所総合診療外来

総合診療外来で出会う腹痛の多くは，便秘症，急性胃腸炎，かぜ症候群であるが，中には**虫垂炎**，

腸重積，腸軸捻転など外科的介入が必要な疾患が紛れている．

外科的な介入を必要とする疾患は腹痛の 1％ほどで，進行する深刻な痛み，胆汁性嘔吐，筋性防御，反跳痛，広汎な腹部の鼓音と腹部膨満，腹部外傷，腹腔内への出血を疑う所見，外科的処置などの要因，明らかな誘因がないなどは介入を考慮する指標となる[1]．発症年齢も小児の腹痛の鑑別に役立つ．

診療の進め方：幼児は痛みの部位がわかりづらいため，指差しで痛みの部位を教えてもらう．乳幼児ではオムツも外して診療を行うと腹部や鼠径，

Box 1　年齢による急性腹痛の鑑別

出生後〜1歳	2〜5歳	6〜11歳	12〜18歳
乳児疝痛	胃腸炎	胃腸炎	虫垂炎
胃腸炎	虫垂炎	虫垂炎	胃腸炎
便秘症	便秘症	便秘症	便秘症
尿路感染症	尿路感染症	機能性疼痛	月経困難症
腸重積症	腸重積症	尿路感染症	排卵時痛
腸回転異常症	腸回転異常症	外傷	骨盤内炎症性疾患
嵌頓ヘルニア	外傷	咽頭炎	切迫流産
ヒルシュスプルング病	咽頭炎	肺炎	子宮外妊娠
	IgA 血管炎	IgA 血管炎	卵巣／精巣捻転
	腸間膜リンパ節炎	腸間膜リンパ節炎	

（文献1を参考にして著者作成）

外性器まで評価できる．血便の有無など便の評価や便秘の解消のため，グリセリン浣腸が役に立つこともある．腹部以外の疾患も腹痛という訴えで受診するため小児では腹部に捉われず咽頭所見，胸部聴診，皮疹や関節痛の有無など網羅的な診察を行う．

腹部以外で腹痛を訴える疾患としては溶連菌感染症，肺炎，尿路感染症，IgA 血管炎（アレルギー性紫斑病），鼠径ヘルニア，精巣捻転などがある．

鑑別：思春期以降は婦人科疾患や男性器疾患も鑑別に上げる必要がある．年齢による鑑別も診断に重要である（**Box 1**）．

また反復性腹痛は診断に苦慮することが多く，red-flag などを参考に器質的疾患や外科的疾患を見逃さないようにしたい．器質的疾患を除外した上で，学校や家族のことなど患者背景についても問診を行い，生物心理社会的なアプローチが必要か判断する．

本稿では総合診療で遭遇する外科的疾患のうち，虫垂炎と腸重積症について紹介する．

①虫垂炎：Alvarado スコア[5]は虫垂炎の除外に有用である．

心窩部から右下腹部への痛みの移動	1点
食欲不振	1点
嘔吐	1点
右下腹部痛	2点
反跳痛	1点
37.3℃以上の発熱	1点
白血球 10,000/μL 以上	2点
白血球の左方移動	1点

Box 2　小児 - 青年期の慢性腹痛の器質的疾患の red flag

（1つでも当てはまれば器質的疾患を除外するため検査する）

- 持続する右下腹部痛
- 嚥下障害，胸焼け
- 10% 以上の意図しない体重減少
- 成長障害
- 反復性嘔吐
- 慢性下痢（特に夜間）
- 消化管出血の兆候
- 熱源不明の発熱
- 腹部所見（腫瘤，肝脾腫等）
- 炎症性腸疾患，セリアック病，消化管潰瘍等の家族歴
- 関節炎
- 排尿障害
- 遅発思春期
- 女性器の障害（月経困難症，無月経等）
- 夜間腹痛で目がさめる

（文献6を参考にして著者作成）

4点以下で虫垂炎は否定的（感度99%），7点以上で虫垂炎を疑う[4]．

初発の症状は腹痛と嘔吐が多い．小児の腹壁は柔らかく，筋性防御も軽い場合は分かりにくい．小児の虫垂炎では穿孔しやすく，疑った場合は専門医への紹介が重要である．

②腸重積：器質的疾患がある場合（腸重積全体の3.9%）と特発性の場合がある．特発性のうち30% は先行感染がある場合が多く，その中でもアデノウィルス感染は有意に多い．胃腸炎の経過中に腸重積を発症する場合があることを念頭に

置き，症状が悪化した場合のことを保護者にも伝えておく．腹痛，嘔吐，間歇的啼泣や不機嫌，血便，顔面蒼白などが腸重積を疑う症状であるが[2]，重積の部位によって血便が見られる時期は様々で早期には血便がない場合も多い．

血便がないからと腸重積を否定したことにならないようにしたい．

手術後や腹腔内出血，腹腔内炎症性疾患，消化管穿孔を来すおそれがある場合など禁忌がなければ浣腸を行い便の評価を行う．典型的な腹部所見ではソーセージ様の腫瘤が触れる．腹部単純X線では小腸閉塞があれば遊離ガス像を認める．また，腹部超音波検査は侵襲が少なく，小児の腹部疾患の鑑別に有用である．ゴールデンタイムは6時間と言われているため，疑ったら早急に専門医へ紹介する．

【参照文献】

1) Alexander KC, Leung, MB, David L, et al. Acute abdominal pain in children. Am Fam Physician. 2003；67（11）：2321-2327.
2) 日本小児救急医学会．エビデンスに基づいた小児腸重積症の診療ガイドライン，へるす出版，2012.
3) Cope's early diagnosis of the acute abdomen. 22th edition, Oxford Univ Pr, 2010.
4) Flum DR. Appendicitis — Appendectomy or the "antibiotics first" strategy. N Engl J Med. 2015；372：1937-1943.
5) Alvarado A. A practical score for the early diagnosis of acute appendicitis. Ann Emerg Med. 1986 May；15（5）：557-564.
6) Bufler P1, Gross M, Uhlig HH. Recurrent abdominal pain in childhood. Dtsch Arztebl Int. 2011；108（17）：295-304.

（町野　亜古）

3　落ち着きがない子ども

■ 一般原則

5 ～ 12 歳における AD/HD（注意欠如・多動性障害：Attention Deficit Hyperactivity Disorder）の有病率は米国では4 ～ 12%，日本では報告によって差はあるが，学齢期の小児の3 ～ 7% 程度と考えられており，プライマリ・ケア外来を受診する落ち着きがない子どもの中にも一定数の AD/HD が存在すると考えられる．

AD/HD の診断基準として①多動性，衝動性または不注意の症状が6か月以上持続し，7歳未満から存在している．②これらの症状による障害が2つ以上の状況（学校，家庭，習い事など）において存在する．③社会的，学業的（または職業的）機能において，臨床的に著しい障害が存在する．ただし，著しい障害には明確な基準はなく，判断が難しい例も少なくない．私たちの外来に訪れる「気になる子」の中には maltreatment（虐待，不適切な関わり）による行動異常が含まれていることに留意する．

■ 診療所総合診療外来

実際の診療ではわがままや奔放な態度に対して毅然とした態度でしつけがされておらず，落ち着きがなく見える子どもも少なくない．保護者が毅然とした態度を取り，子どもの行動が修正されるかどうかを見直してみるのも必要かもしれない．また AD/HD は反抗挑戦性障害（Oppositional Defiant Disorder）や行為障害（Conduct Disorder），不安障害を合併している例も多く，診療する際は併存する障害がないかに留意が必要である．

厚労省の研究では5歳児健診で軽度発達異常を指摘された子どものうち，半数以上が3歳児健診で発達の異常を指摘されていなかった．

診断の際には DSM- IV，AD/HD-RS（Rating scale）などが用いられるが，質問紙法のみでの診断は難しく，問診・診察・行動観察など総合的に組み合わせることが必要である．

問診：以下の項目を確認する．それぞれの質問内容の例を示す．

①多動性の確認：「授業中に教室の席についていられますか」

②衝動性の確認：「順番を待てますか」，「他人の話を途中で遮って話しますか」

③不注意性の確認：「忘れ物，失くし物が多いですか」，「宿題に何分くらい集中できますか」

④保護者の養育状況の確認：子どもが問題行動をした場合に，親がどのように対応しているかを確認する
⑤学習面の問題：苦手科目，得意科目などを確認する
⑥発達歴（今までに発達の遅れは指摘されなかったか），発育歴（感覚過敏や保護者への後追いがない，人見知りがない，こだわりが強いなど）

診察・行動観察：虐待の結果として多動・衝動性を現す場合があるので，保護者との距離や視線の合わせ方や全身の診察で外傷痕の有無を確認しておく．

米国小児学会 AD/HD ガイドラインでは総合診療医によって疾患の説明，定期的な家族の理解や知識の確認，子どもの状態に対する家族の反応へのカウンセリング，家族の質問への対応，ヘルスサービスのコーディネート，子どもの状態に合わせた日常生活の中のゴール設定，必要であれば同じような子どもを持つ親たちとの交流へつなげることが望まれるとされている．

日本では発達障害が疑わしい場合，薬物療法が必要と考えられる場合，家庭および集団生活において明らかに困難を生じている場合は，安易な診断は避け，継続的かつ包括的なフォローのために，療育センターや基幹病院の小児神経専門医への紹介が望ましいだろう．また不安な保護者へ安易な疑い病名の告知も注意したい．小児神経専門医への紹介後も普段の急性疾患や健診，予防接種，療育センターとの橋渡しなどメディカルホームとして家庭医が果たす役割も大きい．

ペアレントトレーニング：子どもの行動に対する保護者の対応についてはペアレントトレーニングが行われている．実際の指導には十分な経験が必要なため，専門施設で行われていることが多いが，市町村でもペアレントトレーニングを普及させるため様々な取り組みがされている．保護者へのペアレントトレーニングプログラムへつなげるよう勧める．

ペアレントトレーニングの原則：「増やしたい行動」「減らしたい行動」「絶対に許せない行動」に分類する．「増やしたい行動」は相手をする・ほめる，「減らしたい行動」は無視する・その後ほめる，絶対に許せない行動はすぐに止める．

【参照文献】

1）Plevalence and Assessment of Attention-Defisit/Hyperactivity Disorder in Primary Care Settings. Pediatrics. 2001; 107 (3) : E43.
2）Clinical Practice Guideline: Treatment of the school-aged child with attention-deficit/hyperactivity disorder. Pediatrics. 2001;108(4)
3）厚生労働省．軽度発達障害児に対する気づきと支援のマニュアル
http://www.mhlw.go.jp/bunya/kodomo/boshi-hoken07/
4）厚生労働省平成 26 年度障害者総合福祉推進事業報告書.
http://www.as-japan.jp/j/file/rinji/26korosho_houkokusho.pdf
5）桃井 眞里子，宮尾 益知，水口 雅 (編集). ベッドサイドの小児神経・発達の診かた，改訂 4 版，南山堂，2017.

（町野　亜古）

4　不正性器出血，帯下異常

■ 一般原則

「不正性器出血（AUB：abnormal uterine bleeding）」の定義は一定のものがなく，議論が続いている．臨床の現場では，正常月経について理解をしたうえで，（1）無排卵性と排卵性の識別を行い，（2）妊娠と悪性腫瘍の可能性を念頭におき産婦人科専門医への紹介を検討する，ことが重要である．

正常な月経では，周期は 24 〜 35 日と定期的であり，下垂体からの LH サージによって排卵が起こり，その 13 〜 15 日後に性器出血（月経）が約 7 日間起こる．基礎体温の測定をすると，卵胞期（月経初日〜排卵日）は低温相，黄体期（排卵日〜次の月経の直前）は高温相（一般的に低温相から0.3℃以上）を示す．排卵日頃に，ごく少量の性器出血が 1 〜 3 日間，みられることがある．

AUBが排卵性なのか無排卵性なのかを識別するためには，基礎体温測定を行い，二相性であれば排卵性，一相性であれば無排卵性と判断する．

排卵性のAUBでは，規則的な月経周期を背景として，月経過多（1～2時間毎にナプキンを交換する程の出血，2.5cm大を超える凝血塊を伴う出血，月経過多を患者自らが報告する場合）や月経過長（8日以上の出血期間）がみられることが特徴である[1]．

■ 診療所総合診療外来

検査：総合診療では，凝固異常・線溶系亢進に対して，**出血傾向の家族歴，初経からみられる月経過多，手術・分娩・流産などで入院治療や輸血を必要とするほどの出血の既往**についての情報を収集し，甲状腺機能低下症に対してTSH (thyroid-stimulating hormone)検査を行う．婦人科的疾患（子宮筋腫，ポリープ）に対しては，産婦人科専門医による評価を受ける．産婦人科へ紹介受診するまでの間，出血量の減少をねらって，トラネキサム酸や芎帰膠艾湯®の処方を考慮する．

無排卵性のAUBでは，月経周期が不順（しばしば稀発）であり，出血量はごく少量から多量と様々である．総合診療では，まず**尿hCG定性検査**により妊娠を除外する．妊娠反応陽性であれば，異所性妊娠の可能性を考慮し，産婦人科受診を推奨する．妊娠を除外した後，無排卵を引き起こす可能性がある**抗けいれん薬や抗精神病薬の内服歴，体重や身体活動の急激な変化やメンタルヘルス（摂食障害含め）の不安定さ**について問診を行う．また，甲状腺機能低下／亢進症に対して**TSH検査**，多嚢胞性卵巣症候群（PCOS: polycystic ovary syndrome）に対して**FSH, LH検査**，高プロラクチン血症に対して**血清プロラクチン検査**，管理不良な糖尿病に対して**血糖値，HbA1c検査**を行う．また，子宮体癌の可能性を常に認識し，①10代の肥満女性で未治療の無排卵性AUBが2～3年間持続している場合，②35歳未満で慢性の無排卵，糖尿病，大腸がんの家族歴，不妊症，未経妊，肥満，タモキシフェン内服のうち一つ以上当てはまる場合，③35歳以上（特に閉経後）で無排卵性AUBが疑われる場合，子宮内膜生検が考慮されるため，産婦人科専門医へ紹介する[2]．

帯下の異常

診断：帯下異常の主訴に対して，総合診療で対応できることは多い．病歴である程度の見当をつけることが可能であるが，正確な診断と適切な治療のためには，診断的検査を行う必要がある．帯下の臭いが強い（または悪臭）という患者に対して，以下の4項目のうち3項目以上を満たすことで細菌性腟症と診断する（Amsel criteria）：

①綿棒でぬぐい取った腟分泌物を，スライドガラス上に薄く伸ばし，生理食塩水を1滴加えて顕微鏡で観察し（wet mount），細胞質に細菌が密集しているclue cellsが上皮細胞全体の20%以上に観察される．

②腟分泌物 pH＞4.5.

③腟分泌物に10%水酸化カリウム（KOH）を付加しアミン臭（腐った魚の臭い）がする．

④灰白色で均一な漿液性帯下．

陰部または腟内に掻痒感があり，wet mountで仮性菌糸が観察される，または腟分泌物の培養検査にてカンジダを同定されればカンジダ外陰腟炎と診断する．Wet mountで腟トリコモナス原虫の活動が確認される，またはトリコモナス専用培地を用いた培養法で原虫の検出がされれば腟トリコモナス症と診断する．腟分泌物または尿の核酸増幅法によりクラミジアや淋菌の鑑別も考慮する．閉経後は，黄色で少量の帯下が萎縮性腟炎でみられることもあり，腟内環境の変化により細菌性腟症を合併していることもある．また，閉経後女性の膿性帯下の場合，子宮留膿腫を念頭に置く．

【参照文献】

1) Warner PE, , Critchley HO, Lumsden MA, et al. Menorrhagia I：measured blood loss, clinical features, and outcome in women with heavy periods：a survey with follow-up data. Am J Obstet Gynecol. 2004；190(5)：1216-1223.

2) Sweet MG, Schmidt-Dalton TA, Weiss PM, et al. Evaluation and management of abnormal uterine bleeding in premenopausal women. Am Fam Physician. 2012；85(1)：35-43.

（鳴本　敬一郎）

5　不安障害

■ 一般原則

　総合診療の外来における不安障害の診断は，多くの臨床医にとって難しいものである．一般的に，不安障害の患者が外来受診をした際に25〜50％の場合は，医学的に説明が難しい症状を主訴に受診し，結果として約40％の不安障害患者が適切な治療を受けずに見過ごされると言われている．疾患別には，全般不安症／障害の71％，社交不安症／障害の97.8％，パニック障害の85.8％が総合診療の外来において誤診されたという報告がある[1]．

　また，不安障害の患者は，「動悸／息切れ」などの身体症状で受診する場合も多く，総合診療外来においては，器質的疾患／外因性要因をまずは除外することが必要になる．

■ 診療所総合診療外来

不安障害の頻度：日本における一般住民を対象とした疫学調査では，何らかの不安障害を有するものの数は生涯有病率で9.2％（12か月有病率では5.5％）であった．その内訳をみると，特定の恐怖症が最も多く3.4％，次いで全般性不安障害1.8％，パニック障害0.8％であった[1]．

　不安障害を診断するうえで，特に除外が必要な器質疾患としては，心疾患（発作性心房細動など），肺疾患（気管支喘息など），内分泌疾患（甲状腺機能亢進症など），神経疾患（てんかんなど），物質乱用（カフェイン過剰摂取など）などが代表的である．

■ DSM-5 による不安障害の分類：

分離不安症／障害，選択的緘黙，限局性恐怖症，社交不安症／障害，パニック症／障害

パニック発作特定用語，広場恐怖症，全般不安症／障害，物質・医薬品誘発性不安症／障害

他の医学的疾患による不安症／障害，他の特定される不安症／障害，特定不能の不安症／障害

＊DSM-5では，従来不安障害に分類されていた「強迫性障害」「心的外傷後ストレス障害」「急性ストレス障害」が別項目として不安障害から独立した．

代表的な不安障害の特徴とスクリーニング[2,3]

　以下に不安障害のうち，全般不安症／障害，社交不安症／障害，パニック症／障害の特徴とスクリーニングについて述べる．（カッコ内は代表的なスクリーニングの質問項目）

■全般不安症／障害

特徴：プライマリケアにおける有病率は3.7〜14.8％で，不安障害のうち50％を占め，不安障害の中では最も頻度が高い．

症状：複数の物事に対する過剰／抑制困難な不安や心配があり，そのことが日常生活の機能障害につながっている．疲労／筋肉の緊張／イライラ／焦燥感／不眠などの症状を伴う．

スクリーニング：GAD7/GAD2（「自分自身を心配性だと認識しているか？」）

■社交不安症／障害

特徴：プライマリケアにおける有病率は7％ほどで，他の疾患と比較しても症状改善に至る例は38％と少ない．就業中の年齢層では仕事の生産性低下／収入の低下などにつながりやすい．

症状：評価を受けたり批判を受ける可能性のある状況や社交の場における顕著な不安／恐怖．不安／恐怖を引き起こす状況を回避する．

スクリーニング：SPIN/Mini-SPIN（「他人があなたを観察できる環境で，他人が自分を評価することに不安や緊張を感じるか？」）

■パニック症／障害

特徴：プライマリケアにおいての有病率は4〜6％ほど．他の不安障害の疾患と同様に増悪／寛解を繰り返す．

症状：予測できない身体／精神症状を伴う不安発作であるパニック発作を繰り返す．頻脈／呼吸苦／ふらつき／腹痛／めまい／死ぬことへの恐怖／制御不可能になる恐怖などを伴う．

スクリーニング：PHQ-panic disorder scale（「予期せず，動悸や呼吸苦を伴う不安発作が起きることがあるか？」）

総合診療での初期治療 / 専門医の紹介適応[1]

不安障害に対する初期治療としての薬物療法は，「未来の不安障害の悪化を防ぐ処方」と「現在の急性不安障害を改善する処方」の2つに大別される．「未来の不安障害の悪化を防ぐ処方」の第一選択薬はSSRIかSNRIの単剤投与であり，特定の薬剤が他の薬剤より優れているという報告はない．「現在の急性不安障害を改善する処方」としてはベンゾジアゼピン系薬が代表的で，そのほかには抗コリン薬/βブロッカー/ガバペンチンなども使用されることがある．心理療法としては，認知行動療法が一般的である．療法を通じて不適切な思考や行動を認知して再構築するようにデザインされた治療法である．薬物療法と異なり副作用も最小限であり，しばしば不安障害に対する治療として第一選択とされることもあるが，実施できる能力のあるセラピストへのアクセスが必要であることや，そもそも患者自身の積極的な協力が得られないことがあるなどが主な欠点であろう．

初期治療としての薬物療法/認知行動療法などは総合診療医によって実施を検討して良い．しかし，治療に対する反応が不良である場合や，より複雑なケースでは精神科への紹介の検討が必要となる．

【参照文献】

1) Combs H. Anxiety disorders in primary care. Clin North Am. 2014 Sep；98(5):1007-1023.
2) 川上憲人（主任研究者）．こころの健康についての疫学調査に関する研究〔平成16〜18年度厚生労働科学研究費補助金（こころの健康科学研究事業），こころの健康についての疫学調査に関する研究，総合研究報告書〕．2007
3) 日本精神神経学会．DSM-5 精神疾患の分類と診断の手引き，医学書院，2014.

（新道 悠）

6　抑うつ気分

■ 一般原則

診療所で抑うつ気分を訴える患者マネジメントの原則は，他の器質的疾患や物質依存，薬物副作用などの鑑別を行ったうえでうつ病の評価を行うことである．うつ病を疑った場合は重症度，自殺リスク，他精神疾患の3点を評価し，患者の心理社会的背景も理解した上で自院での対応，精神科への紹介，または併診体制の3択について決定する．

■ 診療所総合診療外来

抑うつ気分とは，その人自身の明言（例えば，悲しみまたは，空虚感を感じる）か，他者の観察（例えば，涙を流しているように見える）によって示される徴候が，ほとんど1日中，ほとんど毎日続いている状態であり，2週間以上持続していると，DSM-5（Diagnostic and Statistical Manual of Mental Disorders：精神疾患の診断・統計マニュアル）におけるうつ病（Major Depressive Disorder）の必須症状のひとつとなる．総合診療外来に受診するうつ病患者では，疲労感と睡眠障害が80％以上を占めており，頭痛，胃部不快感，動悸などの身体症状で受診することが多い[1]．

診断：うつ病の診断は以下のように鑑別診断や発症因子の整理を行っていく[2]．

1.「物質・医薬品誘発性抑うつ障害」はないか？

アルコール，カフェイン，幻覚剤，揮発性物質，オピオイド，鎮静・催眠・抗不安薬，アンフェタミン，コカイン，タバコ，ステロイド，インターフェロン，ジスルフィラム，降圧薬など

2.「他の医学的疾患による抑うつ障害」はないか？

脳卒中，Parkinson病，Huntington病，外傷性脳損傷，Cushing病，甲状腺機能低下症，多発性硬化症等

3. うつ病を発症しやすい身体疾患はないか？

慢性疼痛，Alzheimer病，悪性腫瘍，心疾患，脊髄損傷，脳血管疾患，糖尿病など，また，うつ病が存在すると，これら疾患の経過や予後にも悪影響が及ぶため，早期発見と併診体制が必要である．

4. ライフサイクルや社会背景との関連はないか？

小児：抑うつ気分の代わりに易怒性あり，女性；

月経前不快気分障害，産後うつ病，更年期障害等，高齢者：認知症，「重大な喪失」：死別，経済破綻，被災，重篤な疾病．うつ病における治療目標は，症状が軽快することに加えて，家庭・学校・職場における「病前の適応状態」へ戻ることである[1]ため，これらを確認すると併存症と重症度の評価をしながら，患者個別の治療目標を知ることもできる．

5．うつ病の重症度評価

DSM-5 では，診断基準 9 項目のうち 5 項目を概ね超えない程度に満たし，苦痛は感じられるが対人関係状・職業上の機能障害はわずかな状態を「軽症」，5 項目をはるかに超えて満たし，症状は極めて苦痛で機能が著明に損なわれている状態を「重症」とし，その中間を「中等症」としている．重症度を数値化するツールのひとつとしてPHQ-9（Patient Health Questionnaire-9）があり，その日本語版は DSM4 の大うつ病性障害のアルゴリズム診断において陽性的中率 0.87，陰性的中率 0.94 であった．DSM-5 で推奨されている PHQ-9 は症状持続機関が「1 週間」であったため修正版が作成されている[3]．

6．自殺リスクの評価

自傷行為・過量服薬，希死念慮，自殺念慮に分けて確認していく．自殺の危険性が高い患者の特徴として，男性，65 歳以上，単身，失業中，直近の強いストレスイベント，自殺に向けた特定の計画，致死的な方法へのアクセスが可能，自殺企図の既往歴あり，精神科入院歴あり，自殺の家族歴あり，アルコール・薬物依存，パニック発作・重度の不安，重症身体疾患，重度の絶望感や快楽欠如が挙げられている[1]．

7．他精神疾患の有無

抑うつ気分（Depressive Mood ）：エピソードが反復しているか，間の生活歴から躁／軽躁エピソードがないか，不安症・強迫症・PTSD（Post Traumatic Stress Disorder）の徴候がないかを確認する．特に被害・関係妄想などの「気分に一致しない精神病性の特徴」があれば統合失調症，双極性障害などを疑う．

総合診療医と精神科医との連携：日本医師会が示す "専門医へ紹介したほうがよい場合" は，
①診断に苦慮する場合，
②SSRI，SNRI，スルピリドを投与しても症状が改善しない場合，
③うつ病が重症の場合，
④産後うつ病，
⑤躁状態，
⑥自殺念慮が強いうつ病である．
となっている．

連携の構築：さらに自殺企図・切迫した自殺念慮のある場合や療養・休息に適さない家庭環境，病状の急速な進行が想定される場合は紹介入院も検討する．軽症〜中等症うつ病患者に対しては，欧米では「Collaborative Care(共同的ケア)」が注目されており，総合診療医，病院の精神科看護師や心理職，精神科医がスクリーニングと初期治療，ケア調整，スーパービジョンを分担連携することによるエビデンスが集積されている[1]．このような連携の枠組みを近隣医療機関と構築できるとよい．

【参照文献】

1）貫井祐子，中根秀之．うつ病に対するプライマリケアの役割．精神医学．2014; 56(9):753-762
（メンタルに問題を抱えた患者のプライマリ・ケア受診頻度や紹介頻度から，具体的なスクリーニングや評価，精神科連携の共通目標などを詳述した解説）

2）日本うつ病学会治療ガイドライン　Ⅱ．うつ病（DSM-5）／大うつ病性障害 2016，日本うつ病学会／気分障害の治療ガイドライン作成委員会　http://www.secretariat.ne.jp/jsmd/mood_disorder/img/160731.pdf
（2016 年 7 月に第 2 回の改訂が行われ，DSM-5 にも準拠した日本のガイドライン．診断基準に基いた確認の後の治療方針決定に必要な知見を国内外のエビデンスを元に詳細にまとめてある）

3）村松公美子．精神科臨床評価マニュアル（2016 年版），第 3 章 7.F3: うつ病，4) PHQ-9．臨床精神医学．2015；44巻増刊号：368-374.
（PHQ9 開発の経緯とその特性および限界について詳述してある）

（吉田　伸）

7 不 眠

■ 一般原則

　睡眠障害は潜在的に非常に多い症状であり，訴えに対応するだけでなく積極的に睡眠パターンや日中活動への影響を確認する．診断にあたってはうつ病・不安障害，物質依存，内科疾患の併存に留意し，双方に対応する．

■ 診療所総合診療外来

　睡眠障害は一般的であり，日本人の調査でも有症状者は概ね20％に至るが，総合診療受診者の30％しか，自分からは医師に訴えないという報告があり，医療者からの積極的な症状確認が必要である[1]．

　DSM-4から5への改訂において，従来あった原発性不眠と2次性不眠という分類はなくなり，Box 1のように不眠障害としてまとめられた．これはうつ病・不安障害・内科疾患との因果関係はあまり示されず，むしろ併存症として別途治療した場合に双方に対する治療効果があったというエビデンスの蓄積による[2]．

診断：DSM-5（Diagnostic and Statistical Manual of Mental Disorders-5）：「精神疾患の診断・統計マニュアル5」における不眠障害の診断基準では，入眠困難と睡眠維持困難，早朝覚醒に加え日中活動の機能障害として明記されており，少なくとも1週間に3回以上，3か月以上あれば持続性と分類される．

　Spielmanによると，慢性不眠の成り立ちの背後には3Pという3つの因子があり[1]，これに沿って病歴を取ると発症機序の理解と適切な治療アプローチを選択しやすい．

前提要因：加齢，性別，過敏症，不安になりやすい正確，不眠の既往・家族歴

結実因子：疾病，離別，時差移動，交代勤務，環境変化

永続化因子：不眠に対する誤った対処行動，不適切な治療

　また，DSM-5診断基準を参照すると，鑑別すべき疾患群が明らかとなる．

Box 1　DSM-5 の不眠障害の診断基準

A．睡眠の量または質の不満に関する顕著な訴えが，以下の症状のうち1つ（またはそれ以上）を伴っている：
　（1）入眠困難（子どもの場合，世話をする人がいないと入眠できないことで明らかになるかもしれない）
　（2）頻回の覚醒，または覚醒後に再入眠できないことによって特徴づけられる，睡眠維持困難（子どもの場合，世話をする人がいないと入眠できないことで明らかになるかもしれない）
　（3）早朝覚醒があり，再入眠できない．
B．その睡眠の障害は，臨床的に意味のある苦痛，または社会的，職業的，教育的，学業上，行動上，または他の重要な領域における機能の障害を引き起こしている．
C．その睡眠困難は，少なくとも1週間に3夜で起こる．
D．その睡眠困難は，少なくとも3カ月間持続する．
E．その睡眠困難は，睡眠の適切な機会があるにもかかわらず起こる．
F．その不眠は，他の睡眠 - 覚醒障害（例：ナルコレプシー，呼吸関連睡眠障害，概日リズム睡眠 - 覚醒障害，睡眠時随伴症）では十分に説明されず，またその経過中にのみ起こるものではない．
G．その不眠は，物質（例：乱用薬物，医薬品）の生理学的作用によるものではない．
H．併存する精神疾患および医学的疾患では，顕著な不眠の訴えを十分に説明できない．
　▶該当すれば特定せよ
　非睡眠障害性の併存する精神疾患を伴う，物質使用障害を含む
　他の医学的併存疾患を伴う
　他の睡眠障害を伴う
　▶該当すれば特定せよ
　一時性：症状は，少なくとも1カ月持続するが，3か月は超えない．
　持続性：症状は，少なくとも3か月以上持続する．

（文献1より引用）

おおよそ半数の慢性不眠患者には精神疾患がみられ最も多いのが気分障害と不安障害であり，また一方でうつ病患者のおよそ80％が不眠を併存し，うつ病発症に先行する[2]．

1か月以上の不眠障害がある患者の約10％に肺疾患，高血圧，糖尿病，悪性腫瘍，慢性疼痛，心不全，Parkinson病，Alzheimer型認知症などの内科疾患または処方内服の併存があり，一方で内科疾患のある患者の約40％に慢性の経過を辿る不眠症が存在し，それは一般人口の8％を上回っている[3]．不眠を引き起こす物質としては飲酒状況の確認と特定の服薬（睡眠薬，テオフィリン，β遮断薬，フェニトイン，L-DOPA，利尿薬など）を参照する[1]．

精神科や不眠専門外来への紹介：総合診療における不眠治療では，まず睡眠衛生指導を実施し，さらに長期服用傾向の有無を見定めるリスク評価を行った

うえで薬物療法（ベンゾジアゼピン系，非ベンゾジアゼピン系，メラトニン受容体作動薬，オレキシン受容体拮抗薬など）を行う．薬物療法が長期化する場合には認知行動療法などの非薬物療法も検討する．他の睡眠障害を疑う場合や初期治療に反応がない場合，精神疾患，特に中等度以上のうつ病，双極性障害，統合失調症などを疑う場合は精神科や不眠専門外来への紹介を検討する．

【参照文献】

1）日本神経治療学会治療指針作成委員会．標準的神経治療：不眠・過眠と概実日リズム障害. [not revised；sited May 2016] Available from：https://www.jsnt.gr.jp/guideline/img/fuminkamin.pdf
2）Winkelman J W. Insomnia disorder. NEJM. 2015；373；15：1437-1444.
3）Bonnet MH, Arand DL. Clinical features and diagnosis of insomnia in adults. UpToDate® Literature review current through：Sep 2017. Last Updated：Dec 15, 2015.

（吉田　伸）

8　しびれ

■ 一般原則

「しびれる」という愁訴は，感覚麻痺や感覚過敏，運動麻痺，こわばりなどを「しびれる」という言葉で表現されているため，あえて「しびれ」という言葉を使わずに症状を表現してもらい，医学的な言葉に置き換えてカテゴリー分けしていくことから始める．時間経過，部位，増悪・寛解因子，随伴症状などを揃え，血管障害（脳出血，脳梗塞，脊髄血管障害など）等の見逃してはいけない疾患を判別して搬送するべきかを判断する．突然発症や進行性の場合は早急にCT・MRIなどが必要になる場合には，高次医療機関での精査を依頼する．

■ 診療所総合診療外来

患者の訴える「しびれ」が麻痺症状や関節の痛み，筋力低下なのか，感覚症状なのか種々あるが，ここでは感覚神経に由来するものを中心に述べる．

診断：しびれ症状の診察について，身体所見から解剖学的な原因部位を推定し，その部位から原因を考えていく．感覚障害においては，それが一次的な問題なのか，別の要因があって二次的に「しびれ」症状を呈しているのかを考えておく必要がある．例えば神経炎のように一次的な原因によるものもあれば，血管炎や血流障害によって二次的に感覚障害が出ている場合もある．具体的には，発症様式やしびれの分布，随伴症状としての筋肉症状や熱の経過，歩行状態，膀胱直腸障害の有無などを加味し，既往歴や家族歴，薬剤歴などを統合する．また，解剖学的に説明のできないしびれや，原因不明のしびれもしばしばあり，心因性の可能性も考える必要性が時に存在する．

■神経解剖・血管走行の理解がある上での診察技術

ある報告[1]によると，総合診療科外来をしびれで訪れた患者さんの原因疾患として，坐骨神経痛

（20.4%），頸椎症（19.8%）手根管症候群（15.1%），うつ病（14.1%），不安障害（6.3%），糖尿病性末梢神経障害（5.7%）が上位を占めていたという．診療セッティングによる頻度の違いはあるかもしれないが，概ね絞扼性神経障害が上位を占拠している．

　頻度は少ないが緊急を要するのは血管由来の「しびれ」であり，代表的なものには脳梗塞や脳出血に伴うものがある．詳細は他稿に譲るが，Pure Sensory Stroke* のように口周囲と手にしびれがあるだけという症状などの時には注意を要する．脳卒中の4.7%を占めるというデータ[2]もあり，しびれだけの脳梗塞がある事を知っておく必要がある．

　脊髄レベルでの障害では，しびれ症状の出現の仕方に特徴があるが，感覚障害と運動障害の分布が異なることがある．外からの脊髄の圧迫や外力による損傷や中心性障害などがあり，症状の出現の仕方で鑑別を進める．脊髄圧迫によって完全麻痺になった場合の，治療ゴールデンタイムは48時間以内であり，疑った場合はできる限り早期に治療ができる医療機関に搬送することが必要である．

　末梢神経の障害においては，どの神経が絞扼・圧迫されると，どの部位に症状が出てきうるかを考えながら，その症状がどの神経部位で説明がつくものかを吟味しながら，問診・診察を進めていく．そのためには神経解剖としての運動神経走行や脊椎レベルによる感覚神経分布（デルマトーム）を把握して診察することが必要であるし，末梢神経の分布も把握しながら診察を進める[3]．体の中での分布も鑑別に重要で，単神経障害である

のか多発神経障害を認めるのかにより鑑別も変化していく．単神経障害であれば，神経分布を基にしてどの神経か特定し，多神経にわたる場合は多くの鑑別疾患の中から絞っていくが，「DANG THERAPIST」（**Box 1**）などの mnemonic も適宜利用して抜けを防ぎたい．

　しびれから始まる症候は非常に多岐にわたっているために，一つ一つ鑑別をすすめ，緊急疾患を除外しながら各しびれに迫っていくことが必要となる．

Box 1　DANG　THERAPIST

D : Diabetes Mellitus
A : Alcohol
N : Nutritional (Vit.B6, B12 deficiency)
G : Guillain-Barre syndrome
T : Toxic(Pb, As, Zn, Hg,vinblastine, others)
H : Hereditary
R : Rheumatologic(SLE, RA, vasculitis)
A : Amyloid
P : Porphyria(motor involvement, intermittent)
I : Infection(syphilis, HIV)
S : Systemic(CVD, uremia, dysproteinemia)
T : Tumor(paraneoplastic)

【参照文献】
1） 宮原雅人　他. しびれ・痛みの効果的な問診のポイント. medicina. 2008; 45: 214-6
2） García-Plata C, García-Eroles L, Massons J,et al. Clinical study of 99 patients with pure sensory stroke. J Neurol. 2005 Feb; 252(2): 156-62
3） McGee S. Evidence-based Physical Diagnosis. 3rd ed. Philadelphia: Elsevier Saunders, 2014　p576-77

（一ノ瀬　英史）

---

* **Pure Sensory Stroke**：顔面のしびれ（特に口のしびれ）に手足の部分的なしびれ症状が出現するときには，脳梗塞を疑っておくべきで，ラクナ梗塞が87.8%と最多で病変部位としては視床が最も多かった．

9　関節痛

■ 一般原則

　診療所において関節症状（肩や膝，手指などの症状）を訴える患者さんは非常に多いが，それぞれに部位も数も程度も経過時間も訴え方も違うので，十分な問診・診察が必要になる．機能的に問題を

抱えており生活に直結する状況が多いため，適切に対応をしていく必要がある．漫然と消炎鎮痛薬やリハビリテーションをせずに，妥当な鑑別診断のもとに適切な治療や患者教育をしていくことが重要である．

■ 診療所総合診療外来

関節の診察：関節症状がある場合，患者は痛い関節の場所やいつから痛いのかなどを教えてくれることが多い．そこで急性発症なのか慢性症状なのか，一つの関節（単関節）なのか複数の関節にまたがっているのか（多関節）ということを判断する．その中で同時に関節内（関節包内の骨や軟骨，靭帯）の症状なのか関節外（筋肉，脂肪，靭帯）の症状なのかということも合わせて確認していく．自動痛があるが他動痛がないのは関節外に原因があり，両方とも痛みを誘発するのは関節内に原因があると判断することが多い．各関節の解剖を考えながら，視診・触診を行なっていくことは非常に大事であり，患者が漠然と関節が痛いと言っていることがあるために，関節のどの部位が痛いのかを特定していくことが鑑別に繋がっていくことになる．同時に，発赤や腫脹，皮膚所見がないかどうかなどを確認していき，関節周囲以外にも所見がないかどうかを確認する．

■関節痛の鑑別は２×２＋αで考える：問診や触診をしながら，どの関節がいつから，どの程度，痛みがあるのかを把握し，急性か慢性の経過か（acute or chronic），単関節炎なのか多発性なのか（mono- or poly-）を分類する．

　急性単関節炎では通常関節は発赤や熱感を伴うことが多く，多いのは結晶誘発性関節炎であり，膝であれば関節内出血や半月板損傷，靭帯損傷などがある[1]．当然，関節外の疾患との鑑別も重要になるが，詳細な病歴や触診での圧痛部位の同定で診断する．必ず除外をしないといけないのは化膿性関節炎であり，致死率11%[2]とも言われ，関節の機能予後にも大きく影響するので疑ったら入院を前提にする．関節穿刺では細胞数が５万／μL以上（+LR 7.7）であれば化膿性関節炎を疑う．何よりもショック状態になっていることが多いので，他の症状・鑑別とともに高次医療機関での精査・治療を要する．

■関節痛＋α：また経過の中で症状を有する関節が移動するようであれば淋菌，リウマチ熱，サルコイドーシス，SLE，感染性心内膜炎などを疑うことになる．時間とともに単関節で発症したり多関節で発症したりするので，詳細に問診を行うことが必要である．

　急性多関節炎の多くは，ウイルス性であり代表的にはパルボB19感染によるものがあり，小児で罹患するとりんご病と言われる．他のウイルスでも感染に伴って反応性関節炎を起こすこともあるが予後は良好である．

　慢性の経過で多関節炎を起こすものには，関節リウマチ，膠原病の類，脊椎関節炎，その他に甲状腺機能異常や傍腫瘍症候群などが存在する．関節リウマチでは膝や肩，MP関節に関節炎を起こしたりと好発部位があるものや，膠原病類のように皮膚所見や爪周囲の所見が診断の手がかりになったりするものもあるが，疑って問診や診察をしないと見逃す場合があるので注意が必要である[3]．

診断・治療：診断には関節エコーも侵襲性が低く有用であり，関節や関節周囲の構造物を描出しながら診断に結びつけることが可能である．膝や肩の関節穿刺は診断にも治療にも使えるので，習得しておくべき手技である．

　治療は診断に応じて行なっていくが，やはり生活動作などに障害をきたしている場合が少なくはないために，早期に的確に診断を行い症状コントロールや長期予後を考慮したリハビリテーションなどを行いながら，実際の生活をイメージした診療が必要とされる．

【参照文献】

1）Towheed TE, Hochberg MC. Acute monoarthritis: a practical approach to assessment and treatment. Am Fam Physician. 1996;54(7):2239-43.
2）Mathews CJ, Weston VC, Jones A, et al. Bacterial septic arthritis in adults. Lancet. 2010 Mar 6; 375(9717):846-55.
3）岸本　暢将. 関節痛. Medicina 2016; 53 (4):p371.

（一ノ瀬　英史）

10 腰　痛

■ 一般原則

　診療所における腰痛診療の基本原則は，red flags（緊急度や重症度の高い疾患の存在を示唆する所見）についてその場で評価し，初期対応を行い，専門施設への紹介の是非を決定することである．この過程においては，総合診療医が腰痛に対する患者の不安を認識し，エビデンスと患者のニーズや志向を踏まえたうえで，明確な診断・検査・治療に関する説明を行い，患者の理解を確認するべきである．

■ 診療所総合診療外来

頻度：毎年厚生労働省によって行われる国民生活基礎調査のデータによると，入院者を含まない腰痛の有訴率は，男性では他愁訴と比較して最も多く，女性では肩こりに次いで2番目に多い[1]．総合診療外来を受診する成人腰痛患者における原因疾患は，年齢／性別で違いは出るものの，腰椎圧迫／捻挫（70％），椎間板／椎間関節の加齢性変化（10％），椎間板ヘルニア（4％），非機械性の脊髄疾患（悪性腫瘍，感染，炎症性関節炎）（1％），血管性疾患（2％）とされている[2]．

評価：多くの腰痛症で症状と画像診断の結果との関連が低いとされており，正確な原因を突き止めることは困難である．重要なことは病歴と身体診察から重大な疾患の存在を探り過剰な検査を避け，患者にとって適切な治療を提供することである．まずはred flags（50歳以上，約1か月間の保存的治療で改善しない，安静時痛，筋力低下や感覚障害の進行，癌あるいは癌を強く疑う病歴，原因不明の体重減少，静脈薬の使用，最近の尿路感染症・皮膚感染症・褥瘡潰瘍，免疫抑制状態，発熱・悪寒，骨粗鬆症の既往，慢性のステロイド内服，薬物乱用，強い外傷）を確認し，該当するものがなければ，

①原因が全身性の疾患ではないか，

②腰痛を悪化させるような心理社会的要因はないか，

③外科的介入が必要な神経症状はないか，という3点を確認する．

　身体診察では，発熱の有無，脊柱・軟部組織の触診，可動域，下肢挙上検査（SLR：straight leg raising），L4/L5/S1の神経学的評価を行う．代表的な疾患における病歴，身体所見の感度，特異度を示す（**Box 1**）．解剖学的に不適切な所見を認めた場合は，腰痛の増悪因子として心理社会的要因を考慮すべきである．

緊急性の高い腰痛疾患：red flagsを認め，悪性腫瘍，脊椎感染症，馬尾症候群，圧迫骨折，強直性脊椎炎，重度の脊髄・神経根症状などが疑われる場合は専門施設への紹介を行う．特に年齢（50歳以上），癌の既往，原因不明の体重減少，1か月以上の痛み，治療抵抗性がある場合は，悪性腫瘍などの全身性疾患を疑う必要がある．

Box 1　腰痛症診断のための病歴，身体所見

疾患	臨床所見	感度	特異度
悪性腫瘍	年齢＞50歳	0.77	0.71
	がんの既往	0.31	0.98
	原因不明の体重減少	0.15	0.94
	1か月以上の治療で改善しない	0.31	0.90
	安静時痛	＞0.90	0.46
圧迫骨折	50歳以上	0.84	0.61
	70歳以上	0.22	0.96
	外傷	0.30	0.85
	ステロイドの使用	0.06	0.995
椎間板ヘルニア	坐骨神経痛	0.95	0.88
脊柱管狭窄症	間欠性跛行	0.60	NA
	50歳以上	0.90	0.70
強直性脊椎炎	40歳以下での発症	1.00	0.07
	仰臥位で改善しない疼痛	0.80	0.49
	朝の背中のこわばり	0.64	0.59
	3か月以上続く疼痛	0.71	0.54

（文献3を参考に著者作成）

【参照文献】

1）平成 28 年　国民生活基礎調査の概況　厚生労働省.
2）Deyo RA et al. Low back pain. N Engl J Med.2001；344(5):363-370.
3）Deyo RA et al. What can the history and physical examination, tell us about low back pain? JAMA.1992；268(6):760-765.

（渡部　なつき）

11　胸　痛

■　一般原則

　診療所における胸痛診療の基本原則は，致死的な胸部疾患，特に冠動脈疾患（coronary artery disease：CAD）についてその場で評価し，初期対応と専門施設への紹介の是非を決定することにある．この意思決定にあたっては，総合診療医が胸痛に対する患者の不安を認識し，エビデンスと患者のニーズや志向を踏まえたうえで明確な診断・検査・治療に関する説明を行い，患者の理解を確認して合意に至るべきである．

■　診療所総合診療外来

　胸痛の頻度：ICPC（International Classification of Primary Care：プライマリ・ケア国際分類）コードを用いたドイツのプライマリ・ケア外来における抽出調査[1]では，胸痛は全受診の 3.0％を占め，当日の診断は筋骨格系疾患（33.0％），心血管系疾患（33.0％：うち冠動脈疾患 14.4％，肺塞栓 1.5％，急性心筋梗塞 1.1％），心因性疾患（6.4％），呼吸器疾患（7.8％），消化器疾患（1.9％）であった．文中の類似研究との比較ならびに別文献では，逆流性食道炎などの消化器疾患の頻度はもう少し高い（4 〜 13％）[1,2]．
　胸痛の評価：NICE（The National Institute for Clinical Excellence）ガイドライン[3]では，急性冠症候群（acute coronary syndrome：ACS）と間欠的な安定型狭心症との鑑別をまず行うアプローチを提唱している．ACS を疑う胸痛の特徴は，

①胸部かつ / または他部位（腕・背部・顎など）の痛みで 15 分以上続く
②嘔気・嘔吐・著明な発汗・息切れを伴う
③血行動態が不安定
④新規発症の胸痛または既知の安定型狭心症の急激な増悪

である．これらが現在も続いているか，12 時間以内の発症で現在消失していても心電図で局所的な ST の上昇や新規の左脚ブロックがあれば初期治療を行いつつ直ちに救急搬送する．これらに該当しなくても ACS を疑う場合は同日中の救急外来紹介を検討する．
　安定型狭心症を疑う場合は，

①締めつけられるような不快感が胸の前，首，肩，顎，または腕にありますか？，
②痛みは運動で引き起こされますか？，
③痛みは安静やニトログリセリン内服で 5 分以内に改善しますか？

の 3 つの質問で症状の典型度を確認し，年齢，性別，リスク因子と共に CAD の事前確率を見積もる[2]．事前確率が高ければ，心電図（異常 Q 波が有用）を実施し，冠動脈精査のための専門科外来紹介を検討する．
　緊急性の高い胸痛疾患：CAD 以外の緊急性の高い胸痛疾患の外来診断については[2]，心不全患者では労作時呼吸苦以外に胸痛を伴うことがあり，心不全または心筋梗塞の既往（それぞれ LR ＋（陽性尤度比）5.8, 3.1），臨床的印象 / 判断（LR ＋ 9.9，LR －（陰性尤度比）0.65），胸部 X 線上の肺水腫（LR ＋ 11.0）が診断に有用である．また，肺塞栓では，97％の患者で呼吸苦，頻脈，胸痛のいずれかの症状を有するが病像が多彩なため，妥当性のある臨床決定ルールとして Wells criteria〔深部静脈血栓症の臨床症状（下肢腫脹または圧痛）：3 点，肺塞栓以外の鑑別の可能性が低い：3 点，心拍数＞100/ 分：1.5 点，3 日以上の臥床または 4 週間以内の手術：1.5 点，深部静脈血栓症または肺塞栓症の既往：1.5 点，血痰 1 点，悪性腫瘍：1 点）〕を用いる〔高リスク＞ 6 点；LR ＋（positive likelihood ratio,

陽性尤度比）6.8, 低リスク＜２点；LR －（negative likelihood ratio, 陰性尤度比）0.1〕．急性胸部大動脈解離の患者では突発性の引き裂かれるような胸痛または背部痛を自覚するが，これに上肢の脈左右差があると多少診断に寄与する（LR ＋ 5.3）．

Box 1　大動脈解離の症状別頻度

症状	Stanford A 型	Stanford B 型
重篤または過去最悪の痛み	93%	94%
前胸部痛	83%	71%
背部痛	43%	70%
引き裂かれるような痛み	43%	48%
失神	19%	3%
高血圧の合併	28%	66%
脈拍の消失	31%	19%

（文献４を元に著者作成）

これらの他にも心外膜炎，肺炎，緊張性気胸などがあるが，外来での鑑別には胸部X線が有用である．いずれも重症度をみて入院紹介か緊急搬送が必要である．

【参照文献】

1) Thomas F, Jarmila M, Maximilian H et al. Chest pain in general practice：Frequency, management, and results of encounter. Journal of Family Medicine and Primary Care. 2016；5(1)：61-66.
2) John RM, Rupal SO. Outpatient diagnosis of acute chest pain in adults. AFP. 2013；87(3)：177-182.
3) NICE guideline. Chest pain of recent onset：assessment and diagnosis. Clinical guideline. March 2010.
4) Linda AP, Mazen A, Elise MW et al. Presentation, diagnosis, and outcomes of acute aortic dissection 17-year trends from the international registry of acute aortic dissection. Journal of the American College of Cardiology. 2015；66(4)：350-358.

（吉田　伸）

12　動　悸

■ 一般原則

動悸を主訴とする心室頻拍や完全房室ブロック，急性冠症候群などの致死的な疾患を当日中に除外する．

■ 診療所総合診療外来

動悸の疾患割合：動悸を訴える患者の43%が心原性，31%が心因性，その他の理由が10%，精査をしても原因がわからないものが16%とする報告がある[1]．

致死的疾患の列挙：動悸のうち致死的疾患の割合について検討した研究はない．心室頻拍，完全房室ブロック，急性冠症候群，甲状腺クリーゼが致死的疾患として注意する必要がある．

それぞれの致死的疾患の症候学

心室頻拍：心疾患の既往や経口マクロライド抗菌薬の内服がリスク因子となる（relative risk [RR] 2.42, 95% CI 1.6-3.63）[2]．症候として，低血圧，顔面蒼白，冷汗，frog sign と呼ばれる頸静脈拍動，Ⅱ音の異常分裂が見られる．検査は心電図でQRS幅の延長（120ms 以上）と 110bpm 以上の頻脈を確認する．

完全房室ブロック：房室伝導の障害による徐脈性不整脈である．急性冠症候群に２〜5.1%発症すると報告されている[3]．また２型糖尿病がリスク因子とする case-control study がある（odds ratio [OR] 3.1, 95% CI 3-3.1）[4]．症候として，めまい，失神，倦怠感，倦怠感があり，診察ではバイタルサインと心不全兆候に注意する．診断には心電図で徐脈と伝導障害を確認する．

急性冠症候群：動悸を主訴に来院することがある．先行する冠疾患，喫煙，脂質異常症，２型糖尿病，肥満，心房細動，失業，精神的ストレスなどは

リスク因子である．検査は心電図（新規発症の連続する2つの誘導のSTセグメントの上昇あるいは下降），血液検査で心筋逸脱酵素を確認する．

甲状腺クリーゼ：甲状腺機能亢進症が重症化した状態のことで，心不全，不整脈，高体温などを伴い致死的なこともある．中枢神経症状，発熱，頻脈，心不全症状，消化器症状を評価し，中枢神経症状＋他の症状項目1つ以上，または中枢神経症状以外の症状項目3つ以上を有する場合は診断できる．検査はTSH，free T4だが診療所では迅速な検査は困難である．そのため上記所見があれば一般的な採血，X線，心電図を行う．

以上致死的疾患を疑ったときは，高次医療機関に搬送を考慮する．

【引用文献】

1）Weber BE, Kapoor WN. Evaluation and outcomes of patients with palpitations. Am J Med. 1996 Feb；100(2)：138-48. Erratum in：Am J Med. 1997 Jul；103(1)：86.
2）Cheng YJ, Nie XY, Chen XM, et al. The role of macrolide antibiotics in increasing cardiovascular risk. J Am Coll Cardiol. 2015 Nov 17；66(20)：2173-2184.
3）Nguyen HL, Lessard D, Spencer FA, et al. Thirty-year trends (1975-2005) in the magnitude and hospital death rates associated with complete heart block in patients with acute myocardial infarction：a population-based perspective. Am Heart J. 2008 Aug；156(2)：227-233.
4）Movahed MR, Hashemzadeh M, Jamal MM. Increased prevalence of third-degree atrioventricular block in patients with type II diabetes mellitus. Chest. 2005 Oct；128(4)：2611-2614.

【必読文献】

Wexler RK, Pleister A, Raman S. Outpatient approach to palpitations. Am Fam Physician. 2011 Jul 1；84(1)：63-69.

（大森　崇史）

13　息切れ・呼吸困難

■ 一般原則

息切れと呼吸困難はほぼ同義で，患者の主観的な訴えである．呼吸不全（PaO_2<60mmHg）を呈する疾患の可能性があり，特に急性発症の呼吸困難には致死的疾患も紛れていることから，迅速に・簡潔に評価を行い，総合病院や救急外来への紹介・搬送を早急に検討しなければならない．慢性経過の呼吸困難の場合，典型的な喘息やCOPD[*1]であれば診療所で診断・治療を行うことも可能である．しかし多くの場合，精査のために紹介が必要となることが多い．

■ 診療所総合診療外来

疫学：米国のThe National Center for Health Statisticsによると，息切れは診療所を訪れる原因の第7位である．日本における同様の報告はみつけられなかったが，筆者自身の経験でも比較的よく遭遇する訴えである．息切れの原因は，①肺疾患，②心疾患，③その両方，④その他，の4つに大きく分類できる．また喘息，うっ血性心不全・虚血性心疾患，COPD，間質性肺炎，肺炎，

精神疾患（過換気発作等）で85%を占めるという報告[1]もあり，特に多い肺炎，喘息，心不全，COPDについては精通しておく必要がある．

緊急性の高い息切れ：息切れはABC（Airway, Breathing, Circulation）の異常であることが多く，頻度は少ないながらも致死的疾患を除外することから始める．病歴では，①**重篤な呼吸困難**，②**安静時の呼吸困難**，③**突然発症の呼吸困難**のいずれかがあれば，緊急性の高い疾患（重症肺炎，COPD急性増悪，肺塞栓症，心筋梗塞後の心不全，アナフィラキシーなど）の可能性が高い．もし，患者から受診前に電話で相談があり，①〜③のいずれかがあれば救急外来へ行くように伝えてよい[2]．

診療所を受診した場合は，気道開通性（くぐもった声やStridorの有無），意識・バイタルサインの異常，呼吸様式の異常（呼吸補助筋を使っているかなど），チアノーゼの有無をチェックする．特に，バイタルサインにおいては**呼吸数が非常に重要**である．たとえSpO_2が保たれていたとしても20回/分以上の頻呼吸であれば，Bの異常と捉えるべきである．これらに該当する場合，

入院加療が必要となる可能性が高いため，専門病院や救急外来へ紹介・搬送が必要である．特にAirwayの異常があれば，早急に救急搬送しなければならない．なお，アナフィラキシーが疑わしければ，搬送の前にアドレナリン筋注を即座に施行すべきである．

緊急性の高くない息切れ：上記のような病歴，身体所見がなければ，落ち着いて問診・身体診察を追加していく．総合診療外来では肺炎，気管支喘息，COPD，心不全が多いため，これらに特徴的な病歴・身体所見はしっかりと押さえておく必要がある．

病歴では，痛みのOPQRST[*2]と同様に，息切れに関して詳しく聴取する．既往歴（気管支喘息，COPD，心筋梗塞・心不全，不整脈，リウマチなどの膠原病の有無），喫煙歴（40pack-years[*3]以上はCOPDに対する+LR19.11)），職業歴（粉塵暴露の有無）も必ず聴取する．内服中の薬剤は薬剤性肺炎（抗癌剤，抗菌薬，メトトレキサート，アミオダロンなど）の重要な手がかりとなる．

身体所見も重要である．COPDを疑う身体所見としては，口すぼめ呼吸や胸鎖乳突筋の発達の他，気管短縮（胸骨角−喉頭までの高さ≦4cmと定義：+LR3.6-4.2），樽状胸郭（+LR10）などが挙げられる．心不全でよく見られる下肢の浮腫（+LR2.3），頸静脈怒張（+LR5.1），起座呼吸（+LR2.2）などもチェックする．その他心不全の尤度比が高い身体所見としてはⅢ音聴取（+LR11)，腹部−経静脈逆流（+LR6.4）等があり，確認する習慣をつけたい．

初期検査：上記の病歴，身体所見でかなり診断に迫れるが，診断の確認や除外目的に血液検査（血算，生化学），胸部X線，12誘導心電図を行う．血液検査で貧血がある場合，若年女性であれば月経に伴う鉄欠乏性貧血の可能性が高いが，そうでない場合は消化管悪性腫瘍・子宮癌などの可能性もあり，内視鏡検査等の精査が必要となる．喘息やCOPDにおいてはスパイロメトリーもしておくべきだが，診療所にはないことも多いため，一度専門医へ紹介するのがよいだろう．また，これらの初期検査でも診断がつかない場合は病院（総合内科）への紹介が妥当である．

【参照文献】

1) Wahls SA. Causes and evaluation of chronic dyspnea. Am Fam Physician. 2012 Jul 15；86(2)：173-182
2) Zoorob RJ, Campbell JS. Acute dyspnea in the office, Am Fam Physician.2003 Nov 1；68(9)：1803-1810.

（鵜木　友都）

*1　COPD：慢性閉塞性肺疾患のこと．1秒率が70％未満で定義される．かつての肺気腫や慢性気管支炎を包含する概念である．
*2　痛みのOPQRST：痛みについて問診する際に有用なフレームワークの1つ．Onset（発症様式，Palliative/Provocative factor（増悪寛解因子），Quality/Quantity（性質と程度），Region/radiation（場所と放散の有無），aSsociated symtoms（随伴症状），Time course（時間経過）のこと．痛み以外にも応用可能であり，筆者も多用している．
*3　Pack-years：日本では本数×年数で記載することが多いが，国際的には20本1パックとして，1日当たりのパック数と喫煙年数をかけたpack-yearsを用いる．40本（2パック）を10年間であれば，2×10＝20 pack-yearsである．

14　血　便

■ 一般原則

診療所における血便診療の基本原則は，出血量，全身状態をその場で評価し，初期対応と専門施設への紹介の是非を決定することにある．また緊急性が低いと考えられる症例でも大腸癌スクリーニングの必要性を評価し，後日大腸内視鏡検査が可能な施設への紹介を行う．

■ 診療所総合診療外来

血便の定義：血便は鮮血が便に付着する，もしくは鮮血のみの排泄で，下血は便としての形状を保っていない黒色泥状便，さらに粘稠である状態である．血便は小腸，血便からの出血で見られる場合が多いが，上部消化管出血でも出血量が多い場合は血便を呈することがある．血便患者の10％以上は

上部消化管からの出血で，特にバイタル不安定や BUN/Cr ≧ 30 であれば上部消化管出血を考える．一方で下血は上部消化管由来の出血であることが多いが，右側結腸での出血で下血を呈することがある．

問診：出血の性状，回数，発症時期の聴取を行う．NSAIDs，抗血小板薬，抗凝固薬の内服歴を確認し，消化性潰瘍，肝疾患，骨盤部への放射線照射の既往を聴取する．腹痛，下痢，発熱などの随伴症状があれば虚血性腸炎，感染性腸炎，炎症性腸疾患を想起する．便習慣の変化，体重減少，大腸癌の家族歴があれば大腸癌を想起する．

身体診察：まずバイタルサインを測定し収縮期血圧の低下，脈拍数増加がないか評価を行う．見かけ上バイタルサインに変化がなくても起立性心拍数増加 >20 回 / 分がある場合は急性失血を示唆する．反跳痛や tapping pain などの消化管穿孔を疑わせる所見がないか確認を行う．必ず直腸診を行い疼痛，腫瘤の触知の有無，付着物の色調の確認を行う．鮮血便を主訴として来院した場合でも深部の便を採取すると普通色の便であり痔核出血と判明するケースもある．可能であれば肛門鏡を使用し貯留した便の色調や血液の量を確認する．

血便の評価：緊急性の有無の評価が重要であり頻脈，血圧低下，血便の持続，60 歳以上，Cr1.5mg/dL であれば再出血や死亡のリスクと

なる．このような状態であれば早期の内視鏡検査が必要になる場合があり，速やかに専門施設への紹介が必要となる．腹痛や下痢，発熱など虚血性腸炎や炎症性腸疾患を疑わせる症状を伴う場合，症状が重篤であれば速やかに専門施設へ紹介を行い，症状が軽度であれば今後の精査のために待機的に紹介を行う．

バイタルサインが安定しており血便が持続していない場合，または便の表面に血液が付着している，排便後に紙で拭いた際に血液が付着している程度の血便であれば緊急での内視鏡検査の必要性は低い．過去に内視鏡検査施行歴がなく，40 歳以上であれば大腸癌スクリーニング目的に待機的な大腸内視鏡検査が必要であり後日専門施設へ紹介を行う．また 40 歳以下であっても明らかな痔核がなく，大腸癌の家族歴がある，最近の排便回数の変化や，狭小化などの便の形態変化，鉄欠乏性貧血などの大腸癌を疑わせる症状があれば大腸内視鏡検査が必要となる．

【参照文献】

1 ）Strate,LL,Gralnek IM. Management of Patients with acute lower gastrointestinal bleeding. Am J Gastroenterol. 2016 April ; 111(4): 459–474.

2 ）Gralnek IM, Neeman Z1, Strate LL. Acute lower gastrointestinal bleeding. N Engl J Med. 2017 ; 376 : 1054-1063.

（木村　勇祐）

15　乳房腫瘤

■ 一般原則

乳房腫瘤は，結果的に良性腫瘍であることが多いが，乳癌の初発症状として最も頻度の高い主訴であるため，乳癌の可能性を常に考慮し，(乳腺)外科への紹介を念頭に置きながら対応する．乳癌は，女性の悪性腫瘍の中で，最も頻度が多く，死亡原因の 5 位となっている[1]．女性の乳癌罹患率は，30 歳代から増加し始め，40 歳後半〜50 歳前半にピークがみられる．

■ 診療所総合診療外来

病歴と乳癌のリスク因子：聴取しておきたい情報は，乳房腫瘤の病歴とリスク因子である．病歴では，腫瘤に気づいていた期間，経時的な腫瘤の大きさの変化，月経周期との関連，痛みの有無，発赤，熱感，分泌物などの有無を尋ねる．続いてリスク因子では，患者本人または第 1 度近親者の乳癌や卵巣癌の既往，以前の乳房腫瘤に対する生検施行歴，自身や家族内の BRCA1/BRCA2 遺伝子変異の指摘，

経口避妊薬内服やホルモン補充療法の有無，妊娠歴，胸部の放射線暴露歴，などが重要となる[2]．しかし，これらのリスク因子が無いからといって，乳癌を否定できない．

乳房診察：乳房診察は，月経周期に伴う乳腺の変化がみられるため，理想的には月経終了後に行う．診察では，左右の乳房の対称性，皮膚の発赤や引き攣れ，乳頭からの分泌物の有無などを確認し，乳房全体の触診，鎖骨上および腋窩リンパ節の触診を行う．乳房腫瘤の診察では，腫瘤のサイズ，硬さ，可動性，乳輪からの距離(cm)，乳房内の場所（外上部，外下部，内下部，内上部）を記録する．悪性を疑う所見は，硬く，可動性不良で，周囲の組織に固定されていることが多い．

時に，乳房の触知腫瘤を主訴に来院されても，診察時に患者本人も医師も腫瘤を触知しない場合があるが，「有事再診」とするのではなく，臨床的にフォローアップすることが推奨されている[3]．乳癌のスクリーニング検査に関する臨床試験[4]で，触知できない浸潤癌の42%が超音波検査のみで検出され，超音波検査のみで診断された乳癌の70%が1cm未満のサイズであったと報告されている．このことから，診察時に腫瘤を触知されない場合，超音波検査を行うことも考えられるだろう．乳癌診療ガイドライン2015においても，マンモグラフィや触診で異常を検出できない患者に対して超音波検査は推奨グレードBで勧められている[5]．

触知される乳房腫瘤に対するアプローチ：患者の年齢に応じて異なる[3]．以下に，米国産科婦人科学会（ACOG）から推奨されるアプローチを要約する．超音波検査やマンモグラフィーはクリニック外の医療機関で行われ，検査技師および認定専門医が，それぞれ検査の施行，読影判定を行うことを前提としたアプローチである．一方，本邦におけるプライマリ・ケアでは，年齢によらず一度専門医へ紹介するのが現実的だろう．

30歳未満の場合，最初の画像検査として**超音波検査**を行う．超音波検査で異常所見が認められない場合は，たとえ乳癌の可能性が低いと判断しても，3～6か月毎の身体診察で1～2年間フォローアップすることが推奨されている．乳癌の可能性が高いと判断した場合は，診断的マンモグラフィや専門医への紹介を考慮する．超音波検査で充実性腫瘤が認められた場合は，生検や他の診断的画像検査を含めて専門医への紹介を行う．病変が嚢胞性の場合は，ルーチンの乳癌検診のみが推奨されている．

30歳以上の場合，**診断的マンモグラフィに続いて超音波検査**が推奨されている[3]．超音波検査所見およびマンモグラフィ所見に応じて，プライマリ・ケア医としては，推奨内容が若干異なるが，30歳未満と同様な管理が適切であると考えられる．要するに，マンモグラフィ正常かつ超音波検査で異常所見が認められなくても乳癌の可能性が高いと判断する場合は，生検を含めて専門医へ紹介し，マンモグラフィが「正常（カテゴリー1）」や「良性（カテゴリー2）」以外，または超音波検査で嚢胞性以外の所見では専門医へ紹介する．

【参照文献】

1) 国立がん研究センター．最新がん統計．http://ganjoho.jp/reg_stat/statistics/stat/short_pred.html（2017年5月20日参照）
2) Salzman B, et al. Common breast problems. Am Fam Physician. 2012；86(4)：343-349.
3) Practice Bulletin No. 164: Diagnosis and management of benign breast disorders. Obstet Gynecol. 2016；127(6)：e141-56.
4) Kolb TM, Lichy J, Newhouse JH. Comparison of the performance of screening mammography, physical examination, and breast US and evaluation of factors that influence them：an analysis of 27,825 patient evaluations. Radiology. 2002；225（1）：165-75.
5) 乳癌診療ガイドライン2015．日本乳癌学会．http://jbcs.gr.jp/guidline/guideline/（2017年5月20日参照）

（鳴本　済）

16　意識障害

■ 一般原則

　意識障害は，物事を正しく理解することや外部からの刺激に対する反応が低下ないし失われた状態のことである．

　意識障害の原因は多岐にわたるが，いずれも脳実質の機能低下を意味している．対処が遅れると致死的，もしくは後遺症を残す可能性がある疾患が多い．意識障害の覚知と病院紹介までの的確な初動が，診療所医師に求められるスキルである．

■ 診療所総合診療外来

　意識障害の患者は自分で主訴を言わない（言えない）ため，医師側が覚知し，他覚的に評価する必要がある．その評価方法として，JCS（Japan coma scale）や GCS（Glasgow coma scale）が用いられる．

意識レベルの評価：一見普通に会話しているようにみえても，刺激がなくなるとすぐに眠ってしまうことや見当識が失われていることを経験する．JCS や GCS で意識レベルを定式化しておくことで意識レベルの推移を可視化できる．

初期対応：意識障害の鑑別には全身を精査する必要があり，AIUEOTIPS（**Box 1**）がよく用いられる．しかしこれを上から調べていくことは実際の臨床の場では非現実的である．この中で特に急ぐものはバイタルサインの異常によるものと低血糖，細菌性髄膜炎，脳血管障害である．これらは数分〜数時間で致命的，もしくは後遺症を残す状況に陥る．高齢者の意識障害で，脳血管障害が原因である割合は 1 〜 2 割程度であったという報告がある[1]．これらの場合は，初期対応をしながら，追加治療が可能な病院への緊急搬送する必要がある．

バイタルサインの異常：低酸素血症やショックの結果で意識障害を呈することがある．この場合は，酸素投与や急速輸液などの緊急処置をしながら転院搬送する準備をしなければならない．高齢者では重篤感がないこともあるので，軽度の意識障害であっても必ずバイタルサインのチェックを最初に行うべきである．また，収縮期血圧 170mmHg 以上の場合は頭蓋内疾患（脳出血，脳梗塞，くも膜下出血，脳腫瘍）の LR +（陽性尤度比）>6.09 となる[2]ため，突然発症の意識障害で血圧高値の場合は，頭部 CT や MRI が撮影可能で脳外科が対応可能な病院へ搬送することを考える．

低血糖：診療所に血糖測定器があれば，意識障害と認知した時点ですぐに血糖測定をしてほしい．片麻痺や呂律不良を伴うこともあるため，神経学的な異常があっても，まずは血糖測定をするか，ブドウ糖の投与で改善がないかの確認が必須である．また低血糖の理由まで踏み込んでほしい．最も多いのはインスリンや経口血糖降下薬などによる薬剤性で SU 薬などで長時間低血糖が遷延するものもあるので，その場合には入院での経過観察が適切である．また敗血症や内分泌異常が原因であることもある．

Box 1　意識障害の鑑別

Alchol	急性アルコール中毒，アルコール離脱，ウェルニッケ脳症
Insulin	低血糖，高血糖
Uremia	尿毒症
Endocrinopathy Encephalopathy Electrolyte	副腎不全，甲状腺クリーゼ 肝性脳症 低・高 Na，低・高 Ca，高 Mg
Overdose Oxygen	BZD 大量服薬などのオーバードーズ 低酸素，高 CO_2 血症
Trauma Tumor Tempature	外傷 脳腫瘍 低体温，高体温
Infection	脳炎，髄膜炎，敗血症
Psychosis Porphyria	転換性障害，過換気 ポルフィリン症
Seizure Stroke, SAH Shock	けいれん 脳梗塞，脳出血 ショック

細菌性髄膜炎：髄膜炎の身体所見は，Neckstiffness[*1]（感度：31%，特異度：91%），Brudzinski sign[*2]（感度：9%，特異度：95%），Kernig sign[*3]（感度：11%，特異度：95%）などがあるが，どれも感度が低く髄膜炎を除外することはできない．意識障害患者で髄膜炎を疑った場合は，髄液検査をしない限り除外することはできない．髄膜炎患者で意識障害は単独で予後不良因子であり，死亡率や後遺症を残す可能性が上昇する[3]．そのため可能な限り早急に治療を開始したいところである．血液培養さえ採取できていれば，髄液検査より前に抗菌薬治療を開始すべきである．

薬剤：服薬時間と量を可能な限り正確に把握し，現在の意識障害の程度やその他の症状が説明できるかを確認することが大切である．筆者はベンゾジアゼピンを内服している高齢者の有機リン中毒による意識障害を診たことがある．尿トライエージはBZD（ベンゾジアゼピン類）陽性だったが，徐脈やpin-point pupil，独特の臭いや流涎などで覚知することができた．薬物中毒（急性アルコール中毒も含む）を疑った場合は，バイタルサイン，瞳孔・皮膚などの身体所見などから，疑っている薬剤で引き起こされる症候で妥当なのかチェックする必要がある．

上記の病態が否定的でも，意識障害が持続している場合は入院可能な病院へ緊急搬送することを考慮する．電解質異常や尿毒症，肝性脳症などではけいれんを起こすこともある．また，診療中に意識状態が晴明まで改善した場合でも，原因が特定できない場合は脳出血，薬剤性やけいれん後の意識障害などの可能性もあるので，その日のうちに血液検査や頭部CT撮影が可能な病院へ紹介することが望ましい．

【参照文献】

1) Wofford JL, Loehr LR, Schwartz E. Acute cognitive impairment in elderly ED patients; Etiologies and outcome. Am J Emerg Med. 1996；14：649-653.
2) Ikeda M, Matsunaga T, Irabu N, et al. Using vital signs to diagnose impaired consciousness: cross sectional observational study. BMJ. 2002；325：800.
3) Aronin SL ,Peduzzi P, Quagliarello VJ. Community-acquired bacterial meningitis: risk stratification for adverse clinical outcome and effect of antibiotic timing. Ann Intern Med. 1998；129：862-869.

（工藤　仁隆）

＊1　**Neckstiffness**：仰向けに寝かせた患者の首を前屈させ，顎を前胸部につけさせようとすると項部に痛みを感じ，硬直のため前屈できない状態．
＊2　**Brudzinski sign**：仰向けに寝かせた患者の頸部を前屈させると自然と股関節，膝間接が屈曲してしまう現象．
＊3　**Kernig sign**：仰向けに寝かせた患者の股関節，膝間接を軽く屈曲させている状態で膝間接を伸展させると抵抗がある現象．

17　けいれん

■ 一般原則

「けいれん」は一生のうち数％の者が経験する（熱性けいれん以外）．小児において熱性けいれんの割合は日本人では有病率7%と欧米の有病率2.3%に比して多くプライマリー・ケア外来や訪問診療で経験する症候の中の1つである．けいれんは救急疾患であるが，プライマリー・ケアでどのような発作が問題であるか等，問診～身体所見で把握し，初期対応を自身で行うか，専門施設に搬送するかを素早く判断することは必須スキルであると考える．

■ 診療所総合診療外来

けいれんの鑑別：

小児：けいれんを考慮した時に鑑別すべきは大きく3つに分けられる[1]．

1，けいれんもどき（Seizure mimics）
2，てんかん以外のけいれん発作
3，てんかん

である．けいれんもどきには意識障害性（憤怒けいれん（チアノーゼ型と蒼白型），不整脈，脳底型片頭痛），運動障害性（急性ジストニア反応，

良性ミオクローヌス反応，Sandifer症候群[*1]，Sydenham舞踏病[*2]，チック症），睡眠障害性（夜驚症，ナルコレプシー，夢遊病），心因性（過換気，パニック障害）によるものに分けられる．

てんかん以外のけいれん発作として最も頻度が高いものとしては熱性けいれんであり，定義としては生後6〜60ヶ月までの乳幼児に起こる通常は38℃以上の発熱を伴う発作性疾患で髄膜炎などの中枢性感染症，代謝性異常，その他明らかな発作の原因（血管性，自己免疫性脳炎，腫瘍性，薬剤性，低血糖以外）が見られないものとなっている．てんかんに対しては専門家による診療が主となるが，てんかんの発作分類として国際抗てんかん連盟（ILAE）の分類を参考にしたい．また，2017年には新しい発作分類も提言されたことにも留意したい．

成人：鑑別として脳血管障害，急性頭蓋内感染症，低酸素脳症，アルコール乱用，頭部外傷，薬剤過量内服または中毒性，脳腫瘍性，代謝性，特発性があがる．その他成人の場合は失神発作との鑑別も重要である．けいれんと失神発作は目撃者が必ずしもいるわけではないため，発作後の症状経過にも着目したい．失神は自然と完全に意識が回復するがけいれんの場合遷延し意識障害を伴うことが多い（post-ictal state）．

問診〜身体所見：

小児：上記記述した鑑別疾患を念頭に置きながら評価を行う．頻度の高い熱性けいれんにおいては単純型か複雑型かを問診で判断する．

単純型の定義は

1．全身強直間代性発作
2．15分未満の発作時間
3．24時間以内の再発がないこと
4．神経学的異常がないこと

である．発見者から連絡が入った場合まず，上記1〜2にあてはまっているかどうか，現在けいれんは消失しているかどうかを確認する．単純型ではない，あるいはHibワクチンや肺炎球菌ワクチンを接種していない場合専門機関へ搬送する．単純型であればルーチンでの血液検査は必須ではなく，発熱に際してジアゼパムなどの予防投与も必要としない[2)]．また，家族には単純型のけいれんは良性疾患であるということや今後けいれんが再発した際にどこに着目すべきか（左右対称性，発作時間，発作回数）についてもしっかりと説明し協力が得られる環境を設定することも肝要である．

成人：問診では髄膜炎やくも膜下出血のような中枢性だけではなく上記鑑別を念頭においての問診を行う．成人におけるけいれん重積発作の原因のうち10〜20％，てんかんとすでに診断された症例の48〜67％が抗てんかん薬の不規則な内服ないし中断であるため，服薬アドヒアランスも重要である．

身体所見としては小児と同様で髄膜刺激徴候がないか確かめることであるが，項部硬直やjolt accentuation[*3]等身体所見のみでは髄膜炎は完全に否定できないため，疑わしければ腰椎穿刺を躊躇すべきではない．必要に応じて救急搬送も考慮する．

見逃してはいけない疾患と検査：

小児では神経症状を伴うけいれんやてんかんなど中枢性疾患を見逃さないことである．成人においても同様であり，SAHによる脳血管性障害，髄膜炎等による感染症，転移を含む脳腫瘍を見逃さないことが重要である．非熱性の初回けいれんであれば24〜48時間以内の脳波や認知障害や発達障害，焦点発作を伴うものであれば神経学的な画像検査が必要となる．抗凝固などの薬剤歴や外傷を伴うものなど発作後の頭蓋内病変高リスク群[3)]であれば頭部CTが必要となるため，上記が必要であれば救急搬送を行う．

【参照文献】

1）Friedman MJ, Sharieff GQ. Seizures in children. Pediatr Clin North Am. 2006 Apr;53(2):257-77.
2）Patel N, Ram D, Swiderska N,et al.Febrile seizures. BMJ. 2015;351:h4240
3）Wilden JA, Cohen-Gadol AA.Evaluation of first nonfebrile seizures. Am Fam Physician. 2012 Aug 15;86(4):334-340.

（木村　真大）

＊1　Sandifer症候群：①食道裂孔ヘルニア，②斜頸，③姿勢の異常を伴う疾患．
＊2　Sydenham舞踏病：通常5〜15歳の小児にみられ，4〜6週間で自然に軽快する舞踏病．溶連菌感染後のリウマチ熱に引き続いて起きることが多い．
＊3　jolt accentuation：頭を横に振って頭痛が増悪するかを確かめる検査．頭痛が増悪すれば髄膜炎の可能性が高くなるが，増悪しなくても完全に否定はできないとされる（LR＋5.52，LR－0.95）．

18　咽頭痛

■ 一般原則

　総合診療で咽頭痛の診療に携わる機会は多い．咽頭痛の診療において，頻度は比較的低いものの致死的になりうる病態を見逃さないことが求められる．また抗菌薬の適正使用という観点からみて，可能な限り適切な診断に基づく治療方針の決定が重要である．

■ 診療所総合診療外来

頻度：日本の都市型診療所において，上気道炎関連疾患で受診する頻度は 16% 程度という報告があり[1]，咽頭痛は日常診療で多く遭遇する症候である．中でもウイルス感染症や A 群連鎖球菌感染症（GAS）[*1]の頻度が高く，特に GAS は成人咽頭痛患者のうち 5 ～ 15% 程度を占めるとされる．多くは上気道炎として自然軽快が期待されるものの，ときに上気道閉塞をもたらすなどして致死的な経過を辿りうる疾患が紛れ込んでおり，これらを適切に評価することが求められる．

症状の評価：まず嚥下時に疼痛が誘発されることを確認する．疼痛が誘発されない場合は頸部痛として別の鑑別を要する．特に心筋梗塞は頸部痛といったプレゼンテーションで現れる場合があり注意が必要である．

　咽頭痛に加え，鼻汁や咳嗽といった上気道炎の三徴が揃っている場合はウイルス性の上気道炎として対応可能であるが，これらのいずれが欠けている場合，特に咽頭痛のみの場合は慎重に評価を行う．

　致死的な経過を辿りうる咽頭痛の原因疾患として急性喉頭蓋炎，扁桃周囲膿瘍，咽後膿瘍，Ludwig's angina（口腔底蜂窩織炎）[*2]，Lemierre 症候群（感染性血栓性頸静脈炎）[*3]などが知られ，これらをまとめて 5 killer sore throat と呼ばれることが多い．

　気道の緊急性を判断する上で Stridor（吸気時喘鳴）[*4]，Sniffing position [*5]，Slaver（流涎），Sounds weird（声の変化；こもった声や嗄声など）の有無を確認する．これらをまとめて 4S と覚えておくといいだろう．時間経過も重要で，「抗菌薬を使用して 3 ～ 4 日してもひどくなる」「時間単位で悪くなる」といった病歴は，重篤な疾患が隠れていることを意識して診察を進めていく．喫煙歴，基礎疾患，Sick contact（周囲の流行状況）も細菌感染のリスク評価として重要である．上気道閉塞が予想される場合は，侵襲的な気道確保を行える高次医療機関への搬送を考慮する必要がある．

診療：ウイルス性咽頭炎と細菌性咽頭炎の鑑別が大きなポイントとなる．GAS 迅速検査キットは感度 70 ～ 90%，特異度 90 ～ 100% であり，検査陰性の場合は GAS 感染を否定することは難しい．また GAS 以外の細菌は検出できないことに注意が必要である．

　臨床的な GAS 咽頭炎の見積もりとして（modified）Centor criteria [2] [*6]や fever PAIN [3] [*7]などがよく知られている．

Centor criteria：
1. 滲出性の扁桃炎
2. 圧痛を伴う前頸部リンパ節の腫脹
3. 咳がないこと
4. 38℃以上の発熱

　Centor criteria 1 点以下の場合はウイルス感染症として抗菌薬は不要，2 ～ 3 点の場合は迅速検査を行い抗菌薬使用の適応を判断する．米国感染症学会（Infectious Diseases Society of America: IDSA）のガイドラインでは Centor criteria 4 点でも迅速検査を行うことを推奨しているが，GAS 感染症でなくとも，B 群，C 群，G 群連鎖球菌などの細菌感染症である可能性が残ることや F. necrophorum による扁桃炎が Lemierre 症候群といった形で重篤化するリスクが無視できない可能性があることを Centor 自身が指摘している[4]．このため，Centor スコアが 4 点と高得点の場合には迅速検査も行わず抗菌薬使用を行うことを考慮する．

【参照文献】

1) 田中勝己, 野間口聡, 松村真司, 他. プライマリ・ケア診療所における症候および疾患の頻度順位の同定に関する研究. プライマリ・ケア. 2007；30(4)：344-351.

2) Centor RM, Witherspoon JM, Dalton HP et al. The diagnosis of strep throat in adults in the emergency room. Med Decis Making. 1981；1(3)：239.

3) Little P, Moore M, Hobbs FD et al. PRImary care Streptococcal Management (PRISM) study: identifying clinical variables associated with Lancefield group A β-haemolytic streptococci and Lancefield non-Group A streptococcal throat infections from two cohorts of patients presenting with an acute sore throat. BMJ open. 2013 Oct 25；3(10)：e003943.

4) Centor RM et al. "Adolecent & Adult Pharyngitis 2015" http://hsc.ghs.org/wp-content/uploads/2015/08/The-Sore-Throat-in-the-Adult-Centor.pdf（参照 2017-5-5）

（大屋　清文）

＊1　GAS：A群連鎖球菌感染症. 溶連菌感染症とも呼ばれる.
＊2　Ludwig's angina：口腔底蜂窩織炎が広い範囲に起こり咽頭狭窄を引き起こしたもの.
＊3　Lemierre 症候群：主に *F. necrophorum* などの嫌気性菌が原因となる感染性血栓性頸静脈炎で, 他臓器に多発膿瘍形成をきたす.
＊4　Stridor：吸気時喘鳴.
＊5　Sniffing position：匂いを嗅ぐときのように鼻を突き出した姿勢.
＊6　Centor criteria：GAS 感染症の確率を見積もる古典的臨床的スコアの1つ.
＊7　feverPAIN：2013 年に発表された GAS 感染症の確率を見積もる臨床的スコアの1つ.

19　慢性咳嗽

■ 一般原則

咳嗽は, プライマリ・ケア外来を訪れる症候の中で最も多い症候の中の1つである. 特に慢性咳嗽は, 各年代で9～33% 程度の有病率があるとの報告もある.

慢性咳嗽は, 罹患患者の生活の質を落とすことが知られており[2], 適切に精査をすれば 75～90% 程度は原因がわかると言われている.

多数来院する咳嗽の中から評価が必要な咳嗽を見出し, 原因精査を行うことにより患者の生活の質の向上を図ることは, 総合診療医に必要なスキルであると考える.

■ 診療所総合診療外来

咳嗽の分類：咳嗽は下記のように持続期間によって3つに分類される.

急性：（持続期間が）3週間まで

遷延性：3週～8週まで

慢性：8週以上

時期により疑うべき疾患が違うことがわかっている.

慢性咳嗽の評価：

米国胸部医学会（American College of Chest Physicians：ACCP）によるガイドライン[1] では, 慢性咳嗽のうち多いものとして上気道咳症候群（UACS）＊1, 喘息, 非喘息性好酸球性気管支炎（NAEB）＊2, 逆流性食道炎（GERD）, 喫煙によるもの, および ACE（アンギオテンシン変換酵素）阻害薬による咳嗽を挙げている. 上記の念頭に置きながら, それ以外のまれだが見逃してはいけない疾患も鑑別に挙げながら評価を行う.

■問診：慢性咳嗽における問診では, 咳嗽の出るタイミングや喀痰を伴っているかどうか, 伴っていれば痰の性状を聴取する必要がある. タイミングに関しては吸入曝露による咳嗽や環境因子からの咳嗽ではないかということや, 気道以外の原因での咳嗽ではないかということを念頭においての問診を行う. この時点で大切なのは,「慢性咳嗽」においては問診での診断や除外はすべきではない[3] ということである.

もちろん, 同時に既往歴（免疫不全がないかどうか）, 生活歴（動物との接触歴や海外渡航歴）

や嗜好歴（特に喫煙の有無が重要．受動喫煙も忘れずに）の聴取も必須である．

■身体所見：UACS であれば，咽頭粘膜における敷石状変化（Cobble stone appearance）が見られることがある．胸部聴診にて局所的な wheezeなどがあれば，肺癌による末梢気管支の閉塞などを疑うこともできる．下腿浮腫などがあれば肺水腫の可能性も考慮が必要になる．

■診療所でできる検査

慢性咳嗽で来院した患者に対しては，**まずは胸部 X 線を撮像することが強く推奨される**[1〜3]．撮像が難しい環境であれば，一度この時点で X 線が撮像可能な医療機関への紹介を検討する必要がある．その他可能であれば呼吸機能検査は可能であれば喘息などの鑑別のために施行を検討してもよいと思われる．

UACS，喘息，NAEB や GERD（逆流性食道炎）の精査はガイドライン上，胸部 X 線から疑う疾患（例：肺炎など）がありそれに対する治療を行っても改善が得られない場合や，胸部 X 線が陰性で喫煙や ACE 阻害薬の使用があればそれを中止しても改善がない場合に検討するアルゴリズムを利用している[1]．上記 4 疾患を疑った場合には可能であればまずは自施設にて適切な治療介入を行い，それでも改善が得られない場合にはさらなる精査（内視鏡や CT など）が必要となるため，高度医療機関への紹介を推奨する．GERD に関しては約 40% 以上の症例では症状が咳嗽のみであることは注意が必要である．

見逃してはいけない疾患：肺癌は「慢性咳嗽」で来院する患者のうちの 2% 弱しかいないが，見逃してはいけない疾患である．また，見逃した場合に周囲の人に影響があるという点では，日本は先進国の中でもっとも蔓延率が高いことで知られている結核は，いつも頭の片隅においておく必要があるであろう．また，高齢者が増加している中で，不顕性の誤嚥もまた見逃しやすい疾患であるため注意が必要である．

【参照文献】

1）Irwin RS, Baumann MH, Bolser DC, et al. Diagnosis and management of cough executive summary: ACCP evidence-based clinical practice guidelines. Chest. 2006；129：1-23.
2）Iyer VN, Lim KG. Chronic cough: An update. Mayo Clin Proc. 2013；88(10)：1115-1126.
3）Birring SS. Controversies in the evaluation and management of chronic cough: Am J Respir Crit Care Med. 2011：183：708-715.

（小杉　俊介）

＊1　**UACS**：Upper Airway Cough Syndrome．後鼻漏による上気道に存在する咳受容体への刺激による咳嗽．
＊2　**NAEB**：アトピー素因を持つ患者で，喘息と同様に喀痰中の好酸球数が増加しているものの気道過敏性は亢進していない状態．

20　リンパ節腫脹

■ 一般原則

　総合診療では多数の自然消退する良性リンパ節腫脹の中から，少数の重大あるいは治療が必要な病因を効率よく鑑別することが重要である．綿密な病歴聴取と身体診察の中で，全身の表在リンパ節のほか扁桃，脾臓の腫大をチェックして限局性，全身性を鑑別する．病因を自己免疫疾患，感染症，悪性疾患と不明に分けて検索を進める．病因不明では限局性，全身性に区別し，限局性では腫大リンパ節のリンパ環流領域で感染，炎症や悪性疾患を評価する．良性が示唆される場合や退縮傾向が見られている患者には「説明と保証」を適切に行い，リンパ節腫脹が持続／再腫大やほかの部位への拡大があれば必ず受診するように指導して，4週間経過観察後に再評価する．多くの症例で，詳細な病歴と身体所見から臨床診断が可能であるが，約10％の症例は専門医に紹介され，3.2％でリンパ節の病理学的診断が必要となっている．

■ 診療所総合診療外来

頻度：リンパ節腫脹はオランダ一般住民での年間発生率は0.6％であった[1]．プライマリ・ケアでは，単一のリンパ節領域に病変のある限局性リンパ節腫脹は75％（頭頚部55％，鼠径部14％，腋窩5％，鎖骨上窩1％），連続していない2か所以上のリンパ節領域の全身性リンパ節腫脹は25％であった[2]．リンパ節腫脹の原因としては

　　Malignancies（悪性疾患），
　　Infections（感染）
　　Autoimmune disorders（自己免疫疾患），
　　Miscellaneous and unusual conditions（キャッスルマン病や菊池病など種々の疾患）と
　　Iatrogenic causes（薬剤など医原性）

があり，頭文字の"MIAMI"と覚えておくとよい[1,2]．プライマリ・ケアを受診するリンパ節腫脹では悪性疾患は1.1％とまれであるが，加齢とともに増加する[2]．

初期評価：病歴では，①リンパ節腫脹の経過，②感染，炎症や悪性疾患の症状と経過，③発熱，体重減少，盗汗，皮疹などの随伴症状とその経過，④最近の感染症，感染者や動物への接触，旅行や性活動などのリスク，⑤薬剤投与歴（carbamazepine，phenytoin など）が重要である．身体診察では，すべての表在リンパ節およびリンパ系臓器（咽頭・脾）の診察を行い，腫大リンパ節の大きさ，疼痛・圧痛，硬さ，可動性，局在について所見をとる．通常，直径1cm未満は正常であるが，臨床的意義は部位で異なり，滑車上リンパ節は触知できれば異常と考える一方，鼠径リンパ節は1.5～2cmまでは健康成人でも見られる．腫大リンパ節の性状から悪性疾患を予見することは困難であるが，無痛性，表面不整，硬い弾性，周囲と癒着したリンパ節が悪性腫瘍転移の特徴である．疼痛・圧痛は感染・炎症のほか急速な増大やリンパ節内の出血・壊死でも見られる．

■限局性リンパ節腫脹[3]：腫大リンパ節領域での感染・炎症や悪性疾患による病変を評価することが重要である．頭頚部リンパ節腫脹は急性で自然治癒するウイルス性疾患が多い．鎖骨上窩リンパ節腫脹は腹腔内悪性腫瘍との関連が高く，イギリスでの病院紹介患者では悪性疾患の頻度は34％であり，特に40歳以上では高率である[1]．

■全身性リンパ節腫脹：背景に全身性疾患があり，感染症，自己免疫疾患や悪性疾患などがある．良性の原因としては伝染性単核球症のようなウイルス感染症や薬剤がある．ヒト免疫不全ウイルス感染症，活動性結核菌感染症，クリプトコッカス症や全身性エリテマトーデスのほか，悪性リンパ腫などの造血器腫瘍や転移性の進行癌で見られる．

診断的アプローチ：初期評価で病因が診断できない場合，限局性で悪性疾患を示唆する所見がなければ，4週間の経過観察後に再評価する．一方，小児の全身症状を伴う急性の片側性前頚部リンパ節腫脹に対してはブドウ球菌やA群連鎖球菌をターゲットとした経験的な抗菌薬投与も行われる．病因が特定できない場合，悪性疾患の可能性も含め病理学的診断が必要となり，下記の生検の項を参照してコンサルトの時期を決める．

生検：ギリシャの検討で年齢と身体所見に基づいて，リンパ節生検の必要性（肉芽症性疾患，悪性疾患など）を予測する計算式が提唱されたが，これを用いた日本での検討では特異度が低く，満足できる結果は得られなかった[4]．ほかに悪性疾患のリスク因子として①40歳以上，②4～6週間以上持続するリンパ節腫脹，③全身性リンパ節腫脹（2領域以上），④男性，⑤8～12週間経過しても元の大きさに戻らない，⑥鎖骨上窩，⑦全身症状（発熱，盗汗，体重減少，肝脾腫）が挙げられている[1]．

一方，1年以上にわたって増大傾向がないリンパ節腫脹は，悪性疾患の可能性が非常に低い[3]．病理学的診断の方法として穿刺吸引細胞診（fine-needle aspiration; FNA）と組織診として針生検と切開生検がある．FNAは迅速に評価でき，正確性（感度；85～95％，特異度；98～100％）も高く，侵襲性が低いことから病因不明のリンパ節腫脹のトリアージに有用である[1]．悪性リンパ腫ではリンパ節構造の評価のほか腫瘍細胞の詳細な評価が可能な切開生検が多く行われている．

【参照文献】

1) Gaddey HL, Riegel AM. Unexplained lymphadenopathy: Evaluation and differential diagnosis. Am Fam Physician. 2016; 94(11): 896-903.
2) Ferrer R. Lymphadenopathy: Differential diagnosis and evaluation. Am Fam Physician. 1998; 58(6): 1313-1320.
3) Bazemore AW, Smucker DR. Lymphadenopathy and malignancy. Am Fam Physician . 2002; 66(2): 2013-2010.
4) Tokuda Y, Kishaba Y, Nakazato N. Assessing the validity of a model to identify patients for lymph node biopsy. Medicine(Baltimore). 2003;82(6) :414-418.

（井野晶夫）

21　下　痢

■ 一般原則

患者の訴える下痢を，正しくとらえることが大切である．下痢の医学的定義には様々なものが存在する．1日に200gを超える排便量と定義されることもあるが，患者はその重量ではなく，水分を含む割合が増した大便や排便頻度が増したことを下痢と訴えて受診することがほとんどであろう．定義にこだわりすぎないことも大切である．

下痢患者の対応法としてまず脱水の有無を判断し，下痢と混同しやすい便失禁でないかの確認を行う．その後，急性下痢と慢性下痢に大別して鑑別を進めると理解しやすい．重度の脱水や慢性下痢の精査では専門施設への紹介の是非を検討する．

・**急性下痢**：急激に発症し1～2週間程度で改善を示し，感染によるものが多い．

・**持続性または遷延性下痢**：急性と慢性の中間，両者の疾患を考慮する

・**慢性下痢**：4週間以上持続し，薬剤性，IBS（過敏性腸症候群）[*1]，IBD（炎症性腸疾患）[*2]，大腸癌，感染症，その他全身性疾患の一症状であることが多い．

■ 診療所総合診療外来

下痢の有訴率

2013（平成25）年度の国民生活基礎調査の概況によると下痢の有訴率は，人口千人あたりでは男性19.8，女性15.8であり，男女ともに若年者から高齢者まで一様に訴えがある．

脱水と便失禁の除外

下痢の診察では，生命にもかかわる重度脱水の除外と便失禁でないかの確認から開始する．

まず脱水の評価を行う．大量の下痢により生じる脱水の評価のためにバイタルサイン（頻脈や血圧低下），体重や尿量に変化がないか，また腋窩の乾燥の有無を確認すべきである．血便を認める下痢のときは緊急搬送になることも少なくない（本書「血便」の項を参照）．また，小児の場合はCRT（Capillary Refill Time；毛細血管再充満時間）[*3]，

Box 1　急性感染性下痢症における病原体別の特徴

分類	食品内毒素型	生体内毒素型／小腸型		炎症性下痢症／大腸型
病態	食品内ですでに産生されていた毒素によるもの	体内で新たに産生された毒素によるもの		腸管内で組織障害を起こすもの（大腸型下痢）
部位	上部消化管	小腸		大腸
発症までの期間	1〜6時間	1日以内	数時間〜3日（多くは〜2日）	1〜5日
典型的な臨床症状	嘔吐症状が強い，腹痛　下痢　発熱が乏しい　耐熱性毒素	水様性下痢が強い，腹痛　発熱が乏しい		下痢，粘血便，腹痛，テネスムス（渋り腹）高熱　便中白血球（＋）
原因菌【代表的な食品など】	嘔吐型セレウス菌【焼飯，パスタ】	ウェルシュ菌【一度加熱されたとろみがあり冷めやすい食品，カレー・シチューなど】	毒素原生大腸菌【汚染水，旅行者下痢症の主因】	サルモネラ【加熱不十分の食肉】
	ブドウ球菌【おにぎり，調理者の創部から感染】	下痢型セレウス菌【食肉，野菜】	腸管出血性大腸菌	カンピロバクター【加熱不十分の食肉】
	Clostridium botulinum【日本では少ない，ハム，ソーセージ．発症まで上記2つに比較して長い（8〜36時間）乳児では蜂蜜で生じるが初期は便秘になりやすい】		腸炎ビブリオ【夏季の海産物】	赤痢【旅行者，特定の食品は特にない】
			ノロウイルス【冬季の海産物（牡蠣），塵埃感染・集団感染】	
			ロタウイルス【春季，乳幼児で流行，経口ワクチン有（任意接種）】	

涙の消失，口腔内乾燥，見た目の異常を評価項目に加え重篤な脱水を見逃さないようにする[1].

不随意の便排泄は便失禁と表現され，下痢により生じることもあるが下痢以外の原因（肛門括約筋不全，認知症や糖尿病による便意感覚異常など）も多い．その後の鑑別手順も異なるため，患者の訴える下痢を正しく認識し，便失禁でないかの確認は重要である．

次に，急性下痢と慢性下痢に大別して診断を進めていく．

急性下痢の考え方

急性下痢症の90％以上は感染症とされるが，虚血性腸炎，HUS（Hemolytic-Uremic Syndrome：溶血性尿毒症症候群）[*4]，TSS（Toxic Shock Syndrome：トキシックショック症候群）[*5]，内分泌緊急疾患，薬剤性や後に述べる慢性下痢症の急性増悪などを見落とさないようにも注意する．

感染の要因としてはウイルス性が多く，細菌性は重症化しやすい．起因菌の推定は，感染部位，便形状，随伴症状などから推定することが可能であり問診が大切となる（**Box 1**）．表に示すように経口感染によるものが多く，食事内容と発症までの時間は病原菌特定の大きな手掛かりとなる．しかし，筆者が即座に2日前の夕食を思い出せないことから考えると，事前に問診票などに過去の食事内容を記載してもらうとよい．大腸型下痢の内，鏡検で便中白血球を認める際は細菌性腸炎を示唆し，便培養や血液培養がさらに有用となる．

また，食中毒は疑いの時点で直ちに最寄りの保健所長にその旨の届け出をせねばならない（食品衛生法）．

抗菌薬の多くに下痢の副作用があることもあり，使用法には注意が必要である．抗菌薬使用前には便培養検査を行うべきである．

Box 2　慢性下痢症における便形状による分類

便性状	代表的疾患など
水様性	浸透圧性：食事性（人工甘味料など），薬剤性（Mg 製剤など） 分泌性：長期アルコール，薬剤（センナなど），内分泌疾患
炎症性	疼痛，発熱などの炎症所見とともに粘血便を認めやすい：IBD，好酸球性胃腸炎
脂肪性	腸管吸収不良症候群，粘膜吸収不良，脂溶性ビタミンの吸収不良に注意

慢性下痢の鑑別

　慢性下痢の鑑別は多岐にわたる．急性下痢に比較して感染症の割合は低くなるが，CDAD（*Clostridium difficile* 関連下痢症）を考慮して以前の抗菌薬使用の確認や CD トキシン（ただし感度は低い）を検査する．寄生虫感染が考えられる時は便検鏡検査などが必要になることもある．

　乳幼児期の慢性下痢には Toddler's diarrhea [*6]という病態も存在する[2]．

　便の性状から鑑別を進めると分類しやすい（**Box 2**）．必要であれば便検査以外にも採血検査で貧血・脱水・栄養・内分泌機能の評価を加える．

　睡眠中にも下痢症状が出現する際は器質的疾患を認めることが多く精査を急ぐ．一方で，頻度が高い IBS では夜間の症状は少ない．

　また，USPSTF（the U.S. Preventive Services Task Force）では 50 〜 75 歳の男女に対して大腸癌スクリーニング検査の一手段として大腸内視鏡検査などを推奨している（Grade A）．スクリーニング未施行者の慢性下痢症患者に大腸内視鏡検査などを促す良いきっかけになるとも考える．

薬剤性下痢

　薬剤性下痢を生じる代表的なものには，緩下剤，抗菌薬，NSAIDs，PPI，H2 遮断薬，α GI 製剤がある[3]．緩下剤成分を含むダイエット食品なども注意が必要である．

直腸診：

　本章 22. 便秘の項参照

■ まとめ

　以上のような流れで診察を行い，長期的な点滴管理や大腸内視鏡検査などによる精査が必要な際は，専門医や病院へ紹介する．

【参照文献】

1 ）Steiner.De Walt DA.Byerley JS.Is this child dehydrated? JAMA.2004;291(22):2746-2754.
2 ）http://www.gikids.org/files/documents/digestive%20 topics/english/Diarrhea%20-%20toddlers.pdf#search=%27 Toddler%E2%80%99s+Diarrhea%27 (参照 2017-5-1).
3 ）Juckett G, Trivedi R. Evaluation of chronic diarrhea. Am Fam Physician. 2011 Nov 15；84(10)：1119-1126.

（寺澤　佳洋）

＊1　**IBS**：Irritable Bowel Syndrome，過敏性腸症候群．代表的な機能性腸疾患，有名な診断基準に Roma 基準が存在する．
＊2　**IBD**：Inflammatory Bowel Disease，炎症性腸疾患を意味し，一般的には潰瘍性大腸炎（UC：Ulcerative Colitis）とクローン病（CD：Crohn's Disease）のことをさす．
＊3　**CRT**：Capillary Refill Time，毛細血管再充満時間．爪を圧迫し白色化した色調がもとに戻るまでの時間を測定する．延長の目安は，小児や成人男性では 2 秒以上，高齢者や女性では 3 秒以上とすることが多い．
＊4　**HUS**：Hemolytic-Uremic Syndrome，溶血性尿毒症症候群を意味し，急性腎不全，微小血管性溶血性貧血と血小板減少症を特徴とする病態である．腸管出血性大腸菌（O157 等）や赤痢菌感染後の外毒素により生じやすい．
＊5　**TSS**：Toxic Shock Syndrome，トキシックショック症候群．黄色ブドウ球菌や連鎖球菌の外毒素により生じうる高熱，皮疹，下痢，低血圧や多臓器障害に至る重篤な疾患．
＊6　**Toddler's diarrhea**：正常に発育している小児における明らかな原因のない慢性の下痢．

22　便　秘

■ 一般原則

便秘の定義には様々な内容を含むが，医師は便の硬さや排便回数に意識が行きがちである．しかし各定義の中には排便困難感や過度な怒責，残便感なども便秘の指標となるため，これらを訴える患者の言葉に耳を傾けるべきである．便形状に関してはブリストル便性状スケール[*1]を用い，便色に関しては色見本を用いると患者と共通基盤に立ちやすい．

頻度の多い機能性便秘にまぎれた大腸癌やうつ病などを見逃さないようにすることが大切である．

■ 診療所総合診療外来

便秘の有訴率：2013（平成25）年度の国民生活基礎調査の概況によると便秘の有訴率は，人口千人あたりでは男性26.0，女性48.7である．60歳までは女性優位であるが60歳以上特に70歳以降では全体として訴えが増え男女差が少なくなる．

便秘の原因：まずは薬剤性を検索する．続いて症候性，器質性，消化管運動異常性を除外した後に最も頻度の高い機能性便秘の診断に至る．

便秘を生じる代表的薬剤にはCa含有制酸剤，鉄剤，オピオイド，抗コリン薬，止痢剤，抗ヒスタミン薬，カルシウム拮抗薬などがある[1]．

排ガスや嘔吐の確認：排ガスが消失している場合や強い嘔吐を認める際は，消化管が完全閉塞している場合もあり緊急対応が必要となることも多く注意を要する．

症候性便秘の鑑別方法を小児と成人に大別してまとめる．

小児の便秘：小児に関しては，北米小児栄養消化器肝臓学会や米国小児科学会の推奨をもとにまとめる[2]．

まずは器質的な疾患（全体5%）を考慮すべきである．Hirschsprung病[*2]など特有な疾患もあるがその他では裂肛，牛乳不耐症など成人と共通する点も多い．腹部所見（膨隆や腫瘤や腹部緊張の低下），体重増加不良，発熱，嘔吐の有無などが手掛かりとなる．

小児の便秘症例の内，95%以上を機能性便秘が占める．その診断基準を **Box 1** に示す．

学童期には，羞恥心から便意をがまんして便秘になる例も認められる．

Box 1　Rome Ⅳ　乳幼児の機能性便秘症の定義

4歳未満の乳幼児：以下の項目の少なくとも2つが1か月以上に該当する.

1. 1週間に2回以下の排便
2. 過度な便貯留の既往
3. 痛みを伴う，もしくは硬い便通の既往
4. 大口径便塊の既往
5. 直腸に大きな便塊の存在

トイレトレーニング後は下記項目も有用

- トイレ技能習得後に週1回以上の便失禁
- トイレが詰まるほどの大口径便塊の既往

発達年齢が少なくとも4歳以上の小児：過去1か月のうち1週間に1回以上，下記項目の2つ以上該当する.

1. 1週間に2回以下のトイレでの排便
2. 少なくとも週1回の便失禁
3. 便を我慢する姿勢や過度の自発的便の貯留の既往
4. 痛みを伴う，もしくは硬い便通の既往
5. 直腸に大きな便塊の存在
6. トイレが詰まるほどの大口径便塊の既往

これらのことが他の医学的な条件で説明できないとき

※ただし過敏性腸症候群の基準を満たさないこと

（https://www.uptodate.com/contents/image?imageKey=PEDS%2F57882&topicKey=PEDS%2F5906&source=see_link より引用.）

成人の便秘：症候性便秘として，Parkinson病やうつ病の評価を行う．その他，採血検査にて電解質（高Ca血症・低K血症），甲状腺機能も評価すべきである．

大腸の閉塞による器質性便秘では，大腸癌と腸閉塞の2大器質的疾患を見逃さないことが大切である．問診，身体所見，腹部X線検査のみで評価が難しいときは，病院や専門医での全大腸内視鏡検査などが有用となる．部位別の癌罹患率および死亡率で男女ともに上位を占める大腸癌の検索は怠らない．JAMAの患者用誌面では，重度の

便秘，説明のつかない体重減少，血便，2～3週間以上の排便習慣の変化時は，受診や精査のタイミングと推奨している[3]．本章の「下痢」の項でも述べたが，大腸癌スクリーニングが推奨される対象患者には，便秘での受診をきっかけに全大腸内視鏡検査などを推奨するのもよいと思われる（この場合，大腸癌の"スクリーニング"検査ではなく，大腸癌"精査"目的での検査となる）．

腸管運動異常による便秘には，Ogilvie 症候群[*3]や慢性偽性腸閉塞，巨大結腸症などがあり画像的評価が有用となることが多い．

最も頻度が高い機能性便秘は，年齢や性別でその機序に差がある．腸管運動が抑制される弛緩性便秘は，女性や高齢者に多く，腸管運動が過剰であるが有効ではないけいれん性便秘は，若年者に多い．

直腸診：直腸診を行うことで様々な情報を得られる．小児・成人共に痔核や裂肛の痛みにより便秘になりうる．視触診でこれらを評価するとともに肛門の閉じ具合を確認し，非対称性であれば神経障害を考慮し，併せてヘルニアの有無もチェックする．さらに癌などの腫瘍性病変，直腸狭窄，痔核等を確認する．可能であれば肛門鏡を併用する．

■ まとめ

以上を踏まえて，症候性以外が考慮され精査加療を必要とする際は，機能性便秘を考慮して食物繊維と水分の摂取量調整や内服加療を行っても難治の際は，病院や専門医へ紹介を行う．

【参照文献】

1）Jamshed N, Lee ZE, Olden KW. Diagnostic approach to chronic constipation in adults. Am Fam Physician. 2011. Aug 1；84(3)：299-306.
2）Tabbers MM, DiLorenzo C, Berger MY, et al. Evaluation and treatment of functional constipation in infants and children：evidence-based recommendations from ESPGHAN and NASPGHAN. J Pediatr Gastroenterol Nutr. 2014；58：258.
3）Wald A. Constipation. JAMA．2016；315(2)：214.

（寺澤　佳洋）

＊1　**ブリストル便性状スケール**：英国ブリストル大学で考案された．大便の形状と硬さで7段階に分類する指標であり，便秘や下痢の評価項目の一つとして使用される．
＊2　**Hirschsprung 病**：新生児期便秘の鑑別に挙がる．肛門から連続する無神経節腸管のため生後数日間に機能性腸閉塞症状で発見される．
＊3　**Ogilvie 症候群**：機械的閉塞機転がなく大腸が急速に拡張する疾患．

23　Dyspepsia 症状（胸焼けを含む）

■ 一般原則

Dyspepsia 症状は上部消化管に由来した疼痛・不快感の複合した症状で，心窩部痛や胸焼け，早期腹満感など上腹部の種々の症状を含む（プライマリ・ケアの臨床では Dyspepsia 症状と胸焼けの区別が困難であり，また合併もあるためここでは含めて扱う）．Dyspepsia 症状にて初めて受診する患者では，初期評価で虚血性心疾患や胆道系疾患など上部消化管由来でないクリティカルな疾患や薬剤の関与を除外する必要がある．上部消化管の癌などの除外には年齢や症候からリスクを考慮したうえで内視鏡検査を実施して適切な治療を行う．

GERD[*1]や *H.pylori* 菌の関与も考慮して診療を進める．慢性の経過で患者の QOL は消化性潰瘍よりも低いことが多く，良好な医師-患者関係を維持することが重要である．器質的診断が確定しない場合（機能性 Dyspepsia[*2]）は患者の解釈モデルやニーズも踏まえて診療を進め，「説明と保証」を適切に行いながら症状の改善を目標として薬物療法を行う．

■ 診療所総合診療所外来

Dyspepsia 症状とは：上部消化管由来の心窩部痛，胸焼け，酸逆流，ひどい噯気，腹満感，嘔気／

嘔吐,早期腹満などの上腹部の不快な症状であり,その頻度は25〜50%と高い.内視鏡検査を含む評価の報告では胃・十二指腸潰瘍(15〜25%),びらん性胃食道逆流症(GERD)(5〜15%),胃・食道癌(2%未満)が見られ,60%は原因が特定できない機能性dyspepsiaであった[1,2].

診療の進め方:診療の過程で①上部消化管以外の疾患の除外,②内視鏡検査の適応,③非ステロイド系鎮痛薬(NSAIDs)などの常用,④GERD,⑤H.pylori菌感染を考慮することが重要である[2].

上部消化管疾患以外の原因はまれであるが,虚血性心疾患,肝,胆道系,膵疾患,高カルシウム血症などの電解質異常,糖尿病,甲状腺・副甲状腺疾患病歴,薬剤(acarbose, bisphosphonate, prednisolone, metformin, migritol, NSAIDsなど)などがあげられ,まずは病歴,身体診察,臨床検査で評価する.

50歳以上(45〜50歳がカットオフとされている),あるいは警告症状(原因不明の体重減少,再発性の嘔吐,消化管出血徴候,嚥下障害など)があれば早期に内視鏡検査を行う.また,診療を進めていく中で患者の解釈モデルも参考にして内視鏡検査の必要性を判断する(確認することで患者も医師も安心できる).

■薬剤性:NSAIDs(aspirinを含む)常用者での消化性潰瘍の頻度は10〜30%であり,H.pylori菌陰性潰瘍のほとんどの原因となっている.50歳以下で警告症状がなければ内視鏡検査を行わないで診療を進めても良い.可能な限りNSAIDsを中止して経過を見るが,中止できなければプロトンポンプ阻害薬(PPI,他項と表記を統一します),プロスタグランディン系防御因子増強薬を併用したり,Cox-2選択的阻害薬に変更する.

■GERD(本書の疾患編:逆流性食道炎も参照):GERDには定型症状として胸焼けと酸逆流がある.スウェーデンの検討では"胸焼け"という言葉は患者と医師で解釈が一致しないことがあり,"胃あるいは胸下部から首に上がってくる焼けるような感じ"という言葉のほうが診断に有用であった.

日本でも"胸焼け"は多様に理解されていて,具体的な表現を交えた注意深い問診が必要である.PPI試験投与は投与量,投与期間とも統一されたものはなく,診断的有用性は十分に評価されていない.50歳以下で胸焼けと酸逆流の典型的症状(診断精度は十分ではないが)があれば,まずはGERDと診断して初期治療を開始する.治療はPPIあるいはヒスタミンH2受容体拮抗薬(H2拮抗薬)を投与するが,H2拮抗薬と比べPPIは有効性が高く[3],初期治療としてはPPIの1日1回の8週間治療が推奨されている.投与開始後も症状が続いたり,警告症状を伴う場合は内視鏡検査を考慮すべきである[3].Dyspepsia症状のある患者ではGERDや過敏性腸症候群の合併率が高いことにも注意が必要である.

■H.pylori菌感染症:Dyspepsia患者でH.pylori菌感染を評価し治療することは主要な手段となっている.警告症状のない50歳以下の患者ではH.pylori菌感染の評価は非浸襲的な簡易検査が推奨され,尿素呼気試験が第1選択,血清検査は第2選択となる.機能性dyspepsiaに対するH.pylori菌除菌の有用性については一致した見解はないが,50歳以下で警告症状がなく,H.pylori菌簡易検査陽性であれば除菌療法(PPI+ amoxicillin + clarithromycin)を行う.しかし現在,日本ではこのような除菌療法の「診断的治療」は保険診療上実施できず,内視鏡での組織学的診断が必要である.H.pylori菌陰性であれば機能性dyspepsiaに準じて診療を進めるが,有効な治療が確立していないため,長い経過の中で患者を元気づけ,支持を続ける必要がある.また,長期にわたる治療では安全性,費用効果性も考慮すべきである.治療は一般的にPPI,H2拮抗薬が推奨されるが,制酸薬は有効でなく推奨できない.運動促進薬としてmetoclopramide, domperidoneが評価されているほか,わが国ではmosapride, acotiamideが用いられている.また,不安/気分障害を伴うこともあり,抗うつ薬が必要なときや心理学的介入が困難なときは専門医へのコンサルトも考慮する.

＊1　GERD:胃食道逆流によって引き起こされる食道粘膜傷害と煩わしい症状(胸焼け,酸逆流などの食道症状や咳や咽頭痛などの食道外症状)を起こす疾患で,1/3は内視鏡検査で食道粘膜傷害を認めるびらん性GERDで,2/3は症状だけの非びらん性GERDである.
＊2　機能性Dyspepsia:Rome Ⅳの診断基準(Gastroenterology. 2016;150(6):1380-92)としては,症状の原因となる器質的疾患を認めないが,つらいと感じる①心窩部痛,②心窩部灼熱感,③食後のもたれ感,④早期腹満感の少なくとも1つが6か月以上前よりあり,直近3か月間持続していることが挙げられている.2014年に日本消化器病学会より診療ガイドラインも発表されている.

【参照文献】

1）Loyd RA, McClellan DA. Update on the evaluation and management of functional dyspepsia. Am Fam Physician. 2011；83(5)：547-552.
2）Veldhuyzen van Zanten SJO, Nigel F, Chiba,N et al. An evidence-based approach to the management of uninvestigated dyspepsia in the era of helicobacter pylori. CMAJ. 2000；162(12 Suppl)：s3-s23.
3）Hamik IG. In the Clinic; Gastroesophageal reflux disease. Ann Intern Med. 2015；163(1)：ITC1-ITC16
4）機能性消化器疾患診療ガイドライン 2014 −機能性ディスペプシア（FD），日本消化器病学会，南江堂，2014
5）胃食道逆流症（GERD）診療ガイドライン 2015（改訂第 2 版）日本消化器病学会，南江堂，2015.

（井野　晶夫）

24　食思不振

■ 一般原則

　食思不振においても，まず緊急性のある致死的な疾患の除外が必要である．非特異的な症状のため，付随する症状があるか問診が不可欠である．希死念慮を伴ううつ病や，器質的原因による体重減少，発熱などは問診である程度鑑別を絞ることができる．また患者が高齢者であれば疾患に典型的な症状を来さないことも多く，認知症で問診が難しい場合もある．感染症や頭蓋内病変，心血管系の疾患で食思不振を主訴に受診されることもあるので，注意が必要である．

■ 診療所総合診療外来

　食欲はまず食事への精神的欲求があり，そのうえで口腔での咀嚼・嚥下を経て消化管の運動や消化酵素の分泌，食物の吸収，細胞内代謝や呼吸までが関わるため，これらを考慮したうえで鑑別を進める必要がある．

　食思不振の原因としては悪性腫瘍，消化器疾患，精神疾患，内分泌疾患，慢性疾患の進行，アルコール・薬剤性，感染症を考慮する．また心血管病変や頭蓋内病変も原因となる．

診療の進め方：

■**問診：**まずは詳細な問診を行う．食事の摂取量や体重の増減，経過が急性か慢性か，寛解・増悪因子があるかを確認する．

　うつや神経性食思不振症，アルコール依存症の評価も行う．うつを疑った場合は PHQ-2 を行い，1 項目以上あれば PHQ-9 を行う．PHQ-9 はカット

オフ値 15 では感度 62%，特異度 96% であり確定診断に役立つ[1]．神経性食思不振症のスクリーニングには SCOFF 質問票が有用である[2]．（本書VI章 6「抑うつ気分」，VII章 26「うつ病」も参照）

　アルコール依存症の評価には CAGE や AUDIT といったスクリーニングテストを使用する．薬剤についても詳細な問診が必要である．複数の医療機関より処方を受けている場合も多く，見落としのないようにしたい．非ステロイド性抗炎症薬，ビスフォスフォネート，ジゴキシン，レボドパ，塩酸ドネペジル，メトホルミン，抗精神病薬，麻薬，化学療法薬，抗菌薬，抗コリン作用のある薬剤，医療用麻薬などの副作用は食思不振の原因となりうる[3]．漢方薬，カフェイン摂取，市販薬やサプリメントも確認しておく．

　また，Review of systems にて付随する症状を詳細に評価することで，問題として自覚していない症状の見逃しを防ぐことができる．

■**身体診察：**それぞれの鑑別疾患を念頭に置いてていねいに行う．頭頸部のほか，鎖骨上・腋窩・滑車上・鼠径リンパ節の評価，腹部診察での肝脾腫や腹部腫瘤の有無などは重要な情報となる．

■**検査：**詳細な問診と身体所見のほかに，各種検査が診断の助けになる．特に意識障害や認知症のある高齢者では，問診が手掛かりにならない場合もある．血算のほか電解質や腎機能，肝機能などの一般生化学検査，血糖値，尿一般定性沈渣，胸部X 線検査，心電図検査は行ってよいだろう．赤沈やフェリチンといった炎症マーカーも参考になる．

内分泌疾患は見落としやすいため，注意が必要である．甲状腺機能亢進症を疑えば TSH，甲状腺機能低下症を疑った場合は続発性を見逃さないため TSH，FT4 を測定する．副腎不全を疑う場合は早朝コルチゾールの測定が望ましい．非ストレス刺激下で朝絶食のうえ 9 時までに採血を行う．コルチゾール値が 18μg/dL 以上であれば副腎不全は否定的と言える[4]．

消化器系の悪性腫瘍が疑われれば腹部超音波や便潜血や上部消化管内視鏡検査を行う．

味覚の問題があれば必要に応じて亜鉛や銅，鉄，葉酸，ビタミン B 群などの評価を追加する．

緊急性を疑う場合：希死念慮がある場合や神経性食思不振症を疑う場合は，すぐに専門医への紹介が必要である．軽症ではない感染症，重篤な二次性の栄養障害や電解質異常がみられる場合，頭蓋内病変や心血管病変を疑う場合も，基本的には速やかな紹介が必要である．

消化管の通過障害が疑わしければ，更なる画像評価や上部・下部の消化管内視鏡が必要となる．診療所ベースで実施できる検査が限られている場合は，鑑別疾患がある程度絞れれば，必要に応じて専門医への紹介を検討する．

【参照文献】

1）Manea L, et al. Optimal cut-off score for diagnosing depression with the Patient Health Questionnaire (PHQ-9)：a meta-analysis. CMAJ. 2012；184 (3)：E191-196.
2）Luck AJ, et al：The SCOFF questionnaire and clinical interview for eating disorders in general practice：comparative study. BMJ. 2002；325：755-756.
3）Unintentional Weight loss in older adults. American Family Physician. 2014；89(9)：718-22.
4）Diagnosis and treatment of adrenal insufficiency including adrenal crisis: a Japan Endocrine Society clinical practice guideline [Opinion]. Endocr J. 2016 Sep 30；63(9)：765-784.

（平嶋　竜太郎）

25　めまい

■ 一般原則

めまいの原因は多岐にわたる．診療所では，その中でも中枢性疾患など早期に専門科での評価・治療が望ましいめまいを見逃さないことが大切である．小脳梗塞の 10% 程度はめまい単独の主訴となる．また患者の訴えるめまいの性状は，一般的な分類（回転性・浮動性・平衡障害・めまい感）で一つの区分には分類できず，約半数は途中で回答が変わることも指摘されている．そのため，めまいの性状のみに重きをおくと鑑別を誤ることがあるため注意が必要である[1]．一方で，めまい診察では病歴聴取のみで 2/3 が診断可能ともされる[2]．今回は，発症様式・時間経過に着目しためまいの鑑別法も提示する．

■ 診療所総合診療外来

めまいの有訴率：2013（平成 25）年の国民生活基礎調査の概況によるとめまいの有訴率は，人口千人に対し男性 13.5，女性 31.2 と女性に多い．

めまいの原因：一般診療所に近い背景として都内の耳鼻咽喉科診療所での約 11 年間にわたるめまい患者の検討を引用する[3]．

ENG 検査（電気眼振図検査）を含む神経耳科学的検査を行った 2,293 例（男 753 例，女 1,540 例）を対象とし診断確実例・診断疑い例を合わせた 1,909 例の内訳は下記の通りだった．

中枢性疾患 6%
　脳血管障害 1.3%
　椎骨脳底動脈循環不全 0.9%
　聴神経腫瘍・脳腫瘍 0.8%
　脊髄小脳変性症 0.4%
末梢性疾患 66%
　BPPV（23%），
　メニエール病（12%）
　突発性難聴（5%）
　前庭神経炎（2%）
　その他の末梢性めまい（23%）
その他のめまい 28%

Box 1　めまいの分類

分類 頻出疾患	急性重度	再発性頭位変換性	反復性
末梢性	前庭神経炎	BPPV	片頭痛性・メニエール病
中枢性	脳梗塞	小脳腫瘍／萎縮	TIA

頸性めまい（7%）

起立性調節障害（6%）

心因性めまい（5%）

原因に関して別の報告であるが，めまい専門外来においても 1/4 ～ 1/3 は原因不明とされ[4]，本報告でも 17% は不明とされる．

めまいの評価・中枢性疾患の特徴・除外：

第一に前失神（Pre-syncope）ではないことを確認する．

前失神のめまいに分類されれば失神の鑑別を進めるべきである．特に心原性失神の評価のためには血圧，心拍数，心電図，Schellong 試験，心疾患既往の確認，心血管疾患リスク評価，脱水や出血源の精査が有用であろう．

次に発症形態・時間経過を含め Box 1 のように分類することで頭の整理がつきやすい．中枢性か否かの評価には，高血圧や糖尿病などの心血管疾患リスク評価，脳神経学所見や脳幹症状の評価は必須となる．その中で蝸牛症状[*1]や眼振の評価は特に有用であろう．

中枢性病変の可能性を高める所見として以下の例が挙がる．

・頭位変換の有無に関わらず自発性遷延性のめまい（特に高齢者）

・心血管危険因子が多い

・立位で転倒するような歩行運動失調

・新規の後頭部痛

・メニエール病の既往なく難聴を呈する場合など

特に急性重度めまいの中枢性疾患を鑑別する有用な方法として，HIT（Head Impulse Test：前庭機能評価テスト）[*2]や Skew deviation（座位時の垂直方向への眼球偏位）がある．① HIT で末梢性パターンを示し，②方向交代性眼振なし，③ Skew deviation[*3] なし，④指こすり試験で聴力正常の 4 つが揃うことで中枢性病変は，ほぼ否定できるとされる．通称 HINTS plus と呼ばれる評価方法である．ただしこれらの検査には以下のようなピットフォールが存在する．HIT では，前下小脳動脈領域の梗塞では前庭神経が障害されるため中枢病変にも関わらず末梢障害パターンを示す．Skew deviation は両目を同時に観察すると見落としやすいため，片眼を遮蔽し片眼ずつ評価するとよい[4,5]．一方で昨今，PPPV[*4]や片頭痛関連めまいといった疾患概念が広まりつつある．

BPPV の評価・治療：

最後に頻度の高い BPPV[*5]についてまとめる．BPPV は症状の特徴として特定の頭位で誘発され，症状発現まで潜時を有し，繰り返し誘発することで症状が減弱する．その誘発法として Dix Hallpike test，治療法として Epley 法が有名であるが，これらは BPPV の内，約 9 割を占める後半規管型 BPPV に該当し，残りの大半を占める水平半規管型 BPPV においてはこの限りではない．水平半規管型 BPPV の誘発法として Supine Roll test[*6]，治療法としては Gufoni 法[*7]や Head-tilt hopping 法[6][*8]が挙げられる．これらの手技はベッドがあれば診療所でも実践しやすい．手技中に嘔気嘔吐が出現しやすくなるため十分な説明を行い，不安を取り除くことも大切である．手技前やその治療に制吐剤や抗ヒスタミン薬の使用も有用とされる．

■ まとめ

以下のような病態が疑われるときは，専門医や病院への搬送や精査を必要とする．

・前失神様めまい

・中枢性疾患（CT・MRI 検査や髄液検査が必要）

・治療遅延により機能予後不良の疾患（例：突発性難聴）

・中耳や内耳機能の評価を有する場合も紹介が必要

【参照文献】

1) Newman-Toker DE, Cannon LM, Stofferahn ME, et al. Imprecision in patient reports of dizziness symptom quality: a cross-sectional study conducted in an acute care setting. Mayo Clin Proc. 2007；82：1329-1340.
2) Bronstein A, Lempert T. Dizziness：a practical approach to diagnosis and management. Cambridge University Press, Cambridge, 2007.
3) 小林謙, 五十嵐岳史. 耳鼻咽喉科診療所におけるめまい診療の実態. Equilibrium Research. 2008；67(2)：108-114. https://www.jstage.jst.go.jp/article/jser/67/2/67_2_108/_pdf
4) 津村恵理子, 相原康孝, 山口潤, 他. めまい外来1万症例の統計的検討. 耳鼻咽喉科・頭頸部外科. 1999；71：901-906.
5) Kattah JC, Talkad AV, Wang DZ et al. HINTS to diagnose stroke in the acute vestibular syndrome: three-step bedside oculomotor examination more sensitive than early MRI diffusion-weighted imaging. Stroke. 2009 Nov；40(11)：3504-10.
6) Yamanaka T, Sawai Y, Murai T, et al. New treatment strategy for cupulolithiasis associated with benign paroxysmal positional vertigo of the lateral canal：the head-tilt hopping exercise. Eur Arch Otorhinolaryngol. 2014 Dec；271(12)：3155-60.

(寺澤　佳洋)

＊1　蝸牛症状：耳鳴り・難聴・耳閉感などの症状を総称している. 蝸牛症状を伴うめまいのときは内耳性のめまいを疑う.
＊2　HIT（Head Impulse Test：前庭機能評価テスト）：検者と正面に向き合い, 検者に評価者の鼻を注視し続けるように指示し, 素早く頭部を20度ほど回旋させる. 目線が鼻からいったん外れる場合, 末梢性疾患を示唆する. 目線が外れない時は, 正常もしくは中枢性疾患（急性重度のめまいを生じている際）を示唆する.
＊3　Skew deviation：座位において垂直方向の眼球偏位を観察する. 片眼ずつの評価が望ましい.
＊4　PPPV：2017年に世界最大のめまいに関する学会である Barany Society が新たに提唱した疾患概念である. 持続性知覚性姿勢誘発めまい (Persistent Postural Perceptual Dizziness) という慢性的に経過する機能性疾患を定義した.
＊5　BPPV：Benign Paroxysmal Positional Vertigo, 良性発作性頭位めまい症. 末梢性めまいの主要因とされる. 頻度が多い順に後半規管型, 水平半規管型, 前半規管型に分けられる.
＊6　Supine Roll test：めまい誘発法の一つ, 水平半規管型 BPPV 時に用いられる.
＊7　Gufoni法：水平半規管型 BPPV のめまいに良いとされる治療法の一つ.
＊8　Head-tilt hopping法：水平半規管型 BPPV のめまいに良いとされるより強い刺激を与えるめまい治療法の一つ.

26　倦怠感

■ 一般原則

　診療所における全身倦怠感の診療の基本原則は, 器質的・精神的疾患についてその場で評価し, 初期対応と専門施設への紹介の是非を決定することにある. 倦怠感の原因は多岐にわたり, プライマリ・ケアの外来診療では, 原因の同定が困難なケースも多く[1,2], 苦手に感じるプライマリ・ケア医も多いと思われる. 本稿では, 全身倦怠感に対する系統的なアプローチを習得し, 診断・治療に至ることを目標とする.

■ 診療所総合診療外来

倦怠感の頻度：全身倦怠感は外来受診の7番目に多い主訴で外来受診患者の1〜7％を占めるという報告[3]もあり頻度としては多い. ICPC コードを用いたオランダのプライマリ・ケア外来における抽出調査[1]では全身倦怠感を主訴に外来受診した患者を1年後にフォローしたところ, 46.9％で原因が同定され, その内訳は, 筋骨格系疾患19.4％, 感染症18.2％, 心因性疾患16.5％（ストレス5.4％, 抑うつ4.9％, 不安障害4.3％, 睡眠障害1.7％）, 消化器疾患8.1％（腹痛症4.0％, IBS 2.1％）であった. 貧血や肺疾患, 甲状腺疾患, ビタミン欠乏, 悪性疾患, 心不全, リウマチ, 薬剤といった明確な器質的疾患はあわせて8.2％であった. 文中の類似研究と比較すると, 心因性疾患の頻度はより高い可能性もある[1,3].

倦怠感の評価：鑑別診断は多岐にわたるため, まずは他に, アプローチ可能な随伴症状はないかの問診を行い, バイタルサインを確認する. そのうえで特異的な症状がなく, バイタルサインに異常がない場合は以下のようにアプローチすることが推奨されている[2].

①倦怠感の持続時間, 発症様式を確かめる, ②循環器疾患, 呼吸器疾患, 血液疾患, 代謝性疾患, 神経筋疾患の鑑別のために問診・身体診察を行う, ③内服薬の確認を行う, ④精神的な評価を行う, ⑤睡眠障害がないか確かめることが推奨されている.

①倦怠感の持続時間，発症様式を確かめる

Red Flag sign：突然発症，時間単位の増悪

倦怠感を主訴に受診する際，緊急性の高い疾患は，心臓・呼吸器疾患（心筋梗塞，心不全，肺塞栓症），中枢神経障害（脳卒中），重症感染症が挙げられる．発症が突然発症または時間単位で増悪しているのであれば，まずは上記疾患を考慮し問診と身体診察をすすめる．必要であれば心電図，X線を施行し，疑わしければ緊急で専門病院に紹介を行うべきである．発症が突然ではなく，日単位から慢性経過であれば以下のプローチに沿って鑑別を考えていく．

②問診・身体診察を行う

倦怠感を主訴に受診する疾患のうち器質的疾患としては上記疾患に加え，貧血，代謝性疾患（副腎機能低下症，糖尿病，甲状腺機能低下症），神経筋原性疾患（ALS，多発性硬化症，パーキンソン病），感染症（感染性心内膜炎，結核，肝炎，ウイルス感染症）が挙げられる．特に器質的疾患では心不全，貧血，甲状腺機能低下症は頻度が高い[1]．心不全はFramingham うっ血性心不全の診断基準をチェックする必要がある．貧血は眼瞼結膜，皮膚の蒼白をチェックするだけではなく，鉄欠乏性貧血を示唆する所見（異食症，Hunter 舌炎，スプーンネイル）があれば原因精査が必要である．甲状腺機能低下症に関しては甲状腺腫，徐脈，アキレス腱反射の低下の有無の評価を行う．COPD など呼吸器疾患から倦怠感を来す可能性もあるため胸部X線を施行する[3]．

採血が可能な場合は全血算，ESR，尿酸，血糖，電解質，BUN，Cre，肝機能，TSH，コルチゾールを測定し上記の器質的疾患を除外する[2,3]．これらに異常があるようであれば精査をすすめるため専門病院に紹介することが望ましい．

③内服薬の確認を行う

抗ヒスタミン薬，ステロイド，抗精神病薬，抗不整脈薬，抗うつ薬，α blocker，β blocker，漢方薬，睡眠薬は倦怠感の原因になる薬剤として頻度が高く[2,3]，これらの内服歴の有無と新規の薬剤が開始となっていないかを確かめる．

④精神的な評価を行う

抑うつ症状は頻度としては高い[1]．その他パニック障害，全般性不安障害も倦怠感で来院することがあるため，これらの問診が必要である．自殺企図を疑うような病歴があればすみやかに専門病院への紹介を検討する．

⑤睡眠障害を評価する

睡眠時無呼吸症候群，不眠も倦怠感の原因となるため睡眠に対する問診も行う．

【参照文献】

1) Nijrolder I, van der Windt D, de Vries H, et al. Diagnoses during follow-up of patinets presenting with fatigue in primary care. CMAJ. 2009；181(10)：683-687.
2) Cornuz J, Guessous I, Favart B. Fatigue: a practical approach to diagnosis in primary care. CMAJ. 2006；174(6)：765-767.
3) Rodriguez T. The challenge of evaluating fatigue. J Am Acad Nurse Pract. 2000 Aug；12(8)：329-338.

（八木　悠）

27　発　熱

■ 一般原則

発熱で診療所を受診する患者の多くは，急性上気道炎（いわゆる感冒）や急性胃腸炎を始めとする self-limited な疾患である．その中から見逃してはならない疾患を適切に拾い上げ，治療，必要に応じて専門施設へ紹介することが，診療所における発熱診療の基本原則である．

■ 診療所総合診療外来

発熱の初期評価：最初に，緊急度・重症度の評価を行う．基本的なことだが，まずは意識レベルの低下やバイタルサインの異常（低血圧，頻脈，頻呼吸など）の有無，red flag sign（**Box 1**）が無いかを確認する．異常を認めた場合は，専門施設への紹介を検討する．悪寒戦慄は菌血症の LR+

Box 1　発熱の red flag sign

血圧低下	頻呼吸	意識障害	→ qSOFA
悪寒戦慄	心不全	新規の心雑音	呼吸不全
チアノーゼ	乏尿	最悪，増悪傾向，突然発症の頭痛	重症度のある外観
血小板減少	白血球著増・著減	腎不全・肝不全	

・qSOFA：quick SOFA（ICU 外での敗血症のスクリーニング）
① GCS ≦ 14，②収縮期血圧≦ 100mmHg，③呼吸数≧ 22/ 分 → 2 項目以上で陽性[5]

Box 2　発熱以外の所見に乏しい細菌感染症

疾患	診察・検査所見	備考
○急性腎盂腎炎	CVA 叩打痛，排尿時痛，頻尿 尿検査（＋尿培養） 腹部エコー	CVA 圧痛・叩打痛や，排尿時痛・頻尿などは はっきりしないことも多い
急性前立腺炎	排尿時痛，頻尿 直腸診（前立腺圧痛・腫大・ 中心溝の触知の有無） 尿検査（＋尿培養）	男性でピットフォールになりやすい 排尿時痛・頻尿，前立腺の圧痛はないこともある
○胆管炎，肝膿瘍	黄疸，右季肋部痛，肝叩打痛 腹部エコー	初期には黄疸，右季肋部痛がはっきりしない ことも多い
感染性心内膜炎	結膜の点状出血，手指の塞栓・ 皮疹，新規の心雑音 心不全	左記はいずれも感度は低い 弁膜症や人工弁では特に注意 発熱＋心不全では想起
蜂窩織炎	皮膚の発赤，疼痛，皮疹	Closed な質問や念入りな皮膚診察がないと 見つからないことも
デバイス感染	（血液培養）	デバイスが入っている場合は常に考慮する
高齢者の肺炎	胸部 X 線	呼吸器症状に乏しく，食欲不振など非特異的な 主訴であることも多い

○は特に敗血症への移行のリスクが高いもの

（文献 3 を参考に一部改変）

（陽性尤度比）12.1 であり，認めた場合は速やかに専門施設に紹介するのが無難である．緊急性・重症度の評価の後，病歴聴取や身体診察で発熱＋αの所見を確認し，それを元に鑑別・検査を行う．口腔内，歯，副鼻腔，前立腺，肛門周囲などは忘れがちなので，意識して評価を行う．

発熱以外に症状が無い場合：頻度としては，やはりウイルス感染などの self-limited な疾患が多いのだが，これらの症状がはっきりしない発熱の中には，敗血症など緊急の対応が必要な疾患が一定の割合で紛れ込んでいる．基本的に，気道症状（咳嗽，鼻汁，咽頭痛など）を認めないものを感冒と診断することは避ける．年齢の増加に従って感冒の罹患回数は減少することが知られており[1]，特に高齢者では注意が必要である．外来とはセッティングが異なるが，施設入所中の高齢者の発熱のうち，感冒の頻度はわずか 3.1％であったとの報告もある[2]．

症状がはっきりしないという判断は，医師の主観によるところが大きい．病初期に発熱以外の所見に乏しい細菌感染症で，頻度の高いものはある程度決まっており（**Box 2**），これらの疾患を念頭に再度病歴聴取・診察を行う[3]．ただ，これらの疾患は念入りな評価でも所見に乏しいことが少なくない．はっきりしない場合でも，頻度が高く敗血症に至るリスクの高い尿路感染や胆道系感染，また高齢者の

肺炎などは見落とさないよう，血液検査，尿検査，胸部X線（可能であれば腹部エコーも）は確認しておくのが無難である．

　上記の評価でも熱源がはっきりしない場合，バイタルサインの異常や red flag sign が無く，全身状態も良好であれば，いったん外来フォローを検討する．フォローは数日～1週間後を目安とし，その際の状態で以降のフォローの有無や間隔を検討する．フォローに当たっては，現時点では診断には至らないが，緊急性の高い疾患を強く疑う状況ではないこと，今後発熱以外の症状が出現してくる可能性があることを説明のうえ，どのような状況であれば再診日を待たずに受診したほうがよいかを具体的に説明しておく（細菌感染を疑う臓器特異的な症状が出現したとき，悪寒戦慄などの red flag sign が出現したときなど）．3週間程度の経過観察でも状態に変わりが無く診断困難であれば，専門施設への紹介を検討する（ウイルス感染症を始めとする self-limited な疾患では解熱が得られている可能性が高い）．

　また，原則として，熱源が特定できない状況での抗菌薬の処方は避ける．熱源がはっきりしない状況での抗菌薬の投与は，多くの場合で意味がない

ばかりか副作用のリスクを優位に高める[4]．また，抗菌薬による臨床像の修飾や合併症により，更に診断を困難にしてしまうリスクを伴う．熱源がはっきりしなくとも，全身状態が悪く敗血症などの重症感染が疑われる場合は抗菌薬の使用も妥当ではあるが，そのような状況では培養検査を提出したうえで静注の抗菌薬を開始すべきであり，専門医療機関への紹介を考慮すべきである．

【参照文献】

1) Monto AS, Sullivan KM: Acute respiratory illness in the community. Frequency of illness and the agents involved. Epidemiol Infect. 1993；110：145-160.
2) Yokobayashi K, Matsushima M, Watanabe T, et al. Prospective cohort study of fever incidence and risk in elderly persons living at home. BMJ Open 4. 2014；e004998.
3) 田坂佳千．"かぜ"症候群の病型と鑑別疾患．今月の治療．2006；13（12）：1217-21.
4) Kenealy T, et al: Antibiotics for the common cold and acute purulent rhinitis. Cochrane Database Syst Rev. 2013；(6)：425-34.
5) Singer M, et al: The third international consensus definitions for sepsis and septic shock(Sepsis-3). JAMA. 2016；315(8)：801-10.

（石井　改）

28　耳　痛

■ 一般原則

　耳痛の診療において致死的な疾患は少なく，診療所での対処は可能なことが多いが，悪性腫瘍や真珠腫性中耳炎といった専門医への紹介が必要な疾患があることは押さえておきたい．そして耳痛という主訴でも，耳以外の疾患も考えて口腔内や咽頭，耳下腺への診察も忘れないことが見逃しをしないために重要である．

■ 診療所総合診療外来

耳痛の鑑別疾患：耳痛の3大疾患は「急性中耳炎」「急性外耳炎」「浸出性中耳炎」である．浸出性

中耳炎は鼓膜切開やチューブ挿入の適応となるため専門医へ紹介するのが望ましい．前者2つは家庭医による管理は可能であろう．

　耳痛の鑑別疾患は意外に多い．耳介，外耳道，中耳，他疾患の合併症と分けて考えるとよい．以下に鑑別疾患を示す．

耳介：外耳の蜂窩織炎，帯状疱疹，軟骨炎，凍傷，熱傷

外耳道：外耳炎，耳垢の嵌頓，湿疹，異物，外耳の擦過傷，血腫

中耳：中耳炎，鼓膜穿孔，鼓膜炎，真珠腫，悪性腫瘍

他疾患の合併症としての耳痛：咽頭炎，齲歯，耳下腺炎，副鼻腔炎，顎関節炎

小児では外傷による耳痛も忘れてはならない．親が目を離した隙に綿棒を耳に入れたなどということもあるので，周囲に耳に入りそうなものがなかったか，親に確認することが必要である．そして見逃しやすいのが，咽頭炎や齲歯，耳下腺炎といった耳以外の疾患に起因する耳痛である．

耳痛への問診：「耳痛」を主訴に受診する患者の多くは小児である．特に乳幼児の耳痛は中耳疾患の頻度が高い．耳痛は小児の急性中耳炎のもっとも信頼性が高い予測症状であるが，中耳炎における耳痛の感度は約60％，特異度は約85％とそれほど高くはない[1]．いつ，何をやっているときに痛みが始まったのかという発症様式だけでなく，難聴や耳鳴り，浸出液といった随伴症状，放散痛の有無などが重要な手がかりとなる．

バイタルサインでは体温が重要であり，発熱が見られた場合には単純性中耳炎や浸出性中耳炎を想起するが，頭痛や頚部痛，嘔気嘔吐を伴う場合は髄膜炎や脳炎，乳様突起炎も考えて紹介搬送も考慮されるため耳痛以外の症状が重要である．中耳炎の多くは鼻閉や鼻アレルギーといった鼻症状が先行することが多いため，鼻症状がない場合は中耳疾患の可能性が下がる[2]．他にも難聴や浸出液の有無も確認する．他の問診項目として，外傷といった印象的なイベントだけでなく，日焼けや凍傷といった環境曝露も注意したい．高所への登山やダイビングといった気圧の変化も鼓膜内血腫のリスクとなる．

マネジメント：上記の問診に加えて耳介の診察をし，その後耳鏡で診察をする．耳鏡では鼓膜だけでなく外耳の観察も行う．外耳道に痛みが限局している場合は外耳道炎を強く疑う所見である[3]．鼓膜が穿孔している場合や，浸出性中耳炎を疑う場合，鼓膜の観察が困難な場合は専門医へ紹介する．耳介や外耳，鼓膜に異常が見られない場合は他疾患の合併も考慮する．

【参照文献】

1）Kontiokari T, Koivunen P, Niemelä M et al. Symptoms of acute otitis media. Pediatr Infect Dis J. 1998；17：676-679.
2）Uitti JM, Laine MK, Tähtinen PA et al. Symptoms and otoscopic signs in bilateral and unilateral acute otitis media. Pediatrics. 2013；131：e398-405.
3）Rosenfeld RM, Schwartz SR, Cannon CR et al. Clinical practice guideline：acute otitis externa. Otolaryngol Head Neck Surg. 2014；150：S1-S24.

（日比野　将也）

29　頭　痛

■ 一般原則

頭痛を主訴に外来受診をする患者は，約9割以上が一次性頭痛で，二次性頭痛は1割未満と言われている．しかし，診療所における頭痛診療の第一の基本原則は，致死的な二次性頭痛を見逃さないことから始まる．その中で比較的頻度が高く生命に関わるものは，くも膜下出血を始めとした脳血管障害と細菌性髄膜炎を始めとした感染症である．診療所では，画像検査（CT，MRI）を行うか・腰椎穿刺を行うか判断する必要が生じる．しかし，検査には「二次病院に搬送するか」という心理的ハードルがあり，ある程度の根拠を持って紹介を行いたい．

一方，診療所における頭痛診療では，二次性頭痛を除外するだけでなく，片頭痛・緊張型頭痛・群発頭痛などの一次性頭痛を正確に診断しマネジメントする力も必要である．

■ 診療所総合診療外来

頭痛の評価：

国際頭痛分類[1]では，頭痛を，

・一次性頭痛

・二次性頭痛
・頭部神経痛，中枢性・一次性顔面痛および
　その他

の頭痛の3つに大きく分けている．二次性頭痛は何らかの疾患に二次的に起こる頭痛で，生命に関わる重篤な頭痛を含んでいる．まず二次性，生命に関わる頭痛ではないかどうかを鑑別する必要がある．例えば，診療所において危険な頭痛を見逃さないためには，次のようなチェックポイントを設定しておくことが，ひとつの方法である．

　二次性頭痛を疑うのは，
1．突然の頭痛
2．今まで経験したことがない頭痛
3．いつもと様子の異なる頭痛
4．頻度と程度が増していく頭痛
5．50歳以降に初発の頭痛
6．神経脱落症状を有する頭痛
7．癌や免疫不全の病態を有する患者の頭痛
8．精神症状を有する患者の頭痛
9．発熱・項部硬直・髄膜刺激症状を有する頭痛
である．

　また，様々な病歴から疑うことができる（逆に診療所では病歴から以外で危険な頭痛に迫ることはできない）
■**発症様式**：突然発症であることは，危険な頭痛を疑うサインの一つであり，雷鳴頭痛とも呼ばれる．血管の破綻に伴う頭痛を考え，くも膜下出血の検討が最重要である．瞬間的にピークに達した頭痛を発見するために有用な問診は「何をしているときに痛くなりましたか？」である．克明に頭痛発症の瞬間を記憶している場合には，この可能性を疑うべきである．
■**増悪・寛解因子**：脳腫瘍の頭痛は，前屈，咳・くしゃみ，バルサルバ法にて，胸腔内圧を上げることで悪化する．これは頭蓋内圧の上昇と関連している．また，振盪することで頭痛が増強するのも特徴的である．吐気・嘔吐を伴いやすい．進行性で，数か月の経過で悪化する．
■**随伴症状**
・くも膜下出血では，意識障害，乳頭浮腫，項部硬直を伴うことがある．また，神経学的局所所見として，動眼神経麻痺→内頸動脈の後交通動脈，

滑車神経麻痺→後頭蓋窩，発症時の下肢の一時的な麻痺→前交通枝，眼振・失調→後頭蓋窩，失語，片麻痺，左視野欠損→中大脳動脈を伴うことがある．
・眼充血，対光反射の低下，視力低下は緑内障を疑う．閉塞隅角緑内障は，50歳以上で，短期間（多くの場合1時間未満）に単側性頭痛として発症する．
・下肢の点状出血が出現した場合は，髄膜炎菌性髄膜炎を疑う．
・一酸化炭素中毒では，初期には単なる「頭痛，吐気，めまい」で受診することが多い．感冒による頭痛と安易に考えるのは危険である．「締め切った部屋で暖房をつけていませんでしたか？」「排気ガスを吸うような環境にいませんでしたか？」と病歴から一酸化炭素中毒を探す必要がある．疑った際は必ずCO-Hbをチェックし確認が必要．健常人でCO-Hb＞4%，喫煙者でCO-Hb＞15%でCO中毒と診断する．
・急激な認知症を伴う高齢者の頭痛は，慢性硬膜下血腫を疑う．
・視野欠損は，視覚経路の障害の存在を示唆する．下垂体腺腫が代表である．
■**年齢**：50歳以上で初発の頭痛では，二次性頭痛の鑑別を必ず検討する．

　以上のような状況で危険な二次性頭痛を疑った場合は，診療所で二次性頭痛を除外するのではなく，CT・MRIや髄液検査などの画像診断や特殊な検査が可能な二次病院に対して紹介することが妥当である．その結果，異常なかったとしても，紹介理由の妥当性は揺るぎないものであり問題ない．

　一方で，診療所における頭痛診療は，救急外来とは異なり緊急疾患の除外だけにとどまってはいけない．
　日本人において片頭痛の有病率は8.4%で，そのうち74%が日常生活に支障を来している[2]．また繰り返し頭痛を主訴に医療機関を受診する患者の多くは，片頭痛患者であることが多い．痛みの程度が強く，日常生活が障害されることが多いためと考えられている[3]．

片頭痛は，トリプタンによる急性期治療と抗てんかん薬・β遮断薬・抗うつ薬などを用いた予防療法があり，適切に診断することでその後の日常生活の質を改善することができる．以上より，一次性頭痛と判断したら，まず片頭痛であるかどうかを適切に診断することができるかが重要である．

【参照文献】

1）国際頭痛学会・頭痛分類委員会，訳：国際頭痛分類．第3版beta版．医学書院，2015．
2）Sakai F, Igarashi H. Prevalence of migraine in Japan：a nationwide survey. Cephalalgia 1997；17(1)：15-22.
3）Tatsuoka Y：Headache in a Japanese secondary care setting；Comparison with diagnosis prior to attendance and analysis of referral pathway. Headache Care．2005；2：145-149.

（大杉　泰弘）

30　頚部痛

■ 一般原則

頚部痛の有病率は 10％と言われている[1]．プライマリ・ケアにおける頚部痛の診療には，緊急を要する疾患や専門医に紹介する疾患を鑑別することが最も重要であり，詳細な問診と身体診察によりそれは可能である．

■ 診療所総合診療外来

頚部痛の解剖学的分類：頚部痛の多くは，頚の後ろの筋肉，骨そして神経の痛みに起因する．また場所によっては筋骨格系以外の臓器障害も想起する必要がある．

- **頚部の軸性疼痛**：筋肉や筋膜，骨に起因することが多い
- **後頚部の筋性疼痛（慢性使いすぎ症候群）**：頚椎症，椎間板症，捻挫，むち打ち，繊維筋痛症，びまん性特発性骨増殖症，Crowned dens 症候群，特に鋭い痛みや神経症状がある場合，頚髄症，神経根症，脊柱管狭窄症などを疑う
- **頚髄・頚椎以外の疼痛**：胸郭出口症候群，糖尿病性ニューロパチー，複合性局所疼痛症候群，帯状疱疹
- **頚部の前部**：リンパ節炎，斜頚，咽頭炎，食道炎，有痛性甲状腺炎，頚動脈痛，肺尖部の病変，石灰性頚長筋腱炎
- **後頭部・頭蓋底の痛み**：後頭神経痛

緊急疾患または専門医への紹介が必要な疾患：次の症状や病歴を伴う場合は，他の重要な疾患を考えてさらなる精査や専門医への紹介が必要となる．場合によっては直ちに救急搬送する場合もあるかもしれない．

- **呼吸困難，嚥下困難，会話不能**：気道閉塞，異物誤嚥
- **多関節症状を伴う**：膠原病（リウマチ性多発筋痛症，巨細胞性動脈炎，SLE など）
- **持続する発熱，体重減少，ステロイド使用などの免疫抑制状態**：化膿性脊椎炎，硬膜外膿瘍，縦隔膿瘍（Ludwig's angina），レミエール症候群などの感染症や悪性腫瘍
- **側頚部の裂けるような痛み**：椎頚動脈または頚動脈の解離
- **運動障害，歩行障害，直腸膀胱障害，バビンスキー徴候陽性**：頚髄疾患
- **上肢（肩／腕／手）の筋力あるいは感覚の低下**：手根管症候群，肘部管症候群
- **頚部屈曲により電撃痛が出現（Lhermitte 徴候）**：椎間板ヘルニア，頚椎症，多発性硬化症
- **前頚部の痛み**：脊髄や脊柱管以外の痛みを考慮
- **転落や交通外傷などの外傷の病歴**：頚髄損傷→コルセットを装着し頚部を動かないようにして直ちに救急病院へ搬送！

診察および評価：発症の日時や場所，随伴症状，寛解増悪因子や持続時間といった一般的な評価の他に，日常生活の中で発生する疾患もあるため，職業や負担がかかる反復的な行動の有無をチェックすることがヒントになる．診察では以下の点に

注意して警告症状の有無をチェックし，病変の原因を推定する．

- ・視診による頚部や上肢の運動制限や皮疹の有無
- ・可動域：頚部および肩関節の可動域制限
- ・筋痛，筋膜痛：筋肉の把握痛，圧痛
- ・神経学的所見：感覚障害，しびれ，筋力低下，腱反射

いつX線を撮るか？：50歳以上で出現した症状が出現した場合や，頚椎疾患を疑う場合は頚部X線を考慮する．撮影方向は基本的に正・側でよい場合が多く，頚部の進展・屈曲位での撮影はマネジメントを変えないので実施しなくても良い．

全身症状（発熱，体重減少），6か月以上続く辛い痛み，神経症状を伴う場合，感染症リスクが高い場合，悪性腫瘍の既往がある場合はCTやMRIの実施を考慮して専門医への紹介も考慮する[2]．

【参照文献】

1) Hadler NM. Illness in the workplace: the challenge of musculoskeletal symptoms. J Hand Surg Am. 1985；10：451-6.
2) Cohen SP. Epidemiology, diagnosis, and treatment of neck pain. Mayo Clin Proc. 2015；90：284-99.

（日比野　将也）

31　黄　疸

■ 一般原則

黄疸は，身体所見として眼球結膜や皮膚に黄染を認める．しかし，発見の感度は高くなく，無症状のことも多く，診療所受診の際に診断することは大事である．また，高次医療機関への紹介が重要になることが多く，適切に問診を行い，一般採血，尿検査，腹部エコーでどのような型か，その判断によって，消化器内科や外科などに適切にコンサルトを行う必要がある．緊急性の可能性も潜んでおり，この判断を的確に行うことが治療までの時間短縮につながる．

■ 診療所総合診療外来

診断：閉塞性と肝細胞性の黄疸を判断できるとよい．溶血は2%程度と頻度は低い．しかし，所見と検査データのみでも肝細胞性と閉塞性の鑑別は80%以上の確率で可能とされている[1]．

■黄疸の問診：閉塞性黄疸なら，尿の濃染や大便の色が灰白色かどうか，胆道の手術歴，胆石の既往などの問診を行う．腫瘍や結石のことが多い．

肝細胞性障害は全身倦怠感，食欲低下，嘔気

嘔吐を伴う．追加の問診として，生ものの摂取歴（HAV），海外渡航歴（HAV），不特定多数の性交渉（HBV），薬物歴（薬剤性），飲酒歴（アルコール性），家族歴（HBVや体質性黄疸），注射の回し打ち（HBV，HCV），輸血歴（HCV）を聴取する．

■身体所見：黄疸はまず眼に出現し，顔面，粘膜，全身の皮膚に黄疸が出現する．しかし，血清ビリルビンが3mg/dL以下で黄疸を検出する感度としては70～80%であり，気づかれない事もある[2]．また，眼に出現しない黄疸はカロチン血症＊である[3]．
閉塞性：無痛性胆嚢腫大（Courvoisier 徴候）
肝細胞性：くも状血管腫（LR+4.7），手掌紅斑（LR+9.8），腹壁静脈の怒張（LR+17.5），腹水（LR+4.4），脾臓の触知（LR+2.9），胆嚢の触知（LR+0.04），肝臓の触知（有意差なし），肝臓の圧痛（有意差なし），肝性口臭
が特徴的である[1,4]．

また，出現時期で急性か慢性発症の判断が可能である．急性，亜急性では閉塞性が，亜急性，慢性では肝細胞性の経過が多い．

＊　**カロチン血症**：人参や複合ビタミン薬の過剰摂取による．特に手掌，足底，鼻唇溝に認められる．病的意義はない．

■**検査所見**：検査は診療所では限界があり，身体所見での判断が重要になる．

尿検査での評価：テステープを使用し，ウロビリノーゲンとビリルビンを見る．

ビリルビン(+) ウロビリノーゲン(-)：胆道閉鎖（胆石症，胆道癌），抗菌薬投与

ビリルビン(+) ウロビリノーゲン(+)：急性肝炎，劇症肝炎，肝硬変，溶血性貧血

ビリルビン(-) は正常であり，ウロビリノーゲン(+)のパターンは健常人で認められるので経過観察とする．

■**採血での評価**：肝細胞性では AST，ALT を，閉塞性では ALP，γ-GTP の上昇が有意である．胆嚢炎・胆管炎などの感染の評価も重要で，CBC や CRP も確認する．

ただ，診療所では血算のみ測定可能なところも多く，これだけで判断することもある．

■**エコーでの評価**：胆管拡張の有無で閉塞性かどうかの評価，胆嚢炎や胆石症の評価も可能である．

以上の評価を総合して判断する．

緊急性の高い黄疸：肝不全，急性閉塞性化膿性胆管炎（AOSC），敗血症性ショックは緊急性が高く，速やかに高次医療機関へ紹介する．

【参照文献】

1）Schenker S,Balint J,Schiff L. Differential diagnosis of jaundice:report of a prospective study of 61 proved cases. Am J Dig Dis.1962；7(5)：449-463.
2）Hung OL,K won NS,Cole AE,et al.Evaluation of the physician's ability to recognize the presence or absence of anemia, fever, and jaundice. Acad Emerg Med. 2000；7：146-156.
3）Monk B.Carotenemia.Int J Dermatol. 1983；22(6)：376-377.
4）Burbank FA. Computer diagnostic system for the diagnosis of prolonged undifferentiating liver disease. Am J Med. 1969；46：401-415.

（松本　弥一郎）

32　皮　疹

■　一般原則

皮膚疾患は，視診にて皮疹の性状を正しくとらえることが基本である．さらに詳細な問診（病歴聴取），触診，必要に応じて補助的検査を行い診断確定に至る．視覚情報の表現が診断においても専門医への紹介の際も重要となる．ステロイド外用薬の適応があるかどうか（禁忌かどうか）と，感染症に注意し，真菌感染の鑑別のための KOH 法[*1]は習得すべき検査である．全身性，急な進行，バイタル異常など緊急状態での救急対応，よくある学校保健安全法の管理を受ける小児ウイルス感染症の対応についても確認しておくとよい．

■　診療所総合診療外来

疫学および診断：日本皮膚科学会の全国調査で，外来受診した皮膚疾患をカテゴリー別に分類したところその内訳はアレルギー疾患53％，感染症25％，腫瘍11％，外傷6％，その他5％であった[2]．

アレルギー疾患の多く（接触性皮膚炎，蕁麻疹，アトピー性皮膚炎，湿疹など）はステロイド外用薬が有効であり，5つのランクを部位・年齢によって使い分け，塗布の量を FTU（Finger tip unit）[*2]にて正しく伝えることが重要である．感染症には各病原体に応じた薬物療法，腫瘍は切除，外傷には皮膚潰瘍治療薬や被覆材の使い分けが主な治療方法となる．感染症に関しては細菌，ウイルス，真菌，動物など種々の病原体にて多彩な症状を呈する．各感染症の臨床像を頭に入れ多くの鑑別診断を想定する必要がある[1]．

■診療所にて出会う可能性が高い皮疹：

細菌性：伝染性膿痂疹，毛包炎，癤（せつ）・癰（よう），細菌性爪囲炎，丹毒，蜂巣炎（蜂窩織炎），感染性粉瘤．

ウイルス性：単純疱疹，水痘，帯状疱疹，手足口病，伝染性軟属腫，伝染性単核球症．

真菌：白癬，カンジダ症．

掻痒からの掻破や慢性的に障害を受けた皮膚は似たような二次的変化を起こすため病歴聴取も重要である.

■視診：部位，発疹名，大きさ，色，形の順に重要である．湿疹の三角のような症状の推移を示しているものもあるが病理組織像をイメージできるかが重要となる．各発疹名の名称[*3]は代表的な皮疹の画像とともに成書にて確認しておくことが望ましい[4]．

■問診：いつから，どのような症状があるのか，どのように推移しているか（症状の強さ，範囲，出現・消退を繰り返しているか），全身症状（発熱，倦怠感，関節痛，頭痛，筋痛，不眠）を伴うのか，前駆症状はないか，家族歴，薬剤歴，ワクチン接種歴，環境（家庭内，学校や職場，旅行）や周囲の流行状況，趣味や化粧，心理的背景を確認．感染症に伴う皮疹の鑑別には地域や施設内の流行状況を確認しておくことが重要（麻疹，風疹，水痘，伝染性紅斑，手足口病，疥癬など）．症状として多い「かゆみ」による掻破は皮膚の炎症増悪，バリア機能破壊による二次変化（感染など），睡眠障害などの QOL を下げ治療を阻害する大きな要因となりうる．また悪化因子として患者のライフスタイルにも関係していることが多く，必要に応じて環境や心理的要因への介入も必要となる．

全身性疾患や内科疾患に伴う皮疹に関しても特徴的な皮疹もあり臨床像を覚えておく必要がある．また薬疹を疑うことは忘れてはならず，重症薬疹で生じる可能性のある粘膜疹（口唇口腔，結膜，外陰部）の有無を必ず調べること．

真菌感染を疑う所見としては境界明瞭で輪状に中心治癒傾向を示す皮疹が典型的である．

専門医への紹介：

・緊急例，重症例，合併症併発例
・診断に自信が持てないとき
・悪化因子の検討や確定診断のため詳細検査が必要なとき
・診断がつき治療を1か月行っても改善しない時，再燃を繰り返すとき

【参照文献】

1）Kang JH et al: Febrile illnesss with skin rashes. Infect Chemother. 2015 Sep；47(3)：155-166.
2）古江増隆ほか．本邦における皮膚科受診患者の他施設横断四季別全国調査．日皮会誌．2009；119：1795-809.
3）清水宏．あたらしい皮膚科学 第2版．中山書店，58-81, 2011.（記述のみであれば http://www.derm-hokudai.jp/textbook/chrome/index.html より無料ダウンロード可）
4）清水宏．あたらしい皮膚病診療アトラス．中山書店，2-25, 2015.

（北山　周）

---

*1　**KOH 検査法**：検体（皮膚の鱗屑，帯下，爪など）を複数採取しスライドガラスに乗せて 20%KOH（水酸化カリウム）溶液を 1-2 滴垂らし，カバーガラスをかぶせて数分間加熱してから直接検鏡する．確定診断せず安易に抗真菌外用剤を使用しないこと．

*2　**FTU**：Finger tip unit：外用薬の塗布量の単位．口径 5mm チューブを示指の DIP 関節部から指尖部まで押し出した量．0.5g，手のひら2枚分（体表面積の2%）．注意すべき点は，口径が小さい 5g や 10g チューブでは 1FTU は 0.2～0.3g 程度となること．

*3　**発疹名の名称：清水宏．あたらしい皮膚科学 第2版．中山書店，58-81, 2011　より**

紅斑：圧迫により消退する真皮内血管の拡張や充血による赤い斑
紫斑：出血による斑，圧迫にて消退しない
丘疹：隆起する充実性病変，10mm 未満，主に真皮内浮腫や真皮の炎症性変化
結節：限局性の充実性隆起病変，10mm～20mm，30mm 以上の場合腫瘤と呼ぶ
水疱：非充実性で漿液を含む，5mm 未満を小水疱と呼ぶ，膿疱は内容が膿性，集簇すると疱疹
嚢腫：液体成分や角質を含む腫瘤状病変　皮膚科外では「嚢胞」とも呼ばれる
膨疹：限局性の浮腫で短時間で消失する（24 時間以内，多くが数時間以内）
痂皮：角質と浸出液が固着したもの（血液の凝固は血痂＝かさぶた）
局面：幅広く，ほぼ扁平に隆起する，直径 20mm～30mm 以上
苔癬：丘疹の集簇でかつ他の皮疹（水疱など）に変化しないもの
苔癬化：慢性経過で皮膚が肥厚し硬くなった結果で皮溝がはっきり見られるようになった状態
びらん：表皮剥離面が表皮内にとどまったもの，水疱や膿疱が破れた後に形成されることが多い，治癒後に瘢痕を残さない
潰瘍：真皮から皮下組織にまで達する組織欠損，肉芽形成による瘢痕を残す

33　排尿障害

■ 一般原則

排尿障害は，下部尿路症状（Lower urinary tract symptom：LUTS）と呼び，蓄尿症状（尿失禁，頻尿，尿意切迫感）と排尿症状（尿勢低下，尿閉など），排尿後症状（排尿後尿滴下，残尿感）に大別されいずれも加齢に伴い増加する．緊急性がなくとも夜間睡眠障害や転倒，抑うつなどを引き起こし生活の質に影響を与えうる．症状があっても恥ずかしさや，「年齢のせい」と考えていたりするため，相談しやすい雰囲気作りや関係性の構築，医療スタッフ側の配慮も必要である．基本評価としては病歴聴取・身体所見・尿検査であるが，腹部エコーによる残尿評価まで行えることが望ましい．

■ 診療所総合診療外来

疫学：男性では排尿症状を呈し，その多くが前立腺肥大症である．女性では特異性の高い腹圧性尿失禁により蓄尿症状が多い．（40歳以上の日本人対象調査で女性の尿失禁保有率は44％，男性18％との報告がある．）

排尿症状（尿勢低下，尿閉）：下腹部や側腹部の不快感や痛みを伴うことや，尿意はあるが長時間排尿がない，1回量の少ない頻尿として受診する．

原因：急性の尿閉の原因として薬剤性，便秘，神経因性膀胱，尿路感染症，尿路出血や結石，膀胱癌があり，男性では前立腺疾患のほかに陰茎外傷や包茎が，女性では尿道カルンクルや膀胱脱，外陰部腫瘍の他に子宮筋腫も原因となりうる．

診療の進め方：問診，バイタルサイン，腹部所見，下腹部のエコーによる残尿チェック[*1]を行い尿閉であることを確認する．（尿閉でない場合は急性腎不全と捉え腎前性，腎性，腎後性の乏尿の鑑別のためバイタルサインチェックや採血評価を追加するが，後方医療機関紹介を検討する．）自排尿が得られない例では尿ドレナージとして尿道バルーンカテーテル留置を行い外来経過観察できることも多い．ドレナージ困難例は専門医紹介となる．

■ 蓄尿症状（尿失禁，頻尿，尿意切迫感）：尿失禁に関してはまず可逆的な尿失禁の評価を行う[1]．「下部尿路への作用（尿路感染症，委縮性腟炎，便秘，妊娠），薬剤性（利尿剤，カルシウム拮抗薬，抗うつ薬，抗精神病薬，オピオイド，NSAIDs，パーキンソン病治療薬，抗コリン薬，抗ヒスタミン薬，睡眠薬，アルコール，カフェインなど），尿量増加（多飲，糖尿病，尿崩症），せん妄，活動制限」．

■ 不可逆的な変化を伴う慢性尿失禁の場合：腹圧性，溢流性，切迫性，混合性，機能性の鑑別を行う．腹圧性尿失禁は女性に多く，骨盤底筋群の減弱と尿道括約筋群の支持低下にて咳やくしゃみなどの腹圧上昇時に尿流出する．（経産婦，前立腺肥大の術後などで骨盤底筋訓練[*2]は有用である）．切迫性尿失禁は不随意に排尿筋収縮が起き尿意切迫感を感じ尿流出する．（パーキンソン病，脳血管障害，前立腺肥大，加齢などによる）．混合性尿失禁は腹圧尿失禁と切迫性尿失禁の両方を併せ持つものである．溢流性尿失禁は男性に多く，尿の排出障害にて膀胱内に著明な残尿が存在し，それがあふれて少しずつ尿流出する．（前立腺肥大・前立腺癌，糖尿病，腰部脊柱管狭窄症，直腸癌や子宮癌の術後などである）．機能性尿失禁はトイレ以外の場所で尿を漏らすものでトイレがわからない，トイレまでたどり着けないものである．（認知機能障害，運動機能障害による）．可逆性・不可逆性尿失禁のどちらも病歴（症状や尿失禁のタイミングなど），既往歴（手術歴・分娩歴），内服歴，生活歴の聴取とともに排尿日誌（排尿時間や尿量，尿失禁の有無を数日間記載）の施行が尿失禁の鑑別に有用である．（男性の前立腺肥大の重症度評価として国際前立腺症状スコア（I-PSS）[*3]が問診による評価である．）

その中で信頼性を持って定量評価可能なものが，夜間尿の回数である．（夜間尿1回では経過観察，2回で薬物加療が目安となる．）

■ 身体診察：腹部診察のほか，男性であれば直腸診で前立腺の評価を行う．

■ 検査：採血検査で血糖，腎機能，カルシウムの

チェック，尿検査で血尿，細菌尿，尿細胞診，エコーで排尿後の残尿や腫瘤の有無を確認する．

血尿，強い残尿感や排尿困難などの尿路閉塞症状（排尿後の残尿量が 50 ～ 100mL 以上），繰り返す尿路感染がある場合は泌尿器科，婦人科へ紹介する．

頻尿の原因：膀胱容量の減少として尿意の知覚亢進（膀胱炎，間質性膀胱炎，前立腺炎，尿路結石などである），過活動膀胱，器質的変化（膀胱癌，骨盤内腫瘍など）が挙げられる．残尿による機能的膀胱容量の減少として神経因性膀胱（脳血管障害，パーキンソン病，糖尿病，術後），膀胱瘤，前立腺肥大が挙げられる．尿量増加の原因として多飲，薬物，糖尿病，高カルシウム血症，尿崩症，飲酒，心因性がある．過活動膀胱は尿意切迫感を必須とする症状症候群であり，頻尿・切迫性尿失禁を伴う．

生活指導や行動療法（膀胱訓練）[*4]の指導：指導は行うべきである．注意すべきは尿量の増加（多尿＝1 日尿量 3L 以上）で，原因として尿崩症，心因性多飲症，糖尿病がある．尿崩症や多飲症は，専門医の評価・治療を要することが多く紹介を考慮する．

【参照文献】

1）Resnick NM et al: Management of urinary incontinence in the elderly. N Engl J Med. 1985；313：800-805.

（北山　周）

---

*1　**腹部エコーでの残尿チェック**：推定膀胱容量（mL）＝エコーで膀胱の縦 (cm) ×横 (cm) ×高さ (cm) ÷ 2 である．
*2　**骨盤底筋訓練**：骨盤底筋群（尿道や膣，肛門の周り）を 5 ～ 10 秒引き上げるように収縮しては弛緩を繰り返す．5 回を 1 セットとし 1 日 10 セットを行う．
*3　**I-PSS（国際前立腺症状スコア）**：最近 1 か月間の残尿感，頻尿，尿意切迫，尿線と舌，尿勢減弱，排尿時のいきみ，夜間尿の回数の 7 つの項目で各 0 ～ 5 点で評価する方法．
*4　**膀胱訓練**：尿意を感じたら深呼吸をして尿意の波がおさまるのを待ち，2 ～ 3 時間を目安に排尿間隔を伸ばす．薬物療法との併用も良い．

34　勃起不全

■ 一般原則

勃起不全は，性交渉の間に満足のいく勃起が得られない状態である．男性の性に関する問題の中で頻度が高く加齢とともに罹患率が上昇し，全男性のうち約 1/3 が生涯のうちに勃起不全を経験するとされる[1]．

勃起不全は，患者の自尊心や QOL にも影響を及ぼし，糖尿病／心血管系の病態や，うつ病などの基礎疾患の症状であることもある．診療所における診療の要点を以下に述べる．

■ 診療所総合診療外来

勃起不全の頻度と原因：勃起不全は年齢とともに罹患率は上昇し，年齢別の罹患率は 59 歳以下で 12%，60 ～ 69 歳で 22%，70 歳以上では 30% 程度とされている．特に 2 型糖尿病患者においては発症率が約 3 倍に上昇するため注意が必要である[1]．

勃起不全の原因は，血管，神経，ホルモン，自律神経，薬剤などの生理的な影響から，精神的な影響まで多岐にわたる（表参照）これらが並存することもあり，特定の原因を確定することは困難であるが，各々の病態によって原疾患の治療が優先される場合や，治療薬の選択にも影響するので，原因となっているかもしれない病態の検討は重要である．

勃起不全の評価，問診と身体診察：

勃起不全の評価にあたっては病歴の問診が非常に重要である．問診の中で表にあるリスクとなる病態の問診によって高血圧，糖尿病などの基礎疾患が明らかになることや，飲酒，喫煙などの生活習慣，うつ病などの精神科疾患が明らかになることがある．

Box 1　勃起不全の原因となりうる病態

勃起不全の原因となりうる病態
＜器質性＞
加齢
高血圧／動脈硬化症
糖尿病
脂質異常症
ホルモン異常（甲状腺機能低下 高プロラクチン血症／性線機能低下症）
骨盤内の手術／放射線照射歴
神経変性疾患（パーキンソン病 アルツハイマー病／脳梗塞）
肥満
喫煙
飲酒
＜心因性＞
不安症
うつ病
ストレス
＜薬剤性＞
オピオイド
抗痙攣薬
ベンゾジアゼピン
抗うつ薬（SSRI/TCA/リチウム）
抗ヒスタミン薬
降圧薬（α／βブロッカー／CCB）
利尿薬（スピロノラクトン／サイアザイド）
抗パーキンソン病薬
副腎皮質ステロイド

（文献 1 より筆者が改変作成）

　問診の中では，勃起不全とそのほかの問題（早漏／加齢やストレスに伴う射精までの潜時の延長，パートナーとの関係性の問題）などを区別して問診を整理することが重要である．なお，手がかりとなる病歴としては以下のようなものがあり参考にされたい[1]．

「性交渉のみ障害，自慰行為は可能」
→不安／うつ病／パートナーとの関係性
「射精量の低下」
→慢性前立腺炎，加齢，射精管の閉塞
「性欲の減退」
→性線，甲状腺機能低下，ストレス
「オーガズムを感じない」
→飲酒，クッシング症候群，甲状腺機能低下，薬剤性，精神疾患
「性交渉での疼痛」→性感染症

　なお，身体診察では腹部，陰茎，陰嚢の診察，2次性徴の有無，下肢の動脈拍動の確認を行う．これらの所見に応じて血液検査での空腹時血糖，コレステロール，甲状腺刺激ホルモンの確認や，血中テストステロン評価，血管・神経評価，夜間勃起の有無などの評価を検討する[2]．

【参照文献】

1）Heidelbaugh JJ. Management of erectile dysfunction. American Family Physician. 2010；81(3)：305-312, 313.
2）Montague DK, Jarow JP, Broderick GA, et al. for the Erectile Dysfunction Guideline Update Panel. Chapter 1: The management of erectile dysfunction: an AUA update. J Urol. 2005；174(1)：230-239.

（新道　悠）

35　体重増加・減少

体重増加
■ 一般原則

　体重増加の診察では，二次性のものを見逃さないよう注意する．特に薬剤性，甲状腺機能低下症，体液量の過剰（心不全，腎不全，慢性肝疾患）である．

　診療所においてはまずは問診・身体所見から目星をつけるとともに，一般採血で腎機能・肝機能，甲状腺機能を測定する．体液貯留が疑われる場合は，胸部 X 線写真，エコーも行う．バイタルサインなどを参考に，入院加療が必要なタイミングを逃さないようにする．

■ 診療所総合診療外来

　体重の変化を診るときは，変化が意図したものであるかどうかと，変化のスピードの確認が必須である．体重変化に関して患者は様々な感情を抱いていることもあり，早めに患者の Illness を確認するのがよい．

体重増加の原因：ほとんどは，一次性体重増加である．肥満，妊娠や閉経，禁煙の影響がある．その中で二次性体重増加を見逃さないようにすることが重要である．二次性体重増加としては，内分泌疾患（甲状腺機能低下症，クッシング症候群，多囊胞性卵巣症候群，インスリノーマなど）のほか，体液量の過剰（心不全，腎不全，慢性肝疾患）がある．体液量過剰は緊急性が高く，日～週単位での増加がみられる．また薬剤も重要な原因である **(Box 1)**．

診療の進め方[1, 2]
■問診：Review of Systems・食事習慣・身体活動・薬剤・家族歴・心理社会面を確認する．
■身体所見：満月様顔貌・中心性肥満・甲状腺腫大・頸静脈圧・心音・呼吸音・肝脾腫・腹水・アキレス腱反射・浮腫の確認をする．
■検査：一般採血で腎機能・肝機能，甲状腺機能を測定し，体液貯留が疑われる場合は，胸部 X 線写真，エコーも行う．内分泌疾患が疑われる場合や，体液貯留でバイタルサインに異常がある場合，内服治療で改善しない場合は紹介を検討する．

　肥満は糖尿病，肺疾患，心血管疾患などの発症に関連があるため，減量を勧める．食事量を少なくとも 500kcal/ 日（内容に関わらず）減らし，女性 1200 ～ 1500kcal/ 日，男性 1500 ～ 1800kcal/ 日を目指す．動機づけ面接，職場への介入，活動量の増加といった行動介入は有用である[3]．薬剤や bariatric surgery[*1] のエビデンスが集積されつつあるが本邦ではまだ一般的ではなく，今後に注目する必要がある．

体重減少
■ 一般原則

　高齢者では，6 ～ 12 か月の間に 5％以上の意図しない体重減少が 15 ～ 20％に生じ，合併症や死亡率の上昇に関連している．その最も多い原因は悪性腫瘍（19 ～ 36％），良性の消化管疾患（9 ～ 19％），精神疾患（9 ～ 24％）である．初期評価として，病歴・身体所見の確認，一般採血（CBC，肝・腎機能，LDH，CRP，ESR），甲状腺機能測定，胸部 X 線写真，便潜血，できれば腹部エコーを行う．どれも異常がなかった場合は，3 ～ 6 か月の注意深い経過観察も選択肢となる[4]．

■ 診療所総合診療外来

体重減少の原因：数多くあるが，まずは体重減少が意図したものか，そうでないものかに分けられる．意図的な体重減少としてはダイエットや摂食障害がある．意図しない体重減少は，食欲が亢進しているものと減退しているものに分けられる．意図しない体重減少のうち食欲が亢進するものには糖尿病，甲状腺機能亢進症，吸収不良症候群がある．意図しない体重減少のうち食欲が低下するものは多数あるが，高齢者における鑑別疾患の挙げ方として，2 つの mnemonics がある **(Box 2)**．中でも，薬剤性のものを見逃さないことと，治療できる悪性腫瘍や感染症などの良性疾患を見逃さないことが重要である．特に HIV や結核は周囲への影響も大きい．

Box 1　体重増加・減少に関与する薬剤

増加	
糖質コルチコイド，糖尿病治療薬（SU 薬，インスリン），抗てんかん薬，抗精神病薬，抗うつ薬，経口避妊薬など	

減少	
味覚・嗅覚障害	アロプリノール，ACE 阻害薬，抗菌薬，抗コリン薬，抗ヒスタミン薬，Ca ブロッカー，レボドパ，プロプラノロール，セレギリン，スピロノラクトン
食思不振	アマンタジン，抗菌薬，抗けいれん薬，抗精神病薬，ベンゾジアゼピン，ジゴキシン，レボドパ，メトフォルミン，オピオイド，SSRI，テオフィリン
口腔乾燥	抗コリン薬，抗ヒスタミン薬，クロニジン，ループ利尿薬
嚥下障害	ビスホスホネート，ドキシサイクリン，金製剤，鉄剤，NSAIDs，カリウム製剤
嘔気・嘔吐	アマンタジン，抗菌薬，ビスホスホネート，ジゴキシン，ドパミンアゴニスト，メトフォルミン，SSRI，スタチン，三環系抗うつ薬

（文献 1，2，4 より著者作成）

Box 2　2 つの mnemonics

MEALS ON WHEELS	
medication effects	薬剤
emotional problems（especially depression）	感情の問題（特にうつ病）
anorexia nervosa, alcoholism, abuse	摂食障害，アルコール依存症，虐待
late-life paranoia	パラノイア（妄想症）
swallowing disorders	嚥下障害
oral factors	口腔の問題（入れ歯の不一致，う歯，ドライマウスなど）
no money	お金がない
wandering and other dementia-related behaviors	徘徊などの認知症関連症状
hyperthyroidism, hypothyroidism, hyperparathyroidism, and hypoadrenalism	甲状腺機能亢進症，甲状腺機能低下症，副甲状腺機能亢進症，副腎不全
enteric problems	消化管疾患
eating problems	食事を摂ることの問題，咀嚼困難，振戦
low-salt and low-cholesterol diet	減塩・低コレステロール食
stones	結石→慢性胆嚢炎
social problems	社会的問題（孤立，食事を得ることができないなど）

9D's	
dentition	歯の問題
dysgeusia	味覚異常
dysphagia	嚥下障害
diarrhea	下痢
disease [acute and chronic]	急性・慢性疾患
depression	うつ病
dementia	認知症
dysfunction [functional disability]	機能障害（買い物や調理ができない）
drugs	薬剤

（文献 1，2，4 より著者作成）

診療の進め方

■問診：まずは栄養状態，他の症状，薬剤，心理社会的問題などを問診で確認する．特にうつ病・認知症は，PHQ-2[*2]やGDS[*3]，Mini-Cog[*4]などで確認する．

■身体所見：口腔の問題や急性・慢性疾患を確認していく．

■検査：一般採血（CBC，肝・腎機能，LDH，電解質；含Ca，CRP，ESR），尿検査，甲状腺機能測定，胸部X線写真，便潜血，できれば腹部エコーとヘルスメンテナンスで勧められる癌検査を行い，悪性腫瘍や消化管疾患が疑わしい場合には上下部消化管内視鏡検査を検討することとなる．

ただし，検査によるメリット・デメリットを説明し，悪性腫瘍がもし見つかった場合には，どこまでの治療や説明を希望するのか，話しておくことが重要である．

【参照文献】

1）山内豊明 監訳．Lawrence MT, Mark CH. 編．聞く技術 上巻．日経BP社，109-123, 2006.
2）徳田安春 編集．症候別"見逃してはならない疾患"の除外ポイント．医学書院，25-41, 2016.
3）Michael E, Laurie CI, Katie S. Update on office-based strategies for the management of obesity. AFP. 2016；94(5)：361-368.
4）Heidi LG, Kathryn H. Unintentional weight loss in older adults. AFP. 2014；85(9): 718-722.

（松島　和樹）

---

*1　bariatric surgery：肥満を解消するために行われる手術．胃バイパス術，胃バンディング術，スリーブ状胃切除術などの方法がある．
*2　PHQ-2：two question Patient Health Questionnaire の略．興味の減退と抑うつ気分の有無を確認する．どちらかに該当する場合は，さらに項目が多いPHQ-9を行う．
*3　GDS：Geriatric Depression Scale（老年期うつ病評価尺度）の略．杉下らが作成した日本語版（GDS-S-J）が利用できる．
*4　Mini-Cog：Mini-Cognitive Assessment Instrument の略．3語の即時再生・遅延再生と時計描画を組み合わせたスクリーニング検査．

36　アルコール多飲

■ 一般原則

　診療所におけるアルコール多飲に対する診療の基本原則は，アルコール多飲患者の早期発見，評価，介入である．高血圧症，糖尿病等の生活習慣病の背後に潜むことや，嘔気，発汗，頻脈，下痢，不安感，不眠などの原因となりうる[1]．また，アルコール依存症は否認の病気とも言われ，専門機関への紹介が困難なことも多い．飲酒背景は様々であり医療者側の陰性感情が起こりやすいため，患者への姿勢・接し方の配慮も求められる[2]．

■ 診療所総合診療外来

アルコール多飲の頻度：わが国の2013年成人の飲酒行動に関する全国調査[3]によると，アルコール多飲の頻度は下記のとおりである．

・問題飲酒が指摘される（AUDIT 8点以上[*1]）
　割合：男性24.5%，女性3.7%

・潜在的アルコール依存症者とされる（AUDIT 16点以上）割合：男性4.6%，女性0.7%

・アルコール依存症疑い（AUDIT 20点以上）
　割合：男性2.1%，女性0.2%

　健康日本21（2次計画）での生活習慣病リスクを高めるとされる飲酒量（男性40g以上／日，女性20g/日）を摂取する割合：男性14.3%，女性5.9%

　近年は特に中高年が該当する割合が高いことが指摘されている．

　ICD-10基準によるアルコール依存症の該当者の割合は男性1.0%，女性0.2%である．

アルコール多飲の評価：AUDITは外来診療で実施できるスクリーニングであり，点数によりリスクレベルが示され，減酒の支援・アドバイス，簡易カウンセリング，専門医療機関への紹介といった介入の指標となる．カットオフ値は各国の飲酒背景により多少変わることがある．AUDITが

8〜15点では減酒アドバイスを，16〜19点では簡易介入（BI）[4][*2]と継続的な観察が，20点以上では専門医療機関の受診や断酒の勧めが必要である．

診療の進め方：アルコール関連問題は，一般外来において健康診断，生活習慣病，うつ病，不眠症などと関係しプライマリ・ケア医はこれら問題と向き合う立場にある医療専門職である．医療者側の姿勢で大切にしたいのは，患者-医療者間の信頼関係の構築である．患者は後ろめたさから飲酒量を過小評価することや，周囲から非難を受けていることもある．問診の際には，医療者は患者が負の自己開示をしていることを受け止め，敬意と受容的態度で接し，本人に寄り添う姿勢が治療へと向かう糸口となることが多い．

【参照文献】

1）Enoch MA, Goldman D. Problem drinking and alcoholism: diagnosis and treatment. American Family Physician. 2002；65(3)：441-448.
2）吉本尚，久我弘典，小松知己，他．ぼくらのアルコール診療．初版．南山堂，1-60, 2015.
3）樋口進，尾崎米厚，松本博志．WHO世界戦略を踏まえたアルコールの有害使用対策に関する総合的研究：平成25年度総括研究報告書．平成25年度厚生労働科学研究補助金循環器疾患・糖尿病等生活習慣病対策総合研究事業
4）WHO（作成），小松知己，吉本尚（監訳）．危険・有害な飲酒への簡易介入：プライマリケアにおける使用マニュアル．2011. http://whqlibdoc.who.int/hq/2001/WHO_MSD_MSB_01.6b_jpn.pdf

（安田　雄一）

＊1　**AUDIT**：The Alcohol Use Disorders Identification Test；WHOを中心に6カ国の共同研究として開発，作成された10項目の質問からなる自己式スクリーニングテスト．
＊2　**BI**：Brief Interventions；WHOにより作成されたアルコール関連問題をかかえる個人への介入，対応に関する指南書．

37　ポリファーマシー

■ 一般原則

診療所であっても，大病院であっても介入可能な分野である．患者の内服薬を把握し，ポリファーマシーと判断した場合，プロトコルに則って薬剤調整を試みる．その際にはそのような状況に至った全体像（コンテクスト）の理解が重要である．その場限りの減薬では，ポリファーマシーは解決しないことを十分理解する必要がある．

■ 診療所総合診療医学

ポリファーマシーの歴史と定義：

ポリ(poly)＋ファーマシー(pharmacy)という造語であり，「臨床的に必要とされる量以上に多く薬剤が処方されている状態」を指す．具体的に何種類という定義は実は曖昧であるが，幾つかの研究がなされ，5種類以上をポリファーマシーと定義することが一般的になりつつある．

ポリファーマシーの疫学：

海外でも日本でも，特に高齢者に対するポリファーマシーの割合は高い傾向にある．日本では，48.4％の在宅医療患者に不適切処方があり，入院患者の50％が5種類以上の薬剤を内服しており，平均年齢76歳の高齢外来患者の平均処方薬剤数は4.4剤であったという報告がある．高齢化の進む日本において，ポリファーマシーは非常に重要なトピックであると言える．

高齢者でポリファーマシーが問題になりやすいのは加齢に伴う薬物動態の変化と老年症候群という疾患概念によるものが大きいと言われる．

薬物動態の変化に関しては，加齢に伴う肝機能・腎機能の低下による薬剤代謝性の変化と，体組成中の脂肪が増え，水分が減ることによる水溶性薬剤の血中濃度上昇と脂溶性薬剤の貯留増加が挙げられる．結果，薬剤の排泄が遅れ，少量でも

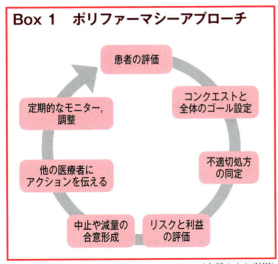

(文献1より引用)

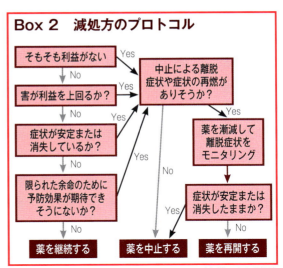

(文献2より引用)

副作用が起こりやすくなるのである．

老年症候群とは，加齢に関わる多くの因子が複雑に絡み合って発症する病気の集合体と言われる．主な症状としては，認知機能低下・せん妄・うつ状態・転倒・栄養障害・排尿障害・不眠症など様々である．これらの症状に対して，薬剤が処方された結果ポリファーマシーとなることもあれば，ポリファーマシーの結果としてこれらの症状が出現してくることもある．

ポリファーマシーへのアプローチ

具体的なアプローチ方法として，ゴールドスタンダードが無いのが現状であるが，ここでは英国NHS（National Healthcare Service）が推奨するポリファーマシーアプローチ[1]と，2015年にJAMA Internal Medicineで報告されたdeprescribing（減処方）のプロトコル[2]を紹介する．**Box 1**のステップ3「不適切処方の同定」，ステップ4「リスクと利益の評価」を具体的に示したものが**Box 2**になると考えるとわかりやすい．重要なことは，「定期的にこれらのプロトコルに則って患者の内服を評価する習慣を作る」ことと，「患者を含め，関係者の合意形成を行う」ことではないだろうか．他院からの処方などは，その場限りの減薬は意味を成さないからである．具体的に不適切処方の同定を行うときに利用できるツールが，"高齢者の安全な薬物療法ガイドライン2015[3]"，"Beers Criteria[4]"や"STOP STARTガイドライン[5]"である．これらのツールを利用しつつ外来患者の処方内容を見直していくことが望ましい．

【参照文献】

1) NHS Specialist Pharmacy Service Medicines Use and Safety : Seven steps to managing polypharmacy.
2) Scott IA, et al . Reducing inappropriate polypharmacy : the process of deprescribing. JAMA Intern Med. 2015 ; 175 : 827-834.
3) 「高齢者の安全な薬物療法ガイドライン2015」（日本老年医学会，日本医療研究開発機構研究費・高齢者の薬物治療の安全性に関する研究班／編），メジカルビュー社，2015
4) By the American Geriatrics Society 2015 Beers Criteria Update Expert Panel : American Geriatrics Society 2015 Update Beers Criteria for Potentially Inappropriate Medication Use in Older Adults. J Am Geriatr Soc. 2015 ; 63 : 2227-2246.
5) O'Mahony D, et al : STOPP/START criteria for potentially inappropriate prescribing in older people : version 2. Age Ageing. 2015 ; 44 : 213-218.

（松本　朋樹）

＊**NNT**：Number Needed to Treat．ある病態を持つ同じ年齢，性別，基礎疾患のある患者に対して薬剤を使用した場合，何人に使用すればその内の1人に効果がみられるかを表した数．

Ⅶ 家庭医が担当する重要な疾患と家庭医の役割

1 成人の上気道感染症 早坂 啓伸

2 アレルギー性鼻炎 小宮山 学

3 小児のかぜ症候群 野村 あかり

4 熱性けいれん 富永 智一

5 成人気管支喘息 髙木 博

6 小児気管支喘息 清田 実穂

7 高血圧症 清田 実穂

8 糖尿病 関口 由希公

9 脂質異常症 杉谷 真季

10 慢性閉塞性肺疾患（COPD） 秋山 瞳

11 狭心症 堀越 健

12 慢性心不全 髙木 暢

13 心房細動 小田倉 弘典

14 慢性腎臓病（CKD） 石井 大介

15 成人の急性肺炎（市中肺炎） 櫛笥 永晴

16 小児の急性肺炎 武者 幸樹子

17 尿路感染症 福留 恵子

18 胃炎・胃潰瘍・逆流性食道炎 後藤 郁美

19 過敏性腸症候群 玉井 友里子

20 骨粗鬆症 増山 由紀子

21 変形性関節症 阿部 佳子

22 認知症 井口 真紀子

23 高齢者の皮膚疾患 森屋 淳子

24 前立腺肥大症 重島 祐介

25 更年期障害 城向 賢

26 うつ病 上野 晶香

27 不安障害 山田 歩美

28 身体症状症および関連症群 福留 恵子

29 不眠症 古堅 高之

30 複雑性悲嘆 石川 美緒

31 慢性便秘 五十嵐 博

32 片頭痛・緊張型頭痛 比嘉 研

1　成人の上気道感染症

■ 一般原則

　咳・鼻汁・咽頭痛等の上気道症状は，一般の診療所外来を受診する最多の理由の一つである．上気道炎は通常7〜10日の経過で自然寛解するウイルス感染症で，通常は特別な治療を必要としない．一方で一見上気道炎と思われる疾患の中に，致死的な疾患・自然経過で改善しない疾患が隠れていることもあり，家庭医にはそれらを鑑別する能力が求められる．

　また自然治癒するにもかかわらず診療所を受診する患者の背景には，患者一人ひとりに異なった背景があり，患者の不安や医療者への期待といった真の受診理由を明らかにするよう努めていくべきである．

■ 診療所総合診療外来

診断：一般の診療所外来では，時間的制約からすべての患者に詳細な病歴と身体所見をとるのは困難であるが，経過・受診時の症状・身体所見から以下のように分類することで正確な診断に近づくことが可能となる．

■上・下気道症状を伴うもの

1．非特異的上気道炎型：鼻汁・咽頭痛・咳嗽が同時に同程度存在するもの．ウイルス性上気道炎としてよく，原則抗菌薬は不要[1]である．

2．鼻炎型：鼻汁・鼻閉・くしゃみを主症状とするもの．細菌性副鼻腔炎は0.2〜2％程度で，片側性頬部痛／腫脹，膿性鼻汁，発熱，上気道炎後7〜10日後に再増悪するという経過を考慮し診断する．細菌性副鼻腔炎の重症例のみ抗菌薬の適応がある[2]．慢性的な経過・特定の季節に再発する経過ではアレルギー性鼻炎を考慮する．

3．咽頭炎型：咽頭痛を主症状とするもの．ほとんどがウイルス感染に伴うものだが，A群β溶連菌性咽頭炎が5〜15％程度存在する．centor's criteria*1などで検査前確率を評価したうえで迅速検査の適応を評価する．クラミジア・淋菌・HIV感染も頻度の低い疾患として念頭に置く．

　人生最悪の痛み・唾を飲み込めない・開口障害・tripod position*2等から急性喉頭蓋炎／扁桃周囲膿瘍を考えた際は耳鼻科への紹介が望ましい．急性心筋梗塞や頸動脈解離・椎骨動脈解離・クモ膜下出血も咽頭痛を主訴に受診するケースがあり，注意が必要である．

4．気管支炎型：咳嗽（＋喀痰）を主症状とするもの．肺炎の除外が最も重要である．90％以上がウイルス性であるが，5〜10％はマイコプラズマ・クラミジア・百日咳によるものであり，症状が遷延する際は血液検査での抗体測定も考慮する．

■上・下気道症状が乏しいもの

　多くは特定不能のウイルス感染症であるが，敗血症，インフルエンザなどのウイルス感染症，急性腎盂腎炎，急性前立腺炎，急性胆管炎，感染性心内膜炎，高齢者の肺炎の初期像であることも多い．流行や患者背景から麻疹，風疹，急性肝炎，伝染性単核球症の診断が想定できる場合もある．マラリアなどの特殊な感染症も念頭に置く．熱源を特定せずに抗菌薬を処方することは慎むべきである．初診時の診察で熱源が特定できなければ巣症状の出現を待つことも有用である．特異的な身体所見に乏しい際は，経過から鑑別診断を想定し，それに応じた血液検査も必要となる．

検査：成人の上気道感染症においては，病歴・身体所見から診断に迫ることができる事例が多く，検査の必要性は高くない．しかし溶連菌感染やインフルエンザウイルス感染が疑われる場合の迅速検査，肺炎が疑われる場合の胸部X線検査は有用である．心肺機能の低下した発熱・咳嗽患者では積極的に胸部X線写真の撮影を考慮すべきである．

治療：対症療法が主体となるが，エビデンスに乏しい治療が多く注意が必要である．

・発熱・疼痛：NSAIDsまたは十分量のアセトアミノフェンが有用かもしれない．

・咳嗽：鎮咳薬（デキストロメトルファン・チペピジン・ブロムヘキシン）の使用を考慮する．

・鼻汁・鼻閉：抗ヒスタミン薬単剤での症状改善効果は証明されていない．

　総合的な症状の改善を目的として，証に合わせた

漢方薬での治療も有効かもしれない.

■抗菌薬の適応[1]

A群β溶連菌感染症への抗菌薬治療は,①合併症の予防(扁桃周囲膿瘍・リウマチ熱),②周囲への感染拡大を減らす(治療後24時間で感染性が低下する),③症状の緩和(罹病期間の短縮)という点において有用である.ペニシリン系抗菌薬が第一選択として強く推奨される.なお,上気道炎後の二次感染に対する抗菌薬の予防効果はNNT4000以上となり(Petersen I, BMJ,2007, 982)費用対効果に乏しい.

■予防

手指衛生の徹底は,上気道炎に関わるウイルスの飛散を減少させる.流行期には有症状の集団への暴露を避けることも有用である.

■患者指導

十分な説明は患者満足度を向上させる[3].具体的には,患者が一連の経過のどの段階にいるかを伝えることで,患者理解の促進・不要な受診を減らすことができる.「これから咳が出てくるかもしれない」「熱は2～3日続くと思います」といった予測や説明を加えるとよいだろう.

■注意点

1.診療所外来での多くは病初期での受診となり,症状が出揃っていない場合が多く,診断に悩む事例も少なくない.アクセシビリティの良い診療所であれば,短い期間での再診を挟むことで,症状の変化を確認し診断に至れるケースも多い.初診時の診断が外れる可能性も念頭に置き「熱が○日まで続くようなら再診」といった具体的なセーフティネットを張っておくことは重要である.

2.自然治癒する疾患群であるが,患者個々人が期待する診療(検査して欲しい,処方薬が欲しい,悪い病気でないと言って欲しいなど)を理解することは必要である.

■紹介のタイミング

治療抵抗性で重症化した中耳炎／副鼻腔炎,喉頭蓋炎／扁桃周囲膿瘍／咽後膿瘍を疑うケースは耳鼻咽喉科へ,呼吸不全を伴う場合,例えば重症の喘息発作への移行,経口抗菌薬治療に抵抗性の肺炎等では病院への紹介を考慮する.

【参照文献】

1) Harris A M, et al. Appropriate antibiotic use for acute respiratory tract infection in adults: advice for high-value care from the American College of Physicians and the Centers for Disease Control and Prevention. Ann Intern Med. 2016 Mar 15;164(6):425-34.

2) 日本耳鼻科学会.急性副鼻腔炎診療ガイドライン.日鼻誌. 2010;49:143-247

3) Welschen I, et al. Antibiotics for acute respiratory tract symptoms: patients' expectations, GPs' management and patient satisfaction. Fam Pract. 2004 Jun;21(3):234-7.

(早坂　啓伸)

＊1　Centor's criteria:38℃以上の発熱がある(＋1),咳がない(＋1),扁桃白苔(＋1),圧痛を伴う前頚部リンパ節腫大(＋1)でスコアリングし,溶連菌感染の検査前確率を見積もる.15歳以下(＋1),45歳以上(－1)とする修正Criteriaもある.
＊2　Tripod position:両手を出して顔を前に出した姿勢.気道狭窄がある際に気道を確保する目的でとる.

2　アレルギー性鼻炎

■ 一般原則

アレルギー性鼻炎はQOL(Quality of Life)疾患であり,治療の目標は治療によって症状を緩和させ,QOLの低下を防ぎ患者満足度を向上させることにある.そのため,原因抗原の同定・分類・病型・重症度の判定等にあわせた適切な治療法の選択・生活指導のほか,個々人の生活に即した目標設定や満足度の評価が必要となる.特に季節性のアレルギー性鼻炎では発症時期のみ受診する患者もおり,少ない診療時間のなかで共通の目標設定ができるコミュニケーションをとることが重要となる.

■ 診療所総合診療外来

全国調査による有病率は約4割と多く[1]著しい増加傾向にある.通年性アレルギー性鼻炎では若年層・男性に多く,またスギ花粉症はこの

10年で増加しており中年層で高率となっている. もはや国民病の一つといえ, 労働生産性低下・経済的損失による社会的影響も大きい[2].

問診: くしゃみ・水様性鼻汁・鼻閉を3主徴とする. 年齢・性別・発症年齢・症状の程度・職業や生活上の抗原暴露・好発期・合併症・他アレルギー疾患の既往・家族歴・過去や現在の治療歴や経過を確認する. 専用の問診票を用いるのもよい. 季節性アレルギー性鼻炎(花粉症)の診療では, 事前に診療地域の飛散情報を得ておく.

診断: 典型的症状に加え, 鼻汁好酸球陽性・原因抗原が皮膚テストや血清抗原特異的IgE抗体で判明すれば確定する. 特異的IgE抗体はあくまで抗体を証明するものであり, 発症との関係は十分でない. 好発時期や症状と矛盾がないか確認が必要であり, むやみな検査は禁物である. 鼻アレルギー診療ガイドラインでは, 抗原と発症時期により通年性アレルギー性鼻炎(ハウスダストやダニなど)と, 季節性アレルギー性鼻炎(多くは花粉症)に分類され, 病型として, ①くしゃみ・鼻漏型, ②鼻閉型, ③両者そろう場合は充全型, に分類している.

　国際的なガイドラインとされるAIRA(Allergic Rhinitis and its Impact on Asthma)では, 本邦ガイドラインと異なり, 間欠性鼻炎(4日未満/週または4週間未満)と持続性鼻炎(4日以上/週かつ4週以上)に分類している. 本邦の花粉症をAIRAに当てはめるとほぼ持続性鼻炎となってしまい, 各国の抗原の事情により統一することは困難であることを示している. ただしAIRAは上気道(アレルギー性鼻炎)と下気道(喘息)を連続した一つの気道として捉える"one airway, one disease"の思想が反映されており, アレルギー性鼻炎だけでなく, 気管支喘息への影響という視点が臨床上有用である. 特に重症例や通年性(持続性)鼻炎では喘息の有無を確認することが勧められている.

治療: 治療はQOLや患者満足度の向上が目標となるため, 治療法の選択は病型, 重症度に加えて, 患者の好みやライフスタイルの理解も必要である. 治療への意欲・病気や治療法への理解を通じて医師への信頼を促すことが重要であり, 具体的には発症メカニズム・治療法・合併症・予後・薬の使用法・検査結果を十分に説明し, 鼻アレルギー日記(病状記録)の記入・規則的な通院・日常生活の改善・抗原の発見と除去に協力してもらえるよう話し合う. 特に室内ダニの除去・猫などペット抗原の回避・スギ花粉症の回避など, 回避可能な原因抗原の除去は治療の第一歩であり, それぞれの抗原の特性に応じた具体的な回避の指導が必要となる.

　治療薬は初期治療には第2世代抗ヒスタミン・抗ロイコトリエン薬・鼻噴霧用ステロイド薬を中心に, 小青竜湯・ケミカルメディエーター遊離抑制薬などが用いられる. ①くしゃみ・鼻漏型には第2世代抗ヒスタミン薬を, ②鼻閉型には抗ロイコトリエン薬を中心に内服選択する. 鼻噴霧用ステロイド薬は軽症では単独使用でもよいが, 中等症以上では内服と併用する. 花粉症では飛散予測日や症状が出た時点から治療を開始し, 飛散終了や症状にあわせてステップダウンする. 抗ヒスタミン, とくに第1世代を用いる場合は眠気・全身倦怠感・口喝などの副作用が出現しやすい. 眼症状が合併するときは, 抗ヒスタミンやケミカルメディエーター遊離抑制薬の点眼薬も併用する. ステロイド薬内服や点鼻用血管収縮薬は重症例や難治例に行うことがあるが, 短期間の投与にとどめるべきである. ステロイドの筋注はときに副作用が強く出るため行うべきではない.

　治療効果の判定には重症度スコアによる変化, 改善度による判定, QOLによる判定, 患者満足度による判定などがある. 鼻閉が強い症状や保存的治療で鼻閉が解消しない場合, 手術療法や免疫療法などを必要とする場合は耳鼻科専門医やアレルギー専門医への紹介を検討する.

■妊娠中や小児: 妊娠中は症状が悪化することもあるが, まず抗原の回避を行ったうえで, 投薬が必要な場合に鼻噴霧薬などの局所療法を少量から開始する. 器官形成期の4か月半ばまでは温熱療法・蒸しタオル・マスクなどの方法がよい. 内服薬については抗ヒスタミン薬が比較的安全性は高い(第1世代>第2世代). 小児では男児に多く, アトピー性皮膚炎や気管支喘息など他のアレルギー疾患との合併も多い. 薬物療法は成人に準じるが, 小児適応が認められていない治療薬もあるため注意が必要である.

VII　家庭医が担当する重要な疾患と家庭医の役割

【参照文献】

1）鼻アレルギー診療ガイドライン―通年性鼻炎と花粉症 -2016 年版（改定第 8 版）,鼻アレルギー診療ガイドライン作成委員会, 2016.
2）Lamb CE et al. Economic impact of workplace productivity losses due to allergic rhinitis compared with select medical conditions in the United States from an employer perspective. Curr Med Res Opin. 2006; 22: 1203-10.
3）Allergic Rhinitis and its Impact on Asthma. http://www.whiar.org（2017 年 2 月アクセス確認）

（小宮山　学）

3　小児のかぜ症候群

■ 一般原則

かぜ症候群は，小児の外来受診の約半数以上を占める最も頻度の高い疾患である．小児外来を行う総合診療医は，かぜ症候群の原因や危険因子について知り，症状や身体所見からかぜ症候群なのか判断でき，また検査を適宜行い，専門医へ紹介のタイミングを判断すること，適切な治療を実施，自宅療養や予防について説明できる必要がある．

■ 診療所総合診療外来

診断

■原因：ほとんどがウイルス感染であるが，自然治癒する細菌やマイコプラズマも原因となることがある．ウイルスでは，ライノウイルス，パラインフルエンザウイルス，RS ウイルス，コロナウイルス，アデノウイルス，エンテロウイルス，インフルエンザウイルス，ヒトメタニューモウイルスなど数多くの種類が挙げられる．また流行には季節性があり，例えばエンテロウイルスは夏季，RS ウイルスは秋季（昨今は夏にも流行が見られている），インフルエンザウイルスは冬季となっている．

■危険因子：保育園・幼稚園・学校などの集団生活．同居している喫煙者．

■症状：原因によってやや異なるが，**鼻汁・咳嗽・咽頭痛・発熱がほぼ同時期に出現する**ことがほとんどである．それぞれの症状が 1 つないしは 2 つのみ出現の場合は，他疾患の可能性を考える必要がある．

■身体診察：小児は頭部診察を嫌がることが多いため，始めに体幹や末梢の診察をし，最後に咽頭や耳などの頭部診察とするとよい．乳幼児では大泉門の触診を行う．また小児は容易に脱水になるため，全例に脱水の徴候・飲食量や排尿回数を確認してよいだろう．さらに緊急性疾患の徴候である活気不良や末梢循環不全・呼吸状態の悪化がないか確認することは必須である．

迅速検査キット（溶連菌，インフルエンザウイルス，アデノウイルス，RS ウイルス，ヒトメタニューモウイルス，など）が流通しているが，それぞれの検査によって感度・特異度や検査を行う意義も異なるため理解しながら利用する．また迅速検査はあくまで臨床症状がある上で行うものであり，症状や身体所見のみでも診断できるようになることが望ましい．診療所レベルでも，肺炎の除外が必要な場合は胸部 X 線写真も検討してよい．また下記のような疾患を除外しながら診断をすすめる．

■除外すべき疾患（合併するものも含む）：急性喉頭蓋炎，クループ症候群，細菌性気管炎，急性肺炎，髄膜炎，急性心筋炎，敗血症，川崎病，急性細菌性中耳炎，尿路感染症，気管支喘息，急性副鼻腔炎など

さらに小児の場合，年齢によって下記の注意点が加わる．

・新生児期（1 か月未満）：症状がわかりにくく，検査（血液検査，髄液検査など）のため専門医への紹介が必要なことが多い．ただし全身状態良好で発熱なくかぜ症状がそろっている場合はかぜ症候群として加療してよいが，頻回の受診を指示すべきである．

・乳幼児期（1か月〜3歳未満）：菌血症や尿路感染症であることがしばしば見られるため，全身状態が悪い場合やかぜ症状がそろっていない場合は尿検査や血液検査を考慮し専門医へ紹介してよい．
・学童期以降：マイコプラズマや溶連菌による感染症の割合が高くなるため，積極的にそれらを検討してよい．

治療

解熱鎮痛薬（アセトアミノフェンが第一選択）で対症療法を行う．解熱鎮痛薬は熱性けいれんを誘発する根拠はない[2]．抗菌薬はかぜ症候群に適応はなく，耐性菌の蔓延やその後症状悪化時における診断困難を生むことから極力処方されない方が望ましい．去痰薬・鎮咳薬・抗ヒスタミン薬については，有効であるとの報告はなく，低年齢児に重篤な副作用を起こす報告があるため積極的な処方は勧められない．しかし現在の日本では，登園校のため医療機関からの感冒薬内服が社会的事情で必要なときがあり理解したうえでの処方はしてよいだろう．自宅療養の加湿・経口補水療法・鼻腔吸引・鼻うがい・ハチミツ・Vapor rub などは，医師自身が十分に効用を理解したうえで家族に指導をする．

■ Follow-up：かぜ症候群と診断した場合でも，経過中に肺炎や中耳炎など他の疾患を合併することがあるため，以下のようなときには再度受診するように事前に伝える．
・症状が7日以上経過しても改善しない場合
・発熱が3日以上持続する場合
・症状や全身状態の悪化

■予防：最も効果的な方法は手洗いの励行であり，アルコールによる手指消毒も合わせるとよりよいとされている．さらに感染症の流行期には，不必要な外出を控えるように指導することも大切である．ポピドンヨードによるうがいや無症状児のマスク使用については，はっきりとした根拠がいまのところないため，必須であるとの説明はしないほうがよい．

【参照文献】

1）American Academy of Pediatrics (AAP). Clinical report on fever and antipyretic use in children can be found in pediatrics. Pediatrics.2011 Mar;127(3):580
2）Fields, Ella, et al. Assessment and initial management of feverish illness in children younger than 5 years: summary of updated NICE guidance. BMJ. 2013; 346 : f2866.

（野村　あかり）

4　熱性けいれん

■ 一般原則

熱性けいれんとは，通常は38℃以上の発熱に伴う発熱性疾患（けいれん性・非けいれん性*を含む）で髄膜炎などの中枢神経感染症，代謝異常，その他の明らか発作の原因が見られないもので，てんかんの既往があるものは除外される[4]．

6か月から5歳の児に多く18か月に発症のピークがある．日本人の6〜9%が5歳までに発症したことがあると言われる．

子供のけいれんでショックを受けない親はいない．親が心配するものとしては，将来の健康への影響，再発への恐れ，精神障害や麻痺，運動障害や学習障害などが多いと言われているが，単純型熱性けいれんではいずれの心配もない．医療者は後遺症などほぼないことを親にしっかり伝え，親の不安を解消する必要がある．単純型熱性けいれんには採血や頭部画像，脳波や骨髄穿刺などは必要なく，けいれんが止まっている場合，抗痙攣薬の使用の必要はない．再発予防の投薬や解熱剤の使用に明確なエビデンスはない．複雑型熱性けいれんが疑われる場合，小児科への紹介をするべきである．

■ 診療所総合診療外来

診断

■ **複雑型熱性けいれん**[4]：熱性けいれんのうち，以下の3項目の1つ以上を持つものを複雑型けいれんと定義する．

　1）焦点発作けいれん（部分発作）の要素
　2）15分以上持続する発作
　3）一発熱機会内の，通常は24時間以内に複数回反復する発作

■ **単純型熱性けいれん**：上記いずれも該当しないものを単純型という．

　プライマリ・ケアで熱性けいれんに行うことは，①単純型か複雑型か問診（既往・家族歴の問診含む），②親を安心されること，③再発の予防の検討（ジアゼパム座薬），④薬剤を使用するか（解熱剤，その他感冒薬等）となる．

　熱性けいれんの対応は単純型と複雑型で変わってくる．基本的に複雑型けいれんの場合は精査や治療が必要になるため小児科のある病院への紹介が必要となる．

■ **単純型か複雑型かの区別**：①けいれんの継続時間，②再発回数，③けいれんの種類で判断する．15分以上のけいれん，もしくは24時間以内に再発したものは複雑型となる．けいれんが局所的な場合，複雑型と考えるが，全身性なのかどうか，実際は親も気が動転しており判断が難しいことが多い．15分という時間も実際は的確に計測されていることが少ないため，明らかに15分以上持続している場合と考える．

　単純型熱性けいれんであると判断した場合，ルーチンでの採血や画像検査をする必要はなく，発熱性疾患の原因検索として必要に応じて行う．

治療

■ **投薬について**：診療所の場合，大半は連れてくる際にけいれんが治まっているものがほとんどである．まずは問診で単純型かの確認を行う．単純型の場合，基本的に再発の予防を含め投薬の必要はない．たとえ再発したとしても単純型の場合，後遺症は残らない．親の不安を解消する説明に努める．親の不安が著しい場合，医療へのアクセスや地域の救急体制を考慮したうえで，眠気の副作用，意識障害の見落としのリスクを説明し，処方を行ってもよい．問診を行い，①家族の熱性けいれんの既往，②生後12か月未満の熱性けいれんの既往，③発熱1時間未満での発作か，④発熱38度未満でのけいれんのいずれかがあれば，30％程度の再発の可能性があると考える．

　再発の可能性がある場合，体温37.5度以上あることを目安にして，親の同意をもとにジアゼパム座薬の使用をする．ジアゼパム座薬は初回投与と8時間後に再投与を行う2回セットで使用する．診療所の場合ジアゼパム座薬を置いていない場合も多い．近隣の薬局に座薬などがあるかどうかを確認するのも方法の一つである．当然ながら近隣に小児科のある病院がある場合，診療所で無理をすることなく紹介をするべきである．ジアゼパム座薬は効果発現まで30分を要するためあくまで再発予防に使用する（使用量0.4mg～0.5mg/kg）．

　診療所内で熱性けいれんが起こる可能性は低いが，万が一にも起こった場合，15分経過観察するのではなく，5分以上のけいれんには座薬を含めた抗痙攣薬の投与を行う．これも同一発熱期間内の発作再発予防のためである．

■ **解熱剤の使用**：解熱薬は基本的にけいれんの再発予防効果はない．親の不安が著しい場合や患児の苦痛緩和のために使用するにとどめる．

■ **予防接種への影響**：予防接種への影響はない．接種時の体調に注意して複数でも接種可能である．初回の熱性けいれん後のワクチン接種までの経過観察期間は，長くとも2～3か月程度に留めるべきであるとされている．

■ **併用薬**：抗ヒスタミン製薬やテオフィリンなどのキサンチン誘導体は，熱性けいれんの持続時間を長くする可能性があり推奨されない．基礎疾患に喘息がある場合やアレルギー性疾患がある場合，その症度によって内服を検討すべきである．内服中止が難しい場合，判断に迷う場合，小児科専門医へのコンサルトを行うべきである．

　熱性けいれんで受診された患児については，再発の有無など，翌日に電話などで経過を聞くことが望ましい．

---

*　**非けいれん性の発作**：脱力，一点凝視，眼球上転のみなどの発作．

【参照文献】

1）Patel N, Ram D, Swiderska N, et al. Febrile seizures. BMJ. 2015 Aug 18;351:h4240. doi: 10.1136/bmj.h4240.
2）GravesRD , Oehler K, TINGLE LE. Febrile seizures: risks, evaluation, and prognosis. Am Fam Physician. 2012 ; 15;85(2):149-153.
3）Kolahi AA, Tahmooreszadeh S. First febrile convulsions: inquiry about the knowledge, attitudes and concerns of the patients' mothers.Eur J Pediatr. 2009 Feb;168(2):167-71. doi: 10.1007/s00431-008-0724-z. Epub 2008 May 7.
4）熱性けいれん診療ガイドライン 2015，一般社団法人日本小児神経学会　熱性けいれん診療ガイドライン制定委員会監修．診断と治療社，2015.

（富永　智一）

5　成人気管支喘息

■ 一般原則

気管支喘息は，有病率が高いため，診療所での適切なマネジメントが求められる．治療マネジメントの目標は，入院や発作がなく，健常人と同様の QOL を維持することである．マネジメントの要素には，①通常のモニタリングと呼吸機能状態，②医師患者関係を構築した患者教育，③誘発因子や併存疾患のコントロール，④薬物治療がある[1]．

第一に気管支喘息を的確に診断できることが重要で，咳嗽を繰り返している患者ではまず気管支喘息を思い浮かべておきたい．日本国内では，喘息予防・管理ガイドライン 2018（JGL2018）[2]が使いやすく，治療ステップに沿って対応する．また診療所のマネジメントでは，ピークフローが有用である．さらに近年は吸入薬やデバイスの種類が増えており，その知識も深めておきたい．気管支喘息の治療はアドヒアランスの向上が重要であるため，適切な吸入薬やピークフローの患者指導が求められる．

■ 診療所総合診療外来

気管支喘息は，「気道の慢性炎症，可逆性の気道狭窄，気道過敏性の亢進，臨床的に繰り返す咳嗽・喘鳴・呼吸困難感に特徴づけられた閉塞性肺疾患」と定義される．

日本国内の気管支喘息による死亡者数は年々減少傾向にあるが，有症率は約 6 ～ 10 ％であり頻度は高い．

診断

呼吸症状やその頻度および既往歴や生活状況などの問診から診断する．

■**症状**：発作性の呼吸困難・喘鳴・胸苦しさ・反復する咳嗽

■**検査**：胸部単純 X 線，呼吸機能検査あるいはピークフローなど（気道可逆性試験を含む）

■**鑑別すべき疾患**：COPD，咳喘息，アトピー性咳嗽などが挙げられる．特に COPD との鑑別は，吸入薬の選択など治療マネジメントと関係するので注意する．ただし近年提唱されている概念として，気管支喘息と COPD の併存する asthma-COPD overlap syndrome（ACOS）に注意しておきたい．

治療

日本国内では，喘息予防・管理ガイドライン 2018（JGL2018）が推奨されている．国際的なガイドライン（Global Initiative for Asthma: GINA）とは異なるが，JGL2018 の基本的な薬剤は吸入ステロイドであり，治療ステップに沿って用量を調整することから広く用いられている**（Box 1）**．

治療ステップは，症状の有無や発作頻度によりステップアップ／ダウンする．ただし，ステップダウンはステップアップよりも慎重に行う．また，適正な治療にも関わらずコントロールが不良な場合は，多面的に原因を探り，特に吸入薬のアドヒアランスを見直すことが大切である．

それでもコントロールが不良な難治性喘息は，専門医へ紹介するのがよい．治療ステップ 4 における専門的治療としては，モノクローナル抗体や気管支熱形成術治療などがある．

■**慢性管理のポイント**：外来診療では，現在の治療

Box 1　気管支喘息の治療ステップ（文献 2 より改編）

		治療ステップ 1	治療ステップ 2	治療ステップ 3	治療ステップ 4
長期管理薬	基本治療	吸入ステロイド（低用量）	吸入ステロイド（低～中用量）	吸入ステロイド（中～高用量）	吸入ステロイド（高用量）
		＋			
		・LTRA ・テオフィリン徐放製剤	・LABA ・LTRA ・テオフィリン徐放製剤 ・LAMA	・LABA ・LTRA ・テオフィリン徐放製剤 ・LAMA	・LABA ・LTRA ・テオフィリン徐放製剤 ・LAMA ・抗 IgE 抗体 ・抗 IL-5 抗体 ・抗 IL-5R α 抗体 ・経口ステロイド ・気管支熱形成術
	追加治療	LTRA 以外の抗アレルギー薬			
発作治療薬		吸入 SABA			

＊ LTRA：ロイコトリエン拮抗薬，LABA：長時間作用性 β ２刺激薬，
　 SABA：短時間作用性 β ２刺激薬，LAMA：長時間作用性抗コリン薬

ステップの確認，急性期 / 維持期の判断，前回受診時からの発作 / 入院のエピソードの有無，SABA の使用頻度，ピークフロー値を確認する[3]．セルフマネジメントの強化のため，喘息コントロールテスト（ACT 日本語版）[4] を用いるとよい．また日々の吸入器の使用方法やピークフローの使用状況などは，医師だけでなく看護師からも指導するようにする．ピークフローは 3 回測定した最高値をデータとし，日内変動があればコントロール不良と判断する．

　気管支喘息のマネジメントをするうえで重要なのは，患者アドヒアランスである．内服薬や吸入薬の投与量および投与方法については，毎回の診察時に正しく使えているかチェックする．アドヒアランス向上には，個人に合わせた対応が必要であり，例えば高齢者では加圧式定量噴霧式吸入器（pMDI）よりもドライパウダー吸入器（DPI）のほうが使いやすいことは知っておきたい．

　さらに，喫煙やアレルゲンなどの増悪因子の回避を指導する．慢性疾患管理として社会背景や患者のコンテクスト，病の体験（illness）に注目するとよりよいマネジメントができる．
・発作時の対応：短時間作用性 β ２刺激薬（SABA）の吸入を行う．発作時の診察は，20 〜 30 分おいて計 2 〜 3 回行い，改善がなければステロイド点滴などを要する．また SABA 吸入の使用頻度は治療ステップの参考になる．
・医療制度：都市部の一部の成人患者では，公害健康被害補償制度（大気汚染医療費助成制度）に基づいた医療費免除や補償給付を受けていることは，知識として知っておきたい．ただし 1988（昭和 63）年以降は成人に対する新規の認定は行われていない．

　医療費の助成については，各自治体の情報を知っておくべきである．例えば川崎市では「成人喘息患者医療費助成制度」による医療費扶助がある．

【参照文献】

1）National Asthma Education and Prevention Program: Expert panel report III: Guidelines for the diagnosis and management of asthma. Bethesda, MD: National Heart, Lung, and Blood Institute, 2007.
2）喘息予防・管理ガイドライン 2018，一般社団法人日本アレルギー学会喘息ガイドライン専門部会，協和企画，2018.
3）Adler R, McBride J. Tools and strategies for improving asthma management. Fam Pract Manag. 2010 Jan-Feb;17(1):16-21.
4）喘息コントロールテスト（ACT 日本語版）：www.med.kobe-ac.jp/asthma/medic/images/cotrol-test.pdf

（髙木　博）

6　小児気管支喘息

■ 一般原則

喘息は，近年の病態生理学的な知見からも一次予防が重要とされ，感染予防やたばこへの曝露予防など，日ごろの介入が重要である．繰り返す喘鳴や長引く咳嗽などの喘息を疑う所見があれば，積極的に治療を開始する．吸入ステロイドの重要性や治療のゴールなどについて，また，集団生活のなかで無理なく治療を継続しゴールに到達できるよう，患児や家族と理解を共有することが必要である．

■ 診療所総合診療外来

乳幼児は，自分で症状を説明することはできないため，保護者からの聴取や症状の経過から診断を行う．季節性の喘鳴や咳嗽を繰り返している場合には，喘息の可能性を念頭において診察をすすめる．診療所の外来に，先天異常や発達異常に基づく喘鳴の児が来院することはほとんどないと考えてよい．乳幼児は喘息でなくても，感冒や副鼻腔炎などの気道感染の際に喘鳴をきたすこともあるので注意する．

診断

■喘息を疑う場合に確認するべきこと：①アレルギー歴を含む既往歴，②アレルギー疾患の家族歴，③家族の喫煙歴，④ペットの飼育歴，⑤家庭環境（家の構造や立地なども含む）が挙げられる．どのようなときに症状が出るのかを詳しく聴取する．刺激（運動，冷気，たばこの煙など）により症状が反復することは，大きな手がかりである．

患児の年齢により，喘息コントロールの方法を変える必要が生じるのが小児気管支喘息の特徴である．乳幼児では，ドライパウダー式定量吸入（DPI）の使用は困難であり，ネブライザーや吸入補助具使用下での加圧式定量吸入器（pMDI）を用いる．ネブライザーにはジェット式（コンプレッサー式），超音波式，メッシュ式があるが，薬剤によっては使えないものもあるので注意する．DPIの使用は，おおむね5〜6歳くらいからできるようになる．経皮吸収型β2刺激薬は，乳幼児で長時間作用性吸入β2刺激薬が使用できない場合に用いる．

治療

ゴールは発作による日常生活の支障がなく過ごせることである．睡眠，日中の活動（遊び，運動など），集団生活が喘息のない児と同様に行えることをゴールとして，患児や保護者と共有する．軽い発作が季節性に時々起こる程度の状態（軽症間欠型）は発作時に，症状にあわせた薬物療法を行う．発作が月1回程度生じる状態（軽症持続型）は低用量の吸入ステロイド薬，発作が週1回程度生じる状態（中等症持続型）は中用量の吸入ステロイド薬，発作がほぼ毎日続く状態（重症持続型）は高用量吸入ステロイド薬が，それぞれ治療の中心となる．それに加えて，ロイコトリエン受容体拮抗薬や長時間作用性β2刺激薬などを併用する．

中等症および重症持続型相当の場合には，原則として専門医への紹介が必要である．

薬物治療だけでなく，患者教育も喘息の治療のうえで重要な要素である．乳幼児期は主に保護者に対して，学童期以降は本人に対しても，喘息の病態生理や悪化の徴候，薬剤の効果や使用方法，治療のゴールについてなどを教育する．そのプロセスが，患者-医師関係の強化にもつながる．また，ピークフロー値やC-ACT，JPACなどの質問票を用いて，コントロール状態を数値で可視化することも主体的な治療のために有効である．

■発作時の対処：短時間作用性β2刺激薬吸入が基本である．自宅では1〜2時間後に2回目の吸入まで行ってよい．ただし，横になれない，会話ができない，努力呼吸などの徴候がある場合には，20〜30分毎に3回まで吸入を行いながら，医療機関を受診する．これらは，普段から保護者などに伝えておく必要がある．診療所来院後には，適宜酸素吸入を行いながら，β2刺激薬を吸入する．それでも改善がみられない場合には，入院加療も念頭におき，病院へ紹介する．

Ⅶ　家庭医が担当する重要な疾患と家庭医の役割　325

■病院へ紹介するパターン：
・強い喘息発作のサイン（著明な呼吸困難や意識レベルの低下・興奮）がある場合は直ちに救急車を要請して医療機関を受診させる．
・陥没呼吸やチアノーゼなどの著明な呼吸困難がある場合，意識レベル低下や興奮などの意識障害がある場合は，大発作と判定して，迅速に入院治療を行う必要がある．

■喘息の予防：喘息は予防が重要である．明らかな増悪因子が判明している場合には，できるだけ回避する，事前に対処する，などの対応を行う．また，児が受診したときだけでなく，子どもをもつ成人（親や祖父母など）が来院したときに，受動喫煙による喘息のリスクについて説明し，禁煙を促すことも大切である．

学校生活をしている場合には，担任や養護教諭との連携が必要になることもある．学校生活管理指導表の記載だけでなく，発作の際の症状や対処についても指導する．給食，食品を扱う授業，課外活動，体育の授業などが発作の生じやすい状況であり，必要に応じてそれぞれの対処を行う．

【参照文献】

1）National Heart, Lung and Blood Institute. Expert Panel Report 3 (EPR-3): Guidelines for the Diagnosis and Management of Asthma - Summary Report 2007 https://www.nhlbi.nih.gov/health-pro/guidelines/current/asthma-guidelines/summary-report-2007
2）喘息予防・管理ガイドライン2015，一般社団法人日本アレルギー学会 喘息ガイドライン専門部会監修，協和企画，2015.

（清田　実穂）

7　高血圧症

■ 一般原則

高血圧は，虚血性心疾患，心不全，慢性腎臓病，脳血管障害，末梢動脈疾患，心房細動，認知機能低下など，多くの疾患のリスクファクターとなる．2014（平成26）年患者調査の概況によれば，高血圧性疾患の患者数は約1,000万人であり，糖尿病（約320万人）や脂質異常症（約200万人）と比べても多い．

■ 診療所総合診療外来
診断

自宅（もしくは職場）測定血圧が高いことや，健康診断で血圧高値を指摘されたことをきっかけに外来を訪れることが多い．医療機関で測定する血圧と自宅測定血圧との間に差がある場合には，自宅測定血圧を優先する．自宅血圧測定には，原則として上腕用のものを用いる．手首用のものは不正確になることが多く，指用のものは不正確である．

日本をはじめ，各国のガイドラインでは140/90mmHg以上を高血圧としている．合併する疾患や，心血管病リスクによって，目標とする血圧が異なる．高血圧を疑う患者の初診時には，病歴や高血圧素因（妊娠歴のある女性の場合には妊娠中の高血圧，糖尿病，尿蛋白の指摘も含む）の問診，生活習慣（運動，睡眠，食事，嗜好品，精神心理状態，ストレス）の確認をするとともに，少なくとも1週間，できれば1～2か月程度の自宅測定血圧を記録するよう指導する．並行して心血管病リスクの評価や臓器障害の評価を行う．臓器障害の検査指標には，眼底，心電図，心臓エコー，推算糸球体濾過量（eGFR），電解質，血糖値，脂質値，尿蛋白，胸部X線などが含まれる．経過観察中には，自宅測定血圧や服薬アドヒアランスを確認するとともに，定期的に，初診時に準じて，臓器障害や合併症の有無を確認し，薬の副作用が生じていないかの検査を行う．二次性高血圧が疑われる場合，治療抵抗性を認める

Ⅶ

場合，ACE阻害薬やARBで腎機能が悪化した場合などには，専門医に紹介する．また，診察時に，180/120mmHg以上かつ臓器障害の徴候が認められる場合は，高血圧緊急症としてただちに降圧治療と精査の必要があるため，専門医へ紹介する．血圧が180/120mmHg以上であっても，臓器障害の徴候がない場合には，高血圧切迫症として外来での治療が可能である．

治療

■**薬物治療**：第一選択薬は，積極的適応，禁忌/慎重投与となる病態を考慮して選択する．特に積極的適応のない高血圧に対しては，Ca拮抗薬，ACE阻害薬，ARB，利尿薬の中から選択する．アドヒアランスを考慮し，1日1回服用の薬剤が望ましい．単剤を少量から開始し，副作用の有無や降圧効果を評価する．降圧効果の評価には少なくとも1週間の血圧測定が必要である．用量が固定された後には，配合剤に変更することも考慮する．降圧効果が不十分な場合には，増量するか，異なる種類の降圧薬を少量併用する．

■**患者指導**：2015（平成27）年国民健康・栄養調査結果によれば，食塩摂取量は平均10.0g（男性11.0g，女性9.4g）であり，男女とも徐々に減少傾向にある．高血圧に対しての減塩目標値は6g/日である．また，野菜や果物，魚を積極的に摂ることや，適切な体重を維持すること，有酸素運動をすること，節酒，禁煙などが生活習慣の修正項目として挙げられる．すべてを完璧にすることを目標にするのではなく，個人の生活スタイルに合わせた指導をすることが継続につながる．

【参照文献】

1）平成27年「国民健康・栄養調査」の結果
http://www.mhlw.go.jp/stf/houdou/0000142359.html
（2017.3.2最終閲覧）

2）高血圧治療ガイドライン2014，日本高血圧学会 高血圧治療ガイドライン作成委員会編集，ライフサイエンス出版株式会社，2014．

3）2014 Evidence-based Guideline for the Management of Hyper Blood Pressure in Adults. Report from the Panel Members Appointed to the Eight Joint National Committee (JNC 8). JAMA. 2014; 311(5): 507-520.
米国の高血圧ガイドライン　ＪＮＣ8（2014）

4）Ｔｈｅ Seventh Report of the Joint National Committee on Prevention, Detection, Evaluation and Treatment of High Blood Pressure. The JNC 7 Report. JAMA. 2003; 289(19): 2560-2571.
同じくＪＮＣ7．Hypertension Crisisがある．

（清田　実穂）

8　糖尿病

■ 一般原則

　糖尿病を治療する目標は，血糖値の改善だけでなく，「糖尿病の血管合併症の発症，進展を防止し，日常生活の質（QOL）の維持と健康寿命を確保」することである[1]．患者の生活状況を聞き取り，糖尿病の教育（診断，病態，合併症，治療法，低血糖，シックデイ，日常生活のしかたなど）を行いながら，患者のニーズにあった最適な治療をともに考え，治療に積極的に参加してもらうよう支援する．

■ 診療所総合診療外来

診断

■**スクリーニング**：40歳〜70歳で肥満の人には，血糖値が正常でも3年ごとに血糖値のスクリーニングをすることが海外では勧められている[2]．
診断基準：①早朝空腹時血糖値 ≧ 126mg/dL，または75g経口ブドウ糖負荷試験（OGTT）2時間血糖値 ≧ 200mg/dL，または随時血糖値 ≧ 200mg/dLのいずれかを1回以上認めることが前提で，①をもう一度認める，② A1C ≧ 6.5％，③糖尿病の典型的な症状（口渇，多飲，多尿，体重減少など），

④糖尿病網膜症を認める，①〜④のいずれかを満たす場合に糖尿病と診断できる．糖尿病の診断となったら，空腹時の採血でCペプチドまたはインスリン濃度を測定し，インスリン分泌能を評価することが望ましい．

治療

■治療開始の基準：①1型糖尿病，②重症感染症の併発，③糖尿病を合併した妊娠の場合はインスリンの絶対的適応で，糖尿病専門医や入院できる病院へ紹介する．また④尿ケトン体陽性，⑤随時血糖値≧350mg/dL，⑥空腹時血糖値≧250mg/dLの場合もインスリンの相対的適応で，インスリン導入を考慮する．それ以外の場合は，本人のモチベーション，理解度，自己管理能力などを考慮して目標を定める．基本的に食事・運動療法の遵守である．

■コントロール目標：65歳未満はA1C＜7.0%を目標とし，65歳以上は低血糖のリスク，ADL低下，認知機能低下などがあればA1C＜7.5〜8.5%に目標を緩め，血糖値の下げすぎにも注意する．

■生活指導：身体活動量と標準体重から1日のエネルギー摂取量を計算する．肥満者の場合は5%の体重減少を目指す．高血圧がなくても8g/日（高血圧患者は6g/日）の減塩指導を行う．ご飯を食べる前にまず食物線維の多い野菜，海草，きのこを食べるなど，できそうな要点に絞って具体的に指導する．

また運動力の強度は中等度の有酸素運動（50歳未満は脈拍100〜120拍／分，50歳以上は脈拍100拍/分以内）を週150分以上と，週2〜3回レジスタント運動を勧める．空腹時血糖≧250mg/dL，尿ケトン陽性，眼底出血，腎不全，虚血性心疾患，骨・関節疾患がある場合などは，運動を禁止あるいは制限する．

■経口薬療法：食事・運動療法でA1Cの目標を達成できなければ内服薬を開始する．UKPDS34では肥満糖尿病患者に対するメトホルミンは食事療法と比較して全死亡を減らす（10年間でNNT14）[3]とされ，メトホルミンは内服治療の第1選択である[4]．ただしメトホルミンはeGFR＜30の患者に禁忌である．第2選択はスルホニウム尿素薬，DPP4阻害薬，αグルコシダーゼ阻害薬，チアゾリジン薬から選択する．

■インスリン療法：インスリン製剤の作用・持続時間を熟知し適応となる患者に導入する．治療中に起こりうる低血糖や，シックデイ*への対応方法も指導を行う．

■合併症の検査：網膜症の予防のため，初診時には必ず眼科医も受診するように指導する．眼底が正常でも最低年に1回は眼科医の定期受診を依頼する．

また腎症の予防のため，尿中アルブミンを3〜6か月ごとに計測し，腎症第3期（尿中アルブミン300mg/gCr）になったら塩分制限（6g/日未満）と低たんぱく食（0.6〜0.8g/kg体重／日）を考慮する．

さらに神経症の予防のため，両下肢しびれや異常知覚，アキレス腱反射，モノフィラメントによる触覚を定期的に確認し，年1回は足の観察も心がける．

加えて，動脈硬化性疾患の予防のため，高血圧，脂質異常，禁煙指導に対応し，がん検診（大腸がん，肝臓がん，膵臓がんのリスクが高い）も勧める．

■紹介のタイミング：1型糖尿病，妊娠糖尿病，コントロール困難な糖尿病の場合は糖尿病専門医に，網膜症，腎不全など合併症が進行した場合にはそれぞれ眼科医，腎臓内科医に紹介する．

【参照文献】

1）糖尿病治療ガイド 2016-2017，日本糖尿病学会編・著，文光堂，2016.

2）Siu AL. Screening for abnormal blood glucose and type 2 diabetes mellitus: U.S. preventive services task force recommendation statement. Annals of Internal Medicine. 2015; 163(11):861-9.

3）UK Prospective Diabetes Study (UKPDS) Group. Effect on intensive blood-glucose control with metformin on complications in overweight patients with type 2 diabetes (UKPDS 34). The Lancet. 1998; 352: 854-65.

4）American Diabetes Association. Standards of medical care in diabetes − 2017. Diabetes Care. 2017; 40(1): S1-219.

（関口　由希公）

＊　**シックデイ**：発熱，下痢，嘔吐などのために食事のできない状態のこと．著しい高血糖やケトアシドーシスの危険があるので，症状の強いときは必ず主治医に連絡して指示を受けるように指導しておくことが大切．

9　脂質異常症

■ 一般原則

　早期に治療介入をすることが動脈硬化性疾患を減らし，生命予後を改善すると期待できる無症状の患者群を発見する目的で，スクリーニングを行う．スクリーニングを行うべきか否かは，冠動脈疾患リスクの有無が大きく影響する．治療によって効果が期待できる糖尿病・脳梗塞・慢性腎臓病（CKD）・末梢動脈疾患（PAD）の患者，吹田スコアが56点で以上の患者はスクリーニングの対象である．

　診断・治療の目的は，あくまで脂質異常症により引き起こされる冠動脈疾患や脳血管疾患の発症と，それらによる死亡を減らすことにある．

■ 診療所総合診療外来

診断

■スクリーニング項目：検査項目は総コレステロール（T-Cho），中性脂肪（TG），HDLコレステロール（HDL-C），LDLコレステロール（LDL-C）の4種類あり，LDL-CはFriedewald式を用いた計算法で算出する必要があるため，食後10時間以上経過した空腹時採血を用いる．

　初診時にLDL-Cが180 mg/dL以上と高い場合には，家族性高コレステロール血症（Familial Hypercholesterolemia：FH）の可能性を考え，① FHや早発性（男性＜55歳，女性＜65歳）冠動脈疾患の家族歴があるか，②腱黄色腫（手背・肘・膝などの腱黄色腫あるいはアキレス腱肥厚）や皮膚結節性黄色腫があるかどうかを確認する．FHはプライマリ・ケアの現場で遭遇する機会が比較的多く，診断した場合には，冠動脈疾患の高リスク群に相当するため，冠動脈疾患を有する患者と同レベルの，より厳格なLDL-Cの管理（100 mg/dL未満）を行うことになる．

■治療を開始する基準：治療効果はその治療を受ける患者の状態によって異なり，治療を行うかどうかを決める際には，どういう人に，どういう治療を行うと，どういう効果があるのかを細かく確認する必要がある．LDL-CやT-Choなどの数値にとらわれて薬物療法を行うのではなく，絶対リスクを評価し，治療の適応と目標値を設定する．治療開始前に，ほかの基礎疾患に基づいて生じる続発性（二次性）脂質異常症（糖尿病・甲状腺機能低下症・クッシング症候群・先端巨大症・褐色細胞腫・肥満などの内分泌疾患，ネフローゼ症候群・慢性腎臓病などの腎疾患，閉塞性黄疸・原発性胆汁性肝硬変・原発性肝がんなどの肝疾患）がないか確認は必要であり，これらがあれば，基礎疾患をまず治療する．

治療

　一次予防（冠動脈疾患既往なし）ではHMG-CoA還元酵素阻害薬（スタチン）療法を行う意義は乏しく[1]，まずは禁煙や食事療法・運動療法などの生活習慣の改善を治療の中心に据える[2]．しかし，糖尿病患者や，絶対リスクが高くなる糖尿病以外のリスクがすべて揃っている男性は，薬物療法を行ったほうがよい．

　二次予防（冠動脈疾患既往あり）の場合は，薬物療法が適応となる[3]．

　LDL－C低下が最も重要であり，薬物療法ではスタチンがその中心的な役割を担っている．

■治療の際の注意点：スタチンの副作用としてよく知られているのは横紋筋融解症であるが，横紋筋融解症までいかなくても筋肉痛や脱力などの筋症状が起こることは比較的多い．通常はスタチン開始から数週間〜数か月以内に起こり，血清クレアチンキナーゼ（血清CK）は上昇しないこともある．

■専門医への紹介：

- 著明な高LDL-C血症を示すFHなどの遺伝的な要素が濃厚な症例
- 難治性脂質異常症
- 著明な高TG血症
- 著明な低HDL血症
- 家族歴が濃厚な若年性動脈硬化性疾患症例

【参照文献】

1) Mihaylova B, et al. The effects of lowering LDL cholesterol with statin therapy in people at low risk of vascular disease: meta-analysis of individual data from 27 randomised trials. Lancet. 2012; 380: 581-590.
2) Nakamura H, et al. Primary prevention of cardiovascular disease with pravastatin in Japan（MEGA Study）: a prospective randomized controlled trial. Lancet. 2006; 368: 1155-1163.
3) Sakamoto T, et al. Effects of early statin treatment on symptom heart failure and ischemic events after acute myocardial infarction in Japanese. Am J Cardiol. 2006; 97: 1165-1171.

（杉谷　真季）

10　慢性閉塞性肺疾患（COPD）

■ 一般原則

Chronic Obstructive Pulmonary Disease（COPD）は，「たばこ煙を主とする有害物質を長期に吸入曝露することで生じた肺の炎症性疾患」と定義される[1]．総合診療医は，禁煙教育による疾病の発症予防に始まり，発症後の禁煙推進，自覚症状の改善と増悪の予防，さらには終末期患者への対応と幅広い役割を担う．

喫煙者は，慢性的な咳嗽や軽度の労作時の息切れでは受診しないことも多い．症状が進行してから，あるいは急性増悪を経て，初めて COPD の診断に至ることも少なくない．そのため総合診療医は，喫煙者の受診機会をのがさず介入を図る必要がある．

■ 診療所総合診療外来

慢性の呼吸器症状および COPD の危険因子への曝露歴のある患者—具体的には 40 歳以上で，喫煙歴のある人，息切れ・慢性咳嗽・慢性の喀痰がある人や，家庭での燃料による煙・職業上の粉塵や化学物質などの曝露歴がある人や，COPD の家族歴のある人—に対しては，COPD を考慮しながら診察を進める．

■ 症状および病歴の確認：リスクのある患者に対しては，まず詳細な問診を行う．①咳の頻度，②痰の状態，③息苦しさの程度，④労作時の息切れの程度，⑤安静時の息切れの程度，⑥呼吸器症状による外出の機会の減少，⑦睡眠状況などについて

聴取する．この際，CAT 質問票[3] や mMRC 息切れスケール質問票[3] などを用いて，症状のスコアリングを行うとよい．また COPD の急性増悪を疑うような外来通院歴や入院歴がないか確認する．

■ 診断

気管支拡張薬を吸入後のスパイロメトリーで，1 秒率，すなわち，1 秒量（FEV1）/努力肺活量（FVC）が 0.70 未満であり，かつ，他に原因となる疾患がない場合は，COPD と診断する．鑑別診断が必要な疾患としては，気管支喘息，うっ血性心不全，気管支拡張症，結核，閉塞性細気管支炎，びまん性汎細気管支炎があげられる．このうち気管支喘息については，画像診断や生理学的検査では明確に区別ができない場合があり，このような患者では喘息と COPD が併存しているとみなしマネージメントする必要がある（Asthma-COPD Overlap Syndrome: ACOS）．

胸部 X 線検査は COPD の確定診断には有用ではないが，他疾患の除外や併存疾患の確定には必要である．一般的に COPD 患者の胸部 X 線検査では，胸部側面像での横隔膜の平坦化や胸骨後腔の容積増大などの肺過膨張所見，肺野の透過性亢進，血管像の狭小化などがみられるが，初期の患者では画像変化を認めないものも多い．

■ 非薬物療法：すべての COPD 患者において，禁煙は必要不可欠である．行動変容アプローチを

用いつつ，必要に応じて薬物治療を取り入れながら禁煙をすすめる．呼吸器リハビリテーションは，健康関連 QOL を高めるとともに，運動耐容能の改善や生存率の改善も期待できるため，早期より積極的に取り入れていく．急性増悪の予防として，インフルエンザワクチン接種，肺炎球菌ワクチン接種を施行する．安静時 PaO_2 が $\leqq$ 55Torr，または $PaO_2 \leqq$ 60Torr で睡眠時や運動負荷時に著しい低酸素血症を来す高度慢性呼吸不全例や，肺高血圧症を伴う例では，在宅酸素療法が推奨される．

■ COPD のマネージメント

・**安定期**：患者の症状の評価，および，過去の増悪の既往歴から患者を分類し，その時期ごとの治療目標を意識する．増悪の既往歴がない患者では，自覚症状の改善が目標となる．間欠的な症状であれば短時間作用性 β 2 刺激薬（SABA）または短時間作用性抗コリン薬の頓用を，症状が持続する場合は長時間作用型性抗コリン薬（LAMA）または長時間作用型性 β 2 刺激薬（LABA）を使用する．増悪の既往歴のある患者では，今後の増悪リスクの低減が最重要目標となる．LAMA を第 1 選択薬として用いつつ，急性増悪の状況に応じて LAMA・LABA を併用する．LAMA・LABA を併用しても急性増悪を繰り返す場合は，吸入ステロイドの併用を検討する．症状に対しては喀痰調整薬の服用を行ってもよい．

・**増悪期**：息切れや咳嗽，喀痰の増加などが起こり，安定期の治療の変更につながる状態である．要因は多様だが，最も多いものはウイルス性上気道感染症と気管支感染症である．入院適応を決定する際には，安定期に比した各種症状の悪化，低酸素血症の程度や重篤な併存症の有無など医学的要素はもちろん，十分な在宅サポートの有無など社会的要素も加味する．病院への紹介時は，安定期の

症状や気流閉塞の程度，治療内容，過去の増悪の既往歴についても情報提供を行う．

・**終末期**：著しい呼吸困難とともに QOL が極度に低下する．COPD の予後予測は困難であるが，増悪を繰り返し，二次的に ADL の低下を来し始めた場合，終末期に入ったものとして対応する．呼吸困難に対しては，患者の意思に基づいて薬物的・非薬物的な方法を用いた緩和ケアを行う．

患者の症状によっては，意思が十分に確認できないまま，増悪期から終末期に至ることも多い．そのため，安定期のうちから，増悪期や終末期の治療について患者や家族と十分に話し合いをもっておく必要がある．

■ 予防：COPD の主な原因は喫煙であり，COPD の一次予防として禁煙教育が重要である．

診療の場では，小児期〜思春期の患者へは喫煙予防の情報を提供する．青年期以降の患者には必ず喫煙習慣を聞き，継続して話題にするなど，全年齢の患者へ禁煙教育を行う．小児期〜思春期での喫煙予防に関しては，診療の場以外でも，学校や地域での啓発活動などに取り組む必要がある．

【参照文献】

1）一般社団法人日本呼吸器学会，COPD（慢性閉塞性肺疾患）診断と治療のためのガイドライン，第 4 版．メディカルレビュー社，p5, 2013.

2）Global Initiative for Chronic Obstructive Lung Disease. Global strategy for the diagnosis, management, and prevention of chronic obstructive pulmonary disease (Updated 2017). Global Initiative for Chronic Obstructive Lung Disease, Inc., 2017.

3）The COPD Assessment Test website. http://www.catestonline.org/http://www.gold-jac.jp/support_contents/index2.html

（秋山　瞳）

11　狭心症

■ 一般原則

　狭心症は，主に動脈硬化による冠動脈狭窄が進行した結果に生じる労作性狭心症と，冠動脈の攣縮による異型狭心症に大別される．さらに，心筋梗塞への進行が不安視される状態を，不安定狭心症として扱う．受診時には自覚症状を認めないことが多いが，問診と身体所見・検査所見をもとに，狭心症の可能性は見逃さない，という姿勢が必要である．疑わしい症例については，積極的なフォローアップと循環器内科専門医への紹介を行う．初期診療で行う診療所内での検査（心電図・胸部X線・採血・尿検査など）は，他の重要な疾患を診断・除外するために実施する．急性期治療後は，抗凝固薬の継続のもと二次予防に務めることになるが，専門医との併診や逆紹介になるケースも多い．フィードバックを得るためにも，各地域にいる循環器内科専門医と日頃から良好な関係性を構築することが重要である．

■ 診療所総合診療外来

診断

　まず緊急性の判断が必要である．受診時点で強い症状が持続していたり，全身状態が悪くバイタルサインの異常を認める場合は，心筋梗塞・肺塞栓症・緊張性気胸・大動脈解離など緊急性の高い疾患の可能性を念頭に置く[1]．問診・身体所見に加え速やかに胸部X線検査と心電図検査で鑑別を進め，高度医療機関への救急車による搬送を検討する．心筋トロポニンT・H-FABPの迅速キットは心筋梗塞の診断に有用であるが，必須ではない．

　当日の自覚症状が乏しく，胸部X線検査や心電図で異常を認めず緊急性が低いと判断できた症例において，狭心症を見落とさないという意識した診療が重要である．「労作によって誘発され安静により消失する胸部症状」，「夜間から早朝にかけて生じる胸部症状」などの典型的なエピソードを認める場合は，高度医療機関に紹介する．また定型的な症状を認めなくとも，高血圧や喫煙歴・心血管イベントの既往症などのリスクがある場合，さらに自覚症状に乏しい高齢者や糖尿病患者などは，より注意深く診療する必要がある．不定愁訴ともとれる非典型的なエピソードでの受診も多く報告されている．身体化やうつ病など精神症状を鑑別に挙げるのは当然であるが，家庭医として患者背景を意識した診療を行うあまり，本来行われるべき病態把握や高度医療機関への紹介が不十分にならぬよう心がける必要がある．さらに診断精度を高める所見として，既往があれば過去に経験した狭心症・心筋梗塞と同等かより強い痛みであること，嘔気や発汗を伴うこと，片側または両側の肩や腕に痛みが放散することとされている[2]．逆に可能性を低くする所見は，刺すような鋭い痛み，触診で再現可能な圧痛などが報告されている[2]．治療と診断を兼ねてニトログリセリンを処方し経過をみることがあるが，除痛効果は狭心症に限らず，診断精度は高くないとされている[3]．

■**診療所検査**：当日迅速で胸部X線検査と心電図を実施する．採血・尿検査にて一般的な生化学・血算検査・甲状腺機能など原因検索とHbA1cや脂質など発症リスクの有無を検索する．ホルター心電図は胸痛発作時の心電図変化を記録しうるため可能であれば実施する．ただし不安定狭心症を否定できず時間的余裕がないと判断される場合は専門医への紹介を早める．

　一度の診療で診断に至らない場合は診療所の近接性・継続性を最大限に活用する．次に受診するべき状況とタイミングやその場合にどのような診療の提供を予定しているかの情報を患者・家族と共有してフォローアップを行う．

治療

■**病院での検査・治療**：高度医療機関ではホルター心電図，トレッドミル運動負荷試験，心臓エコー検査，心臓核医学検査や冠動脈造影CT検査を実施，心臓カテーテル検査・治療へと進む．異型狭心症

ではカテーテル下での誘発試験を併用する. 治療は薬物療法・心臓カテーテル治療（経皮的冠動脈形成術・冠動脈ステント留置術）・冠動脈バイパス手術のいずれかもしくは複数を組み合わせて行われる.

■**治療後・二次予防**：二次予防として高血圧・糖尿病・脂質のコントロール目標は, より厳しく設定され, 禁煙や生活習慣の徹底が求められる. 薬剤溶出性ステント（DES）留置後は抗血小板薬2剤併用療法（DAPT）が用いられるが, 消化管出血などの出血リスクに留意する必要がある. PRECISE-DAPT スコアは, 年齢, クレアチニンクリアランス, ヘモグロビン, 白血球数, 出血の既往歴の5項目で DAPT 期間中の出血リスクを予測するツールであり, リスクを評価して DAPT の継続期間を検討することができる. 異型狭心症では薬物療法が主になり, 降圧薬・硝酸薬などをふらつきなどの副作用をみながらコントロール

する. 併診になる高度医療機関と日頃から良好な関係性を構築することが重要である.

【引用文献】

1）Cervellin G, Rastelli G. The clinics of acute coronary syndrome. Ann Transl Med. 2016 May; 4(10): 191.
2）Swap CJ, Nagurney JT. Value and limitations of chest pain history in the evaluation of patients with suspected acute coronary syndromes.JAMA. 2005 Nov 23;294(20):2623-9.
3）Grailey K, Glasziou PP. Diagnostic accuracy of nitroglycerine as a 'test of treatment' for cardiac chest pain: a systematic review.Emerg Med J. 2012 Mar;29(3):173-6.

【参考文献】

① Fanaroff AC, Rymer JA, Goldstein SA et al. Does this patient with chest pain have acute coronary syndrome? the rational clinical examination systematic review. JAMA. 2015 Nov 10;314(18):1955-65.
② Costa F, et al. Derivation and validation of the predicting bleeding complications in patients undergoing stent implantation and . subsequent dual antiplatelet therapy (PRECISE-DAPT) score. Lancet 2017;389:1025-34.

（堀越　健）

12　慢性心不全

■ 一般原則

アメリカ心臓病学会（ACC）とアメリカ心臓協会（AHA）による慢性心不全のガイドラインでは, 4つの stage（A～D）に分類している. リスク因子を有する状態から症状を呈する状態までを連続した症候群として定義している[1].

症状を呈する前からリスク因子に対してアプローチをするとともに, 身体所見, 胸部単純X線検査, 心電図などから心不全を疑えば心エコーや血液検査を行い, 診断し, 生活指導, 栄養指導, 内服コントロールとともに, 器質的心疾患などがあれば必要に応じて専門医へ紹介するなど, 症状を呈する前の管理が重要である. また, 症状を呈した場合には, 外来通院で加療できるか専門医へ紹介するべきかの判断も求められる.

■ 診療所総合診療外来

診断

■**主訴・身体所見**：主訴としては夜間の咳, 喘鳴, 浮腫, 息切れ, 倦怠感などがあるが, 高齢となったことを理由と考えて訴えてこない場合もあるため, 日頃の外来診療で変化を感じ取ることが重要となる. 頸静脈怒張, 下腿浮腫は, わかりやすい所見であるため見逃さないようにしたい. 体重測定を勧め, ズボンなどの衣服がきつくなっていないか問診することも重要である.

■**検査**：心不全を疑えば, まずはそれ以外の疾患（慢性閉塞性肺疾患, 甲状腺疾患, 肝疾患, 腎疾患など）を除外する. また, 貧血や感染症を契機に, それまで評価されずにいた心不全が急性増悪する場合もある.

心筋梗塞の既往があれば，心機能の評価のために心エコーを，心筋梗塞の既往がなければ血液検査で脳性ナトリウム利尿ペプチド（BNP，NT-proBNP）を測定し，BNP > 100pg/mL，NT-proBNP > 400pg/ mＬで心エコーを行う[2]．

左室駆出率（LVEF）が 40％以下ならば収縮不全による心不全（HFpEF: Heart Failure with preserved Ejection Fraction），50％以上ならば拡張障害による心不全（HFrEF: Heart Failure with reduced Ejection Fraction），40〜49％を中間型の心不全と定義している[2]．

治療

心不全の原因，症状，増悪・進行のそれぞれへの対応が重要である．

①慢性期の治療（各 stage への治療）

Stage A（危険因子を有するが，心機能障害がない）：高血圧症，脂質異常症，肥満，糖尿病，動脈硬化性疾患，喫煙などがリスク因子である．ACE 阻害薬や ARB の導入，必要性に応じてスタチンの導入を行う．また，塩分摂取量を含む食事療法や体重測定を推奨する．

Stage B（無症状の左室収縮機能不全）：まず ACE 阻害薬や ARB を開始する．心筋梗塞後の左室収縮機能不全ならば β 遮断薬も考慮する．心筋梗塞，心肥大，弁膜症などに対して手術も含めてそれぞれ治療を行う．

Stage C（症候性心不全）：収縮不全（HFrEF）に対して複数の薬剤が有効である．ACE 阻害薬や ARB は心血管死亡リスクや入院リスクを軽減できるが，腎機能低下に伴う高 K 血症に注意が必要である．β 遮断薬は有意に死亡リスク，心不全増悪リスクを低下させるが，心拍数の低下に注意する必要がある．アルドステロン拮抗薬は死亡リスク，入院リスクの改善を認めるが，高 K 血症に注意が必要である．LVEF < 35％では予防的に植込み込み型除細動器（ICD）が死亡リスクを低下させる．

一方，拡張不全（HFpEF）では薬剤による有効性は乏しいため，容量負荷に対する利尿薬が中心となる．

Stage D（治療抵抗性心不全）：ジゴキシンによる死亡リスクの改善はみられないが心不全による入院リスクは軽減される．呼吸苦などの自覚症状があれば緩和ケアを行う．

②急性増悪への治療

急性増悪の契機となる貧血，感染症など原因疾患を治療し，心機能，前負荷，後負荷の評価と治療を行う．状態によっては専門医へ紹介し，原因精査とカテコラミンなどを検討する．

前負荷の増加：食事，水分，塩分の摂取過剰によるもの，薬剤性，怠薬などが原因と考えられ，生活指導，栄養指導，服薬調整，本人や家族への服薬指導などを行う．利尿薬はループ利尿薬が中心となる．効果が不十分な場合は入院下で短期間トルバプタンを併用することがある[2]．

後負荷の増加：原因検索と共に降圧療法を強化する[2]．

■専門医との連携：専門医へのアクセスのしやすさによって連携のしかたや形態は変わるが，心エコー図による心機能の評価や薬物調整，弁膜症の手術適応など専門医へ相談や判断を仰ぐなど，日頃から連携をする必要がある．また，急性増悪の場合は適切なタイミングで専門医へ紹介することが求められる．専門医が Stage D の中でも終末期の慢性心不全と判断した患者は，外来通院が困難となり，在宅医療を受けることが少なくない．どのような緩和ケアを提供するのか，あらかじめ専門医，患者とその家族と相談して治療方針を決めていく必要がある．

【参照文献】

1）Yancy,CW et al. ACCF/AHA PRACTICE GUIDELINE 2013 ACCF/AHA Guideline for the Management of Heart Failure: A Report of the American College of Cardiology Foundation/American Eeart Association Task Force on Practice Guidelines.
2）慢性心不全治療ガイドライン（2010 年改訂版）．

（高木　暢）

13　心房細動

■ 一般原則

　1）スクリーニング，2）緊急：発作時の対応，3）初期アセスメント，4）抗凝固療法，5）レートコントロール，6）リズムコントロールの6ステップで考える．65歳以上でリスクのある人は，診察のたびごとに脈を取る習慣をつける．心房細動発作時は，まず緊急除細動の適応があるかを第一に考える．症状が落ち着いている場合，治療開始時に心房細動発症および心原性脳塞栓のリスク因子を明らかにする．次に，この評価をもとに適応を考え抗凝固薬を選択する．その後は血圧管理と服薬アドヒアランスの向上を常に念頭に置く．症状改善策としてまずレートコントロールを主眼に置く．それでも症状が安定しない場合に抗不整脈薬によるリズムコントロールを試みる．抗不整脈薬1剤で改善せず年齢等から適応があれば，カテーテルアブレーションを考慮する．「早期発見」「抗凝固療法中の出血管理」の重要性を多職種で共有し実行する姿勢が大切である．

■ 診療所総合診療外来

1）スクリーニング：総合診療医の外来で65歳以上の人全員に1回脈を取った際，心房細動が初めて見つかる頻度は1.4％であり，早期発見の重要性が指摘されている．通常の外来はもちろん，訪問診療においても65歳以上の人には必ず脈を取るようにしたい．このことは看護師も含め多職種で実践するとより効果的と考える．

2）緊急・発作時の対応：発作の際は，血圧低下・心筋虚血・デルタ波・心不全があれば救急搬送を考える．特に心不全の一症状として心房細動が発症しやすいので肺ラ音，下腿浮腫等の所見を見逃さない．症状が比較的落ち着いていて発症24時間以内で徐脈や器質的心疾患なしが確認されれば，ベラパミルの頓用を処方し翌日受診とする．翌日も心房細動また発症時期が不明の際は，専門医紹介とする．

3）初期アセスメント：心エコーまで行い，心不全，僧帽弁疾患，甲状腺疾患，睡眠時無呼吸症候群に特に注意して評価する．抗凝固療法はCHADS2スコア（心不全・高血圧・75歳以上・糖尿病各1点，脳卒中／一過性脳虚血発作の既往2点）2点以上で開始する[1]．1点では75歳以上，血圧・血糖の管理が不良の場合は，投薬を考慮する．高齢者では腎機能（クレアチニンクリアランス）と，服薬アドヒアランス向上の点から認知機能評価も不可欠である．

4）抗凝固療法：ワルファリン服用者でおおよそ過去10回投与のうちPT-INRの指摘範囲からの逸脱が3回以内の場合はワルファリンを継続する．新規の場合，重症僧帽弁狭窄症，人工弁患者，コストが問題となる人はワルファリンを用いる．その他に筆者は「女性，60歳未満，2つ以上の合併症，ワルファリンに影響ある薬剤（各1点），喫煙（2点）」のうち2点以下の人にはワルファリンを用いている[2]．それ以外の人はDOAC（直接経口抗凝固薬：direct oral anticoagulant）を考える．DOACは1種類使いやすい薬剤を持っていればよい．しかし薬剤選択以上に重要なのは血圧管理と服薬アドヒアランス向上である．抗凝固療法下では収縮期血圧135mmHg未満を目指す[3]．小出血では服薬をやめない，血尿血便時は早め受診を徹底する．超高齢者では，認知症などで服薬管理が不安定な人や頻回の転倒歴のある人，床上生活で意思疎通の困難な人ではご家族と相談のうえ，抗凝固療法なしという選択も十分考慮する．

5）レートコントロール：安静時心拍数110（できれば85）／分以下を目指し β遮断薬または非ジヒドロピリジン系Ca拮抗薬を使用する．ジギタリスは心機能低下患者に用いる．

6）リズムコントロール：基礎心疾患がなくレートコントロールで症状が安定しない場合，抗不整脈薬1剤の定期服用または発作時頓用を行う．以上を行っても症状が改善しない場合，カテーテルアブレーションを考える．

【参照文献】

1）循環器病の診断と治療に関するガイドライン．心房細動治療（薬物）ガイドライン（2013 年改訂版）．
http://www.j-circ.or.jp/guideline/pdf/JCS2013_inoue_h.pdf（2017 年 2 月閲覧）
2）Lip GY. Stroke prevention in atrial fibrillation. Eur Heart J. 2017; 38: 4-5.

3）Kodani K, Atarashi H, Inoue H et al. Impact of blood pressure control on thromboembolism and major hemorrhage in patients with nonvalvular atrial fibrillation: a subanalysis of the J‐RHYTHM Registry. J Am Heart Assoc. 2016; doi: 10.1161/JAHA.116.004075.

（小田倉　弘典）

14　慢性腎臓病（CKD）

■ 一般原則

慢性腎臓病の診断と治療の目的は，末期腎不全への進行や心血管疾患などの合併症を予防し死亡率を減らすことである．糖尿病や高血圧症などの慢性疾患が CKD 発症のリスクとなることがわかっており，これらの疾患を適切にマネジメントし，貧血や骨・ミネラル代謝異常などに注意しながら，生活習慣を含めたケアを行う．進行度に応じて専門医と連携しながら診療を継続していくことが重要である[3]．

■ 診療所総合診療外来

診断

CKD 発症のリスクとスクリーニング：高齢，糖尿病，高血圧，肥満，喫煙，多量飲酒，腎障害を起こしうる薬剤の使用，心血管疾患，CKD の家族歴が CKD 発症のリスク因子とされており，これらに該当する人に対して年 1 回血液検査と尿検査によるスクリーニングを行う[3]．

■ CKD の診断基準と重症度分類

1．尿異常，画像診断，血液，病理で腎障害の存在が明らか．とくに 0.15g/gCr 以上の蛋白尿（30mg/gCr 以上のアルブミン尿）の存在．
2．糸球体濾過量（GFR）< 60 mL/ 分 /1.73 m^2

1，2のいずれか，または両方が 3 か月以上持続する場合に CKD と診断する．

18 歳以上では，日本人の GFR 推算式を用いた推算 GFR（eGFR）値を用いて評価することが可能である．

CKD の診断に際しては，治療可能な疾患の鑑別や治療方針決定のために原疾患をできるだけ同定することが重要である．過去の検尿異常や腎・泌尿器疾患，糖尿病，高血圧症の既往歴，腎疾患の家族歴，服薬歴などを聴取し，血液検査や腹部エコー検査を行い，原因を検索する．血算，尿素窒素，クレアチニン，電解質，アルブミン，血糖，脂質を基本項目とし，GFR < 60 mL/ 分 /1.73 m^2 の場合は血清カルシウム，リン，PTH，鉄の検査を追加する．CKD 診断後は，GFR 値と尿蛋白量に基づく重症度分類により予後の評価を行い，管理方法を決定する[3]．

治療

■ CKD 患者の管理：

（1）生活習慣の改善

禁煙は CKD の進行抑制と関連があり推奨される．飲酒に関しては CKD を悪化させるという報告はないが，過度の飲酒は CKD 発症のリスクとされており，適正飲酒量（日本酒 1 合以下）に留めることが望ましい．肥満のある CKD 患者において，カロリー制限による減量が蛋白尿の減少および腎機能の改善と関連があることが証明されている．高血圧と末期腎不全の予防のために，食塩摂取量は 6g/ 日未満を目標とする．蛋白質制限は腎保護に有益であり，GFR < 30 mL/ 分 /1.73 m^2 の場合，蛋白質摂取量を 0.8 g/kg 体重 / 日に下げることが推奨される[1]が，個々の患者の病態やリスクを考慮し，栄養士の助言のもとで行うことが望ましい[4]．

（2）併存疾患の治療

CKD患者における降圧療法では，少なくとも140/90mmHg未満を維持し，糖尿病の合併や尿中アルブミン≧30mg/gCr（尿蛋白1＋以上）の場合は130/80mmHg未満を目標とする[1,4]．家庭血圧を重視し2～3か月かけて緩徐に降圧する．75歳以上の高齢者では，150/90mmHg未満を目標とするが，起立性低血圧や腎障害の悪化がなければ140/90mmHg未満を目指す[4]．ACE阻害薬あるいはARBが尿蛋白減少およびCKD進行抑制効果を持つことから第一選択となる[1,4]．ただし，eGFRの低下や高カリウム血症に注意する．ACE阻害薬あるいはARBのみで十分に降圧できないときは，Ca拮抗薬や利尿薬，β遮断薬の併用療法を行う．利尿薬はサイアザイド系を基本とするが，ステージG4以上ではループ利尿薬を使用する．ACE阻害薬とARBの併用は推奨されない[2]．

糖尿病はCKDおよび心血管疾患の強いリスク因子であり，糖尿病性腎症の進展予防のための血糖コントロール目標はA1C（NGSP）7％未満である．ただし，高齢者や低血糖の危険のあるCKD患者においてはA1C7％以上の緩やかな血糖コントロールに留める[1,3]．脂質異常に関しては，スタチンを用いてLDL-C 120mg/dL未満を目標に治療を行う．CKDの進行に伴い腎性貧血が合併しうる[4]．ESA療法（エリスロポエチン製剤）によりHb値を11～13g/dLに保つことが推奨

される[4]．CKDは骨・ミネラル代謝にも影響を与え骨病変や血管の石灰化をきたす．保存期では血清リン，カルシウム，PTHを定期的にフォローし，各施設の基準値を目標に管理するが，ステージG4以上は腎臓専門医にもコンサルトしながら管理することが望ましい[1,3]．

■**専門医への紹介**：腎臓専門医に紹介するタイミングとして，①蛋白尿と血尿がともに陽性（1＋以上），②0.50g/gCr以上または（1＋）以上の蛋白尿，GFR 45 mL/分/1.73 m²未満，③40歳未満でGFR 60mL/分/1.73 m²未満が挙げられる．これ以外にも，3か月以内に30％以上の腎機能悪化を認める場合は速やかに専門医に紹介するのが望ましい[4]．

【参照文献】

1）Kidney Disease: Improving Global Outcomes (KDIGO) 2012 clinical practice guideline for the evaluation and management of chronic kidney disease. http://www.kdigo.org/clinical_practice_guidelines/pdf/CKD/KDIGO_2012_CKD_GL.pdf (2019年3月アクセス確認)

2）Josette A. Rivera, Ann M. et al. Update on the management of chronic kidney disease. American Family Physician. 2012 Oct 15;86(8):749-754.

3）Jhon T.Daugirdas, 南学正臣. CKDブック 慢性腎臓病管理の手引. 第1版. メディカルサイエンス・インターナショナル, 2013.

4）日本腎臓病学会. エビデンスに基づくCKD診療ガイドライン2018，第1版，東京医学社，2018.

（石井　大介）

15　成人の急性肺炎（市中肺炎）

■ 一般原則

急性の咳・痰・熱などで受診した患者に，問診・バイタルサイン・身体所見・胸部X線検査などを駆使し肺炎か否か鑑別を行う．肺炎と診断したら，紹介の必要性の判断と肺結核の除外を行う．細菌性肺炎・非定型肺炎の鑑別を行い，抗菌薬を決定する．肺炎球菌ワクチンの接種も総合診療医の重要な役割である．

■ 診療所総合診療外来

診断

強い咽頭痛・鼻水は肺炎の可能性を低くし，悪寒や発熱は可能性を高める．認知症は陽性尤度比3.4との報告がある．年齢に関わらずバイタルサインの異常が多いほど肺炎である可能性が高まる．特に低酸素血症は肺炎である可能性を高める（オッズ比3.5）．逆に呼吸数＜20回，心拍数＜100回，

体温 ≦ 37.8℃ の 3 つを満たせば陰性尤度比 0.18 である．ただし高齢者は無熱の肺炎も多い．crackle は陽性尤度比 1.6 ～ 2.7，呼吸音減弱は同 2.3 ～ 2.5，ヤギ音は同 2.0 ～ 8.6 であるが，感度は低く除外には使えない．肺炎と診断した場合，肺結核の可能性をまず除外したい．胸部 X 線での上葉の浸潤影，空洞病変は結核の可能性を強く示唆する．現状の肺結核に対する clinical prediction rule は，どれも感度が高いが特異度が低い．

　① 60 歳未満，②基礎疾患なし，または軽微，③頑固な咳嗽，④胸部聴診上所見が乏しい，⑤喀痰がない，あるいは迅速診断法で原因菌らしきものがない，⑥末梢血白血球数 <10,000/μL．①～⑤の 3 つ以上陽性もしくは①～⑥の 4 つ以上陽性を非定型肺炎疑いとするが，実際には判別困難なケースが多い．マイコプラズマ肺炎の診断には，発症早期から検出できる LAMP 法が推奨されている．

■**紹介するタイミング**：診療所の外来では CRB-65 が有用である．① C:Confusion（意識障害），② R:Respiratory rate（呼吸数 ≧ 30 回 / 分），③ B:Blood pressure（収縮期血圧 ≦ 90Torr，または拡張期血圧 ≦ 60Torr），④ 65:Age（年齢 ≧ 65 歳）の 4 点で階層化する[3]．点数は致死率と相関しており，0 点の場合は自院で治療を，1 ～ 2 点は病院への紹介を検討，3 ～ 4 点は急いで病院への入院を推奨する．

治療

　細菌性肺炎では肺炎球菌やインフルエンザ桿菌を，非定型肺炎でマイコプラズマ，肺炎クラミドフィラ，レジオネラを想定する．細菌性肺炎はペニシリン系が，非定型肺炎はマクロライド系が第一選択となる．ニューキノロン系は結核の発見を遅らせる場合があり慎重に使用する．

■**予防**：現在 65 歳以上の高齢者に対して 13 価肺炎球菌ワクチン（PCV13）と 23 価肺炎球菌ワクチン（PPSV23）をそれぞれ接種することが推奨されている．

【参照文献】

1 ）Metlay JP, Kapoor WN, Fine MJ. Does this patient have community-acquired pneumonia? Diagnosing pneumonia by history and physical examination. JAMA. 1997 Nov 5; 278(17):1440-5.

2 ）日本感染症学会「65 歳以上の成人に対する肺炎球菌ワクチンに関する考え方」
http://www.kansensho.or.jp/guidelines/pdf/o65haienV_policy27-30.pdf

3 ）James D, et al. Severity assessment tools for predicting mortality in hospitalised patients with community-acquired pneumonia. Systematic review and meta-analysis. Thorax. 2010; 65: 878-883.

4 ）Lim WS, et al. Defining community acquired pneumonia severity on presentation to hospital: an international derivation and validation study.Thorax. 2003; 58:377-82.

（櫛笥　永晴）

16　小児の急性肺炎

■ 一般原則

　発熱，鼻汁，咳嗽など呼吸器症状を伴う小児で，病歴と身体所見に基づき診断する．診断が曖昧な場合は胸部 X 線，ウイルス迅速検査を補助的に用いる．予防接種歴を確認する．周囲の流行状況の聴取も有用．重症度を意識し，入院の必要性を判断する．低い社会経済的状況，集団保育，たばこ煙への曝露は罹患・重症化の要因となる[1]．

■ 診療所総合診療外来

診断

　しばしば副雑音（ラ音）や呼吸音の減弱を聴取する．頻呼吸，鼻翼呼吸，陥没呼吸，肩呼吸，起坐呼吸，呻吟，チアノーゼなど呼吸困難徴候を確認する．重症度の判定項目：全身状態，経口摂取の状況，SpO_2 低下，呼吸数（正常回数 / 分：新生児 < 60，乳児 < 50，幼児 < 40，学童 < 20），無呼吸，努力性呼吸，循環不全，意識障害[2]．

■原因微生物検索

5歳以下ではウイルス感染と細菌感染（肺炎球菌が，インフルエンザ菌），6歳以上ではマイコプラズマなど非定型肺炎が多い．ウイルス迅速検査（インフルエンザ，アデノ，RS，ヒトメタニューモ）は想定されるものを補助的に調べる．マイコプラズマの診断にはLAMP法が推奨される．白血球数，CRP値，赤沈値では，細菌性とウイルス性を明確に鑑別できない[3]．細菌性肺炎とマイコプラズマ肺炎の鑑別では，スコアリング項目：①年齢6歳以上，②基礎疾患なし，③1週間以内にβ-ラクタム系薬の前投与あり，④全身状態良好，⑤乾性咳嗽が主体，⑥胸部聴診でcrackleなし，⑦胸部X線像で肺炎像が区域性，⑧白血球数10000/μL未満，⑨CRP4.0mg/dL未満，のうち①〜⑥で3項目以上，①〜⑨で5項目以上陽性の場合，マイコプラズマ肺炎の可能性が高い．

治療

細菌性肺炎が疑われる場合はアモキシシリン，非定型肺炎はマクロライド系薬が第一選択．非定型肺炎のマクロライド系薬の治療効果の判定は48〜72時間で行う．小児は病状の進行が速いことが多く，年少児や重症例では最初の判定を3日目より2日目に行う．発熱が続き，マクロライド耐性マイコプラズマを考える場合はトスフロキサシン，8歳以上であればミノサイクリンに変更する．

年齢（1歳未満），重症度分類で中等症以上，基礎疾患あり，脱水症状あり，治療薬の内服困難，経口抗菌薬治療で改善しない，合併症（胸水貯留・膿胸），は入院治療の適応になる．

【参照文献】

1) Jadavji T, Law B, Lebel MH, et al. A practical guide for the diagnosis and treatment of pediatric pneumonia. CMAJ. 1997;156(5):S703–S711.
2) 小児呼吸器感染症診療ガイドライン作成委員会. 小児呼吸器感染症診療ガイドライン2017. 協和企画, 2016.
3) 一般社団法人日本感染症学会, 公益社団法人日本化学療法学会 JAID/JSC感染症治療ガイド・ガイドライン作成委員会呼吸器感染症WG. JAID/JSC感染症治療ガイドライン —呼吸器感染症—. 日本化学療法学会雑誌. 2014; 62(1):43-50.

（武者　幸樹子）

17　尿路感染症

■ 一般原則

尿路感染症は診療所外来で最も多く遭遇する感染症の一つである．一方で，その臨床像は無症候性細菌尿から敗血症性ショックに至るまで多彩であり，判断に迷う場面も多い．尿路感染症を念頭においた病歴聴取・身体診察・各種検査を行って診断し，総合診療医としてこのまま診療所での治療が継続できるかどうか，高次医療機関に紹介すべき事態とタイミングを見極めることが求められる．

妊婦以外の若い女性・尿路の解剖学的異常がない場合の尿路感染症を単純性尿路感染症といい，乳幼児・男性・結石を伴う場合・異物が留置されている場合など，前述以外のすべては複雑性尿路感染症に相当する．複雑性尿路感染症の場合には，原因に対する根本的なアプローチが必要な場合が多い．

■ 診療所総合診療外来

排尿時痛・残尿感など膀胱刺激症状を伴わずに，発熱・嘔吐・腹痛といった症状のみで受診する尿路感染症も十分ありうることを肝に銘じ，常にその可能性を念頭に置く必要がある．

診断

■病歴と身体診察：再発性尿路感染症では，患者による自己判断の陽性尤度比が4.0と高いことが知られている．逆にCVA叩打痛については陽性尤度比1.7，陰性尤度比0.9でありCVA叩打痛の有無だけで腎盂腎炎かどうかの診断はできないことを知っておく．また，男性の場合，前立腺炎

では 83％ で直腸診による異常を認めるという
データがあり，愛護的な直腸診を行って前立腺炎の
診断につなげたい．

■検査：全例で尿定性・沈査・グラム染色・尿培養
を施行する．複雑性尿路感染症の場合は腹部エコー
による水腎水尿管の有無を確認した上で，血液検査・
（可能なら）血液培養2セットを行う．尿試験紙で
白血球 estrase と亜硝酸塩のいずれかが陽性なら
尿路感染症の陽性尤度比 4.2 と診断的価値が高い[2]．

　高齢女性の 25 ～ 50％，男性の 15 ～ 40％ に
無症候性細菌尿を認めるとも言われ，特に総合
診療医が頻繁に出会う症状を訴えることができない
高齢者が発熱した場合などは診断に迷う．尿路
感染症は常に疑いながらも，反面で，発熱＋細菌
尿＝尿路感染と安易に判断せず，胆道系感染や
偽痛風など腎盂腎炎以外の鑑別も疑って，身体
診察や各々の検査を組み合わせて診断する．

■紹介のタイミング：入院が必要かどうかの判断を
行う．結石などにより閉塞を認める場合，血圧低下
など全身状態が不良の場合は速やかに対応可能な
医療機関へ紹介する．市中の急性腎盂腎炎では，
約 20 ～ 30％ で菌血症に至ることが知られており，
単純性腎盂腎炎であっても，悪寒戦慄を伴い菌血
症が強く疑われる場合や，高齢者の独居など急な
状態の変化に対応できる人がいない場合，診療所
として頻回のフォローが困難なケースは，原則
として入院治療が望ましい．やむを得ず経静脈的
抗菌薬投与を開始する場合には，尿培養と血液
培養の提出は必須と考えたい．また，治療を開始
したものの 3 日を経過しても発熱が持続する場合
には入院可能な医療機関へ紹介を検討する．

治療

　市中尿路感染症における原因菌はほとんどが
腸内細菌科細菌で，大部分が大腸菌であるが，入院
歴のある施設・在宅患者では緑膿菌や ESBL 産生
菌などの耐性菌の関与も疑われる．単純性膀胱炎の
場合は当然バイオアベイラビリティの高い ST 合剤
やセフェム系抗菌薬を中心とした内服治療になる．
また，前立腺炎の場合は治療前に血液培養検査を
行うことが望ましく，治療期間も長めになること，
無症候性細菌尿も妊婦の場合は全例治療対象である
ことは知っておく[3]．

■再発予防の指導：水分摂取の励行・排尿を我慢
しない・排便時の清拭は前から後ろへ・性交渉後
には排尿するなど，患者に負担なく行える指導は
行っていきたい．また糖尿病の血糖コントロール
など基礎疾患の管理は重要である．尿路感染を
頻繁に繰り返す場合には，膀胱尿道逆流など器質
的異常がないかどうか泌尿器科に紹介するなど，
総合診療医としてその場の抗菌薬治療に留まらない
アプローチを心がける．

【参照文献】

1 ）IDATEN セミナーテキスト 編集委員会．市中感染症診療の
　　考え方と進め方 第2集：IDATEN感染症セミナー実況中継．
　　p168-181, 医学書院, 2015.
2 ）Bent S, et al：Does this woman have an acute uncomplicated
　　urinary tract infection? JAMA.2012; 287：2701-2710.
3 ）JAID/JSC 感染症治療ガイドライン 2015 ―尿路感染症・男性
　　性器感染症― 一般社団法人日本感染症学会，公益社団法人
　　日本化学療法学会 JAID/JSC 感染症治療ガイド・ガイド
　　ライン作成委員会 尿路感染症・男性性器感染症ワーキング
　　グループ 日本化学療法学会雑誌．2015;64(1).
　　http://www.chemotherapy.or.jp/guideline/jaidjsc-
　　kansenshochiryo_nyouro.pdf

（福留　恵子）

18　胃炎・胃潰瘍・逆流性食道炎

■ 一般原則

　胃潰瘍，胃炎，逆流性食道炎，いずれの場合に
おいても，上部消化管内視鏡検査を実施するか
どうか，そのための紹介をいつするかの判断が

ポイントとなる．出血性ショックなど緊急性のある
バイタルサイン異常，悪性腫瘍など器質的疾患の
除外が必要な場合，本人の希望がある場合は，より
積極的に検査・診断のため紹介を行う．これらを

満たさない場合は，確定診断の前に薬物療法を先行し，その効果を見ながら，再度治療方針を決定する．症状を起こす危険因子の除外，生活改善の療養指導も重要となる．

■ 診療所総合診療外来

診断

■問診と診察・鑑別：確定診断には上部消化管内視鏡検査が必要であるが，臨床診断・鑑別のためには問診・診察が最も重要である．発症起点，痛みの部位・程度・性状・時間，食事との関連，増悪寛解因子，服用薬物，消化性潰瘍の既往歴，胃癌の健診歴・家族歴，タール便の有無を聴取し，診察においては，バイタルサイン，眼瞼結膜貧血の有無，タール便の有無，腹部所見を確認する．高齢者の場合は特に，上腹部痛・心窩部の消化器症状が緊急性のある疾患の唯一の症状となる場合がある．急性冠症候群を含めた循環器疾患，食道・肝胆道系疾患，呼吸器疾患等の鑑別をする必要がある．また，上部消化管内視鏡検査では問題を指摘されず，比較的慢性の経過をたどる場合は，Functional dyspepsia や身体症状症などの鑑別を念頭に，心理社会的背景の聴取も行う．

■上部消化管内視鏡検査を考えるとき：出血性ショックなど緊急性のあるバイタルサインの異常では，止血処置を必要とする場合が多く，救急初期治療を行い，後方支援病院へ搬送する．悪性腫瘍などの器質的疾患を疑う場合や，本人に検査の希望がある場合はより積極的に上部消化管内視鏡検査を勧める．

■器質疾患を疑う所見（Alarm features/Alarm symptoms）[1,2]：①55歳より高齢，②消化管出血，③貧血，④食後早期の膨満感，⑤10%以上の予期しない体重減少，⑥進行性の嚥下障害，⑦嚥下痛，⑧持続する嘔吐，⑨消化器癌の家族歴，⑩食道・胃癌の既往，⑪消化性潰瘍の既往，⑫リンパ性腫脹，⑬腹部腫瘤

治療

　診療所外来においては，胃炎，胃潰瘍，逆流性食道炎に対して各々の薬物療法・療養指導を行う．

■胃炎：確立された治療はないが，急性胃炎の危険因子の除外（NSAIDs，アルコール），漢方薬（安中散，六君子湯），ヒスタミン H2 受容体拮抗薬（以下 H2 blocker）などの胃炎・胃潰瘍治療剤とされる薬物を使用し，1～2週間後に効果判定を行う．症状が持続する場合は，上部消化管内視鏡検査を勧める．

■胃潰瘍：プロトンポンプ阻害薬（以下 PPI）の他，症状に応じてその他の制酸剤も使用される．胃潰瘍の原因としてピロリ菌感染が考えられる場合は，再発予防を期待して除菌を勧める[2]．このとき，除菌の成功率についても説明をあらかじめ行っておく．また，除菌を行った場合においても，胃癌の発生が防げるという根拠は明らかでないため，定期的な胃癌に対する検査の必要性があることも説明しておく．

■逆流性食道炎：本邦の診療ガイドライン[3]では PPI を第一選択としている．高用量の処方には保険適応となる日数が制限されるため，注意する．合併症の有無により PPI 処方の方法を選択する（維持療法，オンデマンド療法）．症状が改善しない場合は，漢方や就寝前の H2 blocker を併用することもある．PPI 投与の影響については，エビデンスが明らかでないものもあるが，肺炎・骨折の発症，*Clostridium difficile* 腸炎との関連，*Collagenous colitis*/ lymphocytic colitis 発症による難治性下痢，認知症などの報告があり，必要に応じた最小限の投与を心がける必要がある．

■生活指導：下記の生活指導も重要である[4]．
1．過体重の場合の体重減量
2．就寝時の頭部挙上
3．就寝2～3時間前から食事は控える．
4．逆流を起こしやすくなるような食べ物を控える（チョコレート，カフェイン，アルコール，酸っぱい食べ物，香辛料）（エビデンスレベルは低い）

【参照文献】

1) Nicholas J. Talley, Nimish Vakil, and the Practice Parameters Committee of the American College of Gastroenterology. Guidelines for the Management of Dyspepsia. Am J Gastroenterol. 2005; 100:2324–2337.

2）Ford AC, Gurusamy KS, Delaney B, et al. Eradication therapy for peptic ulcer disease in Helicobacter pylori-positive people, Cochrane Upper GI and Pancreatic Diseases Group, 19 April 2016.
http://onlinelibrary.wiley.com/doi/10.1002/14651858.CD003840.pub5/full ［2017 年 2 月アクセス確認］
3）日本消化器病学会. 胃食道逆流症（GERD）診療ガイドライン 2015 改定第 2 版.

https://www.jsge.or.jp/files/uploads/gerd2_re.pdf ［2017 年 2 月アクセス確認］
4）Katz PO, Gerson LB, Vela MF. Guidelines for the diagnosis and management of gastroesophageal reflux disease. Am J Gastroenterol. 2013 Mar;108(3): 308-28.

（後藤　郁美）

19　過敏性腸症候群

■ 一般原則

過敏性腸症候群（irritable bowel syndrome：IBS）の有病率は約 10％であり，病態にはストレス，心理的異常，神経伝達物質，腸内細菌，遺伝などの様々な因子が関与する．診療では，初期診断で器質的異常や合併症を見逃さないことが大事である．診断基準は ROME 診断基準が国際的によく使われており，2016 年 5 月に ROME IV 診断基準に改訂された．侵襲的な検査は警告因子や危険因子によって判断する．治療はまず IBS の病態生理を分かりやすい言葉で十分に説明，納得を得る．ここまでの過程で良好な医師 - 患者関係を築いていることが重要である．その後は食事指導・生活習慣の改善，薬物治療，心理行動療法を行う．患者の QOL 低下には腹部症状と精神的な症状がそれぞれ独立して関与しており，症状を改善させると QOL が向上することも明らかにされている[1]．

■診断基準[2]

過去 3 か月間，1 週間に 1 回以上の腹痛があり，以下の項目のうち 2 つ以上に当てはまる場合
　1．排便により改善する．
　2．排便頻度が症状の変化に関連する．
　3．便の形状が症状の変化に関連する．
※症状は少なくとも 6 か月前から出現していること．

■ 診療所総合診療外来

診断[2]

IBS に似た症状を呈する疾患（例：炎症性腸疾患，セリアック病，乳糖不耐症）を除外することが

重要である．特異的な検査はなく，臨床経過や最低限の検査，また注意深いフォローアップが必要となる．

■臨床経過：腹痛は必須であり，腹痛がなければ IBS と診断しない．排便状況，腹痛との関連性，随伴症状（頭痛や筋痛など）の有無，日常的な食事内容（主に小麦，カフェイン，果物，野菜，ジュース，甘い飲料，チューイングガム），心理社会面について聞く．

警告因子（大腸癌の家族歴，痔と診断されていない直腸出血，意図しない体重減少，貧血）は必ず聴取すべきである．

■身体診察：全員に行う．腹水や肝脾腫，腹部腫瘤を確認する．直腸出血の原因を同定するために直腸の色調や収縮圧を肛門鏡にて観察する．

■血液検査：末梢血，CRP，必要があれば便中のカルプロテクチンを測る．甲状腺機能検査は臨床的に疑うなら測った方がいい．セリアック病の血清学的検査は治療で改善しない下痢型・混合型の患者に行ったほうがよい．上部消化管内視鏡はセリアック病の血清学的検査が陽性か臨床的に疑われるときに行う．スクリーニングの下部消化管内視鏡検査は 50 歳以上の人，警告因子のある人や治療に反応しない継続的な下痢のある人にも勧める．

症状日誌や質問票の活用も推奨されている．Functional bowel disorder severity index や IBS symptom severity scale がある．

治療

治療目標は患者の訴える主症状の改善である．しかし症状によって生活に支障が出ている場合は「症状をなくす」のではなく「症状がありながらも活動できる」ことに目標をおくこともある．

治療はまず IBS の病態生理をわかりやすい言葉で十分に説明，納得を得る．自然経過は良好であることを再確認する．ここまでの過程で良好な医師 - 患者関係を築いていることが重要である．

その後の治療は症状のタイプと重篤度による．食事指導・生活習慣の改善，薬物治療，心理行動療法を行う[2]．

■**食事指導**：高繊維食，プロバイオティクスの摂取を勧める．下痢型の患者にはグルテン制限／除去，低 FODMAP[*1]食を勧める．

■**薬物治療**：まずプロバイオティクス[*2]，高分子重合体（ポリカルボフィルカルシウム），消化管機能調整薬（マレイン酸トリメブチン）を投与する．これらは下痢型，便秘型のどちらにも効果が期待できる．加えて，症状に合わせて，止痢薬，浸透圧下剤，抗コリン薬，5- HT 拮抗薬（下痢型）などを用いる．

■**心理行動療法**：患者が痛みや不快感をコントロールし，症状が改善することを手助けする．上記の治療に反応しない患者には認知行動療法，催眠療法，リラクゼーション法など専門家による心理療法を考慮する．

【参照文献】

1）日本消化器病学会. 機能性消化管疾患診療ガイドライン 2014, 過敏性腸症候群（IBS），南江堂 ,2014
2）Lacy BE,Mearin F, Chang L,et al. Bowel disorders. Gastroenterology. 2016;150:1393–1407.

（玉井　友里子）

＊1　**FODMAP**：「短鎖炭水化物」という腸で発酵しやすい（Fermentable），オリゴ糖 (Oligosaccharides)，2 糖類 (Disaccharides)，単糖類 (Monosaccharide)，ポリオール (And Polyols) を含む食材を指す．小腸通過時に分解され水素ガスなどを発生し，腸管の浸透圧を上げ，腸の中に水を引き寄せる作用を有する．
＊2　**プロバイオティクス**：腸内細菌のバランスを改善しヒトに有益な作用をもたらす生菌（乳酸菌など）．

20　骨粗鬆症

■ 一般原則

主に閉経後の女性，高齢の男性に対してスクリーニングを行う．そのために骨折の既往,喫煙,大腿骨頸部骨折の家族歴などのリスク因子について情報収集することが必要である．特に定期通院や感染症などで高齢者が受診した際に，転倒のリスクやステロイドの内服，関節リウマチやアルコール多飲歴の有無などの状況と合わせて，骨粗鬆症の可能性について評価したい．

■ 診療所総合診療外来

診断

■**スクリーニング項目**：骨密度測定，血液検査でCa, ビタミン D, 腎機能 ,TSH 測定が必要な場合がある．

高齢になると骨密度が低下し，骨密度検査は加齢に伴い陽性となる．検査結果のみで診断せず，検査結果自体の限界について認識し，リスク評価を行うことが重要．FRAX®[*]はスクリーニングツールとして有用であり，個別の骨折リスクを評価できる．

■**治療を開始する基準**：閉経後の女性，50 歳以上の男性では，①外傷を伴わない大腿骨頸部骨折か椎体骨折の既往があること（骨折をアウトカムとした NNT は 19 〜 23）が最も重要．②骨粗鬆症 T-score ≦ -2.5 の時（非椎体骨折の予防 NNT47 〜 49）もよい適応．③骨量減少 T-score-1 から -2.5 があって FRAX® 大腿骨頸部骨折のリスク3%以上か骨粗鬆症による大きな骨折リスク 20%以上（医原性も含めた椎体骨折の予防 NNT67）．

治療

ビスホスホネートを用い，カルシウム製剤，Vit D が食事で十分量摂取できないときは併用する．他の疾患の治療をしていることも多く，ポリファーマシーになりやすいので，注意が必要．薬物治療以外の食事や運動という生活指導も重要である．

■**治療を開始する際の注意点**：治療の目標について明確にしておく．副作用の有無や治療の効果を判定するために，いつ，何の検査を行うか計画を立てる．整形外科で加療が行われている場合も診療所でも治療経過を確認して，目的や効果などについて情報照会を行う．薬剤選択に当たっては患者の認知機能やアドヒアランス，社会的サポートなどを評価して適応を考える．ビスホスホネート製剤については 5 年以上の長期使用が骨折リスクを高めるという報告があり，治療期間を把握し休薬や中止の可能性を検討する．

続発性骨粗鬆症が疑われる場合など，原因疾患の診断のための検査や治療を診療所では実施できない場合には，専門医への紹介が必要になる．

【参照文献】

1）骨粗鬆症の予防と治療ガイドライン作成委員会．骨粗鬆症の予防と治療ガイドライン　2015 年版．
http://www.josteo.com/ja/guideline/doc/15_1.pdf

2）Institute for Clinical System Improvement (ICSI) guideline on diagnosis and treatment of osteoporosis.
https://www.icsi.org/_asset/vnw0c3/Osteo-Interactive0711.pd(2016 年 8 月アクセス確認)

3）Kanis JA, on behalf of World Health Organization Scientific Group. Assessment of osteoporosis at the primary health care level. WHO Collaborating Center for Metabolic Bone Diseases; University of Sheffield.
http://www.who.int/chp/topics/Osteoporosis.pdf

4）Whitaker M, Guo J, Kehoe T, Benson G. Bisphosphonates for osteoporosis-where do we go from here? N Engl J Med. 2012; 366: 2048-51.

5）Black DM, Bauer DC, Schwartz AV, et al. Continuing bisphosphonate treatment for osteoporosis-for whom and for how long? N Engl J Med. 2012; 366:2051-3.

（増山　由紀子）

＊　FRAX® WHO 骨折リスク評価ツール（http://www.shef.ac.uk/FRAX/）：骨密度，危険因子の有無から将来 10 年間の骨折発生確率（％），骨折絶対リスクを算出できるツール．75 歳以下では 15％以上が治療開始の目安とされるが，明確なカットオフは設定されていない．

21　変形性関節症

■ 一般原則

化膿性関節炎の除外，外傷や関節リウマチ（Rheumatoid arthritis 以下 RA）などとの鑑別が重要である．NSAIDs による対症療法とセルフケア，運動療法が治療の中心となる．患者は日常生活に支障を来している場合も多く，支障を最低限にすることが治療目標となる．疼痛コントロールが困難で ADL 低下を来している場合には手術療法を検討し，手術適応のない場合に慢性疼痛の管理を行う．高齢者に多いため他疾患併存に留意しつつポリファーマシーとならないようにする．

■ 診療所総合診療外来

診断

変形性関節症（Osteoarthritis, 以下 OA）の典型的な経過は，慢性の小関節痛で関節に負荷のかかった場合に増悪し安静により寛解する．他疾患との鑑別が重要であるが，特に膝関節でときにみられる化膿性関節炎は，致死的となることがあるため見逃してはならない．手指関節で多いのは DIP，PIP，母指ＣＭ関節に生じるＯＡである[1]．DIP 関節に生じるものを Heberden（ヘバーデン）結節と呼び遺伝性がある．PIP 関節に生じるものを Brouchard（ブシャール）結節と呼ぶが，PIP 関節は RA の好発部位でもある[1]．OA の好発部位に発生するものは，外傷のほか，手指・手関節では RA，手・足・肘関節では，痛風・偽痛風との鑑別を要することが多い．

■**OA を疑う場合に確認すべきこと**：①慢性の発症であるかどうか，②疼痛の部位と種類，③疼痛により制限される動作・疼痛が緩和される姿位，④既往・家族歴，⑤職業・日常生活について尋ね，

OA 以外の疾患を除外するとともに，日常生活への影響を聴取する．認知症患者では疼痛を表現することができず，攻撃性が増したり，不機嫌になっていることがあり，本人だけでなく介護者や同伴者からも上記を聴取する．初期の OA では，他の疾患が否定的であればとくに検査は必要ないが，単純 X 線検査では，関節裂隙の狭小化，骨棘，周辺骨硬化がみられる．また，RA や痛風の鑑別のためには採血をして確認する．

治療

■鎮痛薬による治療：疼痛があれば NSAIDs を 1 ～ 2 週間投与することから治療を開始する．消化器障害のリスクのある患者には選択性 COX2 阻害薬投与し PPI の併用をするか，NSAIDs に替えてアセトアミノフェン高用量使用を考慮する[2]．高齢者では他院に通院していることも多く，特に NSAIDs や PPI，H_2 blocker の重複投与に注意し，ポリファーマシーとならないようにする．また，効果のみられた後も漫然と NSAIDs を投与せず，常に効果のある最小投与量を使用し処方を中止していくことを検討する必要がある．一般的な NSAIDs 使用と運動療法で効果がない場合にトラマドール／アセトアミノフェン配合薬やブプレノルフィン貼付薬も使用可能であるが，使用開始は慎重にする必要がある[2,3]．慢性疼痛のある場合は鎮痛補助薬としてデュロキセチンなどの抗うつ薬を使用して疼痛の軽減を図る．

■関節穿刺・注入：特に膝 OA ではヒアルロン酸関節注射によっても疼痛が改善する[2]．ステロイドの関節注入はヒアルロン酸よりも疼痛改善効果が高いが，副作用があるため，特別な行事のための外出時などに限定し使用回数は極力少なくする．

■セルフケアと運動療法：熱感のない OA では温罨法（おんあんぽう）が効果的である．荷重のかからない上肢の OA に関しては関節可動域訓練が中心となる．下肢に関してはまずは疼痛の増強しやすい姿位を避けることや，杖を使用して関節への荷重を軽減する．続いて関節周辺の筋力強化のための運動を指導する．膝 OA については大腿四頭筋訓練が有効である[2]．筋力トレーニングが不十分のうちに過度に歩行するような指導はしてはならないが，プールでの歩行は下肢への荷重を軽減しながら筋力強化ができるよい運動である．膝 OA は進行すると O 脚となりやすいため，膝関節の内側に荷重がかかりすぎないように外側が高い足底挿板を使用するのもよい[2]．肥満のある場合は加重を避けるために減量の指導もするが，逆に高齢者では，るいそうを認める場合もあり，この場合は十分な栄養摂取のもとに運動を指導する．

■手術適応の検討：上記の治療を行っても疼痛により苦痛を伴い，日常生活が制限される場合は年齢や他疾患併存を考慮しながら専門医に紹介して手術適応を検討する．

■すでに他院で治療を受けている場合：RA など二次性の関節症の除外や消化器疾患の有無，腎機能障害に留意し，長期にわたり NSAIDs 投与されている場合には，患者から症状の変化を聴取し他院と情報共有を図る．

■ OA の予防：関節の変形を来していても疼痛を生じていない場合も多くあり，予防は困難なことが多い．しかし総合診療医の外来には生活習慣病で通院する患者も多く，特に ADL 低下につながりやすい下肢 OA の予防として，下肢筋力トレーニングと，肥満患者には減量の指導ができるとよい．

【参照文献】

1）Zhang W et al. EULAR evidence-based recommendations for the diagnosis of hand osteoarthritis: report of a task force of ESCISIT. Ann Rheum Dis. 2009 68:8-17
2）Zhang W, Moskowitz RW, Nuki G, et al. OARSI recommendations for the management of hip and knee osteoarthritis, part II: OARSI evidence-based, expert consensus guidelines. Osteoarthritis Cartilage. 2008; 16: 137-162.
3）Zhang W, Nuki G, Moskowitz RW, et al. OARSI recommendations for the management of hip and knee osteoarthritis: part III: Changes in evidence following systematic cumulative update of research published through January 2009. Osteoarthritis Cartilage. 2010: 18: 476-499.

（阿部　佳子）

22　認知症

■ 一般原則

病歴と採血，画像検査で治療可能な認知症の除外を行った後，身体所見，神経心理検査なども含めて脳の損傷部位を推定し，病型診断を行う．特にレビー小体型認知症は家族の介護負担の大きさ，薬剤過敏性，薬物治療の効果の大きさなどの特殊性から，確実に診断する必要がある．認知症ケアは薬剤治療だけでなく，病型と病期に応じて本人・家族双方に，多職種で多角的に関わって生活を支えることが大切である．終末期の意思決定支援も忘れてはならない．

■ 診療所総合診療外来

診断

■認知機能に関わる脳の部位：

- ・前頭葉：人間らしさ，感情，意欲，実行機能，作業記憶などに関連する．
- ・後頭葉：視覚情報の処理を行う．
- ・頭頂葉：空間認識に関連する．
- ・海馬：記憶に深く関連し，短期記憶を保存する．

●認知症の各病型で損傷される部位と特徴：

（1）アルツハイマー型認知症（Alzheimer Dementia，以下 AD）：海馬（短期記憶）→後頭葉内側（見当識）→頭頂葉（位置覚）→側頭葉（言語理解）の順に進展する．認知症の 30 〜 50% が AD で，脳血管性認知症と合併しやすい．

（2）脳血管性認知症（Vascular Dementia，以下 VD）：粗大な脳血管イベント由来のものと，慢性虚血由来のものがある．後者は相対的な前頭葉の機能低下が見られる．

（3）レビー小体型認知症（Dementia with Lewy Body，以下 DLB）：後頭葉（視覚）と脳幹（意識障害，パーキンソン症状）が障害される．妄想誤認症候群として幻の同居人[*1]・カプグラ症候群[*2]・フレゴリ症候群[*3]・TV 誤認など[*4]の症状を来す．抗精神病薬に対する顕著な感受性を示す．レム睡眠行動障害[*5]を伴うことが多く家族が疲弊しやすい．

（4）前頭側頭型認知症（以下 FTD，Pick 病とも呼ばれる）：前頭葉機能の低下が目立ち，反社会的行動，脱抑制，感情の鈍化，病識の喪失などが見られる．

■神経心理検査

代表的な検査として改訂長谷川式簡易知能評価スケール（以下 HDS-R）を詳説する．点数以外にも検査態度や失点パターンからより多くの情報が得られる．HDS-R の検査項目群は以下の通り．①お年はいくつですか（自己の見当識），②今日は何年何月何日ですか（時間見当識），③ここはどこですか（場所見当識），④3 つの言葉（桜・猫・電車）の復唱（即時記憶），⑤ 100-7（干渉課題．注意障害を示唆），⑥ 2-8-6，9-2-5-3 の逆唱（作業記憶：前頭葉），⑦3 つの言葉の復唱（近時記憶：海馬），⑧5 つの品物（視覚性記憶：海馬），⑨野菜の名前（言語流暢性：前頭葉）．

上記からわかるように HDS-R は見当識，前頭葉，海馬機能中心の検査である．レビー小体型認知症では，後頭葉・脳幹を中心に機能低下が起こるため HDS-R では検出しにくく要注意．ダブルペンタゴン・透視立方体模写・時計描画テストも同時に行うと頭頂後頭葉機能も検査でき局在の推定がしやすくなる．

治療

疾患の重症度と生活困難の度合いは必ずしも比例しない．薬剤の効果は限定的であり，薬剤だけでなくユマニチュード[*6]など心理社会的対応の工夫や病期に応じた多職種でのステージアプローチを通じて本人家族の生活を支援することが大切である[1]．

AD では典型的には HDS-R が年に平均 2 点程度低下し，発症から約 10 年で死に至る．逸脱する場合は，他の病態も念頭におき都度評価する必要がある．通常発症後 2 年程度経過してから，周囲が異常に気付き受診，その後短期記憶障害を中心とする軽度 AD の時期が 2 〜 3 年続いた後，BPSD が

頻発して介護負担が増加する中等度 AD の時期が4〜5年続く．その後排泄などが障害される重度の時期を経た後，嚥下反射が消失して末期となる．この時期は誤嚥性肺炎など身体疾患との戦いとなる．経過を予測しながら終末期の意思決定支援を早期から進めることも忘れてはならない．その他の病型も経過や症状の特徴は AD とは異なるが終末像は似た経過となる．

他の病型に比して，DLB は薬剤治療が効果的である．薬剤過敏性が強く個人差も大きいため，ごく少量から漸増を心がける[2]．少量の ChE 阻害薬（ドネペジル，リバスチグミン）や抑肝散で症状が改善されやすいが，それでも幻視や妄想が強い際にはクエチアピンを少量から使用する（糖尿病禁忌）．抗精神病薬の漫然使用が死亡リスクを上げる報告もある[3]ため，慎重に開始し数か月毎に継続の必要性を再評価する必要がある．レム睡眠行動障害に対してはクロナゼパムが有効とも言われる．

【参照文献】
1）平原佐斗司．認知症ステージアプローチ．中央法規出版，32-42,2013
2）山口晴保．紙とペンでできる認知症診療術．協同医書出版社，149-153,2016
3）Maust DT, et al. Antipsychotics, other psychotropics,and the risk of death in patients with dementia. JAMA Psychiatry. 2015;72(5):438-445.

（井口　真紀子）

＊1　幻の同居人：実際にはいない人が同居していると感じる妄想．
＊2　カプグラ症候群：親しい人が他人と入れ替わっていると確信する妄想．
＊3　フレゴリ症候群：同じ人物が複数いると確信する妄想．
＊4　TV 誤認症候群：TV の中の映像を現実と間違える妄想．
＊5　レム睡眠行動障害：レビー小体型認知症の示唆的特徴の1つ．レム睡眠時に筋緊張の抑制が欠如し，夢にあわせて体が動いたり寝言をいったりする．90分ごとに繰り返されることが多く，明け方に強くなる．介護者の大きな負担となる．
＊6　ユマニチュード：イヴ・ジネストとロゼット・マレスコッティにより提唱された，「見る」「話す」「触れる」「立つ」の4つを柱とした包括的コミュニケーションに基づくケアの技法．

23　高齢者の皮膚疾患

■ 一般原則
高齢者の皮膚は加齢に伴う影響として，皮膚の菲薄化，弾力性の低下，乾燥しやすいという特徴があり，皮膚障害や損傷のリスクが高くなる．また角質バリア機能の低下により外部からの刺激を受けやすくなるため，乾燥やかゆみといった症状を起こしやすい．脆弱な皮膚を理解し，低下した生理機能を補うスキンケア指導や治療を適切に行えることが必要である．また新たな色素斑や皮膚腫瘍も出現しやすいため，悪性／良性の鑑別や皮膚科紹介の基準を知ることも必要である．

■ 診療所総合診療外来
■診断／治療
診療所外来でよく遭遇する相談／訴えと対応法を述べる．

・"身体がかゆいんです"：皮膚のかゆみは，皮膚病変によるものと潜在する全身疾患によるものがある．高齢者のかゆみで一番多いのは，老人性乾皮症（皮脂欠乏症）によるものだが，かゆみの原因となる皮膚病変が見つからず，全身の慢性的なかゆみがある場合は，腎疾患・肝疾患・甲状腺疾患・糖尿病・リンパ腫の可能性も考える[1]．一方，老人性乾皮症は，冬など乾燥した環境下で，高齢者の下腿伸側や背部に好発し，掻破により皮脂欠乏性湿疹となるため，比較的軽い乾皮症の段階で生活指導を行うことが大切である．具体的には，①部屋の湿度を60％以上に保つ，②熱いお湯に入らない，③弱酸性の洗浄剤を泡立てて手で洗う，④皮膚をこすらない，⑤電気毛布やこたつの過度の使用は避ける，⑥刺激の少ない素材の肌着にする，⑦爪は短くするといった指導を行う[1]．保湿剤を入浴直後に

塗布し，湿疹が生じた場合は，ステロイド外用薬で湿疹を治療する．かゆみが強い場合は，抗ヒスタミン薬の内服も有用である．

・"**頭がかゆいんです**"：頭皮，顔面，腋窩など皮脂分泌の活発な部位や間擦部に，黄色調の鱗屑を伴う紅色局面がある場合，まず脂漏性皮膚炎（脂漏性湿疹）を考える．その他，接触性皮膚炎，尋常性乾癬，アトピー性皮膚炎，白癬などとの鑑別が必要になる[2]．脂漏性皮膚炎では頭部の粃糠様落屑の増加もあり，"ふけ症"だと自覚されていることも多い．また Parkinson 病患者や AIDS 患者では脂漏が増強し，脂漏性皮膚炎を発症しやすい．病因はまだ完全には判明されていないが，皮膚常在酵母菌である Malassezia 属の関与や，ストレス，ビタミン B 不足，不適当な洗顔や洗髪（すすぎ不足や洗いすぎ），生活習慣の乱れなどが考えられており，治療はスキンケアや食事などの生活指導，ステロイドおよび抗真菌薬外用が中心となる[2]．具体的には，①低刺激性の石鹸や抗真菌薬を含んだシャンプーを使用して，脂漏部位を清潔に保つこと，②入浴後は病変部には外用剤，その他の部分には保湿剤を塗布する，③病変部は掻かない，④ビタミン B 群を多く含む食品を積極的に摂る，⑤脂肪分の多い食品や刺激物は控えめにする，⑥規則正しい生活を送るといった指導を行う．

・"**水虫の薬ください**"：白癬は特徴的な臨床像を示すため，臨床所見（輪郭が明確で，うろこ状，赤色，輪状，掻痒性の病変）からある程度の診断が可能である[3]．しかし，目測で治療した場合，症状が悪化したときに非真菌症（湿疹，乾癬，脂漏性皮膚炎など）と抗真菌薬による接触性皮膚炎を鑑別できなくなるため，**治療開始前に KOH 法による直接鏡検で病変部の白癬菌の存在を確認する**ことが必要である[4]．抗真菌薬の塗布にあたっては，毎日入浴後に，病変周囲の正常部分にも広く，足は両足趾間と足底全体に塗る．かゆみが消失し外見上きれいになっても，1〜2 か月は外用を続け，自己中止しないように指導することが大切である．また**白癬菌は家庭内で感染を繰り返すことがあるため，同居する家族に対する治療も重要である**[3]．皮膚に白癬菌が付着しても乾燥したり洗い流したりすれば感染しないが，高温多湿の環境や長時間の接触では感染につながるため，足ふきマット，スリッパ，タオルなどの取り扱いには注意するよう指導する．

・"**皮膚がんでしょうか？**"：顔面に生じる色素斑の多くは，脂漏性角化症（老人性疣贅），色素性母斑，老人性色素斑（日光黒子）である一方，掌蹠や爪は，日本人における悪性黒色腫（メラノーマ）の好発部位である．良性／悪性の鑑別には，ABCDE ルール[5]《A(asymmetry): 非対称, B(border irregularity): 辺縁不整, C(color variegation): 色むら, D(diameter): 直径 6mm 以上, E(evolving): 増大または隆起》が参考になる．また，ダーモスコープが使用できる場合は，良性母斑は皮溝優位に色素沈着が見られるのに対し，**悪性黒色腫では皮丘優位のパターンを認める**（感度 86%，特異度 99%）という大きな違いがあり，診断に有用である．悪性の可能性がある場合や診断が疑わしい場合は皮膚科に紹介するのが良い．

【参照文献】

1）Reamy BV, Bunt CW. A diagnostic approach to pruritus. Am Fam Physician. 2010:84(2):195-202.

2）Clark GW, Pope SM, Jabcori KA. Diagnosis and treatment of seborrheic dermatitis. Am Fam Physician. 2015:91(3):185-190.

3）Ely JW, Rosenfeld S, Stone MS. Diagnosis and management of tinea infections. Am Fam Physician. 2014:90(10):702-711.

4）渡辺 晋一，望月 隆，五十棲 健，他．皮膚真菌症診断・治療ガイドライン．日皮会誌．2009:119(5):851-862.

5）Shenenberger DW. Cutaneous malignant melanoma: a primary care perspective. Am Fam Physician. 2012: 85(2):161-168.

（森屋 淳子）

24 前立腺肥大症

■ 一般原則

　前立腺肥大症（BPH）は良性疾患であり，主に高齢者の QOL に大きく関わる．病歴・症状から疑われる場合は，尿検査・直腸診・腹部エコーなどで他疾患を除外し，国際前立腺症状スコア（IPSS）を用いて重症度を評価する．

　マネジメントの目標は QOL の改善であり，IPSS での評価および患者の状況に応じて，経過観察・薬物療法などを選択することが必要である．薬物治療で症状改善が乏しい場合，手術療法を検討する場合，癌が疑われる場合には専門医への紹介が必要になる．

■ 診療所総合診療外来

診断

　BPH は年齢とともに有病率が上昇し，下部尿路症状を来しうる良性疾患である．米国の研究によれば組織学的な有病率は 40 歳では 20％，70 歳では 90％ に増加するとされている[1]．BPH は良性疾患ではあるが，高齢者の生活機能に大きな影響を及ぼす．また，下部尿路症状をきたす疾患の中には悪性疾患もある．したがって BPH の診療においては，それ以外の疾患の除外と正しい評価にもとづく適切なマネジメントが求められる．

・**症状**：流出障害に伴う症状と，蓄尿障害に伴う症状の 2 つに分けられる[2]．流出障害に伴う症状には，排尿困難・尿勢の低下・残尿感・尿線途絶がある．蓄尿障害に伴う症状には，頻尿・夜間頻尿・尿意切迫・失禁・膀胱痛がある．いずれかの症状があれば，BPH を疑う．

・**病歴**：日常生活や既往・内服薬の確認が重要である．肥満・カフェインおよびアルコールの過剰摂取は症状の原因になりうる．内服薬では抗ヒスタミン薬・利尿薬・抗うつ薬などの処方がないか確認する[2]．

・**診察・検査**：尿検査は下部尿路症状を訴えるすべての患者に行うべき検査であり[1~3]，前立腺肥大症以外の疾患を除外する．血尿があれば尿路結石や膀胱癌を，膿尿・細菌尿では尿路感染症を疑う[2]．直腸診では前立腺の大きさ，結節が触れるか，非対称性などを評価し，前立腺癌が疑われれば泌尿器科への紹介が必要となる．また同時に肛門括約筋の緊張を確認し，神経因性膀胱についても評価する[3]．腹部エコーでは前立腺容積の計測や残尿の有無を確認する[3,4]．PSA は，平均寿命が少なくとも 10 年以上あり，前立腺癌の治療適応となりうる場合には測定すべきである[1]．膀胱癌のハイリスク患者（喫煙者，血尿など）では尿細胞診をすべきである[1]．

　前立腺肥大症では緊急にカテーテルを必要とするような急性尿閉や不可逆的な腎不全はまれであり[1]，治療のゴールは QOL の改善である．自覚症状を適切に評価するためには，IPSS が有用である[3]．

治療

　IPSS での評価を参考に，患者の状況に合わせて治療方針を決める．症状が軽度であれば慎重に経過観察すればよい[1]．夕食後のコーヒー・アルコール・水分の摂取を控えるなどの生活指導も有効である[5]．中等度から重度の症状では薬物治療の適応になる．α 遮断薬や 5α 還元酵素阻害薬を用いる．α 遮断薬は尿道の平滑筋を弛緩させ，5α 還元酵素阻害薬は前立腺容積を縮小させることで症状を改善させる．5α 還元酵素阻害薬は効果発現まで数か月かかるとされ，また血清 PSA 値を約 50％減少させるので注意が必要である[1,3]．併用療法についても効果は認められているが，副作用のことも考え慎重に投与すべきである[2]．

　薬物療法で十分な効果がない場合，副作用で続けられない場合，再発性尿路感染症や腎不全など BPH 関連合併症を発症した場合に手術が推奨される[1]．手術は経尿道的前立腺切除術（TURP）が標準的である[1]．

■**専門医へ紹介すべきタイミング**：がんが疑われる場合や薬物治療への反応が悪い場合は，手術の適応を含め，専門医へ紹介すべきである．

【参照文献】

1）Edwards JL. Diagnosis and management of benign prostatic hyperplasia. Am Fam Physician.2008; 77(10):1403-1410,1413.
2）Sarma AV, Wei JT. Benign prostatic hyperplasia and lower urinary tract symptoms. N Engl J Med. 2012; 367: 248-57.
3）Pearson R, Williams PM : Common questions about diagnosis and management of benign prostatic hyperplasia. Am Fam Physician.2014; 90(11): 769-774.
4）前立腺肥大症診療ガイドライン（日本泌尿器科学会 2011 年）：医療情報サービス Minds（マインズ）のホームページより

https://minds.jcqhc.or.jp/n/med/4/med0014/G0000310/0001（最終閲覧 2017/10/16）
5）American Urological Association Clinical Guidelines : Benign Prostatic Hyperplasia（2010;Reviwed and Validity Confirmed 2014）
http://www.auanet.org/guidelines/benign-prostatic-hyperplasia-(2010-reviewed-and-validity-confirmed-2014)#x2513（最終閲覧 2017/10/16）

（重島　祐介）

25　更年期障害

■ 一般原則

40 ～ 50 歳代の女性が多岐にわたる症状を訴えて受診した場合には，更年期障害*1 を鑑別に挙げる．エストロゲン低下という内分泌学的な変化に加え，様々な心理社会背景が関与しているため，生物・心理・社会学的アプローチ（BPS アプローチ）が有用である．治療は患者の症状や希望を元に，治療によるベネフィットやリスクを評価したうえで相談していくことが重要である．

■ 診療所総合診療外来

診断

■症状：血管運動神経症状〔hot flush（のぼせ，ほてり），発汗〕，身体症状（易疲労感，頭痛，肩こり），精神神経症状（抑うつ，イライラ，不眠）が三大症状である．Hot flush（LR+（陽性尤度比）2.2 ～ 4.1），寝汗（LR+ 1.9），腟乾燥感（LR+ 1.5 ～ 3.8）とされる．日本人では肩こり，易疲労感，hot flush の順に多い．hot flush のリスク因子は喫煙，肥満，運動不足である．自主的に訴えにくい腟症状や性交痛についても確認する．月経周期や期間の変化を伴うことがある．

■検査：基本的に不要である．例外として，40 歳未満で更年期障害や閉経を疑う場合には FSH を測定し，FSH が 40mIU/L である場合には早発卵巣不全を疑い，婦人科へ紹介する．

■鑑別：血管運動神経症状－甲状腺機能亢進症，カルチノイド，アルコール，薬剤（カルシウム受容体拮抗薬，GnRH アゴニストなど）など

・身体症状：機能性頭痛，高血圧，貧血，整形外科疾患など
・精神神経症状：甲状腺機能異常，うつ病，不安障害など

症状，問診や身体所見から更年期障害「らしさ」を臨床診断する．

治療

患者の症状・既往や希望を考慮し，治療のベネフィットとリスクを評価したうえで相談していくことが重要である．

■薬物療法：Hot flush には HRT（ホルモン補充療法）*2 が最も効果的であり，エストロゲンによる治療は hot flush の頻度を 80 ～ 95％低下させる．子宮を有する女性には EPT（エストロゲン・黄体ホルモン併用療法），子宮摘出後の女性には ET（エストロゲン単独療法）を選択する．**閉経後早期（60 歳未満や閉経後 10 年未満）の心血管リスクの低い女性に対する HRT は安全とされ，乳癌に関して 5 年未満の HRT であればリスクは上昇しない．**ただし，HRT 投与前と投与中の定期的な婦人科癌検診と乳癌検診が必須とされている[1]．経皮エストロゲン製剤は血栓塞栓症リスクを増加させない．エストロゲンは症状軽減に効果的な範囲で最も低用量を使用する．HRT の継続を制限する一律の年齢や投与期間はないとされるが，5 年以上の継続を行う場合には乳癌のリスクについて説明し，同意を得る．漢方が有用なこともある．腟症状には低用量エストロゲン

腟錠が第一選択である．性交痛には潤滑ゼリーを推奨する．

■**非薬物療法**：生活習慣の改善も重要である．室内気温を下げる，扇風機を使用，通気性の良い重ね着で体温調整，冷たい飲み物を摂る，たばこ・アルコール・カフェイン・辛いものを避けるなどの指導をする．

■**婦人科への紹介**：40歳未満で更年期症状や閉経を認め，早発卵巣不全を疑うとき．不正出血を認め，子宮体癌などの悪性腫瘍が否定できないとき．

【参照文献】
1）日本産科婦人科学会・日本女性医学学会．ホルモン補充療法ガイドライン 2012年度版．日本産科婦人科学会，2012．
2）Hill DA, Crider M, Hill SR. Hormone Therapy and other treatments for symptoms of menopause. Am Fam Physician. 2016；94：884-889.
3）Baber RJ, Panay N, Fenton A, et al. 2016 IMS Recommendations on women's midlife health and menopause hormone therapy. Climacteric. 2016；19：109-50.
4）Santen RJ, Allred DC, Ardoin SP, et al. Postmenopausal hormone therapy：an Endocrine Society scientific statement. J Clin Endocrinol Metab. 2010；95：s1-s66.

（城向　賢）

＊1　**更年期障害**：更年期（閉経前後5年間の計10年間）に現れる多種多様な症状のうち，器質的変化に起因しない症状を更年期症状と呼び，これらの中で日常生活に支障を来す病態が更年期障害と定義される．
＊2　**HRT（ホルモン補充療法）**：以前はHRT（ホルモン補充療法）と呼ばれていたが，近年ではHT（ホルモン療法）やMHT（閉経後ホルモン療法）と呼ばれている．エストロゲン・黄体ホルモン併用療法（EPT）とエストロゲン単独療法（ET）がある．

26　うつ病

■ 一般原則

　うつ病は，抑うつ気分あるいは興味・喜びの喪失を特徴とする疾患である．日本の一般住民を対象とした大規模調査によるとうつ病の生涯有病率は6.6％であり[1]総合診療医はうつ病に初診で出会う機会が多く，また慢性疾患の主治医として関わってきた患者がうつ病を発症することもある．うつ病の診療で重要なことは，まずうつ病を疑うことであり，うつ病を疑った場合は速やかに患者・家族から情報を聴取し，治療計画を立てることである．

■ 診療所総合診療外来

　慢性的な健康問題を抱える患者はうつ病の発症率が高く，これらの患者の約20％にうつ病が存在するとも言われている[2]．総合診療医はかかりつけ医として患者のさまざまなライフイベントに関わっていることが多く患者の精神状態の変化にすばやく気がつくことができる．また患者の性格・思考や家族・職業などの背景を把握しやすく，患者・家族とも治療に対する協力関係を築きやすい．

診断

　この1か月間，①「抑うつ気分」，または②「興味・喜びの喪失」がないかを尋ねてどちらか，または両方があった場合は80～90％の確率でうつ病であるとされている．うつ病の症状は多彩であり，不眠や焦燥感の他，食欲不振・頭痛・肩こり・胃痛・倦怠感などの身体症状が主訴で受診した場合でも，身体的疾患では説明がつかない場合には，うつ病を鑑別診断に挙げる必要がある[2]．高齢者では認知症を疑われて受診することがあり，質問に対して「わかりません」などの発言が多く，検査を億劫がる様子があればうつ病を疑う．
・うつ病の診断は，精神疾患の分類DSM-5やICD-10に従って診断する．
〈DSM-5によるうつ病の診断基準の要約〉
A．以下①②のどちらかまたは両方を認め，かつ①〜⑨のうち5つ以上が慢性的（2週間以上ほとんど毎日，ほとんど1日中）に存在している．
　①抑うつ気分
　②興味または喜びの消失
　③食欲の減退あるいは増加，体重減少あるいは増加

④不眠あるいは睡眠過多

⑤精神運動性の焦燥または静止（沈滞）

⑥易疲労感または気力の減退

⑦無価値観または過剰／不適切な罪責感

⑧思考力や集中力の減退または決断困難

⑨死についての反復思考，自殺念慮，自殺企図

B．これらの症状のために臨床的に意味のある苦痛，社会的または他の重要な領域における機能の障害を引き起こしている．

C．これらの症状は，一般身体疾患，他の精神疾患や，物質依存（薬物やアルコールなど）を除外する必要がある[3]．

・うつ病の重症度の評価：Zung うつ病自己評価尺度（SDS），PHQ-9（本書のⅥ章：症状編「抑うつ気分」を参照）などがよく利用され，診断や重症度の評価に補助的に用いられる．また，高齢者の場合は GDS（Geriatric Depression Scale）が評価に適している．

治療

軽症のうつ病が総合診療の現場での治療対象となる．

■治療の目標：①うつ症状の軽減，消失，②社会的機能の回復，③再燃・再発の防止，④自殺の防止の4つである．うつ病の治療では患者・家族への指導・援助が極めて重要で，患者に安心感を与える支持的精神療法が有用である．具体的には，

1）診断・見通しの説明

・億劫さはうつ病による症状であり怠けているのではないこと

・必ず回復する病気であること

2）休養の重要性

・十分な休養をとることが大切

3）治療方針

・服薬と受診の継続が重要

4）重要な決定はしない

・退職など重要な判断は回復後に延期する

5）自殺しないことを約束させる

■支持的精神療法：治療開始時から支持的精神療法を行う．患者に安心感を与えることが重要である．①億劫さはうつ病による症状であり怠けているのではない，必ず回復する病気である，自殺

などをしないことを約束する．これらは毎回の診察で繰り返し話しをする．②十分な休養を取ることを支持するとともに薬物療法を行う．

■薬物療法：抗うつ薬は三環系，四環系，SSRI，SNRI，NaSSA の5種類が代表薬である．総合診療の現場で用いる場合の第一選択薬は SSRI である．

抗うつ薬は初回投与量から開始し副作用が現れなければ，徐々に増量して常用量とする．高齢者では副作用が現れやすいため，初期投与量は一般の1/2 程度から開始する．抗うつ薬の十分な効果発現には4〜6週間を要するため，このことを患者によく説明し，効果が実感できないからといって服薬を中断しないように説明しておく[2]．抗うつ薬の効果発現までの間に患者が不安・不眠・焦燥感を訴えることも多く，この場合はベンゾジアゼピン系の抗不安薬，睡眠薬を併用する．ベンゾジアゼピン系薬剤は依存性を生じやすいため，漫然と使用しないようにする．

症状が寛解した場合に，患者はすぐに抗うつ薬を中止したがることが多いが，維持量を6〜12か月程度継続投与することが再燃防止につながる．また，寛解後に抗うつ薬を減量する場合は，数週間かけて漸減する．

■精神科医へ紹介するタイミング：中等症〜重症うつ病または自殺の危険性が高い場合，薬物やアルコール依存の合併が疑われる場合には，速やかに精神科へ紹介する．うつ病以外の精神病を疑う場合，他の精神疾患の合併を疑う場合，若年者，高齢者，妊婦の場合は，できるだけ早期に精神科に紹介する．軽症うつ病と診断し治療を開始した場合でも，診察中に他の精神疾患の合併を疑う場合，躁症状が出現した場合，抗うつ薬を十分投与したにも関わらず症状が改善しない場合には，精神科に紹介する．なお総合診療医がうつ病の治療を開始した後に精神科に紹介しようとする場合に，患者はこれまでの主治医に見捨てられたと感じることがあるので，精神科での治療が必要なことを慎重に説明する必要がある．うつ病の治療を開始する際に総合診療医の限界があることを伝えておき，精神科に紹介したあとも，精神疾患以外については主治医としてサポートする立場で説明すると患者は精神科への紹介を受け入れやすい[2]．

【参照文献】

1）一般診療科におけるうつ病の予防と治療のための委員会.
"うつ病診療の要点-10 JCPTD うつ病啓発活動30周年記念"
Japan Committee for Prevention and Treatment of Depression
一般財団法人うつ病の予防・治療委員会（JCPTED）. 2009
[http://www.jcptd.jp/medical/point_10.pdf(参照 2017-2-23)]
2）日本うつ病学会治」療ガイドライン　Ⅱうつ病 (DSM-5)/
大うつ病障害 2016. 2016 年 7 月 31 日　第 2 回改訂.

日本うつ病学会・気分障害の治療ガイドライン作成委員会
[http://www.secretariat.ne.jp/jsmd/mood_disorder/
img/160731.pdf(参照 2017-2-23)]
3）American Psychiatric Association 日本精神神経学会　日本
語版用語監修（高橋三郎，大野裕監修）：DSM − 5　精神
疾患の分類と診断の手引き. 医学書院，2014. p90-95.

（上野　晶香）

27　不安障害

■ 一般原則

　総合診療の現場において，不安を訴える患者は多い. 動悸，胸痛，呼吸困難，めまい，発汗，腹痛，頭痛など，患者は不安そのものではなく，一見身体疾患を疑う症状を呈している. そのため，不安障害と正しく診断されないまま，対症療法のみ継続されていることが少なくない. また，薬物療法とともに精神療法が重要となるため，患者の心理的，社会的な背景も含めて，継続的に患者と付き合うことができる総合診療医の役割は大きい.

■ 診療所総合診療外来

診断

　不安という感情は，誰もが抱く基本的な感情である. しかし，不安にとらわれて感情をコントロールできず，行動に制限が生じると不安障害となる.

　不安障害は，全般性不安障害，パニック障害，社会不安障害（社会恐怖）などの総称である.

　不安障害の診断には GAD-7 が感度89%，特異度83%と有用であり，そのうちの 2 項目で評価する GAD-2 が簡便である[1].

　パニック障害の診断には PHQ-Panic モジュールが感度81%，特異度99%と有用である[2].

■ GAD-2 による 2 項目の質問

　①この 2 週間，不安になったり緊張したりして，イライラしたり過敏になったりするか.
　②この 2 週間，不安をコントロールできなくて，心配するのを止められないことはあるか.

全くない 0 点，数日 1 点，半分以上 2 点，ほとんど毎日 3 点
3 点以上で不安障害の疑いである.

■ PHQ-Panic モジュール[3]

　①過去 4 週以内に不安発作があるか.
　②このような発作は過去にもあったか.
　③発作は全く予測できない状態で生じたものか.
　④このような発作で日常生活が障害される，発作を不安に感じるか.
　⑤最近の発作について

a) 呼吸苦があったか, b) 動悸，頻脈があったか, c) 胸部圧迫感，胸痛があったか, d) 発汗があったか, e) 窒息するような感覚があったか, f) 熱感や紅潮，悪寒があったか, g) 悪心や心窩部の症状，下痢のような症状はあったか, h) ふらつき，不安定感があったか, i) 体の一部に痺れやちくちくするような感覚があったか, j) 震えがあったか, k) 死にそうな恐怖があったか.

①～④までを満たし，⑤は 4 項目以上を満たせばパニック障害の診断である.
・パニック発作は広場恐怖を合併することが多い.

　ただし，上記の診断においては一般的な身体疾患，アルコール，薬物，うつ病などの他の精神疾患を除外していることが前提である.

治療

　まずは，目の前の患者に対して，「精神の病気」「ストレスのせい」「身体は異常ない」などと決め

つけないことである．より良いラポールを形成するためには，患者の言葉に耳を傾け，共感する姿勢が重要である．

また，不適切な生活習慣は症状の悪化につながるため，①十分な睡眠をとる，②タバコやカフェインをできるだけ摂取しない，③過度な飲酒をしない，④定期的な運動を行う，⑤日課を守る，⑥ダイエットをしない，⑥月経前後は無理をしない，などの生活指導を行う．

不安という症状を自己でコントロールし，社会生活が送れるようになることが，治療のゴールとなる．

■**薬物療法**：不安障害の薬物療法は選択的セロトニン再取込み阻害薬（SSRI）が第一選択である．SSRIの効果が表れるまでの期間，ベンゾジアゼピン系薬剤を一時的に併用する．

SSRIの副作用として衝動性を高める可能性があるため，最少量から投与を開始し，1〜2週間ごとに経過を見ていくことが重要である．12週以内に反応があった薬物は，症状の再燃を予防するため6か月以上継続する．薬物療法を中止する場合，薬剤による離脱症状が症状の再燃と誤解する場合があるため時間をかけて漸減，中止する[4]．

■**精神療法**：支持的精神療法が基本となる．ラポールの形成が前提となるため，まずは治療者が患者に興味，関心を持つ必要がある．そして，患者に対して積極的に関わる姿勢を示し，訴えを傾聴し共感を示す．患者の自己評価を高めることは，不安感の軽減につながるため，批判的な言動は避け，常に尊敬の念を持って接することが望ましい．一方的なアドバイスや励ましは，逆効果となりやすいため，注意を要する．

支持的精神療法以外には，認知行動療法，自律訓練法などを併用することがある．

■**精神科医への紹介**：不安障害には抑うつの合併が多いため，強い抑うつや希死念慮を伴う場合は専門医へ紹介する．また，SSRI単剤で十分な効果が得られない場合も専門医に相談することが望ましい．

【参照文献】

1）Kroenke K,Spizer RL,Williams JB,et al:Anxiety disorders in primary care：prevalence, impairment, comorbidity, and detection. Ann Intern Med. 2007;146:317-325.
2）Herr, NR, john, Williams W Jr. Dose this patient have generalized anxiety or panic disorder? JAMA. 2014;312(1):78-84.
3）Spitzer R, Kroenke K, Williams, J. Validation and utility of a self-report version of PRIMEMD: the PHQ Primary Care Study.JAMA. 1999;282(18):1737-1744.
4）辻敬一郎，田島治：全般性不安障害の最新薬物治療ガイドライン．臨床精神薬理．2011;14;1015-1024.

（山田　歩美）

28　身体症状症および関連症群

■ 一般原則

「身体症状症および関連症候群」は2013年のDSM-5で新たに作られた精神疾患のカテゴリーである．それまでのDSM-Ⅳ-TRの「身体表現性障害」と実際的には重なる部分は多いが，身体表現性障害という名称そのものはDSM-5で削除された．大きな違いとしては，「患者の訴える身体症状が医学的に説明できないもの」に限らず，「医学的に説明できる一般身体疾患であっても，症状をあまりに重篤にとらえたり，強い不安があったり，長期間にわたって症状に囚われたりしている」場合にも診断されることである．

DSM-5の「身体症状症および関連症候群」は身体症状症をはじめ，転換性障害，作為症（虚偽性障害），病気不安症（以前の心気症）など7つの下位診断に分類される．

■ 診療所総合診療外来

身体症状症（Somatic Symptom Disorder）の診断
■**スクリーニング**：身体症状による負担感を評価するスクリーニングとしてPHQ-15とSomatic Symptom Scale-8(SSS-8)が用いられる[1]．

Box 1　身体症状症の診断基準

A	1つまたはそれ以上の，苦痛を伴う，または日常生活に意味のある混乱を引き起こす身体症状
B	身体症状，またはそれに伴う健康への懸念に関連した過度な思考，感情，または行動で以下のうち少なくとも一つによって顕在化する （1）自分の症状の深刻さについての不釣り合いかつ持続する思考 （2）健康または症状についての持続する強い不安 （3）これらの症状または健康に費やされる過度の時間と労力
C	身体症状はどれ一つとして持続的に存在していないかもしれないが，症状のある状態は持続している（典型的には6か月以上）

■**特徴**：身体症状症は「苦痛に感じる身体症状」と「それらの症状に対する過度な思考や感情や行動」を特徴とする．身体症状の部位は移動してもよいがその有症状期間が6か月以上であることとする．この身体症状は典型的には複数であるが，特に疼痛においては単一の症状でもよい．成人での有病率は5〜7％で女性に多いとされている．診断は**Box 1**に従う．

治療と対応

　DSM-5で名称と診断の変化はあるが，これまでの身体表現性障害と心身症に準じて対応していく．しかしその個別性は高い．

■**薬物治療**[2]：身体症状症については，身体症状とともに存在する不安・抑うつ・怒りに対して，SSRIの有効性が報告されている．しかしうつ病や不安障害と比較して，高用量の投与が必要で効果発現までの時間も遅く，必ずしも明確な効果を得られないこともある．また，ベンゾジアゼピン系薬剤は依存性が高いため安易な投与は避けるべきである．

■**対応**：まずはその症状を呈する身体疾患を特定・除外したうえで，既に投与されている処方薬による副作用の可能性，身体症状を伴う精神疾患の存在についても検討する．ここで統合失調症・双極性障害・転換性障害などが疑われる場合や，認知行動療法を依頼する場合は精神科への紹介または併診を考える．総合診療医は良好な医師・患者関係を構築し，患者の訴える身体症状とその背後にある心理・社会的な問題との存在を探りつつ，その苦痛を否定せずに受け止める．現時点で器質的疾患では説明不能であっても，「どこにも異常はありません」というような対応は患者にネガティブな感情を抱かせるし，心理的原因で身体症状が出現していると患者を説き伏せるのも患者の反発を招く．「○○のせいかもしれません」といった曖昧で根拠のない診断を述べるのもその後のアプローチを困難にするため避ける．

　定期的な通院でフォローしながら，診療では改善すべき症状や問題の優先順位を患者と共有し，一定の枠組みと時間配分を守って，医師が心理的に患者に巻き込まれたりむやみに診療時間が長くなったりしないよう冷静に対応する．

　身体症状症および関連症候群の治療は，精神科でも心療内科でもベテランの総合診療医でも治療が難しく，改善するにも年単位での治療期間が必要になることも多い．ともすればその対応に医療者自身がネガティブな感情を抱きやすい疾患であるが，その症状に苦しんでいるのは患者自身であることを認識しながら，冷静かつ気長に向き合っていく必要があるだろう．

【参照文献】

1）Kurlansic SL, et al. Somatic symptom disorder. Am Fam Physician. 2015; 93(1):49-54.
2）名越泰秀．身体表現性障害（身体症状症および関連症候群）の薬物療法　心身医学．2015; 55（12）:1308-1321.
3）どうする？メンタルな問題 精神症状に対して内科医ができること．medicina. 2016; 53(12)
4）森山成あきら，原田誠一（編集）．身体表現性障害と摂食障害，メンタルクリニックでの主要な精神疾患への対応 [2] 不安障害，ストレス関連障害，身体表現性障害，嗜癖症，パーソナリティ障害，p164-184, 中山書店，2016.

（福留　恵子）

29 不眠症

■ 一般原則

　不眠は，さまざまな身体疾患と精神疾患に合併することが多い．しかし，生物学的原因だけでなく心理・社会的背景が関連していることもしばしばあるため，一度だけの診察では評価が難しいことも多い．疾患によっては，早急に他科コンサルトが必要になるため注意を要する．治療は非薬物療法から始め，薬物療法を用いるときには治療の目標を患者とともに設定する必要がある．

■ 診療所総合診療外来

　不眠症とは，睡眠をとれる状況や環境にいるにもかかわらず，①睡眠の量または質に不満があり，以下のいずれか（入眠困難，中途覚醒，早朝覚醒が1週間のうち3夜以上ある）を伴い，② 臨床的に意味のある苦痛，または社会的，職業的，教育的，学業上，行動上，または他の重要な領域における機能の障害を引き起こしている，と定義されている．また，3か月以内を急性，3か月以上を慢性と区別している[1,2]．

　厚生労働省の調査報告によると20歳以上の成人では5人に1人が不眠を訴え，20人に1人は睡眠薬を使用している．また，女性のほうが男性に比べ不眠を経験している[3]．

　不眠が合併しやすい身体疾患として，肺疾患，心不全，癌性疼痛，アルツハイマー型認知症，パーキンソン病，リウマチ疾患，内分泌疾患，泌尿器疾患，皮膚疾患，うつ病，不安障害，薬物濫用などがある．罹患している身体疾患の数が増えるほど，不眠のリスクが高まるという報告もある．

診断

■**問診**：不眠を訴える患者で，明らかな急性のストレス反応（例：悲嘆反応）によるものと考えられれば，更なる評価を進める必要はなく治療に進んでよい．

　経過が長い慢性不眠がある場合には，睡眠日記なども用いながら包括的な睡眠歴を聴取する[2,4]．

1．**不眠のタイプ**：入眠障害 / 中途覚醒 / 早朝覚醒 / 熟眠感欠如．②不眠の経過：発症の時期 / 経過 / これまで受けてきた治療歴．③睡眠環境．④夜間の症状：いびき，異常行動．⑤就寝・起床内容：就寝起床時間，勤務形態．⑥日中の活動．⑦身体・精神疾患の既往．⑧薬剤及び嗜好歴：アルコール，カフェイン飲料[5]．

　上記に加えて心理・社会的問題が関連している場合も多く，可能な限り聴取する．

■**他科に紹介するタイミング**：睡眠時無呼吸症候群，むずむず足症候群，ナルコレプシーなど精査が必要な睡眠障害が疑われる場合，希死念慮が強い，中等度〜重度のうつ病，統合失調症，躁うつ病など，精神疾患が疑われる場合は精神科外来などに紹介する[4]．

治療

　本来，不眠は，生物・心理・社会的な要素が複雑に絡み合っているため，どれか一つの要素が解決しても，必ずしも不眠が改善するとは限らない．したがって，原因のみならず，不眠そのものへの対応も必要となる．

■**不眠治療の基本アプローチ**：すべての患者に非薬物療法が優先される．生活習慣の改善や睡眠環境の調整をアドバイスすることから始める．例えば，定期的な運動．規則的な食生活．毎日決まった時間に起床，就寝する．眠たくなってから床に就き，無理に眠ろうとしない．テレビ，携帯電話，パソコンなど睡眠を妨げるものはベッドに持ち込まない．寝床は静かに，暗い状態にする．カフェイン，アルコールは，就寝前は避ける．昼寝は極力控えるなどをアドバイスする．次に可能であれば認知行動療法を行う[4,5]．

　薬物療法を始める場合には，薬物使用のメリット・デメリット，コストについて患者と話し合い，そのうえで治療目標を設定，共有する．薬物使用の副作用として日中の眠気，健忘，認知機能障害，習慣性，転倒などが挙げられる．そのため，長期の薬剤使用はなるべく避ける．

1か月以上睡眠薬を投与しても効果が見られない場合は，専門医への紹介を検討する．

【参照文献】

1）International Classification of Sleep Disorders, 3rd ed.American Academy of Sleep Medicine, IL 2014.
2）Ramakrishnan K. Treatment options for insomnia. Am Fam Physician. 2007;76(4):517-26.
3）内山真．不眠症診療＆マネジメントマニュアル．メディカ出版，108-133，2013
4）Masters PA. In the clinic. Insomnia. Ann Intern Med. 2014 ;161(7):ITC1-15
5）小川朝生，他．内科医のための不眠症診療はじめの一歩．羊土社，18-26，128-129，2013.

（古堅　高之）

30　複雑性悲嘆

■ 一般原則

死にゆく患者の家族が，患者亡き後，複雑性悲嘆に陥るのを防ぐためには，彼らが迫りくる死を受容する手助けをすること，また，死別後，通常の悲嘆の過程をたどれるように支援することが必要である．複雑性悲嘆のリスク因子に該当する場合には，特に注意深くフォローする．

複雑性悲嘆の状態にあると判断した場合には，複雑性悲嘆による有害な影響（高血圧，がん，心疾患，希死念慮，アルコール，喫煙）がないかチェックするとともに，認知行動療法や薬物療法等の治療のために専門家に紹介する．

■ 診療所総合診療外来

■**悲嘆とは**：悲嘆とは，喪失に対するさまざまな心理的・身体的症状を含む，情動的反応である．死別によって経験される悲嘆は，一時的な反応であり，誰しも経験しうる正常な反応である．通常の悲嘆反応は，ショック期，とらわれ期，受容期，という一連の経過をたどるとされているが，必ずしも順番通りにたどるとは限らず，複数の段階が同時に一人の人間の中に存在し得る．
■**複雑性悲嘆とは**：通常考えられるよりも長期間，つらく激しい悲嘆反応が持続し，日常生活に支障を来している状態を，過去には「病的悲嘆」と呼んでいたが，2000年代以降は「複雑性悲嘆」という用語が一般的に用いられてきた．

診断

複雑性悲嘆の診断基準化についてはいまだ議論中であり，DSM-5において，持続性複雑性死別障害という疾患名と診断基準の案が新たに提示されたが，提案にとどまり，正式な診断名には至っていない．悲嘆の持続期間は，12か月以上と設定された．

複雑性悲嘆の評価に際して最も広く使用されている尺度が，19項目から成る複雑性悲嘆質問票であり，日本語版もあるため，参考にされたい．
■**他の精神疾患との合併**：複雑性悲嘆は，単独で認められる場合もある一方で，うつ病やPTSDと併存することも多い[1]．特にうつ病は50〜60%程度合併するともいわれている．その他，不安障害，アルコールや薬物への依存，摂食障害，疼痛性障害が合併しやすいといわれている．
■**リスク因子**：複雑性悲嘆につながる危険因子は大きく4つのカテゴリーに分類される[2]．①死の状況（突然の予期しない死別，自殺・犯罪被害などの特殊な状況での死別，同時または連続した喪失，遺族自身の死への直接的・間接的な関与），②喪失対象との関係性（子どもとの死別など故人との非常に深い愛着関係，過度に共生的・依存的な故人との関係，葛藤関係，愛憎関係），③悲嘆当事者の特性（過去に未解決な喪失体験，精神疾患，不安が強いなどのパーソナリティ特性，子ども），④社会的要因（経済状況の困窮，ネットワークの不足・孤立化，訴訟や法的措置の発生）である．

■複雑性悲嘆がもたらす有害な影響：複雑性悲嘆が，長期にわたって精神的あるいは身体的問題を引き起こす危険性があるといわれており，「高血圧，がん，心疾患のリスク増大」「免疫機能の低下」「自殺念慮や自殺企図の増大」「生活機能（仕事，社会，家族）の低下」「非健康行動（アルコール，タバコ）の増加」などが示されている．

■複雑性悲嘆の治療：RCT で有効性が確立しているのは複雑性悲嘆をターゲットにデザインされた個人の認知行動療法のみであり，専門家によるカウンセリングや薬物療法が適応となる．

■複雑性悲嘆の予防：愛する人の死に対する準備の欠如と複雑性悲嘆の発現には強い関連が見られる．患者の家族に働きかけ，彼らが迫りくる死を受容する手助けをすることは，複雑性悲嘆のリスクを軽減し得ると思われる．

　また，死別後の家族が通常の悲嘆反応を経過できるように支援することも総合診療医の重要な役割である．McDaniel らは以下の方法を提唱している[3]．①患者が亡くなって 1 か月以内に，家族に受診してもらう（事故死の場合できるだけ早く），②患者の亡くなる前の状況や，さまざまな思い出について語ってもらう．悲しみ・怒り・罪悪感といった感情についてもオープンに話すよう促す，③家計の変化について尋ねる，④悲嘆の徴候について，正常な反応であり，解決するのに 1 年かかることもあると知らせる，⑤できるだけ抗うつ薬や安定薬を避ける，⑥死別後早急に家族の病状評価を行い，疾病へのリスク増大の有無の評価と悲嘆反応が長引いていないか評価するために 6 か月ごとに来院してもらう，⑦興味のある家族には地域の患者会などへ紹介する．

【参照文献】

1）Simon NM. Treating complicated grief. JAMA. 2013; 310(4):416-423.
2）瀬藤乃理子，丸山総一郎．複雑性悲嘆の理解と早期援助．緩和ケア．2010:20(4):338-342
3）S.H. マクダニエル．家族志向のプライマリケア，シュプリンガー・フェアラーク東京，259-267，2006.

（石川　美緒）

31　慢性便秘

■ 一般原則

　病歴と診察所見から，器質的疾患や薬剤性などの 2 次性便秘の除外を行う．警告症状がなければ，血液検査，腹部 X 線検査などの画像検査，大腸内視鏡検査，排便機能検査などの精査は原則的に不要であり，生活指導や薬物療法による治療を行う．薬物療法としては浸透圧下剤，刺激性下剤をまず検討し，改善が乏しいときにのみ新規便秘薬を検討する．

■ 診療所総合診療外来

2 次性便秘の原因：多発性硬化症，脊髄損傷，パーキンソン病，脳血管障害などの神経疾患，糖尿病，甲状腺機能低下症，高カルシウム血症，低カリウム血症，慢性腎不全などの内科的疾患，大腸癌，過敏性腸症候群などの消化器疾患および薬剤性の便秘を鑑別する[1]．小児の便秘の 95% 以上は機能性便秘であるが，新生児期には Hirschsprung 病などにも注意が必要である[2]．

診断

■問診と診察：病歴と診察所見から 2 次性便秘の除外を行う．抗コリン薬，抗ヒスタミン薬，三環系抗うつ薬，オピオイドといった便秘の原因となる薬剤の使用の確認は重要である．成人では，血便，体重減少，貧血，大腸癌の家族歴，50 歳以上の急性発症といった警告症状がある場合は大腸癌を疑う．便秘のみで警告症状がなければ大腸癌のリスクは低い．新生児期の胎便排泄遅延は Hirschsprung 病を疑う．成人では直腸診が排便

機能障害の評価に有用だが，小児では不要である．
■検査の適応：慢性便秘の評価にルーチンの血液検査，腹部X線検査などの画像検査，大腸内視鏡検査の有用性は明らかでなく，病歴や診察所見で2次性便秘を疑わなければ精査は原則的に不要である[1,2]．病歴から血液検査（血算，血糖，クレアチニン，カルシウム，甲状腺刺激ホルモン）の必要性を判断するが，貧血の有無は大腸内視鏡検査の適応を判断する上で参考となる場合がある．血便，便潜血陽性，体重減少，鉄欠乏性貧血，大腸癌の家族歴，50歳以上の急性発症といった警告症状・所見がある場合は大腸内視鏡検査を検討する．50歳以上で大腸癌検診未受診の場合は受診を推奨するとよい．

治療

■生活指導：野菜，果物，食物繊維の摂取を推奨する．プルーンが有効という報告もある．

■薬物療法：生活指導のみで改善が不十分であれば，浸透圧下剤を使用し，必要に応じて刺激性下剤を使用する．浸透圧下剤としては，海外ではポリエチレングリコール（PEG）が標準的な薬剤であるが，日本では使用できない．酸化マグネシウムまたはラクツロースを使用する．腎機能障害がある患者では，酸化マグネシウムの使用は高マグネシウム血症をきたすリスクがあるため，避けることが望ましい．麻子仁丸，潤腸湯，大建中湯などの漢方薬の使用も検討するとよい．刺激性下剤の連用が臨床的に有害であるという根拠は乏しく，浸透圧下剤で改善が不十分な場合や，腎機能障害で酸化マグネシウムが使用できない場合は継続使用を検討してよい．

成人の慢性便秘に対する薬物療法のメタ分析では，PEG，ピコスルファートナトリウム，ビサコジル，プルカロプリド，ルビプロストン，リナクロチドの使用はプラセボと比較して有効であることが示されている[3]．治療の失敗に対する治療必要数（NNT）は浸透圧下剤（PEG，ラクツロース）で4，刺激性下剤（ピコスルファートナトリウム，ビサコジル）で3，ルビプロストンで4，リナクロチドで6であった．各薬剤を直接比較した研究は少ないが，ネットワークメタ分析では各薬剤の効果はほぼ同等であった．

ルビプロストン，リナクロチドといった新規便秘薬は高価であり，浸透圧下剤や刺激性下剤より効果が高いというわけではないため，薬物療法が必要な場合は浸透圧下剤，刺激性下剤をまず検討し，改善が乏しいときにのみ新規便秘薬を検討する．

小児の慢性便秘に対する薬物療法としては，標準的な薬剤であるPEGが日本で使用できないため，ラクツロース，ピコスルファートナトリウムなどを使用する．小児では便秘の薬物療法は不十分になりやすく，生活指導で改善が不十分な場合は積極的に薬物療法を行うとよい．

■宿便への対応：直腸内の宿便の有無は直腸診で評価することができる．宿便を認める場合は坐薬，浣腸，摘便などで宿便の解消を図る．在宅高齢者では訪問看護と連携して浣腸，摘便を行ってもよい．

■専門医への紹介：治療抵抗性の便秘は骨盤底筋の機能障害による排便機能障害が多く，バイオフィードバックが有効な場合がある．直腸診で排便機能障害が疑われる場合や，薬物療法で改善しない場合は，近隣にバルーン排出試験や肛門内圧検査などによる精査やバイオフィードバックによる治療が可能な専門機関があれば，紹介を検討するとよい．

【参照文献】

1）Bharucha AE, Pemberton JH, Locke GR 3rd. American Gastroenterological Association technical review on constipation. Gastroenterology. 2013;144(1):218-238.

2）Tabbers MM, DiLorenzo C, Berger MY, et al. Evaluation and treatment of functional constipation in infants and children: evidence-based recommendations from ESPGHAN and NASPGHAN. J Pediatr Gastroenterol Nutr. 2014;58(2):258-274.

3）Ford AC, Suares NC. Effect of laxatives and pharmacological therapies in chronic idiopathic constipation: systematic review and meta-analysis. Gut. 2011;60(2):209-218.

4）Nelson AD, Camilleri M, Chirapongsathorn S, et al. Comparison of efficacy of pharmacological treatments for chronic idiopathic constipation: a systematic review and network meta-analysis. Gut. 2016;doi:10.1136/gutjnl-2016-311835.

（五十嵐　博）

32　片頭痛・緊張型頭痛

■ 一般原則

　国際頭痛分類第3版beta版（ICHD-3 β）では一次性頭痛は「片頭痛，緊張型頭痛，三叉神経・自律神経性頭痛，その他の一次性頭痛疾患」の4つに分類されている[1]．ここでは有病率の高い片頭痛と緊張型頭痛について述べる．

　分類・診断はICHD-3 βに準拠して行う．診断基準の項目は全て病歴聴取で得られる内容である．十分な病歴聴取と適切な内容の問診票を利用し診断する．薬物乱用頭痛を除外するため薬剤使用歴を確認する．

　一次性頭痛の診断に限れば画像・検体検査の有用性は高くないが，初診時であれば甲状腺機能異常，貧血（潜在性鉄欠乏）による頭痛は除外すべきであり，血液検査（甲状腺ホルモン，血算，フェリチン，鉄）は考慮する．

■ 診療所総合診療外来

片頭痛

　患者によって症状の差が大きい疾患である．経過が長い場合や　薬剤の使用がある場合には頭痛の性状が変化していることがあり，また随伴症状を主訴に受診する場合もある．典型像を捉えづらく一回の診察では診断がつかないこともある．「頭痛ダイアリー」は片頭痛の診断と緊張型頭痛との鑑別に有用である[2]（後述）．

　発症年齢，頭痛の頻度と程度，前兆・増悪因子の有無，使用薬物，月経・性交歴について病歴聴取を行う．特に薬物に関しては片頭痛誘発薬剤（SSRI，PPI，経口避妊薬，鼻粘膜血管収縮剤，オピオイド）の使用がないかを確認する．

　前兆にはしびれ，視覚・聴力・構音障害，光・音過敏，めまい，皮膚アロディニアなどがあるが，その持続時間は5～60分である．60分以上持続する前兆や72時間以上続く頭痛は片頭痛ではないと考える[3]．

　片頭痛の性状を確認するための問診としてPOUNDing（Pulsating／拍動性，duration of 4-72

hOurs／4～72時間の持続，Unilateral／片側性，Nausea／悪心，Disabling／生活支障度が高い，の4つ以上を満たす場合に陽性尤度比　24）を確認する．

■診断クライテリア（ID Migraine validation study）（陽性的中率93%）[3]：過去3か月に少なくとも下記2つを伴う頭痛がある場合に片頭痛と診断する．

　①嘔気または胃の不快感

　②羞明

　③仕事，勉強に支障のある日が最低1日ある

■ツール：頭痛の性状や頻度，前兆・随伴症状，食事・月経との関連や，生活支障度を医療者・患者間で共有するため「頭痛ダイアリー」を患者につけてもらう[2]．また患者が自身の疾患を認識すること自体が治療アドヒアランスを向上させる．同様のアプリもある．

■生活指導：片頭痛の発症因子に空腹，カフェイン，睡眠（過眠・不眠），ストレス，月経がある．これらの改善および運動は片頭痛の頻度を減じる[3]．

■薬物療法：発作治療薬としてトリプタン製剤，NSAIDs，アセトアミノフェン，制吐剤を使用する．トリプタン製剤は症状がより軽度の患者に奏効するため開始をためらわないことが重要である[3]．予防薬には三環系抗うつ薬，β遮断薬，抗てんかん薬などがある[2]．

■介入後：経時的な効果判定として日常生活支障度を調べるHIT-6，MIDAS（Migraine Disability Assessment）を利用する[2]．

　頭痛の性状・頻度・程度の変化，薬剤不応，新規の随伴症状の出現を認めた場合には，改めて二次性頭痛の除外へ立ち戻り，専門科への紹介を考慮する．

緊張型頭痛

　有病率は片頭痛よりも高いと言われている．片頭痛の診断に当てはまらない一次性頭痛は緊張型頭痛であると考え治療を行う．薬物療法には

急性期治療ではアセトアミノフェンとNSAIDsが，予防治療にはアミトリプチンが使用される[2]が，いずれも薬剤の過剰使用には注意が必要である．予防治療の非薬物療法には頭痛体操が勧められる．ストレスや精神的緊張は緊張型頭痛の危険因子となることを生活指導として伝える[2]．

【参照文献】

1）日本頭痛学会，国際頭痛分類 第3版 beta版，医学書院，2014.
2）Charles A. Migraine. N Engl J Med. 2017; 377(6), 553-561.
3）日本頭痛学会：慢性頭痛の診療ガイドライン 2013，医学書院，2013.

（比嘉　研）

家庭医と医学教育

1　地域基盤型医学教育とは何か　高村　昭輝
2　診療所における医学教育　藤沼　康樹
3　家庭医の生涯学習　藤沼　康樹

1　地域基盤型医学教育とは何か

■ はじめに

　世界的に医学，医療の高度化に伴い，普段の患者ケアの主たる場所が大病院から地域の診療所，中小病院にシフトしてきている．この動きにより，医学生，研修医という医療の初心者がまず，学ばなくてはならない幅広い，基本的診療を経験できる環境と大学病院をはじめとする3次医療機関で提供される医療環境が大きく乖離するようになってきた．この乖離を解決するための方略が世界中の医学校に求められるようになり，一つの解決策が地域基盤型医学教育－Community-based Medical Education（CBME）である．地域基盤型医学教育は一般的に3次医療機関や大きな2次医療機関以外で行われる教育を指している[1]．3次医療機関でも地域に根差していると主張されることもあろうが，プライマリケアを提供していることが非常に大きな原理としてあるべきで，臨床的診断決定がされる前から患者を診察し，臨床的診断決定がされた後も患者を診つづけるところでなくてはならないとしている．そこでは前臨床的目的として疫学，予防医学，公衆衛生学，地域の特異性，疾患の社会的影響とヘルスケアシステムの理解などが経験できるべきであり，臨床的目的として総合診療に対する理解，地域における専門診療（常時専門医がいるわけではないこと）に対する理解，多分野同時経験が重要であるともしている[2]．

　このようにその地域において包括的に医療，福祉，保健分野を実体験しながら学ぶことが地域基盤型医学教育であり，その内容を講義などで学習する地域志向型医学教育とは区別して考えるのが一般的である．

■ 世界の最先端の地域基盤型教育とは

　地域基盤型医学教育においては1970年代にアメリカ・ミネソタ大学でLongitudinal Integrated Clerkship（以下 LIC）と呼ばれる医学生実習が初めて導入され，1990年代にはオーストラリア，カナダ，南アフリカにもその波が広がった[3,4]．

LIC の Key Word は包括性と継続性であり，具体的には，1）医学生は患者のすべての治療経過を通して包括医療に参加すること，2）医学生は患者に関わるすべての医療者との関係を継続的に学んでいくこと，3）医学生は同時に様々な専門分野を経験することを通して基本的診療能力を身につけていくことを大きな柱として臨床実習を行うべきとしている（**Box 1**）．当初は期間に関しては問われなかったが，現在では継続して20週間を目標期間としている．大学病院など3次医療機関でも LIC は可能であるが，その問題点として各専門部門を短期間でローテーションしながら学ぶことにより，患者中心性医療よりも疾患中心性医療が重視されてしまうこと，未診断の患者に出会うことの少なさ，実際の臨床手技の少なさや多職種や患者とのコミュニケーションの少なさなどが指摘され，従来の方式ではなく，前述のように地域の病院で様々な分野を同時並行的に継続的に学んでいく方式の重要性から LIC の概念が広がってきた．現在ではハーバード医学校を始めとする有名な医学部でも LIC が採用されている．LIC は前述のとおり，その定義が漠然としており，採用している医学校によってカリキュラム内容が異なる．そのタイプ別分類も報告されているが，21世紀以降，採用医学校の数は年々増加の一途を辿っている[5]．

　White らは地域で発生した健康問題を持つ人が最終的に大学病院レベルの病院に受診するのは約0.1％という研究を発表し，日本でも福井らがほぼ同様の結果を発表している[6,7]．つまり，健康問題を持つ人のうち，0.1％しか受診することがない場所での学びよりも地域の病院での学びの方が基本的診療能力を身につけられると考えたわけである．さらに単一疾患しか持たない高齢者は少ないため，様々な分野の病気を同時並行的に，専門医にコンサルトしながら，また，患者さんの病気を外来・入院も含めて最初から最後まで見続けるという継続的に実習をすることが重要であることが広まってきている．

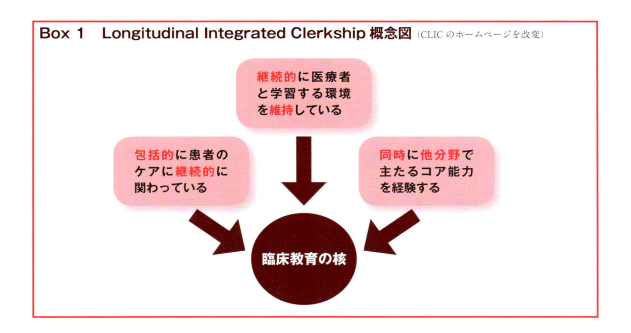

Box 1　Longitudinal Integrated Clerkship 概念図（CLIC のホームページを改変）

- 継続的に医療者と学習する環境を維持している
- 包括的に患者のケアに継続的に関わっている
- 同時に他分野で主たるコア能力を経験する
- 臨床教育の核

■ 将来の労働力と教育する側の負担

　オーストラリア・フリンダース大学からは LIC による教育効果とは別に将来の労働力が増える可能性を示唆した論文も出ている．この大学では1990 年代に Parallel Rural Community Curriculum（以下 PRCC）を始めている．これは医学生として臨床実習を Rural Community の総合診療医（GP）と一緒に1年間にわたって，その地域に実際に住んで行うカリキュラムとなっている．オーストラリアは広大な国土を持つが，人の少ない内陸部は農業，鉱業という国にとって大切な産業があり，そこで仕事に従事する人の健康問題は国としてとても重要である．しかし，非常に不便なそれらの土地で働いてくれる医療者は少ないのが現状であり，LIC の教育的メリットだけではなく，教育学的アプローチから将来の地域での労働力を増やすことができないかという仮説のもとに PRCC は導入された．結果として PRCC を履修した学生の学業成績が比較対象である大学病院をローテートした学生に比べて優れていることが報告[8]され，この PRCC を修了した学生のその後の進路調査でも Rural Community で臨床を行っている医師数が増えていることが示された[9]．このカリキュラム導入当時は地域での臨床が持つ教育的可能性を主張しても専門科をローテートするのが主流であった当時のオーストラリアの医学教育を変えることは非常に難しかったようである．まず，少数のボランティア医学生からパイロット的に1年間の長期地域医療実習を導入し，それらの医学生の実習成果を上述のように根拠として地道に示していくことで徐々に浸透し，結果として現在，オーストラリアの医学部のほとんどで Rural LIC が導入され，フリンダース大学でも学生の半分以上が LIC を選択するカリキュラムとなっている．

　一方で教育する方の負担もある．現在，日本の医学部では長くても1か月程度の地域医療実習を行っているところがほとんどである．前述のフリンダース大学の1年間は受け入れ側の負担が大きいと感じられる．しかし，Worley ら[10]は5か月の実習では学生が受け入れ側の少なくとも財政的に役に立っている＝診療に役立っていることをそれぞれ報告している．つまり，5か月の間のどこかにターニングポイントがあり，それ以上の期間実習を受け入れると学生が医療機関にとって戦力となり，指導する側にとって日常診療の助けになると考えられる．

■ 地域基盤型医学教育の理論的基盤と構成要素

　地域基盤型医学教育カリキュラムは前述のとおり，世界中で試行錯誤の上で施行されている．その中にはハーバード医学校のように都市型地域基盤型医学教育カリキュラムを実践している大学もあれば

Box 2　ハーバード医学校とフリンダース大学の LIC 比較

	ハーバード大学	フリンダース大学 PRCC
到達目標	基本的な専門家としての能力の向上	
	ホスピタリストへのシフト	へき地での労働力の発掘
学習焦点	患者中心の医療	
デザイン	継続的に患者対応をしていく	
	継続的に指導，見守り，メンタリングをしていく	
患者	外来患者中心	
	慎重に選ばれた患者群	ランダムに訪れる患者群
入力	プライマリケア	
	スペシャリストによるケア	
指導医	都会の専門医と GP	へき地の GP

フリンダース大学のようにへき地型地域基盤型医学教育カリキュラムを実践している大学もある．両者の比較をした図 **（Box 2）** を掲載するが，Key word はやはり，プライマリケアを中心とした包括性と継続性に集約されよう．

Worley [11] は 4 Rs Model と呼ばれる地域基盤型医学教育における構成要素を模式図として提唱している **（Box 3）**．

第 1 の軸は臨床の軸と呼ばれ，医学生が医療チームの一員として患者ケアに積極的に参加するというものである．これは現在，日本でもクリニカルクラークシップ（参加型臨床実習）として導入されているものであるが，3 次医療機関で行われる医療は非常に高度であり，医学生が簡単に手を出せるものが少ない．地域ではより医学生が患者ケアに貢献できるものが多く，医療チームの一員として十分機能し，経験できるとしている．

第 2 の軸は施設の軸と呼ばれ，患者の臨床的問題を解決するために必要な基礎医学知識や科学的根拠，そしてそれを臨床研究につなげるという意味で医学生を送る大学側と受け入れる医療機関側が密接に連携をとって教育を行うことで医学生を介して地域の臨床医にもアカデミックな参加を促すことができるとしている．

第 3 の軸は個人の軸とされ，地域医療は医師の社会的責任のみならず，その医師個人の価値観や人生にも影響を受けるということである．地域で働く医師はその地域における医師の役割，医療機関におけるチーム医療，そして，個々の人生（家庭の問題，人生設計）などの様々なバランスの中で医療を行っている．その微妙なバランスを医学生が経験することが非常に重要であるとしている．そして，筆者が最も重要であると感じているのが第 4 の軸である社会の軸である．これまでの 3 つの軸はもちろん，地域基盤型医学教育にとっては非常に重要で特徴的な部分もあるが，医師としてどこで働くにしても関係してくる問題である．

しかし，第 4 の軸は地域基盤型医学教育に特有の軸であり，これが中心となるべきであると考える．地域医療はその地域，その地域で全く異なった社会的背景の中で成り立っている．そこには行政の姿勢，地域住民のニーズ，その地域の歴史・文化背景，立地条件など様々な要因が存在する．それらがどう医療に影響しているのかを学ぶことが地域基盤型医学教育にとって重要となるであろう．この軸を学ぶ最良の場所は実社会に生きるリアルな地域の人たちに接するところであり，地域基盤型医学教育の肝とも言える軸であろう．これまで述べてきたとおり，地域基盤型医学教育の最も重要なのはプライマリケアにおける包括性と継続性であることからこの教育を主として担う医師は家庭医，総合医をおいて他には考えられない．もちろん，地域にコンサルタントとして定期的に診療に来る臓器別専門医もなくてはならない存在

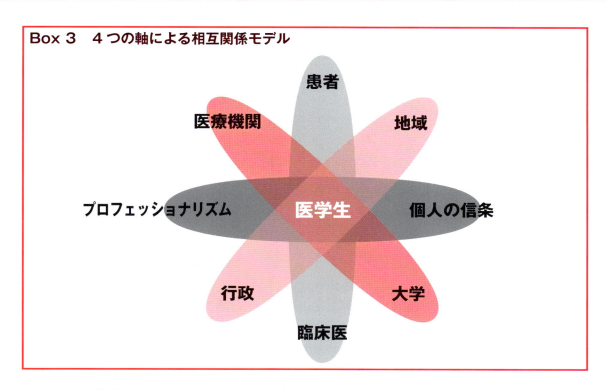

Box 3　4つの軸による相互関係モデル

ではあるが，教育の中心となるのは家庭医，総合医であり，この教育の定義でもあるこれらの医師を除いては成立しない．

■ まとめ

地域基盤型医学教育は医学教育の1つのツールとして徐々に一般的になりつつある．地域基盤型医学教育は幸いにしてプライマリケアを主たる教育の場としていることから医療先進国，途上国による教育の質の差は出にくく，World Wideに高い質で遂行できるとも言える．日本でもまだ，1日～1か月と短期間の地域医療実習をカリキュラム化している大学医学部がほとんどであり，長期間の地域医療実習を設定しているところはほぼないに等しい．卒後臨床研修でも地域医療研修が必須となり，医学部入学者でも地域枠の学生が増えてきている昨今，日本でも地域基盤型医学教育を真剣に考える時期に来ていると考える．また，これらが一般的になりつつある欧米諸国でも地域を教育リソースとして使いつつあるが，まだ，地域住民が教育リソースとして貢献できるところまではなかなか至ってはいない．日本でも早期のLICの導入とさらに言えば，地域住民が医学生，研修医を育てる…そういう究極のスペクトラムとしての地域基盤型医学教育はまだ始まったばかりであり，この分野でもさらなる研究成果が待たれる．

【引用文献】

1) Worley P. Relationships: a new way to analyse community-based medical education?(Part one). Education for Health. 2002；15：117-128.
2) Dent J, Harden R. A practical guide for medical teachers. 2nd ed. Elsevier. 2005, p96-105.
3) www.medschool.ucdenver.edu
4) Ellaway R, Graves L, Berry S, et al. Twelve tips for designing and running longitudinal integrated clerkships. Med Teach. 2013, Dec；35(12)：989-995.
5) Worley P, Couper I, Strasser R, et al. consortium of longitudinal integrated clerkships (clic) research collaborative. a typology of longitudinal integrated clerkships. Med Educ. 216 Sep；50(9)：922-32. doi: 10.1111/medu.13084.
6) White KL, et al. The ecology of medical care. N Engl J Med. 1961, Nov 2；265：885-892.
7) Tsuguya Fukui, et al. The ecology of medical care in japan. JMAJ. 2005；48(4)：163-167.
8) Worley P, et al. Cohort study of examination performance of undergraduate medical students learning in community settings. BMJ. 2004, Jan 24；328(7433)：207-209.
9) Worley P. Flinders University School of Medicine, Northern Territory, Australia: Achieving educational excellence along with a sustainable rural medical workforce. MEDICC Rev. 2008；10(4)：30-34.
10) Worley PS, et al. Hypothetical model of the financial impact of student attachments on rural general practices. Rural Remote Health. 2001；1(1)：83.
11) Worley P. Integrity: the key to quality in community-based medical education? Education for Health. 2002；15：129-138.

〈高村　昭輝〉

2　診療所における医学教育

■ はじめに

　現在の臨床研修制度における，地域保健医療研修に関しては，見学中心のプログラムは不評であり，積極的に診療や，チーム活動に参加するプログラムは好評である．これは成人教育原理からすれば当然のことである．

　ここでは，地域保健医療研修において，診療所を中心とした研修を実践する際に，指導医からしばしば提出される疑問を取り上げ，その解決策を提示する．さらに地域保健医療研修の意義を高めるための視点を提示する．これらは，初期臨床研修以外にも様々な場面で応用可能である．

■ 指導医からの疑問に答える

指導医からの疑問1

「将来循環器外科医になる予定の研修医が診療所に1か月やってきますが，診療所医療には関心がないようです．何を教えればいいのでしょうか？」

　学習者は，自分の将来像に直結するような課題には，熱心に取り組むものである．一般的によい学びとは，モチベーションを高く保てるようなコンテキストから生じるものである．また，一見するとあまり自分の将来と関係のない課題や領域であっても，指導医と学習者が話し合い，将来と関連した目標を設定することで，学びのコンテキストを変えることができるはずである．

　たとえば，心臓外科志望の研修医が診療所にローテーションし，高齢者の在宅ケアに参加することになったとしよう．心臓外科医もやはり高齢者を対象とすることが多いのであってみれば，高齢者の実際の生活を在宅で知ることは高い価値があるということは，お互い合意できるのではないだろうか．「人気のある心臓外科医になるためには，お年寄りのことをよく知っておくといいよ！」というようなアドバイスは案外説得力があるものである．

　研修医という学習者は，ある意味で「大人」である．教育における大人という意味は，学習者はなんでも指導者が書き込めるような白いキャンバス

ではなく，すでに様々な経験が書き込まれているということであり，様々な学びのニーズ，好きな学習スタイルがあるものである．したがって，教育のフォーカスは個々の学習者ごとに変えなければならない．これは成人学習理論の根幹の一つである．特に，目標設定，評価など，カリキュラムの運営自体に学習者に参加させることが有効であり，それによってモチベーションを高めることが可能になる．成人学習者は教育する側が全部コントロールすることはできない．相互の対話がもっとも重要である．

　また，しばしば，「研修医向きの症例」という言葉があるが，基本的にその施設でよく出会うような問題を受け持ったほうがよい．それは，そうした問題にこそ，施設のスタッフはもっとも習熟しているのであり，施設のあらゆる活動に関連しているからである．病棟研修においては，その施設ではじめて扱うレアな疾患は，実は「研修医向き」ではないのである．指導医にありがちな，「珍しい病態や疾患が教育的である」というのは教育的ではない．なぜならそうした病態や疾患自体に指導医もスタッフも慣れていないので，場の経験の蓄積から研修医が学ぶことがきわめて困難であるためである．

指導医からの疑問2

「診療所にたった1か月きてもらっても，あまり勉強にならないのではないでしょうか？」「研修医にどんな患者を診てもらえばいいでしょうか？めずらしい病気はそんなに来ません．」

　多くの指導医が自身の経験から，多様な疾患を経験し，関連した文献を読み，医学的な知識を身につけることができるような研修を「よい研修」と考えている．また，比較的珍しく，重い疾患の方が「教育的である」とあると考える傾向がある．しかし，そうだろうか？2つの視点からこの問題に答えたい．

＊答え：家庭医療においては，重症な疾患の経験は，

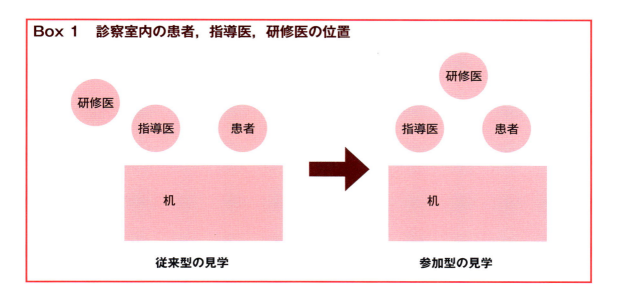

Box 1　診察室内の患者，指導医，研修医の位置

従来型の見学　　　　　参加型の見学

軽症の疾患を適切にマネージメントできることを保証しない．

　発熱，咳で来院した5歳の女児を診療所で研修医が診たとしよう．そして，研修医は問診と身体診察からウイルス性の急性上気道炎と診断した．小児科の病棟研修のときに重篤な川崎病，心筋炎の患者のことが頭をよぎり，そうした心配はない旨説明をし，アセトアミノフェンを投与した．連れてきた母親は「抗生剤を飲まなくても大丈夫ですか？」と質問し，研修医は「ウイルスには抗菌薬は効果がないですから，必要ありません」と答えて，診察を終了した．

　上述の診療のプロセスは病院の救急外来ならなんら問題はないと考えられる．しかし，診療所においては，違う視点が必要である．まず，この患者は症状が改善しない場合や，後日新しい健康問題が生じれば，また自分自身が診察する可能性の高い「かかりつけ患者」である．これが，患者とは，もう二度と会わない可能性の高い救急外来とは違った視点が必要になる根拠である．事実この患者のカルテをみると，乳児健診から始まって，予防接種，オムツかぶれ，様々なカゼ，水痘，やけどなど，年に何回か様々な問題でかかっていた．家庭医療のコアである「ケアの継続性」の問題を内包していた．そして，家族構成は父親と母親と長男との4人暮らしであり，長男は喘息，父親は喫煙者で，母親は現在妊娠7か月であった．母親は7歳の長男の喘息が悪くなるのを心配して

いた．また，父親は患者として診療所にかかったことはなかったが，診療所としてはこの父親の喫煙の問題に遠隔的にかかわっていた．また，前回の妊娠中に夫からの暴力があり，別居していた経緯があった．カゼの診療はこうした問題にとりくめる機会を提供するものでもあった．

　診療所では特定の個人・家族に生活・地域の文脈で継続的にかかわり，サポートするという役割があり，こうした医療は病院病棟医療では決して経験できない．診療所におけるカゼの診療は病院救急外来のウイルス性感染症の診療以上のコンテンツを持っている．

＊答え：研修の第一目標を「患者－医師関係の確立」に置いてみる．

　病棟研修や救急外来研修と異なる，診療所外来研修の特徴は，初対面の人に出会い，継続性を前提とした患者医師関係を結ぶことを求められることであり，また，再診でまたその患者を診察する機会があることから，その患者－医師関係の質を実感できるところにある．この経験を診療所研修の中心の置くことはきわめて大きな価値がある．

　したがって，研修医へのフィードバックの仕方については，疾患の診断・治療にフォーカスを当てるのではなく，この患者を診療して，1）できたこと，2）できなかったこと・足りなかったこと，3）患者を診察してなにか抵抗感など感情的な動きが自分の中にあったか，4）次回の診察時（再診も含めて）の

計画設定といった，振り返り（省察）を行ったほうが，学びのフォーカスがより患者 - 医師関係に向くだろう．

指導医からの疑問3

「診察室が1つしかないので，見学だけしかできないのですが，研修医が飽きてしまわないか心配です.」

研修医用の診察室を用意できる診療所はそれほど多くはないだろう．ここでは，診察室が1つしかない場合の指導法のアイデアを提示したい．

研修医は独立して患者を診ることがもっとも価値があると考えているという研究があり，一人の患者ケアから起きてくる学習課題に取り組み，実践の中で生じた問題が引き金になって始まる学びが，本当に意味のある学びになる．できるだけ参加型の研修を工夫したい．

＊答え：見学と診療の中間のアクティビティを活用

診察室で見学する研修医の位置は，指導医の後ろである場合が多いが，これを指導医，患者，研修医で3角形を形成することである．

そして，例えば以下のような会話をしてみる．患者「先生，血圧で注意することはなんですか？」指導医「あ，多分今週勉強に来ている○○先生がよくしっているかもしれないなあ，どうですか」研修医「え〜と…そうですね…」

患者からの質問などを研修医にふってみる，あるいは，診察の一部を受け持ってもらうなどして，今日は2人でみているという雰囲気を作るのである．また，研修医と患者のやりとりを指導医自身が直接観察する機会をえることができるということも，この配置の特徴である．

＊答え：深くインタビューする法を教えて，別室あるいは在宅でじっくりと聞いてもらう．

たとえば，虚弱高齢者の生活の状況を把握する時間は通常の診察のなかで確保することは難しいものである．そこで，研修医に総合的高齢者評価（comprehensive geriatrics assessment：CGA）の基本項目である，ADL・IADL，認知能，社会的サポートの項目を教え，それらをガイドとして，別室（処置室とか検査室，あるいは待合室の一角

でもよい）でじっくりと生活の様子を聴取してもらう．また，こうしたインタビューの手引きなしで，単に「話を聞いてこい」では研修医はどうしてよいかわからないことが多いので注意が必要である．これにより，研修医は新たなスキルと知識を得ることができる．そして，実はその患者についてこれまで診療所のスタッフの誰もが知らなかった情報が得られることも多く，医療の質向上につながることがしばしばである．

指導医からの疑問4

「診療所のスタッフが，研修医が来ることに不安を持っているみたいです.」

スタッフ自身の自分の経験から，教育とは指導するものが学習者に何らかの情報を伝えることだと思っている場合が多く，このことがスタッフの「わたしは特に医者に教えるようなことは持っていない」という不安につながっている．

実際成人の学びにおいては，記述されたカリキュラムからだけではなく，インフォーマルな部分から多くを学ぶので，ここからは研修，ここからは仕事と分けることができないのが特徴である．特に価値観，態度の側面に大きな影響を，「場」あるいは教育学習環境から受けるものである．どんなに患者中心を謳った施設でも，職員がそれを「お題目」と捕らえているようなら，そこでは，よい学びを得ることにはならないだろう．

研修医に学びの場として評価の高い診療所に必要な雰囲気は，1）スタッフの和気藹々（わきあいあい）さ，2）患者のために一肌脱ごうという空気，といわれている．こうした雰囲気作りは一朝一夕にできるものではないが，研修医もスタッフも，研修期間中は居心地が良い環境作りの工夫をいくつか提示する．

＊答え：研修開始後早いうちに研修医に自己紹介をしてもらう．

この自己紹介は自分の生い立ち，なぜ医師になろうと思ったのか，なぜ今の研修施設を選んだのか，将来どんな医師になろうと考えているのか，今回の診療所研修で何を学ぼうと思っているのかなど，多面的に，また写真などを使用したアピール度の高いプレゼンテーションがよい．これをスタッフ

全員の前でリラックスした雰囲気の中でやってもらう．この研修医の人となりをスタッフが把握できる機会はその後の教育学習環境に良い影響を必ず与えるものである．

＊答え：研修医にスタッフ向けの学習会を実施してもらう．

研修医にスタッフが学びたい内容を聞いてもらい，30分ぐらいで行える講義をしてもらう．たとえば，インフルエンザワクチンとは？高齢者の肺炎の特徴とは？小児の腹痛の鑑別診断，などテーマはなんでもよい．研修医がいることで，新たな学びができる機会が生じる経験をスタッフに実感してもらうことである．

＊答え：すべてのスタッフがフィードバックの機会を持てるようにする．

中間のまとめと最後のまとめのときにすべてのスタッフから一言フィードバックをもらうようにする．「これからもがんばってください」だけでもよい．ポイントは全員が行うことにあり，これを繰り返していくと，スタッフは研修医を評価する目を持とうとするようになるものである．

指導医からの疑問5

「診療所でたくさん伝えたいこと，教えたいことがあるのですが，時間が足りません．」

熱心な指導医ほど，たくさんの経験をさせ，様々な情報を伝えたいと思うものである．それ自体は，積極的な態度である．しかし，学習者の経験は，振り返り，咀嚼（そしゃく）し，生じた疑問を自分で解決する機会がなければ，意味ある学びへと変換されない．意欲的な指導医ほど，短い診療所研修の間をすべて見学や診療のスケジュールで埋めてしまいがちだが，以下の時間をきちんと保証・確保することで，より研修の効果が上がるだろう．

＊答え：週に3時間ぐらい，診療所内での自習時間を作る．

診療や見学を離れて，まとめを作ったり，事例をまとめてみたり，プレゼンテーションをつくったりする時間を保証する．案外研修医は新しい人と環境の中で緊張状態が続いているものである．こうした時間は研修医の精神的安定にもつながる．

＊答え：毎日30分程度の指導医との振り返りの時間を確保する．

一日のスケジュールが終わった後，30分でよいので，その日の全般的な振り返りをすることが望ましい．もし口頭での振り返りが苦手であれば，一定のフォーマット，たとえば，「今日あたらしく学んだこと」「今日気づいた自分自身の課題」「明日の目標」といった項目に沿って，研修医に振り返ってもらい，それをじっくりと聴くだけでも，教育効果は相当高いものである．教育の効果は，指導医が伝えたい内容ではなく，研修医が何を学んだか，何が変わったかで判断されるべきものであり，そのための条件づくり環境づくりを意識するだけで，教育に対する指導医の負担感は案外軽減するものである．

指導医からの疑問6

「地域連携が研修目標になっているのですが，具体的に何を教えればいいのでしょうか？」

もっとも効果的な教育機会は，在宅ケアにかかわることである．特に2～3事例に関して，事例のケアを支え，関連する人，モノ，組織を列挙し，図示してみることである．これをケアマップ作りという．この場合，医療機関（現在受診していなくても，○○の問題がある場合に紹介する施設も含む）や介護保険にかかわる福祉施設，さらには親族や友人，近隣住民からからのインフォーマルなサポートも書き出してみるとよい（**Box 2**参照）．

書き出した組織，人に関して，その役割と情報の行き来の濃淡，あるいは，コミュニケーション障害などを調べて書き出してみる．また，そうした患者の多職種による合同ケア会議に参加して，実際に顔を合わせるとよい．そして，実際に当該の患者に関する情報のやりとりをする中で，直面する問題〜例えば介護者の介護負担の増大など〜に関してディスカッションをする．それにより，地域医療におけるチーム医療における医師の役割や，病院医療とは違うリーダーシップのあり方などを実感することができるだろう．

また，病院への紹介入院患者が退院してきて，引き続き診療所で在宅管理を続ける場合など，病院からの紹介状などの記述された情報以外に，患者やその家族が病院でどのような経験をして，

Box 2　ケアマップの例

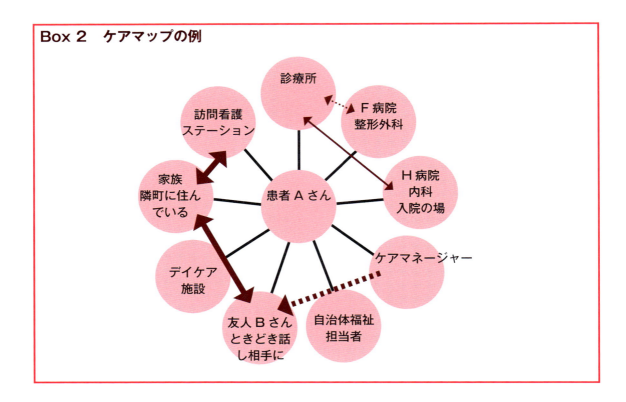

どのような指導をされてきたかについて聴取してみるとよい．診療所でケアを続ける場合に必要な情報や患者・家族の病いやケア内容に関する認識と，病院でのズレを修正していくことはきわめて教育的である．このズレの認識がある意味診療所などの地域医療の場での学びの中心であるといってもよい．

例えば，以下のような事例は実際に生じうる事例である．

肺炎で紹介入院した高齢者の女性が，1か月の入院治療により肺炎は改善し退院したとしよう．しかし，廃用により歩行にかなり時間がかかるようになった．自宅には認知症が目立つようになった夫と，うつ病で自宅にこもっている単身の中年の息子と同居しており，この1か月の間に家の中は荒れ放題になっていた．退院したこの女性は夜間トイレにいく途中に廊下においてあったダンボールに躓いて転倒し，大腿骨頚部骨折を起こし退院後1週間で再入院した．

退院後ケアが行われる文脈によって，医療に求められるものが，いかに違うのかということを深く認識することは，将来どのような専門医になろうとも，医師としての重要な素養なのである．研修医が受け持ち患者の退院時カンファレンスを経験する機会は作る必要があるが，上述の認識がないと，疾患の診断と治療に集中しなければならない病棟研修の時期では，「どこかほかの世界の話」のような感覚になるかもしれない．そして，診療所での研修は連携医療に実質を与えることが可能になる場になりうる．

■ まとめ

卒前教育においてもこの数年，地域医療に関する学びの場が，多くの大学で提供されるようになった．研修医として地域医療の現場を経験することは，それまでの医師としての様々な価値観を問い直す，大きなきっかけになる．医学教育のCutting Edge（最前線）に立っているという自負をもって指導に取り組み，研修医と相互の学びをエンジョイできるようになれば，自分自身の医師としてのキャリアに意義深い彩りを加えることができるだろう．

（藤沼　康樹）

3　家庭医の生涯学習

■ 生涯教育の目的

　生涯教育の目的は，家庭医とそのチームが提供している「医療の質」を向上させることによって患者や地域の健康に貢献することにある．これは，医師としてのアカデミックな「業績」のためではないことに注意したい．業績を挙げるための生涯学習は方法論が異なる．家庭医にとってキャッチアップすべき新しい知識や概念とは，専門領域のトピックスではなく自身の医療の質向上に必要なものといえる．

■ 医師のパフォーマンスを規定するもの

　医療の質を向上させるための要素の一つは，医師の診療のパフォーマンスを向上させることである．医師のパフォーマンスの規定要因は様々あるが基本的に以下の3つに規定されるといってよい．

　まず個々の医師のコンピテンシーである．これは医師のもつ知識，技術，態度，問題解決能力のことである．従来の生涯学習は医師の知識や技術の維持更新のみに的をしぼっていた．しかし，医師のコンピテンシーの向上だけでは医療のパフォーマンスの向上につながらない．なぜなら医師の所属するチームの力量，所属している施設運営の質，さらに医療をとりまく制度などのシステムも，パフォーマンスを規定するからである．そして医師の個人的資質としての性格，人間性，精神的健康などの要因がパフォーマンスの維持発展に寄与している．生涯学習を考える際に，医学的な知識や技術にとどまらず，チームメンバーの成長，施設運営の改善，個人の人間的成長などもその視野にいれなければならないといえよう．こうした総合的な観点から専門職としての成長を保証するという活動を，従来の継続学習（continuing medical education）と対比させる意味で，continuous professional development という言葉が使われ始めている．

医学情報と生涯教育

　情報量の視点からは，一般に医学情報の「半減期」は5年と言われており，情報は年々倍加している．例えば，2005年に治験関連の論文の出版数は25,000件以上である．かつての生涯学習とは自身の専門領域のジャーナルに目を通しファイリングしていくことでもあったが，もしそのやり方を家庭医が踏襲すると，ジャーナルを読む時間を1日17時間（！）確保しなければならないといわれている．これは非現実的である．

　専門医の生涯学習の特徴は，専門領域の知識や技術を常に最新のものにしていくことと，自身の専門領域の患者を数多く診療することで，その領域の臨床技能の成長を保証するところにある．

　家庭医の生涯学習はそれとは異なり，いわば継続的に自分自身の弱点を補強し続けることであるといえる．したがって，ジャーナルのブラウジング（インターネットに接続して情報を探し出すこと），学会や研究会参加，研究の実施，セミナーや講座への参加など従来の専門医的学習方略は家庭医には必ずしも有効とはいえない．

　弱点とは「学習ニーズ」のことであり，このニーズは自身の現時点での能力と診療のコンテキストに依存する．そうした学習ニーズを十分に満たすようなセミナーや学会はないといってよい．そして，弱点は自ら見出さなければならない．つまり，家庭医の生涯学習にとって，もっとも重要なことは，自らの学習ニーズを探るなんらかの系統的な方法を持っていることである．

■ 成人学習の原則と生涯教育

　家庭医の生涯学習を考えるときに重要なことは，成人教育の原則をまず確認しておくことである．成人学習者の特徴は以下のように整理できる．
・成人は学ぶ際になぜ学ぶのかについての明確な根拠が必要である．
・成人は責任をもって自ら学ぶ決断する．

・成人はすでに豊富で多様な経験を蓄積している.
・成人は現実の状況をうまく取り扱っていくために必要なことを学ぶことを求める.
・成人は外的動機付けより内的動機付けによって学ぶ.

以上から, 家庭医が効果的に学びを継続するために必要な要素は以下のようになる.

・実際の診療の文脈で生じた疑問を解決すること.
・その疑問は臨床に直結していること.
・解決に時間があまりかからない方法をもっていること.
・学んだことを次の診療に生かす機会があること.

■ 学習ニーズとは

学習ニーズを明らかにする方法を **Box 1** に示す. 学習ニーズ分析の観点からは, 学会参加やジャーナル, 製薬会社の MR からの情報など, いわば「向こうからやってくる」受動的ニーズはあまり効果がなく, バイアスも多い. むしろ, 疑問が生じた時点で, 即時に信頼できる最新のリソースを使って調べ, 実地に適用するような, 能動的な取り組みが有効である. 臨床上の疑問は毎日生じるが, そのままにしておくとすぐ忘れてしまうものであるから, こまめにメモをとっておきたい. これをジャーナリングと呼ぶ. また, 他医への紹介も生涯学習の観点から重要であり, 書いた紹介状は多くの学習ニーズを反映しているものである. 紹介状を書くプロセスでさまざまな診療の振り返りが生じるものである. また診療チームメンバーとのやり取りのなかでニーズが明らかになることもある. 特にチーム内で生じた「困ったこと」「よかったこと」「印象に残ったこと」などを共有し, チーム力量の向上を目指す SEA[1] (significant event analysis) というセッションもチームとしての学習ニーズ把握に有効である. また, 研修医や学生への指導を通じて指導医自身の課題が明らかになることも多く, 「教えることは学ぶこと」といわれるゆえんである.

■疑問（学習ニーズ）をどう解決するか？

現時点では, 臨床上生じた疑問を解決するために必要十分な単一のリソースはまだ存在していない. これまでは同僚やコンサルタントに相談したり, 使い慣れた教科書やジャーナルの当該問題に関する

Box 1　学習ニーズを明らかにする方法

日常診療活動から
・紹介を要する例
・知らなかったこと・疑問点をメモする
・問題解決が困難な事例
・医療事故
・患者からの要望・苦情
・CPC

診療チームメンバーから
・事例検討会
・SEA
・教育セッション
・研修医への教育を通じて
・上司からのアドバイス
・同僚からのアドバイス

診療外活動から
・学会に参加
・ジャーナルを読む
・各種メディア

診療の質改善の取り組みから
・患者満足度調査
・リスク分析
・ISO 取得
・クリニカルインディケーターを使用した質評価

Box 2　家庭医がよく利用する代表的なインターネット情報リソース

・Google（or Google Scholar）
・PubMed
・Dynamed
・American Family Physician
・UpToDate
・InfoPOEMs
・Medscape
・MEDLINE (or PubMed)
・WebMD

特集号を探したりしていたが, 現在多くのリファレンスが電子媒体で出版されるようになり, コンピュータが多くの教科書に取って代わりつつある. 最新の情報を得るためには Web ベースの医学情報リソースの使いこなしがキーとなっているが, 現時点で質保証されているものは英語のものが中心である **(Box 2)**. 日本語の Web ベースの情報源として MINDS が発展しつつある.

Box 3　プライマリ・ケア医の意思決定要因

医師 の要因
これまでの臨床経験，医師自身の健康観，医療哲学

患者の要因
患者の解釈モデル，健康信念，背景因子

患者－医師関係
患者とよい関係を続けることを重視した診療
言語的・非言語的コミュニケーション
診察中の言葉や態度が意味するものに左右されることがある

Evidence-based medicine (EBM)
信頼のおける臨床研究
外的要因
コスト（負担金など）とメディア（TV 報道など）

英国の家庭医に生じた疑問に関する研究[2] では，1 日の診療において平均 15 の臨床上の疑問が生じており，そのうちわけは，治療に関するもの 33%，診断に関するもの 25%，薬剤処方に関するもの 15% であり，その日のうちに解決されたのは全体の 30% に過ぎなかったという．しかしながら，米国の家庭医の日常診療の疑問の解決に関する研究[3] では，EBM 的アプローチを重視し日常的にインターネットを利用することに慣れている医師が，Evidence 立脚型のデータベースである Dynamed を併用すると，疑問の 75% 近くに回答が得られ，64% が診療行動に変化を及ぼすような学びが得られたという．こうした EBM の 2 次資料の使いこなしのスキルは，家庭医の生涯教育には今後必須になると思われる．そして，こうした時代には医学情報に対して以下の姿勢を持つことが大切である．

・問題解決には複数の情報ソースを利用すること．
・どのリソースがどのタイプの疑問解決に強いかを知っておくこと．
・得られた情報の質と妥当性に関して批判的精神を持つこと．
・EBM を「価値あるパラダイム」として受け入れること．

■家庭医の生涯教育，もう一つの側面

家庭医の意思決定プロセスに関する質的研究によると，意思決定に影響を与えるのは，エビデンスだけでなく多くの要因（**Box 3**）がある．

この知見はプライマリ・ケアの現場が不確実性に満ちている事を反映しているともいえよう．EBM アプローチは複雑性のニュアンスがつよい家庭医診療ではその役割は部分的かもしれない．

プロフェッショナルの意思決定について，Schon[5] は次のように述べている．「～である（to be）」という説明と分析という枠組みから，「～すべき（ought to be）」という枠組にジャンプする過程が意思決定であり，これを規範的跳躍（normative leap）と呼び，この規範的跳躍を事後的に分析することが振り返り（省察：reflection）である．そしてこのプロセスで，データ（エビデンス）は解決のための推奨となり，事実は価値に変換される．

これを医師の臨床の文脈で考えてみよう．臨床研究の結果から推奨される医療行為をただ実行することが医師の仕事ではなく，さまざまな要因を勘案しつつ，決断し，適切で価値があると考えた医療を実行する．言いかえると，医療現場の実践は「論理的な帰結」というよりも，もっと人間的な行為であるということである．臨床決断が人間的なものであるからこそ，その質を担保するために，そして今後の臨床決断がより質の高いものにするために，振り返りが必要なのである．

家庭医の日常診療はこの規範的跳躍に満ちている．この跳躍には，「うまくいった側面」「うまく行かなかった側面」があり，また医師自身の感情を伴うプロセスでもある．これらを言語化することで，

実践の理論（Theory in practice）を蓄積することができる．この「実践の理論」は高度に文脈依存性なため，他者には伝わりにくいが，不確実性に耐えなければならないプライマリ・ケア医の成長に非常に重要である．

■ まとめ：プライマリ・ケア医の2つのポケット

　プライマリ・ケア医は2つのポケットを持っている．1つは医学情報を上手に取り扱い，ニーズに応じて蓄積したレパートリーを入れていくポケット．もう1つは，不確実性に満ちた問題を温めておき，ときどき取り出しては吟味するポケットである．この2つのポケットを大事にすることがプライマリ・ケア医の生涯学習のスタイルである．

【引用文献】

1）大西弘高, 錦織宏, 藤沼康樹, 他. Significant Event Analysis: 医師のプロフェッショナリズム教育の一手法. 家庭医療. 2008；14：4-13.

2）Barrie AR, Ward AM. Questioning behaviour in general practice；a pragmatic study. BMJ. 1997；315(7121)：1512-1515.

3）Alper B, White D, Ge B. Physicians answer more clinical questions and change clinical decisions more often with synethsized evidence: A randomized trial in primary care. Annals of Family Medicine. 2005；3(6)：507-513.

4）Mears R, Sweeney K. A preliminary study of the decision-making process within general practice. Fam Pract. 2000；17：428–429.

5）佐藤学. 教師というアポリア, 世織書房, 1997.

（藤沼　康樹）

家庭医と研究

1 プライマリ・ケア研究の現状と今後　松島　雅人

2 プライマリ・ケア研究の実際—量的研究　渡邉　隆将

3 プライマリ・ケア研究の実際—質的研究　青松　棟吉

4 診療所による多施設共同研究グループ（PBRN）　渡邉　隆将

1　プライマリ・ケア研究の現状と今後

■ プライマリ・ケア（家庭医療学）研究とは何か，何のために必要か？

家庭医療学は1970年頃より，北米および欧州におけるGeneral Practitionerや家庭医の活動をベースに発展してきた．その後，各国の大学医学部や医科大学にGeneral Practiceや家庭医療の講座が設けられるようになった．医療の生物学的側面だけでなく，地域立脚型の保険医療の基礎を扱うため，人文科学，社会科学を統合した領域といえる（藤沼 personal communication）．

プライマリ・ケア研究は，「プライマリ・ケア」という過程の中で，一体何が生じているかを解明し，その中でよりよいプライマリ・ケアを提供するためにはどうすればよいかを解明する学問領域に位置するものだと考える．プライマリ・ケアで何が起きているのかを明らかにするためには，プライマリ・ケアを構成しているさまざまな要素について，個別に，あるいは縦断的，横断的，複合的な視点で，また量的にあるいは質的な方法で，そして科学的に記述されなければならない．次に，記述されたデータがどういう意味を持つのか，例えばデータが多様性を有しているならば，その多様性がなぜ起きているのかを明らかにすること，そして，何がより良い方向かを見極め，その道に進むためにはどのような方策が必要かを探求し，検証することがゴールと思われる．すなわち，それぞれの構成要素の質や量を改善し最終的に患者ひとりだけでなく，それを取り巻く家族そして社会populationに対してより良い状態に向かわせることが目的と考える．

プライマリ・ケア研究は，社会にだけ影響を与えるものではなく，プライマリ・ケア医そのものにも影響を与えると考えている．研究を行うことで養われる科学的な目をもって自らの診療の質，そして自分の内面を省察することができるはずである．さらに，長いプライマリ・ケア医としての人生で，研究を友にすることができればそこに彩りを与えることにつながる．

■ どんなリサーチクエスチョンが適しているか

Kurt Stangeらによれば，総合医の包括的・統合的，そして関係性を中心としたアプローチのしかた，これをいかんなく発揮するためには借り物の知識だけでは不充分であるとされている[1]．

臓器別専門分野では，研究と言えば，臨床医であっても大学等の学術機関にて実験室で基礎研究を行うというのが，EBMや臨床研究が重要視された今日でも一般的であろう．もちろんプライマリ・ケアに従事しながら学術機関の実験室内で基礎研究を行うことを否定するわけではない．しかしプライマリ・ケアの現場にいて，そのセッティング特有の問題に気づき，それを研究という手法によって解決するためには，人を対象とした臨床研究がプライマリ・ケア研究に適していると考えられる．

家庭医はgeneral practitionerであるのだから，その研究対象となる分野もgeneralで何を扱ってもよいのか．これは間違いではないが，ややmisleadingである．また家庭医はpractitionerすなわち実践家なのだから，明日の診療にすぐに役立つ研究テーマでなければならないのか．これも完全に否定するつもりもないが，家庭医の興味を単に狭めてしまう．

StangeがMcWhinneyらとともに考案したgeneralist wheel（総合医の車輪）は，家庭医が遭遇しそして解決していかなければいけない問題の領域を示している．**Box 1**に示すように，1）臨床医（自分を知ること），2）関係性（人と人との相互作用），3）患者・家族・地域社会（個人の価値観），4）正義（社会の価値観），5）システム（組織），6）優先順位（価値の優先順位），7）疾患（疫学と実験），8）情報技能（EBM），9）統合（ヘルスケアと癒し）の9つである[1]．各項目の上段は焦点となる知識，中段は理解すべき課題，下段は探求の様式を示している．

もちろんプライマリ・ケア領域においても「疾患」について私たちの視点から解決していく必要がある．しかしその他の領域，家庭医・総合診療医自身についての研究，患者・家族・地域との

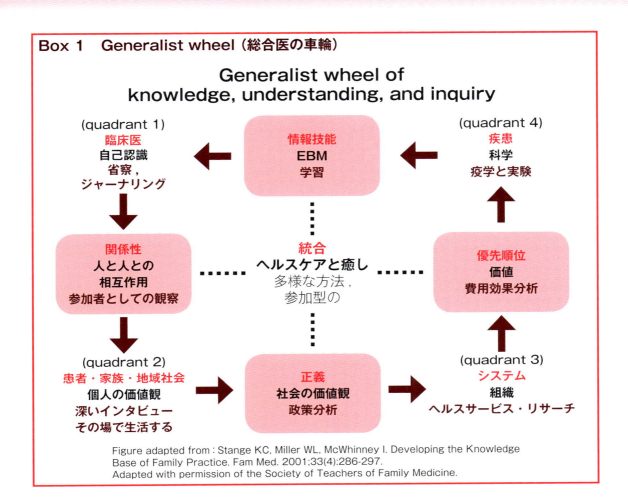

Figure adapted from : Stange KC, Miller WL, McWhinney I. Developing the Knowledge Base of Family Practice. Fam Med. 2001;33(4):286-297.
Adapted with permission of the Society of Teachers of Family Medicine.

関係性の研究，社会の価値観について等，明日の診療からすぐに役に立つかは不明だが，家庭医・総合診療医が直面している問題について膨大な領域がある．そう，臓器別の専門家の興味が集中する「疾患」だけでなく，家庭医・総合診療医が必要とする研究は，自分たち自身で解決していかなければならないはずである．時間的制約からもすべてを研究することはできないのであれば，「疾患」を対象としたとしても，家庭医・総合診療医ならではの研究をすべきである．

■ リサーチマインドを育てるためには，あるいはclinician-researcherを育てるためにはどうすればよいか
● EBM

EBM，もう少し明確に言えばEBCP（Evidence-Based Clinical Practice）は，すべての臨床医が身に付けるべき診療の基本的手法であり考え方である．しかし，EBCPによる問題解決技法を学んでいくことによって自然と，臨床研究で使用される概念や理論，そして「言葉」を自分のものとすることができる．このterminologyや研究の枠組みを理解することは研究者としてスタートする入り口を広げるものである．しかしあくまでEBCPは，臨床研究の結果をどう使うかということに視点が置かれているため，EBCPができることがすなわち臨床研究を始められることにはならない．たとえば，筆者が1998年に参加したEBMのメッカともいえるMcMaster大学でのセミナーでも，統計学は重要ではない，と言われていた．しかし「臨床研究者」として多様で複雑な人，集団，社会での現象を量的に捉えるためには，生物統計学を程度の差こそあれ理解し，自身でその手法をマスターすること，あるいは生物統計家と共通のterminologyで話し合えるようになる努力をすることは必要と考える．

■ 学会や研究会への参加

　学会の学術集会に参加することは，リサーチマインドを養うことにつながるのは言うまでもない．近年の学術集会では，診療技能そのもののワークショップなどが多く，これに参加することももちろん有意義であるが，学術集会である以上，その分野で行われている最新のリサーチについてアップデートしつつ学ばなければならない．指導医レベルのプライマリ・ケア医には，プライマリ・ケア（研究）で解決されなければならない問題が何か，すなわち何が研究のトピックであるかを知る絶好の機会となる．

　また若手プライマリ・ケア医についていえば，臨床研修後に臨床医としてある程度一人前になった頃に，さらに研究への興味，そしてそれを実践する時間的余裕が生まれてくるのではないだろうか．学会での研究発表を見て，科学者としての目を養うということだけでなく，先輩や同年代の医師たちの研究発表に触れられればリサーチへのmotivation そのものが上がるだろう．リサーチマインドを持つ若手プライマリ・ケア医には朝から晩まで一般演題会場に張り付いてもらいたい．そして科学者として真剣勝負，すなわちフロアから鋭い質問をしてもらいたい．

■ 何を学ぶべきか？

　Box 2 に，プライマリ・ケア研究を行っていくために基盤としてどのようなことを学んでいくべきかについて挙げてみた．プライマリ・ケア現場での診療を行っていくうえで，EBM/EBCP の手法を実践し日々の問題解決にあたりながら自分自身を含めて省察し，その上で，リサーチマインドを養う．そして診療とは別に時間を作り，日々の診療活動のベースとなっている原理として家庭医療学や臨床倫理学を学んでいく．さらに次項のようないろいろな方略を用いて，疫学・生物統計学・質的研究でのアプローチ法を修得する．そして実際の研究のプロセスとして，クリニカルクエスチョンからリサーチクエスチョンを生成し，研究プロトコール作成→研究実施→解析→成果発表（学会発表，論文発表）の手順について経験値を増加させていくことが大切だと思われる．もちろんこれ以外にも関心領域やリサーチテーマにより，

さまざまな人文科学系の領域など，学ぶべきことは数多いことを付け加えておく．

■ 研究を学ぶためにはどうしたらよいか

●独学

　研究を始めるにあたって，独学で行う，ということはできる．しかし，研究をすることそのものだけが目的ではない以上，質の高い研究を行い，世の中にインパクトを与えたい．そのためには，やはりメンターがいたほうがよいだろう．

●メンターの必要性

　既に各地域には，極めて優秀な臨床技能と豊富な経験を持ったプライマリ・ケア医が存在している．しかし，それと比較して，多くのプライマリ・ケア研究指導者が各地域で臨床研究を普及させているかというとなかなか難しい状況かもしれない．しかし，研究を実践していくには，適切なメンターが必要であることは言うまでもなく，わが国のプライマリ・ケア研究を発展させていくためには，この育成が急務である．それは大学等の学術機関で研究・教育に携わるいわゆる academic GP だけでなく，地域でclinician researcher として活動する家庭医・総合診療医が増えることで基盤が形成されていくものと思う．

●研修会参加

　プライマリ・ケア研究に対しての注目度が上がり，研究手法を学ぶニーズも増していると考えている．日本プライマリ・ケア連合学会では，研究支援委員会を組織し，学会員に対して研究支援活動を行っている．その活動の主なものとして学会開催時などに行われている臨床研究手法を学ぶ研修会活動である．それ以外でも臨床研究を行う際に必須と言える疫学や生物統計学のセミナーが行われており，これらを活用することができるようになってきた．

●大学院

　臨床研究を学ぶために，国内外の大学院に進学するということは有力な選択肢の一つである．研修会などに散発的に参加するだけではなかなか系統的な知識や技術を養うことは難しい．そこで長いプライマリ・ケア医人生の一時期を大学院生として学ぶ時間として費やすことは無駄にならないと考えている．海外の公衆衛生大学院はもちろん

IX 家庭医と研究

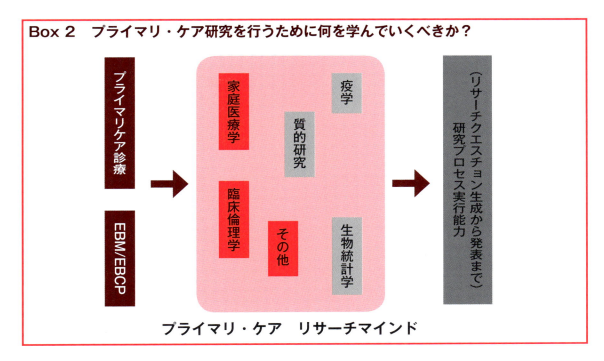

Box 2　プライマリ・ケア研究を行うために何を学んでいくべきか？

国内にも修士課程や博士課程として臨床研究を学べるコースが設置されてきており，選択肢が広がっている．ただ一つ問題は，大学では，プライマリ・ケア医学，家庭医療学，地域医療学を主要研究テーマとしている部門がまだ少ないため，手法は学べるがテーマが自分の関心領域とは異なった研究に携わり，かえって研究への興味やmotivationが削がれていく危険性もある．

● e-learning によるコース

臨床研究を学ぶためのe-learningを主としたコースも現れてきている．大学院で学ぶことは，地理的・時間的制約から困難である場合もあるだろう．しかしe-learningを主としたコースであればその困難が解消される．このようなコースが多くできることが期待される．

■ 今後の展望
● Academic GP [2]

各地域の大学に地域医療部門や家庭医療学講座のようなプライマリ・ケアについての部門が設立され，プライマリ・ケア研究の発信基地としても機能していくことが期待される．さらにこのような状況下で，プライマリ・ケア医での診療は週に何日か行っているが，大学に籍を置き，研究や教育活動に従事するというacademic GPと呼ばれる存在が重要となるだろう．地域の最前線でプライマリ・ケアを担う医師と，このacademic GPが交流し，プライマリ・ケア現場で生じている問題を協同で解決していくような体制が生まれれば，わが国のプライマリ・ケア研究はさらに発展すると推察する．

● Practice-Based Research Network

欧米では家庭医がネットワークを組み，臨床研究を実施するpractice-based research network（PBRN）が多数構築され，プライマリ・ケアからのevidenceが発信されるとともに診療の質の向上に寄与している．わが国ではまだ稀な存在であるが，プライマリ・ケアでの研究を発展させる一つの大きな手段であり，今後の動向が注目される．

【引用文献】
1) Stange, K.C. et al. Developing the knowledge base of family practice. Family Medicine. 2001；33 (4)：286-297.
2) 錦織宏．臨床医と研究者の距離を埋める　Academic GP．〔http://www.igaku-shoin.co.jp/paperDetail.do?id=PA03031_04（参照 2014-7-11）〕

（松島　雅人）

2　プライマリ・ケア研究の実際—量的研究

■ はじめに

プライマリ・ケア領域の研究は，日本ではまだ黎明期と言うべき段階かもしれない．研究に関する教育者や環境も整っているとは言い難く，研究が十分に促進される状況にはまだ遠く及ばない．プライマリ・ケア領域の研究推進が不十分な背景にはいくつかの要因があると考えられる．大学などのアカデミック部門でプライマリ・ケア領域を主として研究する研究者を擁した施設が少ない，アカデミック部門と現場医師のつながりが希薄，現場医師に対する研究に関する教育の不足，研究費や研究の時間など金銭的・時間的リソースの不足などである．残念ながら，研究実践の不足から，現在日本で行われているプライマリ・ケアの基盤となっているのは概ね海外で行われた研究に依存している．本稿では今後発展が期待されるプライマリ・ケア領域の研究，特に量的研究について，その種類，研究領域，必要な方向性について述べる．

■ 量的研究の種類

量的研究とは，データを数値化し，統計学的な方法で分析を行い，結果を導く研究法である．詳細は成書に譲るが，量的研究の種類を列挙する（**Box 1**）．大きくは，仮説生成を目的とする記述研究と仮説検証を目的とする分析研究に分類することができる．一方で，別の分け方をするならば，対象をあるがままの状態で記録する観察研究と，対象に一定の研究上の操作を加える介入研究で区別する方法もある．

この中で，臨床研究で頻繁に用いられる特に重要な研究は以下の4つである．

1．横断研究

ある特定の一時点における情報を収集する研究である．質問紙調査などで頻用される研究で，簡便に行えるのが特徴である．一方で，事象間の関連は指摘できても因果の関係に言及することはできない，という欠点を持つ．検査の診断特性（感度，特異度）の研究でも使用される．

2．症例対照研究

疾患を発症している「症例群」と発症していない「対照群」を設定し，それぞれ過去に原因となりうる要素の曝露状況に差がないかを調査する研究である．簡便で因果関係を検証することも可能だが，一方で研究結果にバイアスという歪みが入りやすい．

Box 1　研究デザインの種類

Ⅰ．記述研究 (Descriptive study)
　ⅰ．人口集団を対象：生態学的研究 ecological studies
　ⅱ．個人を対象
　　　①症例報告 Case report
　　　②症例集積 Case series
　　　③横断研究 Cross sectional surveys

Ⅱ．分析研究 (Analytical study)
　ⅰ．観察研究 Observational studies
　　　①症例対照研究 Case-control studies
　　　②コホート研究 Cohort studies (前向き，後ろ向き)

観察研究

　ⅱ．介入研究 Intervention studies (clinical trials)
　　　①前後比較試験 Time series design
　　　②クロスオーバー試験 crossover design
　　　③非ランダム化比較試験 non Randomized Controlled trial
　　　④ランダム化比較試験 Randomized Controlled trial(RCT)

介入研究

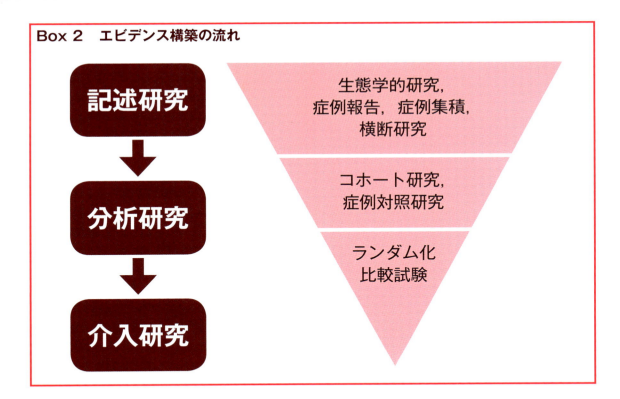

Box 2　エビデンス構築の流れ

3．コホート研究

　原因となりうる要素をもつ「曝露群」と要素をもたない「非曝露群」を設定し，それを時間経過に沿って観察することで「アウトカム（疾患など）」の発症状況に差がないかを調査する研究である．研究が大規模かつ長期間になるが，患者の追跡率が十分高ければ精度の高い研究結果が得られやすい．

4．ランダム化比較試験

　コホート研究と似ているが，対象者をランダムに2つの群に分け，何らかの要素を人為的に割付けた「介入群」と，その比較対照となる「非介入群」を設定し，その後の「アウトカム（疾患など）」の発症状況に差がないかを調査する研究である．介入群と非介入群がランダムに振り分けられているので，介入の有無以外は全く同じ集団であるという前提に立つことが可能なのが，優れた特徴である．

■ 量的研究におけるエビデンス構築の流れ

　一般に臨床研究はまず新たな仮説を記述研究で導き出し，観察研究の分析研究（症例対照研究，コホート研究）で因果関係を証明する．さらに，その中でも一部のテーマが因果関係の確実な検証のために介入研究で確認されるという流れをとる(Box 2)．例えば記述的研究で喫煙と生命予後の短縮に関連があるという仮説が生成された後，これを証明するためにコホート研究で喫煙と生命予後に関する因果関係を調べる[1]，といったものが挙げられる．図の中で下に行くほど，即ち観察研究より原因となる要素を研究参加者に割り付ける介入研究のほうがより強固なエビデンスを提供する．一方で，喫煙のように「害」と考えられるものを割り付けることは倫理的に問題であり，現実には実施してはならない研究である．そのため，この例のような喫煙と生命予後の関連を調べる研究としては，症例対照研究やコホート研究のような観察研究こそが現実的に最高のエビデンスを提供する研究であると言える．EBMを勉強していると，ランダム化比較試験のような介入試験こそが唯一絶対であるという錯覚をもつことがあるが，テーマにより最高のエビデンスを提供するデザインが異なるということは知っておくべきことだろう．

■ プライマリ・ケア研究の領域

　ところで，プライマリ・ケア研究とは，具体的にどのような領域の研究を指すものなのだろうか．

Box 3　研究のフレームワーク（例：2型糖尿病）

	構造	プロセス	アウトカム
基礎的な知識	患者は2型糖尿病の長期リスクについて何を知っているか？	家庭医は長期リスクについてどのように患者に説明しているか？	より多くの情報を与えることが患者のコンプライアンスに与える効果を測定する方法は？
問題解決アプローチ	教育的ビデオを見ることが研究参加を申し出た患者の知識を向上させるか？	患者への情報提供に留意したガイドラインの開発が研究参加を申し出た家庭医の患者への情報提供を促進するか？	情報を与えられることで研究参加を申し出た患者のコンプライアンスは改善するか？
臨床への導入	全ての患者に教育的ビデオを配ることが知識を向上させるか？	全ての家庭医に上記のガイドラインを紹介することが，家庭医の患者への情報提供を促進するか？	情報を与えられることで患者のコンプライアンスは改善するか？
政策	この介入の費用はいくらか？	このガイドラインの開発及び配布の費用はいくらか？	コンプライアンスの改善に関して費用対効果はどうか？
教育	社会的弱者の立場に留意した場合，糖尿病ケアに必要な内容はなにか？	糖尿病患者への情報提供について学生に教育する場合，ロールプレイは効果的か？	学栄は実習期間中に患者のコンプライアンスの評価法を効果的に学んでいるか？

（De Maeseneer JM, De Sutter A. Why research in family medicine? A superfluous question. Ann Fam Med. May 26 2004;2 Suppl 2:S17-22.　Figure2 を参考に著者作成）

研究領域を示すモデルとして，Jan らは Donabedian が提示した3つの側面（構造，プロセス，アウトカム）[2] に加え，自身が提唱した5つのポイント（基礎的な知識，問題解決アプローチ，臨床への導入，政策，教育）を組み合わせた3×5の研究領域を提唱した[3]．この15の領域をわかりやすくするため，2型糖尿病を例としてテーマに挙げて整理したものが **Box 3** である．このように俯瞰して眺めることで，どのような領域がプライマリ・ケア領域の研究で重要であるか，把握しやすくなることだろう．

■ 橋渡し研究

　基礎から臨床に向かっていく研究の流れの中に，橋渡し研究（Translational Research）という概念がある．基礎の研究室で得られた知見を，実際にヒトに対する臨床試験につなげる研究を T1 研究と言い，狭義においてはこれを橋渡し研究と言う．また，臨床試験の結果を現実世界における日常の診療行為や治療方針の決定につなげる研究を T2 研究と言い，どちらも重要な研究と言える．プライマリ・ケアを実践する立場の医師が臨床試験である T1

研究を自身の力で実施することは多くはないが，T1 研究で有効性が証明されても実臨床にはその知見が利用されない（evidence-practice gap），あるいは実臨床に応用したところ，逆に有効性が否定されるということが明らかになることがあり，家庭医が扱うテーマとして T2 研究は重要なものの一つである．T2 研究の重要性は，例えば重症心不全に対して抗アルドステロン薬であるスピロノラクトンを投与することが有効かどうか評価した RALES 研究というランダム化比較試験[4] を例にとると理解しやすい．この臨床試験においてはスピロノラクトンを投与群のほうが生命予後がよいことが報告されたが，その後 T2 研究として行われた一般の集団のコホート研究ではスピロノラクトンの使用により逆に高カリウム血症の副作用により死亡数が増加したという報告がされた[5]．これは臨床試験においては厳密な管理，副作用を起こしにくい集団（この事例では若年者）を対象にするという条件で行われたのに対し，コホートではそれほど厳密な管理がされにくく，また高齢で腎障害など合併症も多い集団であったことが要因と考えられる．

■ Practice Based Research Network（PBRN）

　前述の事例のような大規模な研究を行うためには，一施設で取り組むことは難しく，一定の研究グループが必要である．Practice Based Research Network（PBRN）とは，プライマリ・ケアの質改善を目的とした研究を共同して取り組むプライマリ・ケア医療機関のグループである．現場の診療に基づく疑問を対象とし，診療の質を改善させる研究が主体であることを特徴としている．米国では政府機関である AHRQ（Agency for Healthcare Research and Quality：米国医療研究品質局）が主体となって構築されており，1994 年の 28 箇所から 2018 年には 183 箇所と広がりをみせてきている．本邦においてもこの PBRN の構築が始められており，在宅で訪問診療を受けている方の患者の発熱の頻度，及びその原因を調べるコホート研究[6,7]など，各種の研究が取り組まれている．一施設で研究に取り組むのではなく，複数施設になることで対象者が多く確保できる，研究結果を一般化しやすくなるという点に加え，研究グループに専門家や何らかの得意分野をもつメンバーを迎えられるというメリットが得られる．

　臨床と研究の重み付けの比率は各人さまざまで，実際にはそれがスペクトラムのようになっていると考えられる．研究を実際に進めていく組織として考えた時にはスペクトラムの中でも各レベルの人間が一定のバランスで含まれていることが望ましいだろう．例えば，研究のスペシャリストとして研究の枠組みを構築する人間，研究・臨床両方に軸足を置き領域間をつなぐコーディネーター，そして臨床に軸足を置き，データ収集やリサーチクエスチョンの提議などを行う人間．それぞれが可能な，あるいは興味のある範囲で，研究に関われるネットワークが構築できるのが理想的かもしれない．

　日本のプライマリ・ケア研究はまだこれからというところではあるが，日本の各地域で PBRN が立ち上がり，多くの家庭医がこれらの研究グループに何らかの形で所属しながら，日本独自のプライマリ・ケア領域の研究が発展していくことが期待される．

【引用文献】

1) Sakata R, McGale P, Grant EJ, et al. Impact of smoking on mortality and life expectancy in Japanese smokers: a prospective cohort study. BMJ. 2012；345, e7093.

2) Donabedian, A. Evaluating the quality of medical care. The Milbank Memorial Fund quarterly. Jul 1966；44(3) Suppl：166-206.

3) De Maeseneer JM, De Sutter A. Why research in family medicine? A superfluous question. Ann Fam Med. May 26 2004；2, Suppl 2：S17-22.

4) Pitt B, Zannad F, Remme WJ, et al. The effect of spironolactone on morbidity and mortality in patients with severe heart failure. Randomized Aldactone Evaluation Study Investigators. N Engl J Med. Sep 2 1999；341(10)：709-717.

5) Juurlink DN, Mamdani MM, Lee DS, et al. Rates of hyperkalemia after publication of the Randomized Aldactone Evaluation Study. N Engl J Med. Aug 5 2004；351(6)：543-551.

6) Yokobayashi K, Matsushima M, Fujinuma Y, et al. Retrospective cohort study of the incidence and risk of fever in elderly people living at home: a pragmatic aspect of home medical management in Japan. Geriatr Gerontol Int. Oct 2013；13(4)：887-893.

7) Yokobayashi K, Matsushima M, Watanabe T, et al. Prospective cohort study of fever incidence and risk in elderly persons living at home. BMJ Open. Jul 9 2014；4(issue7): e004998.

（渡邉　隆将）

3 プライマリ・ケア研究の実際─質的研究

■ はじめに

　例えば，独居の高齢者は家族と同居する高齢者に比べて，質問紙による評価で抑うつ的な傾向を示すことが多い，という論文を読んだとします．あなたは，単に独居であることだけが抑うつ的な傾向を生じることに寄与するのか，その他に何か要因がないのか疑問に感じました．しかし，その論文にはあなたの疑問に答えるような情報はありませんでした．そこで，その他の論文を調べると，アンケート調査に基づいて，独居の高齢者が抑うつ的になりやすい要因として，既往歴としての慢性疾患や悪性腫瘍の有無，収入の多寡などいくつかのものが挙げられていました．しかし，あなたの外来に慢性疾患で通院しているある患者を思い浮かべると，経済的に恵まれていなくても穏やかに，そして朗らかに暮らしています．このため，疾患の有無や経済的豊かさだけが，独居の高齢者に影響する問題でないようにも感じました．このようなときに，あなたが抱えた疑問をどのように調べることができるでしょうか．

　また，あなたが 2 型糖尿病のため診療している患者の血糖コントロールが不十分であったとします．これまでに様々な薬剤を処方してきましたが，その都度，内服回数が多いなどの理由をつけて，定期的な内服を行っていないようでした．また，食事療法についても，「低血糖が心配」とか「甘いものでなければ間食してもいいと思っていた」など，様々な理由を述べて間食を繰り返していました．このため，栄養士による食事指導の効果も乏しく，一向に改善が見られない状況でした．こんなときは，どのように患者の問題を捉えていけばよいでしょうか．

　このように医療においては，定量的な指標を用いて行う量的研究の結果に基づいた理解や対応が困難な場面があります．そうした問題を検討し，医療者がどのように対処できるかを考える際に，質的研究は本領を発揮します．この項では，これまで質的研究を行ったことがないという方を対象に，その概要を説明したいと思います．

■ 質的研究とはなにか

　質的研究とは，検査値や質問紙の得点のような量的データでないデータを扱う研究を指します．質的研究で扱うデータのうち代表的なものとしては，インタビュー記録やアンケートの自由回答のようなテキスト，医療面接などの録画記録を文字に書き起こしたもの（トランスクリプト）があります．質的研究では，こうしたデータに基づく事象の分析を通じて，背後に隠れているその事象が生じた理由やプロセスを明らかにすることが，目的となります．特に，個々の事象に焦点を当て，その個別性に注目して分析を行います．この個別性こそが，質的研究における大きな特徴の一つになります．

　冒頭に挙げた独居高齢者の抑うつで言えば，質問紙による調査結果を基に抑うつと独居の因果関係を単純に想定するのではなく，双方に関連する他の要因（家族の不在や無・低収入などの社会的脆弱性，認知症や他の器質的疾患の存在など）が背後にないか，そしてそれらの要因が相互にどのように影響し合っているのかを検討することが質的研究の役割です．また，食事療法が不十分な糖尿病患者の例に適用すると，患者が間食の理由として挙げていた低血糖など糖尿病治療の副作用を患者が経験していたか，経験していたとすればその点をどう感じていたか，そもそも自身が糖尿病であることを受け入れられているのか，もし受け入れられていないとすればどうしてかなどが，質的研究で探究できる事柄になります．

　さらに，質的研究の特徴として，研究結果を提示する際に，研究者が自身の疑問をもとに研究をデザインした過程や，分析した事象の背景まで合わせて記述することが挙げられます．そのため，読者は，その研究がなされた状況と自分の置かれている状況とを比較することが可能になります．そのようにして，得られた知見は，研究者が分析した事象にとどまらず，その読者の眼前にある状況にも適応可能なものとなり得ます．

■ 個別性に注目する質的研究

　目に見える事象の背景に隠れた要因は，量的研究では交絡因子として，データに影響を与えないよう可能な限り取り除くものとされます．しかし，質的研究では上述の通り，個々の事例の個別性に焦点を当てて研究を進めます．こうしたデータの背景にある様々な要因の扱い方の違いには，量的研究と質的研究における知識やその獲得方法に関する考え方である認識論[1]の違いがあります．量的研究では，事実というものは客観的な事実が一つあり，研究を通じてその事実を明らかにしていくことが目的となります．これに対して質的研究では，事実について構成主義の観点から捉えようとします．これは，事実というのは客観的なただ一つのものがあるというのではなく，様々な事象はそれに接した人の経験を通じて再構成され，その結果が解釈されることで，その人にとっての事実となる[2]という認識論です．このため，誰にとっても全く同じと理解できる事象はなく，質的研究で提示される研究結果は，研究を行った研究者が，それぞれがおかれた状況（文脈）で，対象となる事象を観察・分析した結果として提示されます．

　このような考えに立つと，質的研究の結果は主観的で，一般化が非常に困難なものに思われるかもしれません．しかし，それは「事実とは，客観的な事実が一つあるもの」という認識論を前提とした場合の考え方です．これに対して，質的研究ではそもそも「事実のあり方」がそれぞれの状況（文脈）において多種多様であると考えます．このため，山田さんという患者に生じた問題を考える場合に，山田さんから見た事実と医療者から見た事実は異なりますし，もっと言えば医療者の中でも「これが山田さんの問題だ」と捉えるものが異なります．このように研究の根底にある認識論が異なるため，質的研究においては量的研究と，研究そのものの質を評価する基準が異なります．また，量的研究との認識論の違いは，質的研究で得られた結果を，読者が自身の状況（文脈）に適応可能か検討するプロセスの違いももたらします．この違いが，「質的研究の結果を一般化することへの困難感」につながっているのかもしれません．次項ではこうした点について説明します．

■ 質的研究の「質」

　質的研究の質を評価するにあたって，量的研究と同様の指標で評価することの適切さについては議論があります[3]．質的研究では，研究者が自身の抱えるテーマに沿った研究をデザインするため，研究方法自体が多様なものになります．このため，研究デザインだけを見ても得られた結果の適正さを判断することが困難なこともあります．そこで質的研究では，研究目的とデータを得るために行われた手続き，得られたデータと分析手法，およびその結果を提示することで，研究の信憑性（credibility）や確実性（dependability）を読者が検討できるようにします[4]．

　また，個々の事例に注目した研究となるため，その結果を直ちに他の事例にも適用できるものとして一般化することは難しくなります．このため，研究の方法や結果だけでなく，研究が実施された背景や状況（文脈）といった，対象にした事象の細部まで及ぶ厚い記述[5]を行います．読者はこうして研究者から提示された情報と読者自身がおかれた状況とを比較することで，研究の転用可能性（transferability）を判断します[6,7]．

　質的研究と量的研究では研究の質をどう判断するかが異なると述べましたが，こうした背景を読みこんで転用可能性を検討することは，量的研究の場合でも同様に行われているのです．Evidence-Based Medicine の実践において，医療者は 1. 臨床上の疑問の定式化　2. 情報収集　3. 情報の批判的吟味　4. 患者への適応　5. 患者に適応した結果の評価・反省といった 5 ステップ[8]を通じて，自身が現在取り組んでいる臨床的課題の解決を図ります．このうちの 4 番目のステップで，収集した情報と自分の抱える問題の相違について比較検討し，その上でその情報を自身の問題に適応するかどうかを我々は考えます．ただし質的研究では，「研究者がどのようなバックボーンを持っているのか」「研究者が研究課題に対してどのような理解の上で研究を行ったのか」「研究者のバックボーンや課題に対する理解が分析においてどのように影響しうるか」といったことなどを考慮する必要がある点が，量的研究に基づく情報を検討する際と異なる点です．

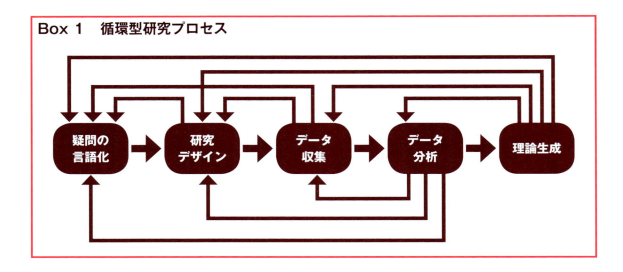

Box 1 循環型研究プロセス

■ 質的研究方法

　質的研究では，研究で扱う事象について先行研究により蓄積されてきた知見や，その事象について研究者がすでに知っていることなどを踏まえて，研究者自身が自分の研究に適した方法を考えていくことになります[9]。このため，一つとして同じ研究手法がないことが，質的研究手法の唯一の特徴であるとも言われます[7]。おそらく質的研究法として最も知られているグラウンデッド・セオリーの場合，データ採取からその分析までの手法が定められています[10]。しかし，近年プライマリ・ケア領域の質的研究で用いられるようになってきた Steps for Coding and Theorization（SCAT）[11,12] は，データ分析の手法で，データ採取については特に定まった方法がありません。このように質的研究法といっても，その扱う範囲が異なる状況があります。しかし，研究全体の手順としては，以下のような流れとなります（**Box 1**）。

1．疑問の言語化

　量的研究同様，質的研究においても研究の出発点となる疑問を，研究で扱えるように明確化しておくことは重要です。ただし，そもそもある事象（冒頭の例でいえば，高齢者の抑うつ）とそれに関連しそうな要因（同様に冒頭の例でいえば，独居であることや合併疾患の有無，収入の多寡）について考えるとき，PECOのように因果関係を想定することが難しい場合やそれぞれの要因間にさらに関連が見られることもあります（例えば，慢性疾患があることで収入が低くなり，それが抑うつに結びつく）。こうした要因は，量的研究においては交絡因子として除外されるものですが，質的研究では目の前にある事象を説明するモデルにこうした要因も全て組み込みます。このため，「○○といった社会背景を持つ群であれば，××を背景に持つ群と比較して，△△という状態になりやすいのではないか」という仮説検証を目的とした疑問でなく，「△△という状態に影響する要因は何があるのだろう」という形の要因探索を目的とした疑問でも研究の端緒とすることが可能です。

　しかし，一点注意することがあるとすれば，「言葉を正確に用いる」ということを強く意識する必要性が挙げられます。質的研究では，研究者がそれまで蓄積してきた経験や知識といったバックボーンやそれらによってもたらされる価値観も踏まえて，分析を行います。こうした研究者の特性がうまく活用された場合，蓄積された経験や知識が生かされた内容が非常に豊かな分析となり得ます。その反面，研究テーマとなる疑問が明確に言語化できていない場合，分析の際に同じ言葉を使用していても研究プロセスの時々で意味する内容が変わります。例えば，「共感」という言葉は，医療コミュニケーション関連の論文であっても，多種多様な意味を持っています。この「共感」に注目し，「医学生と医師の共感における違い」をテーマに質的研究を行うとします。その際，「共感」が何を意味しているのかを常に明確に意識していないと，医学生のデータを分析する時と医師の

データを分析する時で，「共感」の意味が異なることもあり得ます．そうなると，分析の最終段階で医学生と医師の共感に関する理解を比較しようとした場合に，そもそも「共感」の意味が異なっているため，比較自体が困難になってしまいます．

こうした事態を避けるため，疑問を言語化する際には，自分が持つ疑問やアイディアを表す言葉や概念，モデルにはどのようなものがあるかを，先行研究に基づいて検討する必要があります．こうすることで研究実施にあたっての理論的な枠組みを構築することができ，その後のデータ採取や分析を，指標を持って進めることができます．また，研究成果を発表する際も，この理論的な枠組みを提示することで，先に述べた確実性（dependability）や転用可能性（transferability）を高めることができます．例えば，私が医学生や医師の共感に関する研究[13]を行った時は，先行文献[14]を参考に，診療における「共感」を4つの異なる要素からなる医師の態度と定義し，分析する時もこの定義を常に念頭において，研究を進めました．

2．参加者の選定とデータ採取

質的研究においては，これまでも述べたように，研究者が自身のおかれた状況において生じた疑問を，その個別性を重視し探求していくことが重要です．このため，参加者の選定においても，研究者が1．で言語化した疑問について調査するために必要な人々を選定できる方法をとる必要があります．

すべての参加者選定方法をここで挙げることは困難ですが，以下に参加者選定方法を検討するプロセスを述べたいと思います．

2-1　個人を対象とするか集団を対象とするか

選定にあたっては，まず個人を対象とするか，集団を対象とするかを検討します．質的研究で扱われるデータは，インタビュー記録などの言語データが多いため，インタビュー調査を行うことを前提に，個人を対象とした場合と集団を対象とした場合の特徴を示します．

2-1-1　個人を対象にした場合

個人を対象とした調査方法としては，個別インタビューがあります．この場合，インタビューは研究者と参加者の二者間で行われるため，集団を対象とした場合に比べ，守秘性が高くなります．このため，参加者がデリケートな内容について発言しやすくなる利点があります．

しかし，調査が二者間で行われるということは，その二人における人間関係が如実に反映されることもあり得ます．例えば，家庭医療後期研修における問題点を探索するため，指導医が自施設の専攻医を対象者としたインタビューを実施した場合，職場の上司に話しにくい内容は語られなくなる可能性があります．しかし，そうした問題点を回避するため，指導医が他施設の専攻医を対象者にした場合，普段の研修の状況が分からないため，掘り下げたインタビューができない可能性が出現します．このように，誰がインタビューを行うとしても利点と問題点があるため，研究者はその研究目的に沿って考え，より適切なインタビュアーを選ぶ必要があります．

2-1-2　集団を対象とした場合

参加者を集団で調査対象とする方法には，フォーカス・グループがあります．フォーカス・グループは，研究者がファシリテーターとなり，複数の参加者にグループディスカッションをしてもらう手法です．この場合，個別インタビューと異なり，プライベートな事柄などデリケートな話題については発言がしにくくなる可能性はあります．

その反面，参加者が他の参加者による発言に触発されて，個別にインタビューされた場合では思いつかなかったような事柄を話すことがあり得ます．また，ファシリテーターである研究者と集団で関わることになるため，職場での上下関係など研究者と参加者の間にある地位や立場の差による影響が弱められるという利点があります[15]．

2-2　参加者の募集方法

上述のように対象者を個人とするか，集団とするかを決めたら，実際に参加者を募集します．この時多くの場合は，知りたいことに影響すると思われる背景が多様になるように，参加者を選定します．先に述べた通り，この際には研究で扱う疑問を解決するに相応しい参加者を研究者自身が選定する

ことになります．先に挙げた例の，家庭医療後期研修における問題点に関する研究を行う場合，専攻医の年次や性別が影響すると考えられたら，複数の年次で男女双方の参加者を募集するよう配慮します．また，目的によっては医師だけでなく，後期研修に関わる他のスタッフも参加者に含めるといった配慮も必要になるかもしれません．

このように質的研究では，研究目的に応じた参加者選定が行われます．一つの事象に関わる人々の考えや思いを研究しようと思えば，関連する人を幅広く含めた参加者選定を行い，多様な視点からその事象を検討する必要があります[16]．これは，量的研究の場合，ランダムサンプリングで多くの人々に参加してもらい未知の交絡因子を相殺することとは，その目的が異なります．また，マイノリティの人々を対象にした研究の場合などに，研究目的に適した非常に少数の参加者のみを選定して研究を行うこともあります．

2−3　データ採取：インタビュー

質的研究で扱われるデータには様々なものがありますが，中でも用いられることが多いのがアンケート調査結果とインタビュー記録です．アンケートの場合，基本的にデータ採取の方法は，参加者にアンケートへの解答を依頼することになります．このため，ここではインタビュー方法の種類について取り上げます．

インタビュー方法は，大きく分けると構造化面接・半構造化面接・非構造化面接の3種類です．この場合の構造とは，インタビュアーが行う質問と参加者による回答の自由度がどの程度制約されているか，ということです．構造化面接の場合，インタビュアーが行う質問とそれらをたずねる順序や回答の選択肢はあらかじめ定められており，参加者はたずねられた質問に順番に回答していく形になります．これに対して，非構造化面接では，インタビューの内容は事前に定められておらず，インタビュアーと参加者の会話の流れに応じて，面接が展開されていきます．質的研究で使用されることが多い半構造化面接は，これらの中間の形式で，質問者が行うポイントとなる質問はあらかじめ定められています．しかし，参加者は質問に対して自由に回答できるため，参加者の

意見を構造化面接よりも引き出し得るという利点があります[17]．また，インタビュアーも必要に応じて内容を深めるための質問を追加します．

3．分析

質的研究において扱われるデータは多種多様です．データ採取については，前節でインタビュー記録のみを扱いましたが，実際にはインタビューでもその際に観察した参加者の様子などの観察記録を用いることもあります．また，医療コミュニケーションについて研究を行う場合には，患者と医師とのやり取りについての観察記録に加え，録音・録画記録も用いることがあります．分析の際は，こうした記録を言語データとして扱うことが多いため，実際には入手したデータを文字記録（トランスクリプト）にしていくことから分析が始まります．

このトランスクリプトを繰り返し読んだ後，分析する上で適切な長さに区切ります．この一区切りごとに分析を進めますが，以下はSCATを例に説明を進めます．SCATでは4段階を経て，トランスクリプト中の注目すべき語句をコードに変換していきます．コードとは，注目すべき語句の背景にある概念を，トランスクリプトの前後の文脈も踏まえて語または句として表現したものです．

SCATでは，トランスクリプト全体を対象に，**（Box 2）**のような形で分析しいくつものコードを生成します．そして，全体にコードを付した後に，これらのコードをつなぎ合わせたストーリーラインを作り出し，そのストーリーラインを基に，分析結果としての理論を記述します．SCATの場合，分析の各段階が表に示されるため，これを提示することで分析手続きの確実性（dependability）を高めることができます．

■ 質的研究における参加者選定・データ採取と分析の不可分性

研究方法において，質的研究の大きな特徴と言えるのが，データ採取とデータ分析が循環型のプロセス**（Box 1）**になっている点です．これと比較して，量的研究では，データ採取に先立ち対象者や必要なサンプル数，採取する情報を決定します．そして，一旦データ採取が開始した場合

Box 2　SCATによる分析の一例（引用文献12）より抜粋）

番号	発信者	テクスト	(1) テクスト中の注目すべき語句	(2) テクスト中の語句の言いかえ	(3) 左を説明するようなテクスト外の概念	(4) テーマ・構成概念（前後や全体の文脈を考慮して）	(5) 疑問・課題
1	聴き手	○○さんは、調理師として、良く切れる包丁をはじめて使った時、それまでの切れない包丁とどんな違いがあると感じましたか？それから話して頂けませんか？					
2	調理師	あ、そうね…切れる包丁ね…切れる包丁の話ね…ああ、切れる包丁でね、いちばん感じるのは、切れる包丁で切るとね、切る物に刃がすぅーっと吸い込まれちゃうのね。すぅーっと吸い込まれちゃう感じがするんですが驚きましたねぇ。それに比べると、切れないやつっていうのはね、力入れて、こう、切る物にぐぅーっと刃を押し込まなきゃなんない感じですね。	すぅーっと吸い込まれちゃう感じ、ぐぅーっと刃を押し込まなきゃなんない感じ。	刃の吸い込まれ、刃の押し込み、切る観念の転換。	性能の違い（原因）、操作の変化（結果）、認識の変化（結果）、イメージの変化（結果）	すぅーっと感、ぐぅーっと感、押し込み感。「包丁で切る感」の転換。	
3	聴き手	ああ、そういうことでいいんです。それで、切れない包丁は、「押し込む」感じですか？					
4	調理師	前からそう感じてたんじゃありませんよ。切れるのを使ってから、それまでのやつ使うと、「ああ、こりゃあぐぅーっと刃ぁ押し込んで切ってんだな」って感じたんです。それでね、もちろん切れるのだって、乗せとくだけじゃ切れません。でも、ちょっと手前に引いてやると、刃が自然にすぅーっと吸い込まれて、下に押してないのに、包丁の重みだけでそのまま下まで降りてって、まな板に当たって止まるって感じです。料理人が切るんじゃなくて、包丁が自分で切ってるって感じかなぁ。これはね、切れない包丁をいくら研いでも、絶対にこうはならない。	前からそう感じていたんじゃありません。ちょっと手前に引いてやるだけで、料理人が切るんじゃなくて、包丁が自分で切ってる。研いでも、絶対にこうはならない。	以前の不認識、後から分かる。切り方の変化。余分な力を要しない高性能な道具。両者の絶対的違い。峻別。	遡行的理解（時系列的視点）、切ることのパラダイムシフト（一般化）、峻別に至る（結果）。	以前の道具についての「遡行的理解」。道具パラダイムのシフト。包丁が自分で切って感。高性能な道具の「自作用性」絶対的区別。	「遡行的理解」は他の時にあるか？それは良いものから悪いものへ移行しても生じるか？高性能な道具の「自作用性」はどのような道具に適用できるか？
5	聴き手	「包丁が自分で切ってる」ですか…なるほど、最初にそれに気づいたんですね。次にどんなことに気づきましたか？					
6	調理師	次にって言っても、同時くらいなんですよ。それはぁ、切るものの上に、刃がきちっとのるってこと。固いもんの時、たとえばニンジンね。切れないやつだとね、ニンジンの上で刃が横に滑るの。でも切れるのは、刃が止まって横に滑らない。だからそこから、今言ったでしょ、包丁引くとすっと切れる。	刃がきちっとのる。刃が止まって横に滑らない。	素材との密着、切る物と切られる物の良好な関係。	専門的・高性能調理具の素材との合致性・密着性（一般化）、道具と対象の安定的関係（一般化）。	きちっとのる感。高性能ツールの有する「対象との合致性・密着性」。道具-対象関係、道具-対象の安定的関係。	高性能な道具なら、ドライバやスパナなど、他の道具でも「対象との合致性・密着性」があるか？それらの使用者はそれを感じているか？
7	聴き手	そのことで、包丁の使い方も何か変わったでしょうか？					
8	調理師	包丁の持ち方が、なんかすごく軽くなりましたよ。それまでは、がっしり握ってしっかり切るって感じだったけど…ゆとりっていうのかなぁ、手ん中で包丁の柄がかなり遊ぶ感じで握るようになりました。	がっしり握って。包丁の柄がかなり遊ぶ感じで握る。	保持、遊び、コントロール、操作。	保持と操作の自由度の拡大（総合）。	安定的関係による「道具保持・操作の自由度の拡大」。がっしり保持、ゆとり保持。	ドライバやスパナ等、他の道具でも同じか？それらを使う人は同様に保持方法を変化させているか？身体論における道具使用研究の知見との関連はどうか？
番号	発信者	テクスト	(1) テクスト中の注目すべき語句	(2) テクスト中の語句の言いかえ	(3) 左を説明するようなテクスト外の概念	(4) テーマ・構成概念（前後や全体の文脈を考慮して）	(5) 疑問・課題

ストーリーライン（現時点で言えること）	この調理師は、包丁の切れ味の違いについて、最初に、包丁が食材に吸い込まれる感じ、すぅーっと感を得た。また、高性能な道具の自作用性、言い換えれば包丁が自分で切っている感に驚き、切れない包丁はぐぅーっと感、押し込み感があるという遡行的理解を得て、包丁に関する道具パラダイムのシフトを経験し、両者の絶対的区別に至る。また、切れる包丁のきちっとのる感つまり高性能な道具の対象との合致性・密着性という道具-対象の安定的関係に気づくとともに、以上のことから、包丁の持ち方もがっしり保持からゆとり保持に変わり、道具保持・操作の自由度の拡大を経験する。
理論記述	・良く切れる包丁と切れない包丁は、調理師にとって峻別される。（高性能な道具と低性能な道具とは、専門的使用者によって峻別される。） ・低性能の道具から高性能な道具へと移行すると、使用者の中でその道具に関するパラダイムシフトが起きる。 ・高性能と低性能の調理具（道具）では、使用者にそれぞれの特性の全く異なる「感じ」（例「すぅーっと」「押し込み感」）があり、それが峻別を支える。 ・高性能な調理具（道具）は素材（対象）との密着性・密着性を有している。 ・そのような合致性・密着性は、安定性を生じ、調理具（道具）保持の自由度を拡大する。
さらに追及すべき点・課題	・上記の認識は、段階的に形成されるのか、短期的に形成されるのか？ ・上記の認識は、インタビューの前には、この調理師の中でどのくらい自覚されていたのか？また自覚されていた場合、それは言語化されていたのか？ ・包丁の性能の違いは食材の選び方や調理方法の拡大をみちびいているか？ ・調理師にとって、他の道具、たとえばまな板、調理箸、鍋、フライパンなどで同様のことはどうか？ ・刃のある別種の道具（例：カンナ、ノミ、ナタ、オノ、カマ等）では、同様であるか？ ・別種の道具、たとえば工具では、工具の性能の違いはどう認識されるのか？またその性能の違いは、保持やその使用結果にどう影響を与えているか？

Box 3　直線型研究プロセス（引用文献18）より改変）

```
疑問の      研究      データ     データ     理論生成
言語化  →  デザイン → 収集   →  分析    →
```

には対象者などを変更することなく採取を行い，さらにデータ分析の段階に進んだ場合，データ採取以前の段階に戻ることはないため，直線的な研究プロセス（**Box 3**）になります[18]。

しかし，質的研究，特に探索的研究と言われる，事前に設定された仮説の検討ではなく，ある事象の背景にある様々な要因とそれらの関係性などを検討して新たな仮説やモデルを生成するような研究の場合，インタビュー（データ採取）を行うたびに，それまで構築されてきた仮説に新たな知見が付加されることになります。このような研究では，事前に採取する情報を規定しておくことはできません。さらに，研究の進捗に伴って，新たにインタビューを行う参加者についてもどういった人を選ぶのかを検討し続ける必要があるため，対象者や必要なサンプル数を事前に決めておくこともできません。このため，質的研究では分析の結果に基づいて，参加者の選定やデータ採取のプロセスを見直すという循環型のプロセスで研究を進めることが必要となります。

■ 家庭医が質的研究を学ぶ意義

家庭医は，bio-psycho-social model[19] に表されるように，患者の健康問題を単に身体的なものと捉えず，心理的な側面，社会的な側面からも構成されたものと考えます。このため，疾患としては同一の問題を抱える患者でも，心理社会的側面も含めると，それぞれ異なる問題を抱えた人々と捉えられます。こうした患者個人の背景まで含めて診療する家庭医には，患者のおかれた状況（文脈）も分析し問題解決にあたる能力が求められます。

こうした観点から考えると，質的研究について学び，トレーニングを受けることは，とりもなおさず，患者を診る目を養うことにもつながると思います。質的研究を学ぶ方法として，現在では書籍のみならず，質的研究手法について解説した

ウェブページ（SCAT のページ[20] など）やワークショップなど様々なものがあります。こうしたものを活用して，質的研究の視点を学んでもらえればと思います。

■ まとめ

質的研究では，研究者自身が研究を進める上で非常に重要なツールとなります。つまり，研究者が様々なことを学び，自身を磨き続ければ，研究の質もそれに伴い向上していくことになります。そして，筆者は自身の経験から，学ぶ内容は医学に限らず，哲学や社会科学，文学，ポップカルチャーなど，どんな分野であっても，研究者としての感覚を研ぎすます砥石になると感じています。

皆さんも学べば学ぶほど豊かな研究を行える質的研究に，おそれずチャレンジして下さい。

謝辞

本稿執筆にあたり，ご意見およびご助言くださった名古屋大学大学院発達科学研究科大谷尚教授および名古屋大学大学院医学系研究科地域医療教育学寄付講座高橋徳幸先生に謝意を表します。

【引用文献】

1）伊勢田哲治．疑似科学と科学の哲学．名古屋大学出版会．2003, p.119-123.
（科学と一見科学に見えるがそうでないものをどう区別するのかを軸に，論理学や認識論における様々な考え方を紹介している。自分自身の考え方の傾向や問題点を振り返ることは，質的研究実践にも有用と思われる。）

2）ウヴェ・フリック，小田博司監訳．新版質的研究入門＜人間科学＞のための方法論．春秋社．2011, p.89-103.
（質的研究の包括的な入門書。巻末に質的研究に関する用語解説もあるため，これから質的研究に取り組もうと思う人も読みやすい。）

3）ヴァレリ・J・ジェンシック．質的な調査設計の振り付け：メヌエット・即興・結晶化：N・K・デンジン，Y・S・リンカン編，平山満義監訳，藤原顕編訳．質的研究ハンドブック2巻　質的研究の設計と戦略．北大路書房．2011, p.43-63.

〔3分冊になっているハンドブックの1冊. このシリーズでは, 質的研究の歴史や現在見られる様々な論点を広く学ぶことができる. 質的研究に少し慣れてからの方が内容は理解しやすいと思われる.〕

4) ウヴェ・フリック, 小田博司監訳. 新版質的研究入門 ＜人間科学＞のための方法論, 春秋社. 2011, p.465-486.

5) ノーマン・K・デンジン, イヴォンナ・S・リンカン. 質的研究の学問と実践：N・K・デンジン, Y・S・リンカン編, 平山満義監訳, 岡野一郎, 古賀正義編訳. 質的研究ハンドブック1巻 質的研究のパラダイムと展望. 北大路書房, 2011, p.1-28.
〔(3) と同シリーズの一冊. 質的研究の歴史や質的研究の理論的背景などを扱っている.〕

6) 久保田賢一. 質的研究の評価基準に関する一考察 パラダイム論から見た研究評価の視点. 日本教育工学雑誌. 1997; 21: 163-173.

7) Guba E, Lincoln Y. Fourth Generation Evaluation. Sage Publications, 1989
〔質的研究を評価する基準について, 認識論が異なる量的研究の評価基準を適応するのではなく, 質的研究独自の基準設定を行うことを提案している.〕

8) 名郷直樹. 臨床研究の ABC, メディカルサイエンス社. 2009, p.12-17.
〔量的研究を題材としているが, 冒頭部で扱われている疑問の明確化にあたっての先行文献の検索や批判的吟味の重要性については, 質的研究実践にも通じるものである.〕

9) ウヴェ・フリック, 小田博司監訳. 新版質的研究入門 ＜人間科学＞のための方法論, 春秋社. 2011, p.487-502.

10) Kennedy TJT, Lingard LA. Making sense of grounded theory in medical education. Medical Education. 2006; 40: 101-108.
〔グラウンデッド・セオリーの概要や, 実際に行う際のピットフォールなどをまとめた論文. 研究デザインから分析までの各段階について解説している.〕

11) 大谷尚. 4ステップコーディングによる質的データ分析手法 SCAT の提案－着手しやすく小規模データにも運用可能な理論化の手続き－, 名古屋大学大学院教育発達科学研究科紀要（教育科学）. 2008; 54: 27-44.

12) 大谷尚. SCAT: Steps for Coding and Theorization– 明示的手続きて着手しやすく小規模データに適用可能な質的データ分析手法 –. 感性工学. 2011; 10: 155-160.
〔上記2編は質的研究手法である SCAT のチュートリアル論文. 実際の分析の進め方を知ることができるので, これらの論文を参考にしてSCATによる分析を行うことも可能. SCAT のホームページからダウンロード可能.〕

13) Aomatsu M, Otani T, Tanaka A, et al. Medical students' and residents' conceptual structure of empathy: A qualitative study. Education for Health. 2013; 26: 4-8.
〔筆者が SCAT を用いて行った質的研究の論文. 研究に先立ち, 疑問の明確化をどのように行い, それをどのように分析に反映させるかの参考にしていただければと思う. ジャーナルホームページからダウンロード可能.〕

14) Morse JM, Anderson G, Bottorff, JL, et al. Exploring empathy: A conceptual fit for nursing practice? IMAGE: Journal of Nursing Scholarship. 1992; 24: 273-280.
〔医療における共感を emotive, cognitive, moral, behavioral の4要素から構成される概念として提示し, それぞれの要素に関する解説を行っている. 「共感」のように多義的な語は, こうした概念の整理を行うことで, 質的研究に応用しやすくなる.〕

15) Barbour RS. Making sense of focus groups. Medical Education. 2005; 39: 742-750.
〔質的研究のデータ収集法であるフォーカス・グループについて, どのような時に用いるかや実践に際しての注意などを解説した論文. 種々の方法の利点・欠点を意識して, 手法を選択する意義が学べる.〕

16) ウヴェ・フリック, 小田博司監訳. 新版質的研究入門 ＜人間科学＞のための方法論, 春秋社. 2011, p.13-28.

17) キャサリン・ポープ, ニコラス・メイズ編, 大滝純司監訳. 質的研究実践ガイド, 第2版. 医学書院. 2008, p.19-26.
〔質的研究における面接法や, 量的研究との混合法など, 質的研究の手法について簡潔にまとめられており学びやすい.〕

18) ウヴェ・フリック, 小田博司監訳. 新版質的研究入門 ＜人間科学＞のための方法論, 春秋社. 2011, p.105-115.

19) Engel GL. The need for a new medical model: a challenge for biomedicine. Science. 1977; 196: 129-136.
〔疾患を患者の生活や心理面との関連まで含めて考える生物心理社会モデルを, 医学生物学的モデルと対比して提示している論文.〕

20) 大谷尚. Steps for Coding and Theorization 質的データの分析手法.
〔http://www.educa.nagoya-u.ac.jp/~otani/scat/, （参照 2014 - 07-23）〕
(SCAT に関連した情報を発信しているホームページ. SCAT のチュートリアル論文や分析用フォーマットのダウンロードが可能. SCAT を用いた研究の紹介や SCAT に関する講習会の情報も掲載されている.）

（青松　棟吉）

4 診療所による多施設共同研究グループ（PBRN）

1．プライマリ・ケアにおける多施設共同研究グループ

　プライマリ・ケア研究は，先駆的なプライマリ・ケアの臨床家が，自身の患者データをまとめてその中から新たな事実を発見するところからはじまった[1]．彼らは，患者の中から問題に関心をもち，患者のデータを記録し，集めて分析する方法を発展させていった．それらの先駆者によってプライマリ・ケアの研究に関しての重要な視点が示され，その後，徐々に研究のネットワークが作られていった．

　プライマリ・ケアの研究ネットワークについては，伝統的に General practice のシステムを発展させてきた英国に端を発する．1960年台に英国でネットワーク化がはじまり，その後英国内での発展をしつつ，米国，カナダ，オランダヨーロッパでもその活動は活発になり，他の多くの国でも活発に活動を開始するようになった[2]．これらの多施設共同研究グループの活動は，長い間医療政策の観点などからも顧みられることがなかったが，プライマリ・ケアの重要性の高まりとともに財政的な支援を受け，重要視されるようになっていった．

2．Practice Based Research Network
2−1．定義

　医療機関，主に診療所群で構成される多施設共同研究ネットワークは徐々にその形を整えていき，現在では Practice Based Research Network（PBRN）とよばれている．PBRN は，米国の Agency for Healthcare Research and Quality（米国医療研究・品質調査機構）では以下のように定義されている．

　「PBRN は，主としてプライマリ・ケアを提供する外来診療を行う医療機関のグループである．通常，PBRN はプライマリ・ケアの実践の質を向上させるようなリサーチクエスチョンを特定し形作るために臨床家の経験や見識を引き出す．

これらのリサーチクエスチョンと厳密な研究手法を結びつけることによって，PBRN は臨床家に直ちに役に立ち，かつ理論的にはより簡便に日々の診療に取り入れられるような研究結果を生み出すことができる」

2−2．役割

　基礎科学で例えれば実験を行う研究室に相当するのが，プライマリ・ケアにおける研究機関である PBRN である．PBRN は前述の通りプライマリ・ケアを提供する医療機関がネットワークを作り，臨床現場に根ざした問題を解決し，プライマリ・ケアの質を向上させていくことを目的としており，臨床やヘルスサービスに関する研究を通じて臨床現場と研究者との連携を深め，ネットワークに所属する参加者の研究スキルを向上させることにも寄与するものである[3]．いわゆる一般的な多施設共同研究のグループと PBRN のそれは，単一の研究の実施のためだけに作られた一時的なグループであるのか，それとも恒常的に研究を推進していくネットワークであるのかという点が大きく異なる．

　PBRN は参加者がお互いの研究のブラッシュアップをしたり，共同研究の実施をすすめていく点において重要な役割を占める．定期的にミーティングをもつ中で参加者の多様な視点からのフィードバックにより研究の精度を高めたり，また新たな発展的な方向性を見出すことも少なくない．質改善の研究に参加すればアカデミックな役割に貢献しつつ自施設の医療提供システム自体の質向上にもつながる．もちろん，研究対象者のリクルートおよび研究の実施をする場を確保するという点も重要である．何らかの研究テーマを思いついたが，自施設単独では十分な対象者数を確保できない場合，もしくは自施設のみでは得られた結果を一般化しにくいと考えられる場合，ネットワーク所属の施設群で多施設共同研究として調査を行えば，十分な対象者数を確保でき，かつ研究結果もより一般化しやすくなる．その他に

Box 1　PBRN の構造

	ボトムアップ	トップダウン	両方のシステム
構造	臨床家同士のピアサポートが構造の中心	研究施設の専門家の主導	学際的な連携が可能な多様な人々の協同
研究テーマ	臨床家自身が関心のあるテーマ	専門家が設定したテーマ	学際的なテーマ
長所	臨床家自身が主体的に取り組む	迅速に質の高い研究成果をだせる	新しい方向性，変化をうみだす

（文献2　を参考に著者作成）

ネットワークの役割で重要な鍵となるのは，現場の臨床家と研究の専門家をつなぐという点である．臨床の現場でどのようなことが問題であるのか，現場に何が起こっているのかということは臨床家がもっとも熟知しているが，臨床家は研究に関する厳密な手法に多くの場合明るくない．一方で，大学など研究機関に所属する研究の専門家は，厳密な研究のプロセスや多くの研究手法について卓越した知識を持っているが，一方で何を研究テーマとして設定すべきか，現場での問題については把握が困難である．PBRN はこれらの人々をつなぐ役割をもっており，プライマリ・ケアの現場を熟知した臨床家と厳密な研究手法を熟知した研究者をつないでいると言える．

PBRN に参加することで得られる参加者のメリットは研究結果というプロダクト以外にも多くあり，システマティックアプローチの必要性の認識，効果的なチームワークとコミュニケーション，他のテーマへの適用能力の獲得，自己効力感の増加やコミュニティの認識，スタッフに新しい役割を与える機会，研究の知識の増加などにつながったという報告もある[4]．

2−3．構造

PBRN の構造は大きく分けて **Box 1** のようにボトムアップ，トップダウン，それらの両方を兼ね備えたシステムの3種類にわけることができる[2]．ボトムアップのシステムとして例えば Israeli Family Practice Research Network では臨床家たちが自分たち自身でアイデアをだし，ピアサポートを中心とした連携グループを形成している．この形式は参加者自身の関心に基づいた問題に取り組むことが可能であり，臨床家たちの現場レベルでの連携が核である点が重要である．トップダウンの

システムでは France's National College of Teachers in General Practice は研究施設との強固な連携があり，研究専門家が主導する研究プロジェクトが行われている．この形式は質の高い研究の生産性を高める上で極めて有用である．The West London Research Network は双方を兼ねたシステムを持っており，このようなシステムでは学際的な専門家の連携が可能になり，ある領域に関して初心者もエキスパートも含まれるため，新たな方向性への発展につながることが期待できる．これらの構造は必ずどれか一つに該当するものではなく，ある意味でどのような要素も併せ持っているものである．PBRN で研究を進めていく上ではどのような構造が現在主体的であるのか，どのような構造を意識して強化すべきか，検討することも重要である．

本邦では多施設共同研究ネットワークの構築は進んでおらず，機能分化，役割分担もそれほど明確にはなっていない．実質的には clinician-researcher といわれる臨床と研究の両面に携わる人が主導して関わっている状況である．参加者の研究に対するコミットメント，リソースの内訳は様々であり，基本的に臨床に注力しているが，データを供与することでアカデミックな役割に貢献することを期待する人，もう少し研究への関与の配分が高く，自身でも研究の実施・計画や論文の作成についてコミットしつつ貢献を希望する人，研究に大部分の時間をさいているが臨床も一部継続する人，現場での仕事には関与しておらず研究手法や解析などについて積極的に関与する人などである．このように研究への関与のレベルはグラデーションのように多様性があるが，これらの多様な人々がそれぞれの立場で PBRN を中心としてつながっているのである．

2−4．PBRN の現状

PBRN では現状を明らかにしたり，質改善に直結するような研究テーマを主に取り扱うことが多い．

現状を明らかにする研究では多施設を対象にした横断研究もしくはコホート研究が手法として用いられることが多く，例えば糖尿病ケアの現状がガイドラインやエビデンスをどの程度遵守しているのかといった研究や，在宅療養中の高齢者の発熱の頻度や要因を明らかにするといった研究などがある．一方で，研究に参加することが現場での質改善に直結するような介入研究もしばしば行われる．例えば慢性疾患（糖尿病や慢性腎臓病など）に関して，学習プログラムを導入する介入の有無を施設単位でランダムに決定し（クラスターランダム化比較試験），一定期間の後に介入施設群で診療の質が上がったか評価するというような研究である．PBRN ではこのように研究ネットワークに参加していることでアカデミックなプロダクトへの貢献につながるだけでなく，臨床現場の診療の質が高められるような研究が実施されることが多く，かつこのような研究は現場からも歓迎され実現可能性が高くなる．

2−5．今後

現在の時点では日本ではプライマリ・ケア研究の研究所ともいえる PBRN はまだ質・量ともに不十分な状況にある．例えば，東京を中心とした家庭医療学開発センターでは CFMD-PBRN が，沖縄の離島では Islands-PBRN が作られ活動が進められているが，全国的にはまだ一般的ではなく，今後各地でつくられ活動が活発に進められていくことが期待される．

【引用文献】

1) Green LA, Hickner J. A short history of primary care practice-based research networks: From concept to essential research laboratories. J Am Board Fam Med. 2006；19(1)：1-10.
（PBRN の歴史について，特に米国の状況を中心にまとめられている）

2) Thomas P, Griffiths F, Kai J, et al. Networks for research in primary health care. BMJ. 2001 Mar 10；322(7286)：588-90.
（PBRN について，英国での経緯を中心にまとめられている）

3) Green LA, Dovey SM. Practice based primary care research networks. They work and are ready for full development and support. BMJ. 2001 Mar 10；322(7286)：567-568.
（PBRN について端的に記載されている）

4) Yawn BP, Pace W, Dietrich A, et al. Practice benefit from participating in a practice-based research network study of postpartum depression: a national research network (NRN) report. J Am Board Fam Med. 2010 Jul-Aug；23(4)：455-64.
（PBRN で行われた産後うつの介入研究に参加したことでのメリットについて述べられている）

（渡邉　隆将）

Index

Index

英文

ADL 自立女性の老年症候群の有病率　197
AUDIT：The Alcohol Use Disorders Identification Test　312
bariatric surgery　311
BCG 接種後の副反応とコッホ現象　124
BI：Brief Interventions　312
BPPV　296
Brudzinski sign　281
Centor criteria　284, 317
Chronic Care Model の6つのコンポーネント　109
Chronic Care Model 概念図　109
COPD　277
CRT：Capillary Refill Time　289
DANG　THERAPIST　271
Dyspepsia 症状（胸焼けを含む）　291
Evidence-Based Medicine（EBM）　82
──の5つのステップ　83
──の具体的な手法　82
──実践の4要素　84
feverPAIN　284
FODMAP　342
FRAX® WHO骨折リスク評価ツール　343
FTU：Finger tip unit　305
Functional Independence Measure：FIM（機能的自立度評価表）　145
GAS　284
GDS：Geriatric Depression Scale　311
Generalist wheel（総合医の車輪）　377
GERD　292
Gufoni 法　296
Head-tilt hopping 法　296

英文

Hirschsprung 病　291
HIT（Head Impulse Test：前庭機能評価テスト）　296
HRT（ホルモン補充療法）　350
HUS：Hemolytic-Uremic Syndrome　289
IBD：Inflammatory Bowel Disease　289
IBS：Irritable Bowel Syndrome　289
Interprofessional Work　167
I-PSS（国際前立腺症状スコア）　307
jolt accentuation　282
JPCAT を用いた質評価の例　17
Kernig sign　281
KOH 検査法　305
LEARN のアプローチ　67
──モデル　66
Lemierre 症候群　284
Longitudinal Integrated Clerkship 概念図　363
Ludwig's angina　284
MCAM の評価項目　73
Mini-Cog：Mini-Cognitive Assessment Instrument　311
Multimorbidity のアプローチ　198
NAEB　285
Narrative-Based Medicine（物語に基づく医療）／Narrative Medicine（ナラティブ・メディスン）　86
NBM の概念　89
NBPC　90
Neckstiffness　281
NIV：non-invasive ventilation　247
NM　90
NNT：Number Needed to Treat　313
Ogilvie 症候群　291
Pack-years　277
PAT/PALS による緊急性の評価　84

Index

英文

PBRN の構造　393
PCAM の評価項目　74
PDSA サイクル　99
PHC の 4 原則　223
PHQ-2：two question Patient Health Questionnaire　311
PPPV　296
PRECEDE-PROCEED モデル　131
Pure Sensory Stroke　271
QBT 8 つのカテゴリー　17
QI における 6 つの目的　97
qSOFA(quick SOFA)　105
Rome Ⅳ　乳幼児の機能性便秘症の定義　290
Sandifer 症候群　282
SCAT による分析の一例　389
Service- Profit Chain　164
Situational Theory　162
Somato-Psycho-Socio-Semiotic モデルによるアプローチ　81
Stridor　284
Supine Roll test　296
Sydenham 舞踏病　282
The Clinical Hand　49
TIV：tracheostomy invasive ventilation　247
TLS：Totally locked-in state　247
Toddler's diarrhea　289
Tripod position　317
TSS：Toxic Shock Syndrome　289
TV 誤認症候群　346
UACS　285
USPSTF における推奨レベル A，B の項目　119
USPSTF の推奨する年齢・性別に応じたヘルスメンテナンス　192

Vaccine Preventable Diseases（VPD）　122
VPD の基本的な考えかた　122
WHO ライフスキル　187
——緩和ケアの定義　112
Women's Health と家庭医　202

あ

アルコール依存症のスクリーニング（CAGE，AUDIT，SNAPPY-CAT）　194
アルコール多飲　311
ある習慣に対する変化の段階と関連する介入の要素　69
アレルギー性鼻炎　317
安定期の在宅診療のポイント　134

い

胃炎・胃潰瘍・逆流性食道炎　339
息切れ・呼吸困難　276
意向確認をどう尋ねるか　198
医師患者関係構築のための技法　23
意識障害　280
——の鑑別　280
痛みの OPQRST　277
医療・介護保障　5
——的ケア児　253
——的看護負荷　248
——における物語　86
——の質改善　97
——の質向上の 6 目標　15
——費抑制　13
——面接の 3 つの役割　22
——面接のプロセスの概念モデル　27
咽頭痛　283

Index

う

うつ病　350
——のスクリーニング（PHQ-2，PHQ-9）
　193

え

栄養管理　233
エビデンス構築の流れ　381
園医，校医，産業医を取り巻く枠組み
　の対比　220
——と家庭医　216

お

黄疸　303
大島分類　253
落ち着きがない子ども　263

か

蝸牛症状　296
学習ニーズを明らかにする方法　372
各ライフステージの特徴と健康問題・
　課題　203
家族志向性アプローチ　57
——図記載　57
——図の標準的記号　58
学校で教わった内容　188
「家庭医」という表現　6
——が知っておきたい救急医学の進歩
　105
——が出会う緩和ケアニーズがある
　患者の例　115
——とスポーツ医学　212
——と専門医の対比　113
——とチームワーク／リーダーシップ
　（診療所運営）　159
——にとって重要なリハビリテー
　ションの視点　141
——のケアモデル　172
——の生涯学習　371
——の条件　55

——療における健康観　33
——療における健康観に基づく診療
　—身体心理社会記号論的（Somato-
　Psycho-Socio-Semiotic）モデル　79
——療に関する今後の展望　8
——療のプリンシプル（McWhinney）
　113
——療の歴史と展望　6
過敏性腸症候群　341
カプグラ症候群　346
カロチン血症　303
関係性で語る居宅系施設での在宅医療
　249
癌検診の推奨レベル　118
患者の健康問題のマネジメント　26
患者−医師関係の取りうる4つの
　タイプ　67
——教育と行動変容　66
——中心の医療の方法　45
——中心の医療の方法に関連した
　エビデンス　47
——中心の医療の方法の実地臨床への
　実装方法　48
——中心の医療の方法の理論的背景
　46
関節痛　271
漢方と家庭医　152
漢方医学の基本的な考え方　156
緩和ケアにおける家庭医の役割　111

き

気管支喘息の治療ステップ　323
キス経験率と性交経験率の推移　189
機能性 Dyspepsia　292
キャッチアップについて　123
急性感染性下痢症における病原体別
　の特徴　288
急性期ケアにおける家庭医の役割
　104

Index

き
──期の在宅ケア　250
──期の問題と慢性期の問題の違い
　108
狭心症　331
胸痛　274

く
クネビンフレームワーク　72
グループとチームの違い　159

け
ケアの継続性　54
ケアマップの例　370
継続的なケアの構造　56
頚部痛　302
けいれん　281
月経困難症の診断フローチャート
　204
血便　277
下痢　287
研究のフレームワーク　382
「健康」「病気」の概念とその変遷
　36
健康のバランス　80
──の社会的決定要因の階層構造
　101
──の社会的決定要因へのアプローチ
　100
──を規定する4つの因子　80
──指標の改善　12
健診項目の推奨レベル　117
倦怠感　296

こ
高血圧症　325
行動変容のステージ　67
更年期障害　349, 350
公平　13

こ
高齢者ケアと家庭医の役割　197
──の皮膚疾患　346
──総合機能評価：問診票一覧表　200
国際生活機能分類（ICF）　143, 240
国際保健と家庭医　222
骨粗鬆症　342
骨盤底筋訓練　307
子どもの身体診察のポイント　185
──のケアと家庭医　177
コミュニケーションギャップ　25

さ
在宅リハビリテーション　239
在宅医療における家庭医の役割　133
──における専門職連携実践　229
──の管理物　257
──の導入　228
産業医の5管理　217

し
脂質異常症　328
思春期のケアと家庭医の役割　187
──の予防医療　190
システム1（直観的思考）とシステム2
　（分析的思考）の特徴　30
自然システムのヒエラルキーからみた
　糖尿病　42
質改善の triple aim　98
シックデイ　327
しびれ　270
死亡者数の将来推計　3
死亡年齢の分布　2
社会的脅威による負荷　248
──処方のイメージ　102
終末期の在宅診療のポイント　135
循環型研究プロセス　386
障害者総合支援法　253
小児のかぜ症候群　319

Index

し
小児のワクチンと健康診断・発達支援　122
──の急性肺炎　337
──の腹痛　261
──気管支喘息　324
──在宅医療　251
──〜青年期の慢性腹痛の器質的
　疾患の red flag　262
情報の患者への適用　84
食思不振　293
褥瘡の診断と治療　237
神経難病の在宅診療　247
人口動態と医療・社会保障　2
人口の現状と将来　5
診察室内の患者，指導医，研修医の
　位置　367
人生の最終段階における意思決定支援
　─在宅医療の視座から　240
身体症状症および関連症群　353
診断エラーの代表的要因　31
──を防ぐ秘訣　31
心房細動　334
診療ガイドラインとの向き合い方　85
診療への家族参加　59
診療所における QI　98
──における医学教育　366
──における救急対応の実相　104
──による多施設共同研究グループ
　（PBRN）　392
──の経営　164
──プライマリ・ケアの質　15
──プライマリ・ケアの質評価　16
──家庭医が時に救急医療にたずさ
　わるときのピットフォール　104

す
スピリチュアルケア・グリーフケア
　244

せ
成人のケアと家庭医の役割　191
──の急性肺炎（市中肺炎）　336
──の上気道感染症　316
──の腹痛　260
──気管支喘息　322
──疾患のライフコースにおける
　リスク要因　175
声帯外転麻痺　248
成長期の運動器スポーツ障害例　213
生物心理社会モデルに基づく臨床
　アプローチ　43
生物心理社会的アプローチ　40
西洋医学的診断名・症候と適応頻度
　の高い漢方方剤　155
接種部位　123
摂食嚥下障害　230
──の診断とスクリーニング　231
全体のゴールと PDSA サイクル　99
前立腺肥大症　348

そ
総合診療医が知っておくべき介護
　保険制度の基本　253
──の健康の社会的決定要因への
　アプローチ　101
総合診療部の設立　7

た
ダイアローグとディスカッションの
　違い　161
体重増加・減少　309
──に関与する薬剤　310
大動脈解離の症状別頻度　275
多職種連携コンピテンシー　169

ち
地域基盤型医学教育　362
──ケア会議の運営　255

Index

ち
- ――志向性アプローチ　62
- ――志向性プライマリ・ケア（COPC）のアプローチ　63
- ――診断　63
- ――の実践プロセスの例　64
- ――ヘルスプロモーション　64
- ――包括ケアにおける専門職連携実践　167
- ――リハビリテーション　240
- チーム医療のモデル　148
- ――の機能不全の5段階　160
- 直線型研究プロセス　390

つ
- 頭痛　300

と
- 動悸　275
- 統合医療　147
- ――の理念　149
- 糖尿病　326

な
- ナラティブ・コンペテンスを涵養する方法　91
- ――医療の実践例　93

に
- 日本プライマリ・ケア連合学会の設立　8
- 日本・米国のがん検診実施項目　195
- 乳児期後半から幼児期前半（生後6か月頃～2歳頃）によくみられる健康問題　179
- ――前半（生後6か月頃まで）によくみられる健康問題　178
- 乳房腫瘤　278
- 乳幼児の発達における Key month(age) について　179

に
- ――健診　124
- 尿路感染症　338
- 妊娠前ケア　205
- 認知症　345
- ――患者（BPSD への対応含む）の在宅医療　245

ね
- 熱性けいれん　320
- 年齢による急性腹痛の鑑別　262

の
- 脳震盪の sideline management　214

は
- ハーバード医学校とフリンダース大学の LIC 比較　364
- 排泄（排尿・排便）　235
- 排尿障害　306
- 発熱　297
- ――の red flag sign　298
- ――以外の所見に乏しい細菌感染症　298
- バミューダ・トライアングル　165

ひ
- 非癌疾患の在宅緩和ケア　242
- 皮疹　304
- 避妊法とパール指数　205

ふ
- 不安障害　266, 352
- 複雑困難事例と向き合う5つの視点　75
- ――事例へのアプローチの理論的枠組み　71
- ――性の分布とその対応　73
- ――性悲嘆　356
- ――な臨床問題へのアプローチ　71

Index

ふ
福祉的介護負荷　248
腹部エコーでの残尿チェック　307
不正性器出血，帯下異常　264
2つの mnemonics　310
不眠　269
──症　355
──障害の診断基準　269
プライマリ・ケアと医療政策　12
──は誰が提供するのか　13
──医の意思決定要因　373
──研究の現状と今後　376
──研究の実際─質的研究　384
──研究の実際─量的研究　380
──研究を行うために何を学んで
いくべきか？　379
プライマリ・ヘルスケアの基本的活動
8項目　223
ブリストル便性状スケール　291
フレイルサイクル　199
フレゴリ症候群　346
プロバイオティクス　342

へ
へき地・離島における人材確保の
ための医学教育の役割　138
──医療における家庭医の役割　136
ヘルスプロモーションと家庭医　128
──概念図　129，132
──活動に使用される理論　130
変形性関節症　343
片頭痛・緊張型頭痛　359
便秘　290

ほ
膀胱訓練　307
勃起不全　307
──の原因となりうる病態　308
発疹名の名称　305
ポリファーマシー　312

ま
マタニティ・ケアと家庭医　209
幻の同居人　346
慢性咳嗽　284
──期ケアにおける家庭医の役割
107
──下痢症における便形状による分類
289
──腎臓病（CKD）　335
──心不全　332
──閉塞性肺疾患（COPD）　329
──便秘　357

み
耳痛　299

め
メディカル・インタビュー（医療面接）
22
めまい　294
──の分類　295

も
物語における謙虚さ（narrative
humility）　88
問題が複雑であることを示唆する徴候
72

や
病に耐える力（resilience）　88
病の物語の類型　87

ゆ
ユマニチュード　346

よ
幼児期後半（3歳頃～就学前後の頃
まで）によくみられる健康問題
181
腰痛　273

Index

よ

腰痛症診断のための病歴，身体所見　273

抑うつ気分　267

4つの軸による相互関係モデル　365

予防医療 / ヘルスメンテナンスと
　家庭医　116

ら

ライフコース　172

——と成人期の健康の関係　175

——の健康への影響経路　101

ライフサイクル　172

——と人生の課題　174

り

リーダーのスタイル　162

離島における ICPC-2 を用いた受診
　理由の内訳　137

リハビリテーションと家庭医の役割
　140

臨床推論　29

臨床倫理の4分割表　77

リンパ節腫脹　286

倫理カンファレンスの方法と注意点
　77

倫理的問題へのアプローチ　76

レム睡眠行動障害　346

新・総合診療医学

診療所総合診療医学編　第 3 版

2019 年 6 月　　1 日　第 3 版第 1 刷 ©
2015 年 2 月　20 日　第 2 版第 1 刷
2012 年 3 月　26 日　第 1 版第 1 刷

監　　修　藤沼　康樹
発 行 人　尾島　茂
発 行 所　株式会社　カイ書林
　　　　　〒 330-0802　埼玉県さいたま市大宮区宮町 2-144
　　　　　E メール　generalist@kai-shorin.co.jp
　　　　　HP アドレス　http://kai-shorin.co.jp
　　　　　ISBN　978-4-904865-43-9　C3047
　　　　　定価は裏表紙に表示

印刷製本　三美印刷株式会社
　　　　　© Yasuki Fujinuma

JCOPY ＜（社）出版者著作権管理機構 委託出版物＞

本書の無断複写は著作権法上での例外を除き禁じられています．複写される場合は，そのつ
ど事前に，(社) 出版者著作権管理機構 (電話 03-5244-5088, FAX 03-5244-5089, e-mail: info@
jcopy.or.jp) の許諾を得てください．

日本発の実践的な総合診療医学のテキストブック　全面改訂　第3版

新・総合診療医学
診療所 総合診療医学編　第3版

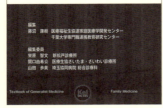

監修
藤沼　康樹　　医療福祉生協連家庭医療学開発センター

編集委員
栄原　智文　　新松戸診療所
関口由希公　　医療生協さいたま・さいわい診療所
山田　歩美　　埼玉協同病院 総合診療科

I章
1　日本の人口動態と医療・社会保障
2　日本における家庭医療の歴史と展望
3　ヘルスケア・システムにおけるプライマリ・ケアの重要性
4　地域包括ケアにおける家庭医の役割
5　日本における診療所医療の質を評価する

II章
1　医療面接
2　プライマリ・ケアにおける臨床推論
3　家庭医療における健康観
4　生物心理社会アプローチ
5　患者中心の医療の方法
6　The Clinical Hand
7　ケアの継続性
8　家族指向性アプローチ
9　地域指向性アプローチ
10　患者教育と行動変容
11　複雑な臨床問題へのアプローチ
12　倫理的問題へのアプローチ
13　家庭医療における健康観に基づく診療
14　Evidence-based Medicine
15　Narrative-based Medicine
16　医療の質保証・改善
17　健康の社会的決定因子へのアプローチ

III章
1　急性期ケアにおける家庭医の役割
2　慢性期ケアにおける家庭医の役割
3　緩和ケアにおける家庭医の役割
4　予防医療／ヘルスメンテナンスと家庭医
5　小児のワクチンと健康診断・発達支援
6　ヘルスプロモーションと家庭医
7　在宅医療における家庭医の役割
8　へき地・離島医療における家庭医の枠割
9　リハビリテーションと家庭医
10　統合医療と家庭医
11　漢方医療と家庭医
12　家庭医とリーダーシップ
13　診療所の経営
14　家庭医療における専門職連携実践

IV章
1　ライフサイクル・ライフコースと家庭医療
2　こどものケアと家庭医の役割
3　思春期のケアと家庭医の役割
4　成人のケアと家庭医の役割
5　高齢者のケアと家庭医の役割
6　Women's Health と家庭医
7　マタニティ・ケアと家庭医
8　スポーツ医学と家庭医
9　園医・校医・産業医と家庭医

10　国際保健と家庭医

V章
1　在宅医療の導入
2　在宅医療における専門職連携実践
3　摂食嚥下障害と栄養
4　排泄（排尿・排便）の問題
5　褥瘡の診断と治療
6　在宅リハビリテーション
7　終末期の意思決定の支援
8　非癌疾患の在宅緩和ケア
9　スピリチュアルケア
10　認知症患者の在宅医療
11　神経難病患者の在宅医療
12　居住系施設での在宅医療
13　急性期在宅ケア
14　小児在宅医療
15　介護保険制度
16　地域ケア会議の運営

VI章
1　成人の腹痛
2　小児の腹痛
3　小児の行動異常
4　不正性器出血・Vaginal discharge
5　不安
6　うつ気分
7　不眠
8　しびれ
9　関節痛
10　腰痛
11　胸痛
12　動悸
13　息切れ
14　血便（肛門出血と下血）
15　乳房の腫瘤
16　意識障害
17　痙攣（成人と小児）
18　咽頭痛
19　慢性咳嗽
20　リンパ節腫脹
21　下痢
22　便秘
23　胸焼けと Dyspepsia
24　食思不振
25　めまい
26　全身倦怠感
27　発熱
28　耳痛
29　頭痛
30　頚部痛
31　黄疸

32　皮疹
33　排尿障害
34　勃起不全
35　体重減少・増加
36　アルコール多飲
37　ポリファーマシー

VII章
1　成人の上気道感染症
2　アレルギー性鼻炎
3　小児のかぜ症候群
4　熱性けいれん
5　成人気管支喘息
6　小児気管支喘息
7　高血圧
8　糖尿病
9　脂質異常症
10　慢性閉塞性肺疾患
11　狭心症
12　慢性心不全
13　心房細動
14　慢性腎臓病
15　成人の急性肺炎
16　小児の急性肺炎
17　尿路感染症
18　胃炎・胃潰瘍・逆流性食道炎
19　過敏性腸症候群
20　骨粗鬆症
21　変形性関節症
22　認知症
23　高齢者の皮膚疾患
24　前立腺肥大症
25　更年期障害
26　うつ病
27　不安障害
28　身体化障害
29　不眠症
30　病的悲嘆
31　慢性便秘
32　片頭痛・筋緊張性頭痛

VIII章
1　地域基盤型医学教育とは何か
2　診療所における医学教育
3　家庭医の生涯学習

IX章
1　プライマリ・ケア研究の現状と今後
2　プライマリ・ケア研究の実際：量的
3　プライマリ・ケア研究の実際：質的
4　診療所による多施設共同研究グループ
Index

日本発の実践的な総合診療医学のテキストブック　全面改訂　第3版

新・総合診療医学
病院総合診療医学編　第3版
初めて総合診療を学ぶ人のために

総監修
徳田　安春　　群星沖縄臨床研修センター

編集委員
阿部　智一　　順天堂大学医学部総合診療科
上原　孝紀　　千葉大学大学院医学研究院 診断推論学
　　　　　　　医学部附属病院 総合診療科
鎌田　一宏　　新潟大学 ミャンマー感染症研究拠点
坂本　壮　　　総合病院 国保旭中央病院 救急救命科
髙橋　宏瑞　　順天堂大学医学部総合診療科
山田　徹　　　東京医科歯科大学大学院医歯学総合研究科
　　　　　　　全人的医療開発学講座総合診療医学分野
和足　孝之　　島根大学卒後臨床研修センター

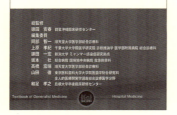

Foreword
改訂第3版の刊行にあたって

Preface
・研修医になるまでに求められること
　研修医になってから求められること
・アウトプットの重要性
・医師のキャリアの多様性と成功の鍵
・Generalist は Physician であれ
・欠かすことのできない基本の共通言語化を,
　若手医師でスクラムを組んで発信したい
・大変な研修医時代を乗り切るために
　―Boss management をしよう―
・「異なる何か」との対峙

Ⅰ章
1　心構え―成長する研修医
　　成長しない研修医
2　多職種とのかかわり
3　感染対策
4　Choosing Wisely, High value
　　care, Low value care
5　学会発表と論文発表
6　医療経済の常識
7　医療政策と医療専門家
8　医療の質とは
9　ジェネラリストの未来

Ⅱ章
1　診断プロセスを考えて見逃しを減ら
　　そう
2　診断エラーに陥らないために
3　臨床疫学・統計学の基礎
4　病歴聴取の基本
5　バイタルサイン
6　身体診察の重要性
7　入院の適応・退院に向けて

Ⅲ章
1　プレゼンテーションの心得
2　カルテ記載の心得
3　総合診療医に必要な超音波の基本
　　POCUS : Point-of-Care Ultrasound
4　心電図の基本
5　血液検査を「賢く」使うために
6　尿定性・尿沈渣を使いこなそう
7　血液ガス検査
8　X線および MRI 画像検査の基本
9　各種培養
10　インフォームドコンセントのススメ

Ⅳ章
1　感染症の考え方
2　免疫不全の考え方
3　栄養の考え方
4　輸液の考え方
5　電解質の考え方
6　高齢者の診かた
7　くすりを処方するときのお作法

Ⅴ章
1　めまい
2　発熱＋頭痛
3　発熱＋咽頭痛
4　発熱＋頸部痛
5　発熱＋皮疹
6　発熱＋入院
7　発熱＋好中球減少
8　体重減少
9　浮腫
10　意識障害
11　ショック
12　頭痛
13　呼吸困難
14　胸痛
15　動悸
16　失神
17　嘔気・嘔吐
18　急性下痢と慢性下痢
19　急性腹症
20　吐血・喀血
21　下血・血便
22　黄疸
23　排尿のトラブル(血尿, 排尿困難,
　　尿失禁)
24　腰背部痛の Red flag
25　認知症
26　けいれんとてんかん

Ⅵ章
急性呼吸不全へのアプローチ 臓器システム
と病態生理の2軸でアプローチする
1　心不全
2　喘息
3　肺炎
4　肺塞栓症 (Pulmonary embolism:
　　PE)
5　胸水
6　心房細動
7　腹水
8　肝酵素の上昇
9　急性腎障害
10　貧血
11　血小板減少
12　リンパ節腫脹
13　単関節痛と多発関節痛
14　不安障害・抑うつ障害・身体症状症
15　アルコール依存症とアルコール離脱

Index